NOUVELLE BIBLIOTHÈQUE

DE

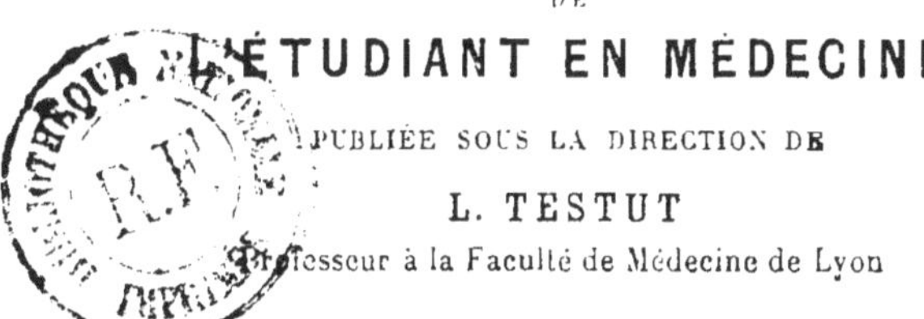L'ÉTUDIANT EN MÉDECINE

PUBLIÉE SOUS LA DIRECTION DE

L. TESTUT

Professeur à la Faculté de Médecine de Lyon

PATHOLOGIE INTERNE

TOME II

PRÉCIS

DE

PATHOLOGIE INTERNE

PAR

F.-J. COLLET

Professeur agrégé à la Faculté de Médecine de Lyon,
Chef du Laboratoire de Pathologie générale,
Médecin des Hôpitaux.

AVEC PRÉFACE DE M. LE PROFESSEUR LÉPINE

DEUXIÈME ÉDITION, CORRIGÉE ET AUGMENTÉE

TOME II

**Appareil respiratoire. — Appareil circulatoire.
Maladies du sang. — Maladies infectieuses et parasitaires.
Maladies générales.
Troubles des sécrétions internes.
Intoxications.**

AVEC **97** FIGURES DANS LE TEXTE DONT **5** EN COULEURS

PARIS

OCTAVE DOIN, ÉDITEUR

8, PLACE DE L'ODÉON, 8

1903

PRÉCIS

DE

PATHOLOGIE INTERNE

LIVRE IV

MALADIES DE L'APPAREIL RESPIRATOIRE

L'exposé de la pathologie médicale de l'appareil respiratoire comprend :

1° Les maladies des fosses nasales ;
2° Les maladies du larynx ;
3° Les maladies des bronches ;
4° Les maladies des poumons ;
5° Les maladies de la plèvre.

CHAPITRE PREMIER

MALADIES DES FOSSES NASALES

Nous étudierons seulement ici celles de ces maladies qui offrent un intérêt au point de vue de la pathologie interne : les coryzas aigu et chronique, la syphilis du nez et l'ozène. Les maladies chirurgicales du nez ne peuvent trouver place dans ce précis. Une courte étude sur deux importants symptômes, l'anosmie et l'épistaxis, terminera le chapitre.

ARTICLE PREMIER

CORYZA AIGU

Le coryza aigu (du grec κόρυζα) est l'inflammation aiguë de la muqueuse nasale.

1° **Étiologie**. — L'exposition au soleil ou au froid, le froid aux pieds surtout, la respiration de gaz, de vapeurs ou de poussières irritantes, sont ses causes les plus habituelles.

Le coryza aigu peut encore reconnaître une origine *médicamenteuse* (coryza consécutif à l'administration de l'iodure de potassium) ou être symptomatique d'une maladie *infectieuse* : ainsi la grippe, la rougeole sont précédées d'un coryza et lui-même n'est souvent que la première manifestation d'une trachéo-bronchite, qui est certainement infectieuse, malgré ses allures bénignes. La morve, la diphtérie peuvent provoquer un coryza que nous décrirons à part, à propos de ces affections. Les coryzas récidivants ont leur source dans le pharynx nasal.

2° **Description**. — Le coryza aigu débute par des éternûments et par des picotements dans les fosses nasales souvent précédés d'une sensation de sécheresse du pharynx. La muqueuse nasale se congestionne, se tuméfie et gêne le passage de l'air. La respiration ne peut se faire que la bouche ouverte ; la résonance de la voix est augmentée et celle-ci prend un timbre nasal ; l'anosmie est absolue, à cause de la tuméfaction du cornet moyen qui obstrue la fente olfactive ; en même temps le malade a de la céphalée, de l'inaptitude au travail et une sensation très pénible de tension au-dessus de la racine du nez, due à la participation des sinus frontaux.

Cette période d'enchifrènement dure en moyenne un ou deux jours, puis une détente se produit, la respiration nasale devient plus libre en même temps qu'est sécrété un mucus abondant très clair, aqueux, qui coule incessamment sur la lèvre supérieure ; les conjonctives sont injectées, les yeux larmoyants, les orifices des narines, rouges, excoriés et douloureux; la lumière est mal supportée et redouble les éternûments. Lorsque le coryza est intense, il s'accompagne de picotements ressentis à la voûte palatine, de douleur sourde dans la région sous-orbitaire ; la pression en ce point et à l'émergence du nerf nasal provoque une douleur vive ; les dents elles-mêmes sont douloureuses ; il semble au malade qu'elles sont soulevées dans leurs alvéoles. La dureté de l'ouïe et les bourdonnements d'oreille traduisent l'obstruction de la trompe d'Eustache, soit par la propagation de l'inflammation à la muqueuse pharyngienne, soit parce que le cornet inférieur tuméfié vient au contact de cet orifice.

Au bout de quelques jours, cette sécrétion diminue en même temps qu'elle devient de plus en plus épaisse et mucopurulente ; elle prend souvent à cette période une couleur jaune safran ; puis elle devient de moins en moins abondante et disparait progressivement.

L'*examen rhinoscopique* pratiqué aux diverses périodes du coryza aigu montre une tuméfaction diffuse des cornets moyens et inférieurs [1], sans ulcérations ; la muqueuse se rétracte bien sous l'influence des applications de cocaïne.

3° Évolution. — La durée totale du coryza aigu est de trois à dix jours. Il n'est parfois que le prélude d'une trachéobronchite aiguë qui évolue deux ou trois jours après le début ; il laisse souvent à sa suite de la dureté d'oreille par obstruction tubaire, de l'otite catarrhale, de la gène nasale ou une névralgie du trijumeau. Une otite moyenne purulente ou un empyème du sinus maxillaire peuvent être aussi la conséquence d'un coryza aigu. Enfin chez certains sujets le coryza récidive avec une grande facilité à la moindre cause occasionnelle.

4° Traitement. — Les inhalations d'eau de Cologne ou d'ammoniaque réussissent parfois à arrêter un coryza à son début (*traitement abortif*).

Lorsque le coryza est en pleine évolution, il faut essayer de faire cesser l'obstruction nasale, très pénible au début ; pour cela, on fera des pulvérisations de chlorhydrate de cocaïne à $\frac{1 \text{ ou } 2}{100}$ ou des insufflations de la poudre suivante (LERMOYEZ) : menthol, 0^{gr},25 ; chlorhydrate de cocaïne, 0^{gr},50 ; sucre de lait, 5 grammes ; salicylate de bismuth, 5 grammes. Lorsque l'enchifrènement a fait place à une sécrétion abondante, il suffit

[1] Les cornets supérieurs ne sont jamais visibles à la rhinoscopie antérieure.

de la modérer en faisant priser un mélange de talc et de gomme arabique.

ARTICLE II

CORYZA CHRONIQUE

Le coryza chronique se présente soit sous la forme simple, soit sous la forme hypertrophique. La première est simplement caractérisée par une rougeur et une tuméfaction diffuse de la muqueuse nasale et par une sécrétion mucopurulente plus ou moins abondante. La seconde est constituée par une véritable hypertrophie de la muqueuse qui recouvre les cornets inférieurs. Cette hypertrophie est tantôt diffuse, tantôt circonscrite ; dans ce dernier cas elle atteint avec prédilection l'extrémité postérieure des cornets, qui forme alors une masse mamelonnée ou framboisée. — Cet aspect rappelle même quelquefois celui du papillome.

Les principaux *symptômes* sont la gêne de la respiration nasale et l'hypersécrétion. Presque toujours l'affection coïncide avec de la pharyngite chronique : la suppression de la respiration nasale oblige le malade à respirer constamment la bouche ouverte. Cette pénétration directe de l'air sec et froid inspiré par la bouche, jusqu'au pharynx et au larynx, est une cause de laryngite et d'angines à répétition ; chez les jeunes enfants la gêne de la respiration peut amener des déformations thoraciques analogues à celles qui accompagnent quelquefois les végétations adénoïdes du pharynx nasal (t. I, p. 396).

La rhinite chronique est une cause fréquente d'hypocondrie ; de plus, la muqueuse nasale est le point de départ d'accidents réflexes, tels que la migraine, l'asthme, etc.

Le *traitement* de la forme simple consiste dans des badigeonnages astringents, surtout dans des badigeonnages avec des solutions de plus en plus concentrées de nitrate d'argent, celui de la forme hypertrophique dans l'ablation ou la cautérisation ignée de la muqueuse des cornets inférieurs. L'ablation se fait au moyen de l'anse galvanique.

ARTICLE III

SYPHILIS NASALE

A ses trois périodes la syphilis peut intéresser les fosses nasales ; elles peuvent être aussi le siège des manifestations de la syphilis héréditaire.

1° Accident primitif. — Le *chancre* de la muqueuse nasale siège le plus souvent à l'entrée d'une narine ou sur la cloison. L'infection se fait par l'intermédiaire du doigt. — Le cathétérisme de la trompe d'Eustache au moyen d'une sonde infectée peut agir de|la même façon.

Le chancre du nez se présente sous la forme d'une ulcération surélevée et indurée ; elle a de la tendance à se recouvrir d'une fausse membrane et à prendre un caractère phagédénique. L'engorgement des ganglions cervicaux est la règle. Il n'y a pas d'autres symptômes fonctionnels que l'obstruction nasale et la céphalalgie.

2° Accidents secondaires. — Ils consistent dans la présence de petites ulcérations fissuraires des narines ou de l'intérieur du nez. En même temps, il y a de l'enchifrènement par tuméfaction de la muqueuse et une sécrétion exagérée ; la propagation de ce coryza syphilitique au pharynx et à la trompe d'Eustache produit de la surdité.

3° Accidents tertiaires. — Ils surviennent quelquefois très longtemps après le début de la syphilis. Ils débutent par une tuméfaction diffuse de la muqueuse ; la fosse nasale correspondante, et quelquefois les deux, sont uniformément rétrécies. Cette obstruction nasale peut être absolue et elle s'accompagne habituellement d'anosmie. Peu après survient un gonflement

1.

de la racine du nez, qui apparaît comme élargie ; ce gonflement s'accompagne de douleurs sus-orbitaires, augmentées par la pression, et la peau devient même quelquefois un peu rouge. Abandonnée à elle-même, la syphilis du nez ne s'arrête pas à ce stade : il se forme des ulcérations étendues et des nécroses osseuses qui aboutissent à la formation de séquestres, quelquefois spontanément éliminés par les narines, et qui exhalent une odeur infecte (pseudo-ozène syphilitique); le stylet introduit dans la fosse nasale arrive sur des surfaces osseuses dénudées : une vaste perforation de la cloison nasale ou de la voûte palatine, des lésions osseuses irréparables avec effondrement du squelette du nez, une ethmoïdite avec méningite mortelle, peuvent en être la conséquence.

4° Syphilis héréditaire. — Les nouveau-nés syphilitiques présentent souvent du coryza avec obstruction nasale qui gêne la respiration et peut même devenir une cause de mort en empêchant la succion et par conséquent l'allaitement.

A un âge plus avancé la syphilis héréditaire produit des lésions squelettiques profondes; elles sont tellement fréquentes que l'effondrement du nez (nez en selle anglaise, nez en lorgnette, décrits par FOURNIER) constitue un stigmate de syphilis héréditaire.

5° Diagnostic. — Le diagnostic des accidents tertiaires (les plus importants) se base sur les antécédents, les douleurs, le gonflement de la racine du nez, l'élimination spontanée des séquestres par les narines, la fétidité du nez, la perforation du palais ou de la cloison nasale.

Il doit être fait avec :

1° L'*ozène*, qui n'a de commun avec la syphilis que la fétidité ; l'atrophie et la pâleur des cornets font le diagnostic ;

2° L'*empyème du sinus maxillaire* ;

3° La *tuberculose nasale*, très rare et localisée surtout sur la cloison ;

4° Le *cancer du nez* qui s'accompagne d'un engorgement ganglionnaire assez précoce et survient chez des sujets plus âgés.

5° Traitement. — Il faut instituer *sans retard* le traitement mixte (frictions mercurielles et 6 grammes d'iodure de potassium) et y joindre des lavages antiseptiques des fosses nasales. Les séquestres nécessitent un traitement chirurgical.

S'il s'agit d'un nouveau-né, il faut soumettre au traitement spécifique sa mère, qui seule doit le nourrir.

ARTICLE IV

OZÈNE

On donne le nom d'ozène (ὄζειν, sentir mauvais) à une atrophie progressive de la muqueuse et des cornets du nez, qui s'accompagne d'une odeur infecte.

1° Symptomatologie. — Elle comprend des signes fonctionnels et physiques.

A. SIGNES FONCTIONNELS. — Le principal symptôme est la *fétidité* du nez. La sécrétion nasale est tarie ; mais tous les deux ou trois jours les malades expulsent des *croûtes* verdâtres, d'une odeur repoussante.

L'*anosmie* est un symptôme fréquent.

Les malades éprouvent une sensation de sécheresse dans le pharynx ; la voix est quelquefois rauque (*ozène laryngo-trachéal*).

B. SIGNES PHYSIQUES. — L'ozène est caractérisé par l'*atrophie de la muqueuse et des cornets* du nez ; au lieu d'être rosée et humide comme à l'état normal, cette muqueuse est lisse, pâle et sèche, recouverte çà et là de croûtes verdâtres adhérentes. Les cornets inférieurs, atrophiés, sont réduits à une mince crête à peine saillante ; le regard pénètre jusqu'au pharynx et à l'orifice de la trompe d'Eustache, dont il suit tous les mouvements ; c'est sur des ozéneux qu'ont été faites les meilleures études sur le fonctionnement du voile du palais et des muscles tubaires.

La muqueuse pharyngée est sèche, parcheminée ; elle présente souvent des croûtes analogues à celles qui tapissent la muqueuse nasale.

L'examen laryngoscopique fait, dans certains cas, découvrir des croûtes sur les cordes vocales et jusque dans la trachée.

La forme extérieure du nez est assez caractéristique ; les ozéneux ont le nez aplati et camard, en selle anglaise.

On s'est demandé si l'atrophie de la muqueuse nasale n'était pas précédée d'une phase d'hypertrophie transitoire ; cette hypertrophie n'est pas généralement admise, mais il est assez fréquent de trouver des cornets moyens hypertrophiés, alors que les inférieurs sont très atrophiés. En tout cas, la rhinite hypertrophique banale n'aboutit jamais à l'atrophie et à l'ozène.

2° Étiologie et pathogénie. — L'ozène débute entre huit et douze ans, et frappe de préférence les sujets du sexe féminin ; on ne sait rien des causes qui président à sa production. Certains auteurs l'ont considéré comme symptomatique d'une sinusite maxillaire ou ethmoïdale, mais on n'en trouve pas de traces dans la grande majorité des cas.

Anatomiquement, la maladie est caractérisée par l'atrophie de la muqueuse nasale ; cette muqueuse est amincie, ses glandes sont atrophiées ; les os mêmes des cornets se résorbent et disparaissent. Cette lésion a été considérée comme un trouble trophique. Mais comment expliquer la formation des croûtes et la mauvaise odeur ? On a prétendu que la disparition des cornets, en élargissant outre mesure les cavités nasales, y ralentissait le courant de l'air inspiré et expiré, et que cette sorte de stagnation favorisait le développement des microbes saprophytes et les fermentations. Sans négliger ce facteur, il faut faire jouer un plus grand rôle à l'atrophie des glandes de la muqueuse ; leur sécrétion jouit d'un pouvoir bactéricide actif, comme l'ont démontré Lermoyez et Wurtz ; si elle est tarie, elle ne peut plus entraîner mécaniquement les germes que l'air inspiré dépose sur la muqueuse, ni s'opposer à leur développement ; ils pullulent dans les croûtes, et y développent des fermentations spéciales, cause de la fétidité.

3° **Diagnostic**. — Les deux signes caractéristiques de l'ozène sont la fétidité et l'atrophie de la muqueuse nasale.

a. La *syphilis* peut donner naissance à des lésions nasales qui répandent une odeur infecte (ethmoïdite, nécroses et séquestres), mais on ne constate pas d'atrophie des cornets ; les fosses nasales sont rétrécies au lieu d'être élargies comme dans l'ozène ; le stylet fait sentir des points où l'os est dénudé. Ce pseudo-ozène syphilitique doit être soigneusement distingué de la rhinite atrophique fétide.

b. L'*empyème du sinus maxillaire* donne lieu à un écoulement de pus fétide, tandis que l'ozéneux n'expulse que des croûtes. D'ordinaire, cet écoulement est unilatéral. A l'inspection du nez, on voit le pus sourdre dans le méat moyen où s'ouvre le sinus maxillaire ; si on essuie le méat, une nouvelle goutte purulente se reforme peu d'instants après. En pratiquant l'éclairage par transparence au moyen d'une lampe électrique introduite dans la bouche, on constate que la région sous-orbitaire du côté malade reste obscure (signe de Heryng) ; de même la paroi externe de la fosse nasale correspondante (signe de Bürger).

c. La *rhinite atrophique sans ozène* (Jurasz) se distingue par l'absence de fétidité : Chiari n'admet pas cette rhinique atrophique ; il fait observer que l'odeur de l'ozène est très variable d'un jour à l'autre et peut même par moments manquer complètement.

4° **Traitement**. — Les divers traitements employés essaient d'irriter la muqueuse et de la faire sécréter : massage vibratoire, attouchements à la teinture d'iode ou à la glycérine iodée, poudres irritantes.

On a récemment préconisé l'électrolyse cuprique et, en se basant sur les affinités du bacille de l'ozène (Löwenberg) avec celui de la diphtérie, essayé les injections de sérum antidiphtérique (Belfanti et della Vedova). Ce mode de traitement très dangereux, n'a pas donné de guérisons définitives.

Il faut se contenter d'un traitement palliatif, qui masque au moins l'odeur. Il consiste dans des irrigations nasales antiseptiques précédées de l'insufflation d'une poudre légèrement irritante (menthol et aristol) qui excite la sécrétion de la muqueuse et facilite ainsi le détachement des croûtes ; après l'irrigation, on pulvérise dans les fosses nasales de la vaseline liquide au salol $\left(\frac{1}{20}\right)$; elle forme une sorte de vernis qui s'oppose à la dessiccation des croûtes.

ARTICLE V

ANOSMIE

C'est l'abolition de l'odorat (α, *privatif*; ὀσμή, *odeur*); par abus de langage on désigne aussi sous ce nom la simple diminution du sens olfactif : dans ce dernier cas, c'est plutôt *hyposmie* qu'il faudrait dire.

L'anosmie n'est qu'un symptôme relevant de causes très diverses [1]. En effet, pour qu'une sensation olfactive soit perçue, les quatre conditions suivantes sont indispensables (LERMOYEZ) :

1º Intégrité du vestibule nasal qui dirige l'air inspiré vers la fente olfactive ;

2º Intégrité des fosses nasales et absence de tout obstacle sur le passage de l'air ;

3º Intégrité de la muqueuse olfactive et des cellules de Schultze ;

4º Intégrité du nerf et des centres olfactifs.

De là autant de catégories d'anosmie ; je citerai seulement les principales.

L'anosmie *congénitale* est attribuable à l'absence des nerfs olfactifs ; l'anosmie *sénile* est causée par l'atrophie des bulbes olfactifs qui sont alors parsemés de nombreux corpuscules amyloïdes (PRÉVOST); l'anosmie *traumatique* est quelquefois consécutive à des chutes sur la région occipitale. Les *affections nerveuses* s'accompagnent souvent d'anosmie, par exemple les névroses, l'hystérie [2], la neurasthénie, l'épilepsie (FÉRÉ), les

---

[1] COLLET, *De l'anosmie*, Rapport à la Société de laryngologie. Congrès de 1899.

[2] On peut aussi trouver chez les hystériques de l'anesthésie ou de l'hémianesthésie de la muqueuse nasale.

tumeurs cérébrales, le tabes (Klippel) et surtout la paralysie générale. On cite en effet la diminution de l'acuité olfactive comme un symptôme très fréquent au début ou à la période d'état de cette affection. — Les lésions atrophiques des nerfs olfactifs ont été mises en évidence dans le tabes par Klippel[1]. Quant à l'anosmie de l'hystérie, elle coexiste souvent avec de l'hémiplégie et de l'hémianesthésie et elle est unilatérale.

Les *affections nasales* produisent l'anosmie soit en gênant le passage de l'air (anosmie dite respiratoire), soit en s'accompagnant de lésions de la muqueuse olfactive (anosmie de l'ozène, des coryzas prolongés, etc.).

L'anosmie succède encore à des *maladies infectieuses* ou dyscrasiques (syphilis, diphtérie, diabète), ou à l'application locale de certaines *substances médicamenteuses* (cocaïne, morphine, chlorure de zinc).

On voit par cette énumération qu'il ne faut pas se hâter d'assigner à une anosmie une origine nerveuse avant d'avoir fait un examen local minutieux.

L'*hyperosmie*, ou exagération de l'acuité olfactive, la parosmie, la cacosmie, sont au contraire des troubles purement nerveux compliquant le plus souvent la grossesse, l'hystérie ou l'aliénation mentale.

ARTICLE VI

ÉPISTAXIS

On désigne sous le nom d'épistaxis (de ἐπί, *sur* ; στάξειν, s'écouler) l'hémorragie qui se produit à la surface interne des fosses nasales.

1° Étiologie et pathogénie. — Nous laissons de côté l'épistaxis traumatique et l'épistaxis post-opératoire, pour ne nous occuper que de l'épistaxis spontanée. Elle peut dépendre, comme

---

[1] Klippel, Archives de neurologie, 1897.

l'indique le tableau ci-joint, d'une lésion locale ou d'une affection générale :

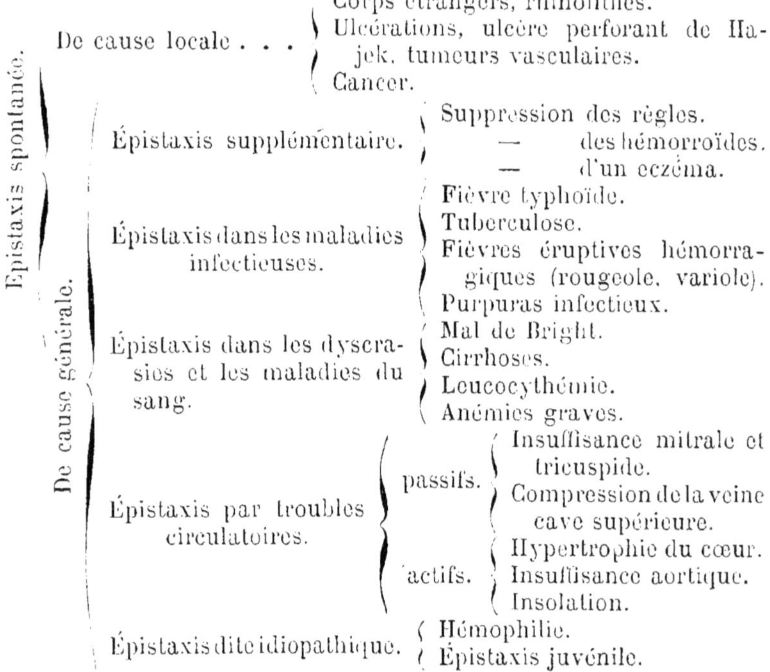

Mais comment agissent ces diverses causes pour produire l'épistaxis ? Dans l'épistaxis de cause locale l'hémorragie a lieu au niveau de l'ulcération ou de la tumeur : dans les maladies hémorragiques (purpura, variole hémorragique) l'extravasation sanguine a lieu à la fois en divers points de la muqueuse ; mais dans tous les autres cas le suintement sanguin a lieu à la partie antéro-inférieure de la cloison nasale, en un point où se trouve normalement un petit bouquet vasculaire : *c'est de sa rupture que résulte l'hémorragie ;* cette donnée est très importante au point de vue du traitement.

Dans les diverses affections énumérées plus haut, cette rupture vasculaire est consécutive soit à l'altération du sang, soit à l'altération des vaisseaux, soit à une augmentation de tension, ces diverses causes étant d'ailleurs susceptibles de se combiner.

2° Description. — Le sang s'écoule habituellement goutte à goutte et par une seule narine ; quelquefois cependant l'écoulement atteint une intensité inquiétante. S'il est abondant, ou si le malade penche la tête en arrière, le sang coule sur la face supérieure du voile du palais et tombe de là dans le pharynx, dont il tapisse la paroi postérieure ; il est rejeté par la bouche avec des efforts de toux ou dégluti, et dans ce dernier cas il provoque parfois des vomissements. — Il est par conséquent indispensable, avant d'affirmer qu'une épistaxis est terminée, de faire ouvrir la bouche au malade et d'examiner sa gorge.

Un saignement de nez abondant s'accompagne de vertiges, de tintements d'oreilles, d'obnubilation de la vue et quelquefois de nausées ; cette anémie cérébrale peut aboutir à la syncope. Des saignements de nez répétés, alors même qu'ils ne sont pas très abondants, peuvent produire une anémie grave.

3° Diagnostic et pronostic. — L'épistaxis peut passer inaperçue si le sang tombe dans le pharynx au lieu de passer par les narines, et être prise alors pour une *hématémèse* ou une *hémoptysie* ; on se mettra à l'abri de cette erreur en examinant la gorge et les fosses nasales. — L'épistaxis étant mise hors de doute, il faut en *diagnostiquer la cause*, locale ou générale, et pour cela faire l'examen des principaux organes : nous renvoyons à l'étiologie pour ne pas répéter cette énumération. La valeur diagnostique de l'épistaxis dans la fièvre typhoïde, le mal de Bright ou la cirrhose est considérable.

Par elle-même et par l'anémie plus ou ou moins aiguë qu'elle détermine, l'épistaxis peut avoir une certaine gravité ; de plus, elle est parfois symptomatique d'une affection viscérale grave (cirrhose, mal de Bright) ou d'une fièvre éruptive hémorragique (rougeole, variole) et constitue alors un symptôme de mauvais augure.

4° Traitement. — Certaines épistaxis doivent être respectées : les épistaxis supplémentaires, celles qui accompagnent les états congestifs.

Dans l'immense majorité des cas, l'épistaxis qui ne cesse pas spontanément doit être arrêtée; la compression de l'aile du nez sur la cloison, exercée avec le doigt, l'aspiration d'une solution astringente ou hémostatique (eau de Pagliari), un pédiluve chaud, suffisent habituellement. Si ces moyens échouent, il faut porter dans la fosse nasale un tampon imbibé d'une solution d'antipyrine ou de ferripyrine à $\frac{1}{10}$, pratiquer le tamponnement antérieur presque toujours suffisant, ou faire une injection sous-cutanée d'ergotine (1 gramme). Le tamponnement postérieur, destiné à obturer l'orifice choanal correspondant, se pratique au moyen de la sonde de Belloc ou d'une simple sonde urétrale en gomme ; il faut se rappeler que ce tamponnement ne doit rester en place que vingt-quatre ou quarante-huit heures ; car sa présence entraîne le danger d'une otite suppurée.

Pour prévenir le retour d'une épistaxis à répétition, il faut cautériser au nitrate d'argent ou au galvano-cautère le point de la cloison qui donne naissance à l'hémorragie. Un traitement général doit être institué, variable avec chaque cause (toniques, fer, arsenic, régime lacté, etc.).

CHAPITRE II

MALADIES DU LARYNX

Nous bornons notre étude à la pathologie médicale du larynx :
laryngites aiguës, œdème du larynx, croup, syphilis, tuberculose, cancer, paralysies et spasmes.

ARTICLE PREMIER

LARYNGITE AIGUE

La laryngite aiguë peut être définie, l'inflammation aiguë de
la muqueuse du larynx.

1° Étiologie. — La laryngite aiguë succède le plus souvent
à des causes locales : ingestion de liquides trop froids ou trop
chauds, exposition à un courant d'air froid, exercices vocaux
immodérés, respiration de vapeurs irritantes. Elle est surtout
fréquente à l'automne et par les temps humides.

Elle peut être aussi la conséquence d'un coryza aigu, qui n'est
lui-même que le premier symptôme d'une maladie infectieuse,
grippe ou rougeole par exemple. La laryngite aiguë, qui vient
parfois compliquer la variole ou la fièvre typhoïde mérite, en
raison de sa gravité, une description spéciale.

2° Symptômes. — Nous distinguerons les symptômes fonctionnels accusés par le malade et les signes physiques fournis par
l'examen laryngoscopique.

a. Symptômes fonctionnels. — Quelquefois la laryngite aiguë débute au réveil par une aphonie à peu près absolue ; beaucoup plus souvent elle se manifeste par une sensation de chaleur à la gorge et par des picotements laryngés, qui provoquent la toux. C'est une toux sèche et cuisante, très pénible, aboutissant seulement au rejet de minuscules filaments de mucus ; au déclin de la maladie cette expectoration se compose de rares crachats mucopurulents, épais, pelotonnés et adhérents. La voix est rauque, éraillée ; la modulation des tons et l'émission des notes élevées sont impossibles, car elles nécessitent une plus forte tension des cordes vocales, qui sont plus ou moins parésiées. Le matin, l'aphonie peut être complète ; elle s'améliore ordinairement pendant la journée.

La dyspnée est exceptionnelle, sauf chez l'enfant, en raison des faibles dimensions de la glotte à cet âge. La déglutition n'est douloureuse que dans les cas où il y a une inflammation intense de l'épiglotte, inflammation qui peut être limitée à cet opercule (*épiglottite*), par exemple celle qui résulte de l'ingestion de liquide brûlant ou corrosif. Le début de la laryngite est quelquefois marqué par un léger mouvement fébrile.

b. Signes physiques. — A l'examen laryngoscopique[1] on ne voit qu'une rougeur diffuse du larynx, sans gonflement notable.

Les cordes vocales ont perdu leur aspect blanc nacré pour prendre une teinte rosée ; leur surface est dépolie ; la présence d'ecchymoses est tout à fait exceptionnelle. Pendant la phonation elles ne se juxtaposent pas exactement, comme à l'état normal, mais laissent entre elles un espace ovalaire dû à la tension défectueuse de leur bord libre par suite de la parésie des thyroaryténoïdiens internes. Ce petit muscle, contenu dans l'épaisseur même de chaque corde vocale, se paralyse en effet sous l'influence de l'inflammation de la muqueuse qui le recouvre (loi de Stokes) : ainsi s'expliquent l'aphonie, l'enrouement, l'impossibilité d'émettre les sons élevés qui nécessitent une plus forte tension des cordes vocales. — Dans d'autres cas,

---

[1] Collet, *Notions de laryngoscopie utiles au médecin.* Collection Léauté. Paris, 1900.

la paralysie gagne le muscle aryténoïdien transverse, également
superficiel : l'occlusion de la glotte est alors encore plus défectueuse, les cordes vocales laissent entre elles un espace triangulaire à base postérieure. L'aphonie en est la conséquence.

3° Evolution. — La laryngite aiguë évolue spontanément
vers la guérison au bout de quelques jours, et ne laisse après
elle qu'un trouble passager de la voix ; négligée, elle peut passer
à l'état chronique. Souvent elle n'est que le prétexte d'une trachéobronchite aiguë. Chez l'enfant la laryngite aiguë produit
quelquefois des symptômes asphyxiques, mais la mort est exceptionnelle : à cet âge il peut se produire consécutivement à la
laryngite une atrophie des cordes vocales qui laisse un trouble
persistant de la voix.

4° Diagnostic. — La laryngite de la syphilis et la laryngite
tuberculeuse ont parfois un début brusque, mais leur évolution
est toute différente : les symptômes ne font que persister et
empirer. — L'œdème de la glotte s'accompagne d'une dyspnée
intense et l'examen laryngoscopique lève toute difficulté.

5° Traitement. — Repos absolu de l'organe ; séjour à une
température moyenne ; inhalations de vapeurs d'eau bouillante
additionnée de laudanum ; deux fois par jour cinq gouttes de
teinture d'aconit. Le malade ne doit ni fumer ni séjourner dans
une atmosphère enfumée.

ARTICLE II

LARYNGITE CHRONIQUE

Nous laissons de côté la laryngite tuberculeuse et la laryngite syphilitique, qui font l'objet de chapitres spéciaux. La
laryngite chronique reconnaît les mêmes *causes* que la laryngite aiguë et lui fait le plus souvent suite ; elle peut toutefois
survenir d'emblée. Les exercices vocaux immodérés, l'abus de

l'alcool et du tabac, les affections chroniques du pharynx, les affections qui suppriment la perméabilité des fosses nasales et permettent à l'air sec et froid inspiré par la bouche de venir directement irriter le larynx sont ses causes les plus habituelles. Ses principaux *symptômes* sont les picotements laryngés incessants, la toux et la raucité de la voix. Le diagnostic ne peut être fait d'après ces seuls symptômes fonctionnels, qui accompagnent aussi bien les tumeurs laryngées et la plupart des affections du larynx. Il doit être complété par l'examen laryngoscopique qui montre une rougeur diffuse : les cordes vocales ont perdu leur blancheur éclatante ; elles sont rosées ; souvent même leur surface est irrégulière (pachydermie). Le *traitement* consiste dans des pulvérisations astringentes et dans les badigeonnages des cordes vocales avec une solution de nitrate d'argent de plus en plus concentrée (2 p. 100 à 25 p. 100).

Il est absolument nécessaire de commencer par une solution très faible, sous peine de voir apparaître une réaction dangereuse.

ARTICLE III

LARYNGITE STRIDULEUSE

D'abord confondue par Home avec le croup (p. 26), par Millar avec le spasme glottique, elle fut individualisée par Bretonneau.

1° Étiologie. — Elle est surtout fréquente entre deux et cinq ans. Un air sec et froid, peut-être la présence d'ozone dans l'atmosphère (Massei), sont des conditions physiques favorables à sa production. Le coryza, les inflammations des voies aériennes supérieures en sont des causes plus directes, notamment au début des fièvres éruptives, dont elle peut être un symptôme précurseur (*rougeole*, variole).

2° Description. — Depuis quelques jours déjà, l'enfant, qui

a pris froid, présente un peu de coryza, d'enchifrènement ou
de toux, mais sans état général grave ni mouvement fébrile
important. Parfois il y a une légère dyspnée, et, à l'occasion
des mouvements, les inspirations profondes s'accompagnent
d'un sifflement laryngé. Ces symptômes passent inaperçus ou,
en tout cas, n'inspirent aucune crainte : l'enfant s'endort tranquille, quand, tout à coup, au milieu de la nuit, survient le
premier accès de dyspnée, et cette scène effrayante est regardée
comme le début de la maladie.

« L'enfant se réveille en sursaut dans une agitation fébrile
considérable ; sa toux est rauque, très fréquente, mais forte et
bruyante : sa respiration est haletante, entrecoupée, accompagnée, pendant l'inspiration, d'un bruit aigu, d'un sifflement
laryngien strident. La voix, éteinte dans le moment des accès,
est rauque, enrouée dans l'intervalle, mais presque jamais
éteinte, comme dans le vrai croup. L'oppression, l'anxiété sont
très prononcées, le visage est congestionné, les yeux expriment
une profonde terreur (TROUSSEAU). »

Après une demi-heure, une heure ou davantage, l'accès a
cessé, le calme revient et l'enfant se rendort. Au réveil il ne
garde plus qu'une toux « toujours croupale, mais plus humide,
et enfin catarrhale ». La voix est presque normale. L'accès
revient d'ordinaire pendant les nuits suivantes, mais moins
fort et avec une intensité décroissante. Dans l'intervalle, la
respiration n'est pas absolument normale ; la gêne et la sonorité
des inspirations, la toux persistent, quoique à un moindre
degré (MASSEI). Ajoutons que les accès peuvent exceptionnellement se répéter quatre ou cinq fois dans une même nuit et qu'ils
peuvent aussi survenir pendant le jour.

L'examen de la gorge pratiqué dans un moment d'accalmie
montre le pharynx et le larynx absolument intacts : d'autres
fois, il y a une légère rougeur de la gorge et du vestibule glottique, insuffisante pour expliquer la dyspnée. Il n'y a pas de
fausses membranes.

Les cordes vocales, qui s'écartent parfaitement, laissent voir
au-dessous d'elles deux bourrelets allongés, rouges et tendus ; ils
sont dus au gonflement de la région sous-glottique du larynx :

ce sont eux qui s'opposent au passage de l'air et provoquent la dyspnée. La laryngite striduleuse est donc une *laryngite hypo-glottique aiguë* (MASSEI).

Il existe en ce point, immédiatement avant la naissance de la trachée, un tissu cellulaire abondant qui se laisse facilement distendre par la congestion ou l'œdème.

Cette constatation explique, mieux que les faibles dimensions de la glotte intercartilagineuse chez l'enfant (dont il faut d'ail-leurs tenir compte), l'intensité vraiment effrayante de la dysp-née, constrastant avec l'intégrité de la voix et la sonorité de la toux : il ne saurait en être autrement puisque les cordes vocales sont respectées.

L'accès lui-même a été diversement interprété : on l'a attri-bué à l'agglutination des lèvres de la glotte par un mucus visqueux (NIEMEYER), à une augmentation passagère de la tuméfaction ; il est plus probable que le spasme de la glotte joue un rôle important dans l'intermittence et la soudaineté des accès, comme d'ailleurs dans toutes les affections du larynx. Quant à leur début nocturne, il s'explique bien par le ralentissement des mouvements respiratoires pendant le sommeil (KRISHABER), et peut-être aussi par la respiration buccale, si fréquente la nuit chez les enfants, qui permet à l'air sec et froid d'impressionner plus directement le larynx.

Le *pronostic* est habituellement favorable ; les cas de mort pendant l'accès sont exceptionnels (TROUSSEAU en rapporte un dans ses cliniques) ; mais l'affection peut se terminer par une broncho-pneumonie mortelle.

3° Diagnostic. — La laryngite striduleuse doit être soigneu-sement distinguée du *croup*, qui en diffère par ses symptômes généraux, par l'adénopathie, par l'angine prémonitoire habi-tuelle, par le rejet des fausses membranes, par l'extinction de la voix et de la toux, par l'intensité *croissante* de la dyspnée: « il finit comme la laryngite striduleuse commence », disait TROUSSEAU.

Le *spasme de la glotte* survient chez les tout jeunes enfants ; les accès ne sont pas uniquement nocturnes ; il n'y a pas de sifflement strident, mais au contraire une apnée absolue.

Enfin, la laryngite striduleuse se distinguera de toutes les affections dyspnéiques du larynx (polypes, corps étrangers), par son début nocturne, par le bon état général. On se rappellera que les tumeurs et la phtisie laryngée ne s'observent pour ainsi dire jamais chez l'enfant.

Dans tous les cas où l'examen laryngoscopique pourra être pratiqué, il lèvera tous les doutes.

4° Traitement. — On est rarement obligé de recourir à la trachéotomie ou même au tubage. L'application de compresses très chaudes au-devant du cou produit une grande amélioration de la dyspnée. Dans l'intervalle des accès, on donnera des sédatifs et on entretiendra l'humidité de l'air ambiant.

ARTICLE IV

ŒDÈME DU LARYNX

Les premiers auteurs qui l'ont décrit (Bœrhaave, van Swieten) ne faisaient aucune distinction entre l'œdème de la gorge et celui du larynx ; ils dénommaient cette affection : *l'angine aqueuse*. Bichat précise le siège laryngé de l'œdème, que Cruveilhier et Valleix considèrent comme exclusivement sus-glottique. Sestier (1850) donne une description magistrale de l'œdème du larynx et surtout étudie très minutieusement la distribution du tissu cellulaire dans lequel il se développe. Plus tard, on en arrive, sous l'impulsion de Trousseau et de Bellog, à ne plus considérer l'œdème glottique comme une entité morbide, mais comme un processus banal secondaire à des lésions de voisinage : syphilitiques, tuberculeuses ou néoplasiques. Mais les recherches contemporaines ont montré qu'il pouvait bien être primitif, indépendant de toute lésion laryngée antérieure, et relevant alors d'un processus infectieux dû au pneumocoque, au streptocoque, ou au staphylocoque.

1°Étiologie et pathogénie. — On divise les œdèmes du larynx en primitifs et en secondaires.

a. *Œdème primitif*. — L'œdème primitif peut être produit par le refroidissement, le traumatisme, l'ingestion de liquides brûlants. Il se montre aussi au cours des néphrites aiguës, dans la convalescence de la scarlatine, dans le mal de Bright, dans les cachexies ; bref dans toutes les affections capables de produire de l'anasarque. On le rencontre aussi dans les affections cardiaques, dans les tumeurs du médiastin comprimant les gros troncs veineux et gênant leur dégorgement (œdème passif).

STRUBING a décrit un œdème angioneurotique ; HUCHARD un œdème toxique dû à l'iodure de potassium ; mais les plus intéressants sont les *œdèmes infectieux*, qui peuvent être séreux ou séropurulents. Le streptocoque y a été trouvé par ISRAEL, FRANKEL, FASANO, et par HANOT, dans un cas accompagné de pleurésie purulente ; le staphylocoque par NETTER et BOULLOCHE ; le pneumocoque par JOSSERAND. Les observations de GAREL, de DURANGE, de THORNTON dans lesquelles l'affection a été suivie d'une pneumonie, semblent indiquer que parmi ces micro-organismes, le pneumocoque tout au moins emprunte les voies naturelles et que l'infection suit dans ces cas une marche descendante.

Notons en passant que le refroidissement, le traumatisme, etc., auxquels on attribuait naguère une part prépondérante, ne font, le plus souvent, que masquer l'infection dont ils ne sont qu'une circonstance adjuvante.

b. *Œdème secondaire*. — L'œdème secondaire survient consécutivement à une lésion du larynx ou de son voisinage : cancer, ulcérations syphilitiques, tuberculeuses ou varioliques, laryngotyphus, périchondrite, érysipèle du larynx, phlegmon sus-hyoïdien, amygdalite, tumeurs du pharynx ou de la base de la langue. On attribuait autrefois sa production à la fluxion collatérale ; nous savons aujourd'hui qu'il faut être moins exclusif et faire une large part à l'infection.

2° Anatomie pathologique. — L'œdème du larynx est constitué par l'infiltration de sérosité ou de liquide séro-purulent dans les mailles du tissu cellulaire sous-muqueux ; sa loca-

lisation est donc tout à fait conforme à la distribution du tissu
conjonctif dans le larynx ; il manque là où la muqueuse est pour
ainsi dire collée sur le périchondre.

L'infiltration occupe la face antérieure de l'épiglotte ; les
deux fossettes situées entre les replis glosso-épiglottiques sont
remplacées par des saillies ; le bord libre de l'épiglotte est tuméfié, les replis aryténoépiglottiques le sont également, et cet
ensemble figure une tuméfaction circulaire qui surplombe l'entrée du larynx. L'œdème est, en somme, *sus-glottique ;* mais il
existe bien aussi un œdème glottique ; ce dernier ne se fait
pas sous la muqueuse des cordes vocales très adhérente au muscle
thyroaryténoïdien interne sous-jacent, mais entre les faisceaux
mêmes du muscle, qui sont, pour ainsi dire, dissociés par l'infiltration séreuse. De là l'œdème peut fuser dans la région
hypoglottique, c'est-à-dire au-dessous des cordes vocales. Toutes
les localisations de l'œdème ont pu être expérimentalement
reproduites par HAJEK au moyen d'injections sous-muqueuses
de gélatine colorée.

3° Symptômes. — Examinons successivement les signes physiques et fonctionnels.

A. EXAMEN LARYNGOSCOPIQUE. — Lorsque l'œdème est généralisé à la région sus-glottique, la tuméfaction semi-circulaire de
l'épiglotte et des replis aryépiglottiques rappelle assez l'aspect
du col utérin ou d'un prépuce œdématié. L'œdème se présente
avec des caractères un peu différents suivant sa nature, suivant
qu'il s'agit d'un œdème séreux ou des collections séro-purulentes
qu'on décrit sous le nom de laryngite phlegmoneuse. Dans le
premier cas, il est mou, gélatineux, tremblotant, livide : on l'a
comparé à un grain de raisin blanc. Il se déplace avec une très
grande facilité d'un jour à l'autre. Dans le second cas il est dur,
plus tendu, franchement rouge : il s'accompagne de gonflement
du cou ; c'est alors surtout qu'on note les urines albumineuses,
les suppurations à distance, les complications pulmonaires et la
gravité de l'état général, qui est celui des maladies infectieuses.

B. SYMPTÔMES FONCTIONNELS. — Ce sont la dysphagie, la dysphonie et la dyspnée :

a *Dysphagie.* — La dysphagie, souvent accompagnée d'une sensation de corps étranger, est due à la tuméfaction de l'épiglotte ou de la partie postérieure des éminences aryténoïdes, dont le tissu est très lâche et se laisse facilement distendre.

b. *Dysphonie.* — La dysphonie a un caractère particulier : la voix est rude, ronflante, profonde ; l'œdème sus-glottique semble jouer le rôle d'étouffoir et empêcher la vibration des cordes vocales, d'autant plus qu'il peut y avoir aussi œdème des cordes.

c. *Dyspnée* — La dyspnée, au début uniquement inspiratoire, existe ensuite aux deux temps, mais avec prédominance à l'inspiration.

Pour expliquer cette dyspnée à prédominance inspiratoire, on supposait que les replis aryépiglottiques œdématiés s'accolaient pendant l'inspiration sous l'influence de la pression atmosphérique. Les examens laryngoscopiques et les expériences de GOUGUENHEIM sur le cadavre ont fait justice de cette manière de voir ; il a constaté à l'aide d'une soufflerie montée sur la trachée sectionnée que, malgré l'aspiration qui se produisait, les replis œdématiés n'étaient point attirés.

A chaque inspiration, le larynx s'abaisse comme attiré dans la poitrine, pour s'élever à l'expiration. L'inspiration est accompagnée d'un sifflement ; l'expiration, d'un bruit spécial, appelé par SESTIER *bruit de drapeau.*

La dyspnée peut débuter brusquement dans les œdèmes aigus, ou, au contraire, avoir une marche insidieuse et progressive ; elle est plus considérable et a un développement plus rapide dans le cas d'œdème séro-purulent. Immédiatement dans la forme aiguë, au bout d'un certain temps dans la forme progressive, la dyspnée revêt un caractère paroxystique.

Pendant ces accès effrayants, « le patient, la face livide, la bouche ouverte, les narines béantes, l'œil humide et saillant, la peau ruisselante de sueur, cherche partout un point d'appui pour respirer plus aisément. Dans un état d'agitation excessive, il rejette les vêtements qui entourent son cou et sa poitrine, et se prend le cou avec les mains comme pour en arracher un corps étranger qui l'étrangle (Trousseau) ».

Après quelques minutes de durée, le paroxysme se calme et la respiration devient moins gênée. Mais souvent les accès se répètent et la mort devient imminente si l'on n'intervient pas par la trachéotomie ou le tubage.

Les causes de la mort sont l'asphyxie ou la syncope. Cette dernière peut relever de l'inhibition ou d'une paralysie du cœur. qui n'est pas surprenante dans les œdèmes de la glotte infectieux ou toxiques.

4° Diagnostic. — Les *spasmes* de la glotte atteignent de très jeunes sujets de trois à vingt mois; précédés en général d'enrouement et de coryza, ils peuvent aboutir en quelques secondes à une asphyxie imminente.

Le *croup* a débuté dans l'immense majorité des cas par une angine diphtérique persistant encore ou dont on peut retrouver les traces: son début est long et insidieux, la voix est voilée et s'éteint rapidement, l'examen du pharynx dénote la présence de fausses membranes où l'on trouve le bacille de Löffler.

L'absence des signes généraux (fièvre. etc.), et la présence des symptômes du tabes feront songer à la *paralysie* des cricoaryténoïdiens postérieurs, *muscles dilatateurs de la glotte*. Les crises laryngées spasmodiques, causées par le tabes, la compression du récurrent par un anévrisme, un goitre, une tumeur se reconnaîtront à leur intermittence et à leur soudaineté, et par la recherche de l'affection causale.

La *laryngite striduleuse*, affection dyspnéique de la deuxième enfance (voy. p. 18), paraît reconnaître pour cause l'œdème sous-glottique: c'est donc simplement une variété de l'affection qui nous occupe.

Dans tous les cas où cela sera possible, l'examen laryngoscopique devra être pratiqué; il permettra de distinguer l'œdème du larynx. de la tuberculose, de la syphilis, du cancer, etc., affections qui produisent comme lui la dyspnée, et qu'il peut d'ailleurs venir compliquer.

5° Traitement. — Les pulvérisations laryngées antiseptiques (de sublimé à 1/4000 ou d'acide phénique à 1/1000) remplissent la double indication d'agir sur la légion déjà existante et de prévenir les complications pulmonaires. L'application de teinture d'iode pure, après badigeonnage à la cocaïne, sur les œdèmes durs et tendus, les fait quelquefois rider et se flétrir en peu de temps. Les scarifications au couteau ou au galvano-cautère, faites sous le laryngoscope, diminuent aussi l'œdème, et ont chance d'ouvrir une collection séro-purulente.

Contre la dyspnée on emploie avec succès les sangsues, les sinapismes au-devant du cou, l'application de glace et surtout de compresses chaudes. On pourra être obligé de recourir au tubage, à la trachéotomie ou à la laryngotomie intercricothyroïdienne de Krishaber.

Il faut aussi lutter contre l'infection générale, quand elle existe, par l'alcool et les stimulants.

ARTICLE V

CROUP

On désigne sous le nom de croup l'envahissement du larynx par les fausses membranes diphtériques.

Il a été décrit pour la première fois par BAILLOU eu 1576, et bien étudié en 1765 par un médecin écossais, HOME, qui lui a donné le nom de croup ; c'est BRETONNEAU qui a montré ses rapports avec la diphtérie dont il n'est qu'une localisation.

1° Étiologie. — Le croup succède dans l'immense majorité des cas à l'angine ou au coryza diphtériques ; il est rare que la localisation des fausses membranes sur le larynx soit primitive (*croup d'emblée*). Il reconnaît donc la même étiologie que la diphtérie (voy. t. I) ; comme elle, il est contagieux et épidémique. C'est chez les enfants qu'il est de beaucoup le plus fréquent.

Certaines angines pseudo-membraneuses non diphtériques
(angines à streptocoques, etc.) peuvent aussi se compliquer de
croup, mais ce sont là des faits exceptionnels.

2° **Anatomie pathologique**. — Le larynx est tapissé de
fausses membranes; quelquefois limitées au vestibule laryngé et
aux cordes vocales, elles descendent d'autres fois jusque dans la
trachée et les bronches (bronchite pseudomembraneuse). Plus
blanches et moins épaisses que les fausses membranes du pharynx (voy. t. I), elles sont légèrement adhérentes à la muqueuse
sous-jacente qui est érodée et congestionnée : après la mort,
les fausses membranes se désagrègent et ne forment plus
qu'un enduit blanchâtre et puriforme. Elles sont composées
d'un réseau de fibrine qui tient dans ses mailles des cellules épithéliales dégénérées et des bacilles de LÖFFLER.

A l'autopsie des *poumons* on trouve souvent des noyaux de
bronchopneumonie disséminés. Le sang est noir et asphyxique
(couleur *sépia*). Les lésions des principaux organes ont été étudiées à propos de la diphtérie pharyngée (voy. t. I).

3° **Symptômes**. — Le croup est précédé de frissons, de
fièvre, d'un malaise général, et de douleur à la déglutition;
l'examen du pharynx pratiqué à cette période montre les
fausses membranes qui le tapissent, et la palpation fait sentir
l'engorgement des ganglions de l'angle de la mâchoire. Cette
période peut durer plusieurs jours; il n'y a encore que de la
diphtérie pharyngée.

a. *Symptômes fonctionnels*. — L'envahissement du larynx se
traduit par une *toux* d'abord sèche et quinteuse. Rapidement
cette toux devient *rauque et étouffée;* la voix s'assourdit et
s'éteint complètement; les fausses membranes qui tapissent les
cordes vocales les empêchent en effet de vibrer. Les secousses
de toux s'accompagnent du *rejet de membranes* blanchâtres, en
lambeaux.

Lorsque les fausses membranes sont devenues plus abondantes, au point de restreindre notablement le calibre du
larynx, elles produisent de la *dyspnée* L'inspiration est pénible

et s'accompagne d'un bruit strident et prolongé ; le creux sus-sternal et la région épigastrique se dépriment à chaque inspiration : on donne à ce phénomène le nom de *tirage* sus-sternal ou épigastrique. La dyspnée présente des accès paroxystiques pendant lesquels son intensité s'accroit tout à coup. Alors la face se cyanose, les yeux sont saillants, les jugulaires distendues, le pouls filiforme ; en proie à cette asphyxie progressive, le petit malade s'assoit sur son séant, il éprouve à la gorge une sensation de corps étranger et porte la main à son cou. Cet accès de dyspnée se termine par le rejet de quelques fragments de fausses membranes et le calme renaît pour un moment. Les accès de suffocation se succèdent ainsi, de plus en plus rapprochés, jusqu'au moment où le malade entre dans la troisième période.

La dyspnée intermittente a alors fait place à une dyspnée continue ; le murmure vésiculaire est imperceptible, le malade ne réagit plus, il reste abattu, sans mouvement, cyanosé, et succombe à cette asphyxie progressive. Lorsque la maladie doit se terminer par la guérison, les accès de la deuxième période s'espacent progressivement.

Le croup s'accompagne des mêmes phénomènes généraux que la diphtérie : pâleur de la face, albuminurie, température oscillant aux environs de 38°,5, engorgement ganglionnaire.

b. *Examen laryngoscopique.* — Cet examen est fort difficile chez la plupart des enfants, surtout à cause de leur indocilité, de la brièveté du frein de la langue et de la forme spéciale de l'épiglotte qui, repliée en **U**, cache le vestibule du larynx et les cordes vocales. Le procédé de *laryngoscopie forcée* imaginé par Escat permet à un observateur exercé de surmonter ces difficultés : il consiste dans l'emploi d'un abaisse-langue spécial, dilatateur du pharynx, protracteur de la langue et de l'épiglotte. A défaut de cet instrument on se contente de déprimer fortement la base de la langue avec une cuiller ; il n'est pas rare que la nausée qui se produit alors découvre le bord libre de l'épiglotte recouvert de fausses membranes : c'est le *signe de* Variot.

4° Évolution et pronostic. — La maladie évolue en quatre ou six jours vers la guérison ou la mort. L'intensité de la dyspnée, la petitesse du pouls, l'abattement sont des symptômes d'un fâcheux augure, qu'il ne faut pas attendre pour rétablir la perméabilité des voies aériennes par l'intubation ou la trachéotomie. Même après ouverture de la trachée, la mort peut encore survenir par propagation des fausses membranes aux ramifications bronchiques, par suite d'une broncho-pneumonie ou par intoxication générale de l'organisme (voy. t. I).

5° **Diagnostic.** — Le diagnostic se base sur le rejet des fausses membranes et leur constatation dans le pharynx, coexistant avec de la dyspnée. L'existence d'une épidémie de diphtérie fournit encore une forte présomption. Il ne faut pas confondre le croup avec les autres affections dyspnéiques :

a. *Avec la laryngite striduleuse*, qui en a été différenciée par BRETONNEAU sous le nom de *faux croup*. Son début est plus brusque, la voix et la toux ne sont pas éteintes comme dans le croup; il n'y a de fausses membranes ni dans le pharynx, ni dans les crachats; l'engorgement ganglionnaire fait défaut.

b. *Avec l'œdème de la glotte*, qui s'en distingue par l'absence de ganglions et de fausses membranes et par la conservation de la voix dont le timbre est seulement assourdi. L'examen laryngoscopique ou, s'il est impossible, le toucher complètent le diagnostic.

c. *Avec les corps étrangers du larynx* (début subit de la dyspnée, commémoratifs, inspection).

6° **Traitement.** — Les mesures prophylactiques sont exposées à propos de la dipthérie. — Dès que l'angine diphtérique ou le croup sont constatés, il faut prescrire des lavages antiseptiques de la bouche, et injecter 20 centimètres cubes de *sérum antidiphtérique*, dose que l'on renouvellera le lendemain s'il y a lieu ou qu'on réduira à 10 centimètres cubes. Le traitement général de la diphtérie (alcool, toniques, caféine, etc.) doit être institué.

En cas de dyspnée, il faut rétablir la perméabilité des voies aériennes. La *trachéotomie*, vulgarisée par TROUSSEAU était autrefois la seule intervention capable de remplir ce but. On attendait pour la pratiquer le moment où les accès de dyspnée devenant de plus en plus fréquents vont aboutir à la troisième période ou d'asphyxie continue. — C'est la trachéotomie dite supérieure, qui est la plus recommandable; après avoir incisé la peau et dissocié à la sonde cannelée les plans sous-jacents, on incise la trachée bien sur la ligne médiane, *immédiatement au-dessous* du cartilage cricoïde. La canule une fois introduite il faut appliquer un peu au-devant de son ouverture une cravate de gaze imbibée d'eau de façon que l'air se charge d'humidité avant d'arriver aux poumons. Comme la canule est composée de deux tubes glissant à frottement l'un dans l'autre, rien n'est plus facile que de changer le tube interne pour le nettoyer lorsqu'il est obstrué par des fausses membranes. Lorsqu'elles encombrent la trachée, on provoque leur rejet en chatouillant celle-ci au moyen des barbes d'une plume; l'écouvillonnage pratiqué par Trousseau est généralement abandonné.

L'*intubation* ou tubage laryngé, d'abord proposé par Bouchut, puis remis en honneur par O'Dwyer, tend aujourd'hui à se substituer à la trachéotomie; la sérothérapie est certainement venue faciliter cette vulgarisation, car elle abrège beaucoup la durée du croup et il est dès lors rationnel de ne pas opposer une opération grave à une dyspnée tout à fait passagère. L'intubation a encore l'avantage, en raison de son innocuité, de pouvoir être pratiquée dès l'apparition des premiers symptômes dyspnéiques.

Cette opération se pratique au moyen d'un tube métallique (proportionné à l'âge de l'enfant) qu'on laisse à demeure dans le larynx aussi longtemps que dure le croup. Il est pourvu d'une tête volumineuse destinée à prendre point d'appui sur les cordes vocales et les aryténoïdes afin d'empêcher sa chute dans la trachée; le corps du tube n'est pas cylindrique, mais aplati, de section ovalaire de façon à pouvoir mieux s'insinuer entre les cordes vocales. Voici comment on procède. Au moment de son introduction, le tube est chargé sur un mandrin spécial recourbé que l'opérateur tient de la main droite, pendant que l'index gauche, introduit dans la bouche, soulève l'épiglotte et va reconnaître l'entrée du larynx. Sur cet index gauche servant de guide, on glisse le tube et on l'insinue entre les cordes vocales. Une fois qu'il a pénétré dans la glotte, on appuie sur sa tête et on retire le mandrin. On prend la précaution de fixer le tube au moyen d'un fil, de façon à éviter qu'il ne tombe dans l'œsophage; mais, l'opération terminée, ce fil doit être retiré car son frottement produirait des ulcérations buccales bientôt recouvertes de fausses membranes diphtériques.

Ainsi abandonné dans le larynx, le tube reste en place aussi longtemps qu'on le juge nécessaire, cinq jours en moyenne: pour faire boire l'enfant, il faut le placer dans le décubitus dorsal. Lorsque le tube se remplit de fausses membranes, il est habituellement rejeté, mais il s'écoule assez longtemps entre son rejet et le retour des symptômes asphyxiques pour qu'on ait le temps de le replacer.

L'extraction du tube, plus difficile que son introduction, se fait au moyen d'un instrument coudé, en forme de pince, dont les mors sont introduits dans la lumière du tube et s'écartent par pression sur les branches de l'instrument[1]. Certains tubes peuvent être expulsés par simple pression sur la trachée.

L'intubation mérite d'être substituée à la trachéotomie dans la plupart des cas, lorsque les malades peuvent être surveillés: la trachéotomie reste préférable lorsqu'ils sont abandonnés à eux-mêmes, elle doit encore être pratiquée lorsque le tubage n'a pas supprimé la dyspnée, soit parce que les fausses membranes obstruent le tube, soit parce qu'elles s'étendent dans la trachée.

ARTICLE VI

SYPHILIS DU LARYNX ET DE LA TRACHÉE

La syphilis peut frapper le larynx à la période secondaire et à la période tertiaire. Il est peu probable que l'accident primitif

---

[1] FERROUD a imaginé une instrumentation très simple et d'un maniement fort commode dans laquelle l'extracteur sert en même temps d'introducteur. Th. de Lyon, 1894.

siége quelquefois sur le larynx; le chancre de l'épiglotte reste douteux.

Les efforts vocaux immodérés, l'abus de l'alcool et du tabac favorisent les localisations laryngées de la syphilis; elles sont plus fréquentes chez l'homme que chez la femme.

1° Symptômes. — Nous étudierons isolément les accidents secondaires et les accidents tertiaires.

a. *Syphilis secondaire*. — Elle produit tantôt une rougeur diffuse du larynx, bien appréciable au niveau des cordes vocales qui perdent leur blancheur pour prendre une teinte rosée, tantôt des plaques rouges et saillantes, exulcérées ou non; ce sont les plaques muqueuses du larynx visibles sur la face postérieure de l'épiglotte et sur les cordes vocales. Ces lésions guérissent spontanément en une ou deux semaines, mais sont susceptibles de récidives fréquentes. Leur principal symptôme est *l'altération de la voix*, qui est voilée ou enrouée; ce trouble va rarement jusqu'à l'aphonie. La dysphagie douloureuse qu'on observe assez souvent n'est pas due aux lésions laryngées, mais aux lésions concomitantes du pharynx ou de l'amygdale linguale (MOURE et RAULIN).

b. *Syphilis tertiaire*. — Elle revêt surtout la forme de gommes ou d'ulcérations. Ces lésions prédominent sur *l'épiglotte* et le *vestibule* du larynx.

Les *gommes* forment une tuméfaction limitée, arrondie, à peu près du volume d'un pois; elles sont jaunâtres, mais entourées d'une zone de congestion intense. Au bout de quelques jours elles se ramollissent et leur fonte donne naissance aux ulcérations.

Les *ulcérations*, taillées à pic, ont un rebord saillant et un fond jaune grisâtre, recouvert de détritus puriformes; elles ont, comme les gommes, une prédilection marquée pour l'épiglotte dont le bord libre est quelquefois comme déchiqueté. Creusant en profondeur elles se propagent aux cartilages sous-jacents et finissent par déterminer de la périchondrite et de l'arthrite crico-aryténoïdienne. Leur guérison par cicatrisation laisse dans le larynx des traces irréparables : synéchies des

cordes vocales, surtout vers la commissure antérieure, ankyloses aryténoïdiennes. etc. La rétraction progressive de ce
tissu cicatriciel aboutit à un rétrécissement de plus en plus
prononcé du larynx. La fente glottique est alors remplacée
par un canal sinueux à travers lequel l'air inspiré ne pénètre
qu'en produisant du cornage; la dyspnée et l'asphyxie en sont
le résultat si on n'intervient pas.

Il est remarquable que la douleur est nulle ou très modérée, même pendant la phase d'évolution active des gommes ou
des ulcérations; elle ne survient qu'en cas d'arthrite ou de
périchondrite; les troubles de la voix accompagnent les lésions
des cordes vocales (gommes, ulcérations ou ankylose en abduction).

Lorsque les lésions syphilitiques siègent *sur la trachée* elles
peuvent aboutir à la perforation et à la production d'une fistule
trachéo-œsophagienne; la déglutition des liquides produit alors
un accès de toux et de suffocation par suite de leur pénétration
dans les voies aériennes. Par sa guérison même la syphilis trachéale entraîne la formation d'un rétrécissement; alors se produit une dyspnée progressive avec tirage, cornage et sans altération de la voix. L'immobilité du larynx pendant le cri et
pendant les mouvements d'inspiration et d'expiration (DEMAR-
QUAY) permettent de distinguer cette dyspnée trachéale de la
dyspnée laryngée. L'examen laryngoscopique, pratiqué dans
la position indiquée par MAC-KILLIAN, permet d'apercevoir le
rétrécissement s'il siège peu au-dessous des cordes vocales;
les rétrécissements situés plus loin, et jusque vers la bifurcation
des bronches, sont difficiles et quelquefois impossibles à apercе-
voir.

Les lésions syphilitiques des *grosses bronches*, entraînent,
comme les précédentes, l'asphyxie progressive : lorsqu'elles sont
unilatérales. la dyspnée est bien moins marquée et l'ausculta-
tation fait constater d'un seul côté soit du souffle, soit de l'abolition du murmure vésiculaire.

2° Diagnostic. — La syphilis laryngée est caractérisée : *a*.
par sa prédominance sur les régions supérieures du larynx (épi-

glotte, replis aryépiglottiques; *b.* par la coexistence fréquente de lésions du larynx et surtout du voile du palais; *c.* par la présence des gommes qui, lorsqu'on les constate, sont caractéristiques. La notion des antécédents syphilitiques du malade facilite le diagnostic.

On ne confondra pas la syphilis du larynx :

a. *Avec une laryngite* aiguë ou subaiguë banale simulant la laryngite syphilitique secondaire.

b. *Avec la phtisie laryngée* qui s'en distingue par la pâleur du larynx et du voile du palais, par la douleur accompagnant la parole ou la déglutition, par sa prédominance sur les aryténoïdes ou à la commissure postérieure du larynx, par les hémoptysies du début de la tuberculose pulmonaire, par la présence du bacille de Koch dans l'expectoration.

c. *Avec le cancer du larynx* qui s'accompagne de douleurs très vives irradiées jusque dans les oreilles et dont le développement est beaucoup moins rapide. De plus, le cancer forme une masse unique alors que les gommes ou les ulcérations syphilitiques sont souvent multiples; l'amaigrissement est précoce et les ganglions carotidiens s'engorgent si le cancer n'est pas absolument limité au larynx.

3º Traitement. — Frictions mercurielles et iodure de potassium. — Pulvérisations laryngées au sublimé à $\frac{1}{2000}$. — En cas de dyspnée intense, on peut être obligé de pratiquer la trachéotomie.

Lorsqu'il existe un rétrécissement, il est indiqué de rétablir la perméabilité du larynx; si la trachéotomie a déjà été faite, on arrivera à ce but au moyen du dilatateur de Schrötter qui utilise pour le maintien de son mandrin la canule déjà placée; si le malade n'est pas trachéotomisé, on devra pratiquer des séances répétées de tubage, qui offre souvent de très grandes difficultés en raison de l'obliquité et de l'étroitesse de la glotte.

— Le traitement de la syphilis trachéale se résume également dans la médication spécifique et, s'il existe un rétrécissement cicatriciel, dans sa dilatation graduelle facilitée par une trachéotomie inférieure.

ARTICLE VII

PHTISIE LARYNGÉE

On désigne sous ce nom la tuberculose du larynx. Déjà connue de Morgagni, elle fut étudiée par Louis et Trousseau.

1° Étiologie. — La phtisie laryngée est presque toujours secondaire à la tuberculose pulmonaire ; primitive, elle est tout à fait exceptionnelle, et même discutée. Elle coexiste quelquefois aussi avec de la tuberculose nasale ou pharyngée.

La phtisie laryngée est rare chez l'enfant et le vieillard, fréquente surtout de vingt à vingt-cinq ans et dans le sexe masculin. La présence dans le larynx d'un tuberculeux de lésions antérieures banales, dites catarrhales, favorise beaucoup son apparition.

2° Anatomie pathologique. — *A*. ANATOMIE MACROSCOPIQUE. — Les lésions sont très variées et peuvent même se trouver réunies sur le même individu.

1° La *granulation miliaire* se retrouve ici avec les caractères qu'elle présente sur les autres organes. Ordinairement les granulations n'existent qu'au pourtour des ulcérations, et indiquent leur accroissement périphérique. On peut les voir aussi en des points limités, comme les cordes vocales inférieures : c'est en somme une localisation assez rare. Mais il est une forme spéciale de phtisie laryngée dans laquelle les lésions ne dépassent pas le stade de la granulation ; c'est celle qui a été décrite par Isambert sous le nom de tuberculose miliaire aiguë de la gorge : le pharynx et le larynx sont alors recouverts d'un semis de granulations du volume d'un grain de millet, d'abord transparentes, mais qui ne tardent pas à s'opacifier. — Les lésions communes, classiques, de la tuberculose laryngée sous les infiltrations et les ulcérations.

2º *L'infiltration* a son siège de prédilection à la partie postérieure du larynx sur les aryténoïdes et les replis aryépiglottiques. Ces derniers, formés par un adossement de la muqueuse à elle même, se laissent très facilement distendre et arrivent à former des masses énormes. Leur surface est inégale ; leur consistance ferme ; leur coupe granitée et parsemée de points jaunâtres laisse sourdre des détritus à la pression ; on désigne quelquefois improprement cet état sous le nom d'œdème dont il ne rappelle cependant guère les masses molles, lisses et gélatineuses. L'infiltration peut aussi envahir les cordes vocales supérieures et le ventricule de Morgani. Sur les cordes vocales inférieures l'infiltration est très limitée, avec tendance toutefois à s'étendre à la région sous-glottique. Quand l'épiglotte est intéressée, elle devient difficilement mobile : l'infiltration envahit à la fois son bord libre et ses deux faces contrairement à ce qu'on voit dans l'œdème aigu du larynx où sa face postérieure est respectée.

3º Les *ulcérations* existent d'ordinaire, mais non toujours, sur une base infiltrée. On peut les observer sur tous les points du larynx. Celles de la région interaryténoïdienne (commissure postérieure) affectent un aspect fissuraire et donnent au toucher une sensation rugueuse, à cause de l'état velvétique de la muqueuse. Celles des cordes vocales atteignent aussi bien la face supérieure que le bord libre des cordes qui devient dentelé et déchiqueté. Leur extension en profondeur peut aboutir à une véritable section du ruban vocal intéressé.

Les larges ulcérations irrégulières du larynx reconnaissent vraisemblablement pour cause la fusion d'ulcérations plus petites, résultant du ramollissement des tubercules.

4º La muqueuse, surtout au niveau des cordes vocales, peut présenter un épaississement inflammatoire, désigné sous le nom de *pachydermie* laryngée.

5º L'envahissement des muscles sous-jacents consiste soit dans une *myosite* banale, soit plus rarement dans le dépôt de tubercules au sein du tissu conjonctif interstitiel ; cette cons tatation a été faite par Schech sur les cricoaryténoïdiens postérieurs.

6° Les *cartilages* sont fréquemment intéressés. Cette *périchondrite* se produit au moins par deux mécanismes. Tantôt, à la faveur de la porte d'entrée ouverte par une petite ulcération laryngée, se produit une infection secondaire et une collection purulente plus ou moins éloignée de cette ulcération (cette collection pourra s'ouvrir, communiquer avec l'extérieur par une fistule, etc.). Tantôt il s'agit de très vastes ulcérations, profondes, à fond bourgeonnant, qui creusent les tissus sous-jacents et finissent par mettre à nu le cartilage. En grattant leur fond avec un stylet, on sent le cartilage dénudé en voie d'élimination. C'est le mode de production ordinaire de la périchondrite des aryténoïdes. Ce travail de destruction finit par intéresser l'articulation voisine, cricoaryténoïdienne. Il en résulte une arthrite avec immobilisation de la corde dans une position défectueuse.

7° Les *ganglions* du voisinage, envahis et dégénérés, peuvent comprimer les filets nerveux du récurrent : on a aussi décrit des lésions primitives de ce nerf.

B. Anatomie microscopique. — Les follicules tuberculeux siègent au début sous l'épithélium ; il n'est pas rare de les voir recouverts d'un épithélium normal, aussi Heintze pensait-il que l'invasion tuberculeuse du larynx devait s'opérer par la voie sanguine, puisqu'on ne trouvait au niveau des tubercules aucune trace de porte d'entrée. Les follicules tuberculeux typiques sont d'ailleurs assez rares ; le plus souvent on ne constate qu'une infiltration abondante par les éléments embryonnaires, avec quelques follicules disséminés. Les lésions histologiques sont prédominantes au niveau des glandes

3° **Symptômes**. — Les lésions que nous venons d'énumérer aboutissent, suivant leur *localisation* en telle ou telle région du larynx, à la production de trois grands symptômes qu'on observe isolément ou combinés : la dysphagie, la dysphonie et la dyspnée. D'où trois formes cliniques suivant que l'un d'eux devient prépondérant.

A. Forme dysphagique. — Elle répond à un siège spécial des lésions, à leur localisation au niveau de l'*épiglotte* ou de la face postérieure des *aryténoïdes*. Le bol alimentaire glissant sur la face dorsale de la langue, frôle l'épiglotte, et, avant d'entrer dans l'œsophage, passe au contact de la face postérieure des aryténoïdes. Ces diverses parties étant infiltrées et ulcérées, ce contact ne pourra être que douloureux. Si l'épiglotte produit des troubles de la déglutition dans la laryngite tuberculeuse, ce n'est pas que le sujet soit mis dans les conditions d'un animal auquel on a sectionné cet opercule[1], car sa destruction par le processus tuberculeux est tout à fait exceptionnelle : mais elle est infiltrée, son bord libre ulcéré, elle est peu mobile sur les parties voisines, et ainsi s'explique la dysphagie douloureuse. — Accessoirement, les lésions pharyngées qui accompagnent quelquefois celles du larynx peuvent encore produire la dysphagie.

La dysphagie est très variable quant à son degré ; elle peut ne se manifester que pour les aliments solides, ou être occasionnée aussi par la déglutition des liquides ; enfin elle est quelquefois telle que la déglutition de la salive même est pénible et que la moindre tentative d'alimentation devient pour les malades un supplice intolérable. Déjà très affaiblis, ils se nourrissent le moins possible pour éviter de réveiller des douleurs atroces et dépérissent rapidement. La douleur s'irradie dans les oreilles ou au-dessous d'elles, de chaque côté du pharynx. Lorsqu'elle a pour cause, comme c'est le cas le plus ordinaire, une lésion des aryténoïdes, son siège est caractéristique : les malades indiquent du doigt le cricoïde ou la partie supérieure de la trachée.

Il est rare que les phénomènes douloureux s'accompagnent de troubles moteurs de la déglutition, tels que l'introduction des aliments dans les voies respiratoires ou leur rejet par les fosses nasales. Le premier de ces deux accidents s'explique par des lésions étendues de l'épiglotte, impuissante à protéger le larynx, le

---

[1] Les expériences des physiologistes nous ont appris que des animaux auxquels on avait coupé l'épiglotte continuaient à avaler normalement et qu'elle avait tout au plus pour fonction de retenir les dernières gouttes de liquide après une série de déglutitions associées.

deuxième par un spasme de toute la musculature du pharynx, triomphant de la résistance du voile et occasionné par l'excessive hyperesthésie qu'entretiennent les ulcérations de la muqueuse.

L'examen laryngoscopique dans la forme dysphagique montre les aryténoïdes énormes très hypertrophiés, et des ulcérations à leur surface. Ces lésions sont quelquefois tellement profondes qu'elles se propagent à l'articulation sous-jacente crico-aryténoïdienne, axe autour duquel s'opèrent tous les mouvements des cordes vocales en vue de la phonation : c'est ce qui nous explique comment, non seulement la déglutition, mais la parole même, peut être douloureuse chez ces malades.

La forme dysphagique de la tuberculose laryngée est à la fois la plus pénible et la plus grave : c'est en quelque sorte une forme terminale de la tuberculose.

B. FORME VOCALE. — Le trouble de la phonation peut varier de la simple raucité à *l'aphonie* absolue. L'altération de la voix chez un tuberculeux doit faire immédiatement songer à un début de laryngite tuberculeuse.

L'examen laryngoscopique montre soit une simple rougeur des cordes vocales, soit de l'épaississement de la muqueuse qui les recouvre, constituant une sorte de pachydermie, soit des ulcérations qui dentèlent tout leur bord libre en dent de scie. GOUGUENHEIM et TISSIER ont décrit dans la région interaryténoïdienne antérieure, entre les cordes vocales, de petites végétations, qu'ils considèrent comme un bon signe de la phtisie laryngée à son début. Ces végétations ou cet état velvétique de la commissure postérieure suffisent pour gêner l'affrontement des cordes, pour permettre un certain degré de coulage de l'air, et consécutivement une phonation imparfaite. D'autres fois enfin, une végétation polypoïde, implantée sur n'importe quel point des cordes s'opposera à leur juxtaposition et produira un effet analogue.

Dans ces formes vocales s'observe une toux pénible, déchirante et douloureuse : puisque la glotte qui joue un si grand rôle dans la production de la toux en général est ici le siège principal des lésions, son irritation se trouve de ce chef constamment entretenue.

L'intensité de l'expectoration est en rapport avec les lésions pulmonaires.

C. Forme dyspnéique. — Chez un tuberculeux qui présentait depuis plus ou moins longtemps une dyspnée légère l'asphyxie fait tout d'un coup de rapides progrès ; on constate que l'air pénètre en sifflant, qu'il y a de la dépression sus-sternale, des mouvements d'abaissement du larynx à chaque inspiration ; en même temps le facies, angoissé, se cyanose progressivement, et le malade assis sur son lit, met en jeu toutes ses forces inspiratrices. Cette dyspnée est continue ; elle ne présente aucun paroxysme pouvant lui faire supposer une origine spasmodique. La magistrale description que faisait Trousseau de l'œdème de la glotte peut parfaitement s'appliquer à la phtisie laryngée.

Le toucher pratiqué en introduisant le doigt vers le larynx derrière la base de la langue fait sentir des masses arrondies qui en obstruent la cavité. Ce procédé a l'inconvénient d'amener un redoublement de la dyspnée et de ne donner que des renseignements incomplets.

L'*examen laryngoscopique* permet, au contraire, d'apprécier toute l'étendue des lésions. De chaque côté de la ligne médiane, les replis aryépiglottiques tuméfiés forment une grosse masse arrondie ; entre ces deux masses la fente glottique, limitée encore quelquefois en avant par la tuméfaction de l'épiglotte, devient pour ainsi dire virtuelle ; la colonne d'air inspiré ne peut passer qu'avec la plus grande difficulté.

La dyspnée peut encore être causée par une tuberculose végétante qui rend méconnaissable l'aspect de la cavité laryngienne, par des lésions d'arthrite cricoaryténoïdienne qui immobilisent les cordes dans une position anormale, ou par l'infiltration des tissus périarticulaires qui produit un effet analogue.

4° Marche et pronostic. — Les diverses formes de tuberculose laryngée que nous venons de décrire individuellement peuvent se combiner sur le même individu : ainsi la tuberculose pourra débuter dans le larynx par des altérations de la voix, elle s'accompagnera plus tard de dysphagie, et tuera le malade par asphyxie si l'on n'intervient à temps. Le pronostic de la tuberculose laryngée est toujours fort grave ; ce n'est pas une simple tuberculose locale, c'est une vraie complication de la tuberculose pulmonaire déjà existante, dont elle aggrave énormément le pronostic et accélère la marche. Les formes dysphagiques avec infiltrations et ulcérations étendues sont du plus mauvais augure.

La mort survient par asphyxie, ou par suite des progrès de la cachexie tuberculeuse.

5° Diagnostic. — Le diagnostic de la phtisie laryngée ne se base pas seulement sur l'examen laryngoscopique et sur les trois principaux symptômes fonctionnels que nous venons d'énumérer ; il faut encore tenir compte des antécédents tuberculeux du malade, rechercher le bacille de Koch, mettre à contribution des signes stéthoscopiques. Ceux-ci sont souvent masqués par les lésions laryngées au point que des lésions pulmonaires même étendues peuvent passer inaperçues.

1° Les *ulcérations syphilitiques* siègent sur les parties supérieures du larynx, sur l'épiglotte ou sur les aryténoïdes ; elles sont entourées d'une zone congestive qui manque dans la tuberculose. Le palais, le voile et ses piliers portent des cicatrices, alors que dans la tuberculose ils ne présentent qu'une pâleur intense d'une grande valeur diagnostique. La présence de gommes est caractéristique.

2° Dans le *cancer* il s'agit d'une ulcération unique et non de lésions multiples comme dans la tuberculose. Il débute souvent à l'inverse de celle-ci, dans une des fossettes glosso-épiglottiques ou dans le sinus piriforme : il est donc juxtalaryngé, et l'envahissement ganglionnaire est alors précoce.

6° Traitement. — Il comprend avant tout le traitement général de la tuberculose. On agit sur la lésion locale par des applications d'huile mentholée, ou d'acide lactique en solution très concentrée $\left(\frac{32}{8}\right)$. Le meilleur remède contre la dysphagie est l'insufflation quotidienne sur les aryténoïdes d'orthoforme ou d'un mélange à parties égales de morphine et de gomme arabique (Schrötter) ; on a encore pratiqué avec succès leur ablation par la méthode endolaryngée (aryténoïdectomie). — La trachéotomie n'agit pas seulement contre la dyspnée : en supprimant fonctionnellement le larynx, elle le met au repos, aussi est-elle indiquée dans les formes très douloureuses de la phtisie laryngée.

ARTICLE VIII

TUMEURS BÉNIGNES DU LARYNX

Ces tumeurs, quelquefois désignées sous le nom de polypes, affectent une prédilection marquée pour le bord libre des cordes vocales, ce qui explique la fréquence des troubles vocaux parmi leurs principaux symptômes. La raucité de la voix n'est pas toujours permanente ; dans les tumeurs pédiculées qui changent de position et ne s'insinuent que par intervalles entre les lèvres de la glotte, la dyspnée est intermittente et la voix redevient par instant normale.

Les tumeurs très mobiles et assez volumineuses s'accompagnent parfois à chaque mouvement respiratoire d'un bruit de clapet caractéristique. Il n'y a ni dysphagie, ni douleur, ni engorgement ganglionnaire. La dyspnée n'apparaît que dans les cas de tumeurs atteignant des dimensions considérables. Les tumeurs bénignes du larynx peuvent s'accompagner de divers accidents réflexes : spasme de la glotte avec dyspnée, crises épileptiformes (Sommerbrodt).

Le traitement consiste dans l'ablation par les voies naturelles sous le contrôle du miroir laryngoscopique.

ARTICLE IX

CANCER DU LARYNX

Nous décrirons sous ce titre les diverses tumeurs malignes du larynx. Leur étiologie est aussi obscure que celle du cancer en général: les causes ordinairement incriminées sont l'hérédité et les irritations locales (poussières, abus du tabac).

1° Anatomie pathologique. — On divise les cancers du larynx en cancers intrinsèques et en cancers extrinsèques.

Le *cancer intrinsèque* prend naissance dans l'intérieur de la cavité laryngienne : cordes vocales, bandes ventriculaires, région aryténoïdienne.

Sous le nom de *cancers extrinsèques* on comprend tous ceux qui ont une origine juxtalaryngée et intéressent ainsi, au cours de leur développement, le larynx et les parties voisines : ils prennent naissance sur la face antérieure de l'épiglotte, dans le sinus piriforme, sur la partie la plus reculée de la base de la langue, etc.

Le cancer du larynx se présente sous des formes assez variables : tantôt ulcération profonde et térébrante, tantôt énormes végétations en chou-fleur. Il a une grande tendance à déformer et à refouler les parties voisines, notamment l'épiglotte, et à ulcérer les vaisseaux en produisant ainsi des hémorragies parfois mortelles. L'*envahissement ganglionnaire* est précoce et considérable, surtout dans le cancer extrinsèque.

Histologiquement il s'agit d'épithéliomas, de carcinomes, de sarcomes.

2° Symptomatologie. — Elle comprend les signes physiques et fonctionnels.

A. Troubles fonctionnels. — Les principaux sont la douleur, la dysphonie, la dyspnée et la toux.

a. La *douleur* manque souvent ou n'apparaît que tardivement mais elle constitue un assez bon signe de cancer du larynx lorsqu'elle est très intense, progresse rapidement et s'accompagne d'irradiations douloureuses dans les oreilles (probablement par la voie du rameau auriculaire du nerf pneumogastrique). Elle est souvent spontanée, et n'apparaît parfois qu'à l'occasion des mouvements de déglutition *dysphagie douloureuse*.

b. La *voix* peut ne pas être modifiée jusqu'aux périodes ultimes de l'affection, surtout dans les cancers extrinsèques; la raucité de la voix, l'aphonie sont au contraire précoces lorsque le cancer se développe sur une des cordes vocales. Lorsqu'une vaste tumeur occupe la région sus-glottique sans gêner le jeu des cordes vocales, la voix est éteinte, étouffée; j'ai récemment observé le même trouble fonctionnel dans un cas de cancer de la face antérieure de l'épiglotte, qui renversait fortement cet opercule sur le larynx, de façon à en obstruer presque l'ouverture supérieure.

c. La *dyspnée* est un symptôme tardif, qui ne se produit que lorsque la tumeur a acquis un volume considérable; elle présente tous les caractères de la dyspnée d'origine laryngée. Il y a quelquefois aussi des accès de dyspnée spasmodique qui reconnaissent une origine réflexe (compression des nerfs par les ganglions néoplasiques, etc., etc.).

d. La *toux* et l'*expectoration* ne fournissent de renseignements précis que lorsqu'il y a rejet, par les secousses de toux, de fragments de végétations néoplasiques, qu'on peut reconnaître à l'œil nu ou au microscope. De légères hémoptysies sont fréquentes et peuvent faire diagnostiquer à tort une phtisie laryngée.

En somme, à l'exception de l'expectoration de fragments de la tumeur, pas un des signes qui précèdent n'est caractéristique.

B. SIGNES OBJECTIFS. — a. L'*examen laryngoscopique* lève tous les doutes : il montre soit une simple saillie rouge sombre étalée, à bords surélevés, soit des végétations qui obstruent déjà la cavité laryngienne. La tumeur peut siéger sur une des éminences aryténoïdes, sur une des cordes vocales supérieures ou inférieures, sortir du ventricule de MORGAGNI dont elle éverse et repousse progressivement la muqueuse au fur et à mesure de son développement. Les tumeurs de la région sus-glottique proéminent souvent dans le vestibule laryngien et masquent la vue des cordes vocales situées au-dessous.

Dans le cas de cancer extrinsèque, on voit le plus souvent une masse végétante développée dans un des sinus piriformes et envahissant le repli aryépiglottique voisin, ou bien une infiltration diffuse intéressant la base de la langue et la face antérieure de l'épiglotte.

b. L'*engorgement ganglionnaire* est précoce dans les cancers extrinsèques : une chaine dure, volumineuse, uni ou bilatérale, se développe dans la région carotidienne et rétromaxillaire. Cette constatation tranche formellement le diagnostic.

c. *L'état général* devient assez rapidement mauvais: l'amaigrissement fait des progrès et le malade se hâte vers la cachexie.

Ce qui caractérise l'évolution du cancer laryngé, c'est sa rapidité quelquefois étonnante : on voit des malades se plaindre d'une dysphagie intense et progressive datant de quelques jours seulement et le laryngoscope montre des lésions envahissant déjà la presque totalité du larynx.

La mort survient par asphyxie, par hémorragie grave succédant à l'ulcération d'un gros vaisseau, par inanition et cachexie progressives, ou par broncho-pneumonie.

3° Diagnostic. — Le cancer extrinsèque se distingue par l'intensité de la douleur et de la dysphagie avec irradiations dans les oreilles, par l'engorgement précoce des ganglions. Les troubles de la voix, la toux, la dyspnée appartiennent plutôt au cancer intrinsèque; mais cela n'a rien d'absolu.

On ne confondra pas le cancer du larynx :

a. Avec la *tuberculose laryngée*, qui succède à des lésions pulmonaires ordinairement appréciables, affecte une prédilection marquée pour la région aryténoïdienne, présente des ulcérations multiples et superficielles, s'accompagne d'une pâleur caractéristique du voile du palais et jamais d'engorgement ganglionnaire.

b. Avec la *syphilis* dont on pourra établir l'origine et chercher les traces sur le voile du palais, le pharynx, les ganglions de la nuque, etc. Ici encore absence de ganglions carotidiens ou rétromaxillaires, sauf dans les premières années de l'infection.

c. Avec le *lupus du larynx* qui présente des lésions identiques du nez, des lèvres ou de la peau.

d. Avec le *papillome diffus*, surtout fréquent chez l'enfant, et lent dans son développement.

e. Avec le *prolapsus du ventricule de* MORGAGNI : en appuyant sur cette tumeur avec une sonde laryngienne on arrive à la rédnire ; on n'y parviendrait pas si la muqueuse était soulevée par un cancer.

Dans ces différentes affections l'engorgement ganglionnaire du cancer fait défaut.

4° Traitement. — Le traitement du cancer du larynx est curatif ou palliatif :

a. *Traitement curatif*. — Il consiste dans l'ablation totale ou partielle du larynx (laryngectomie). Cette opération n'a de chances de réussir que dans le cancer intrinsèque.

b. *Traitement palliatif*. — Il vise les deux symptômes les plus pénibles : la douleur, la dyspnée.

1° *Contre la douleur* on peut utiliser les pulvérisations d'une solution de cocaïne, les insufflations de morphine et de cocaïne en poudre mélangées à de la gomme arabique.

2° *Contre la dyspnée* : l'ablation des masses volumineuses sus-glottiques ne soulage le malade que temporairement, car la tumeur ne tarde pas à végéter de nouveau.

L'intubation du larynx n'est pas habituellement employée ; le contact du tube ne paraît cependant pas activer la marche du néoplasme.

La *trachéotomie* est le moyen palliatif auquel on recourt généralement : elle doit être pratiquée le plus bas possible (*trachéotomie inférieure*), c'est-à-dire le plus loin possible des masses néoplasiques. Elle donne souvent une survie considérable ; mais pendant les derniers mois l'état des malades en proie à une dysphagie atroce, le cou envahi par les masses néoplasiques ganglionnaires ulcérées, et tombés dans un cachexie profonde, est vraiment lamentable.

ARTICLE X

PARALYSIES LARYNGÉES

Il est indispensable de résumer d'abord brièvement nos connaissances relatives aux mouvements et à l'innervation du larynx. Nous étudierons ensuite les paralysies des muscles du

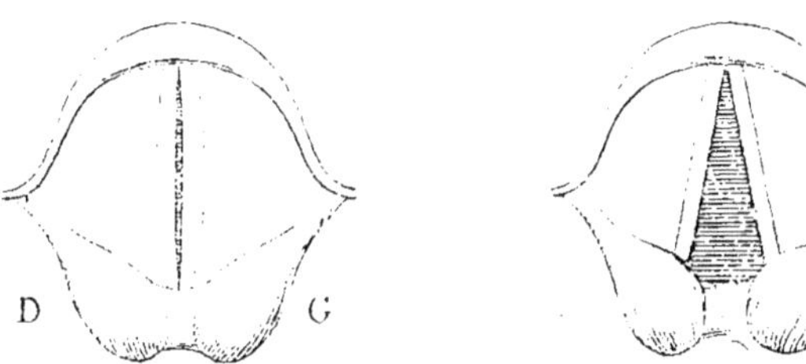

Fig. 1.

Larynx normal. Pendant la phonation et la respiration.

larynx, les paralysies des nerfs du larynx et enfin les paralysies
laryngées d'origine centrale.

§ 1. — MOUVEMENTS ET INNERVATION DU LARYNX

Nous avons deux ordres de mouvements à envisager dans le
larynx : 1° la tension des cordes vocales ; 2° l'adduction et l'abduction des cordes vocales, c'est-à-dire leur rapprochement et
leur écartement.

1° Tension des cordes vocales. — Les *muscles tenseurs*
sont représentés par le cricothyroïdien et par le thyroaryténoïdien interne ou muscle de la corde vocale. Une vue latérale du
larynx nous montre que par la contraction du cricothyroïdien,
le cartilage thyroïde, par un mouvement de bascule, est porté
en bas et en avant, déplacement qui a pour principal effet de
tendre les cordes vocales, puisque c'est à ce cartilage que se
fait leur insertion antérieure. L'autre muscle tenseur, le thyroaryténoïdien interne, est situé dans l'épaisseur de la corde elle-
même : il assure la tension de son bord libre.

2° Mouvements d'adduction et d'abduction. — Les mouvements d'*adduction* et d'*abduction* des cordes vocales se réalisent par deux mécanismes.

 a. Glissement transversal des deux cartilages aryténoïdes :

par la contraction du muscle aryténoïdien transverse ils se
rapprochent l'un de l'autre et rapprochent par conséquent les
extrémités postérieures des cordes qui prennent sur eux leur
insertion.

b. Rotation des aryténoïdes sur leur axe vertical. — Voici
comment on peut se représenter ce dernier mouvement : vus par
en haut, les aryténoïdes, symétriquement placés sur le chaton

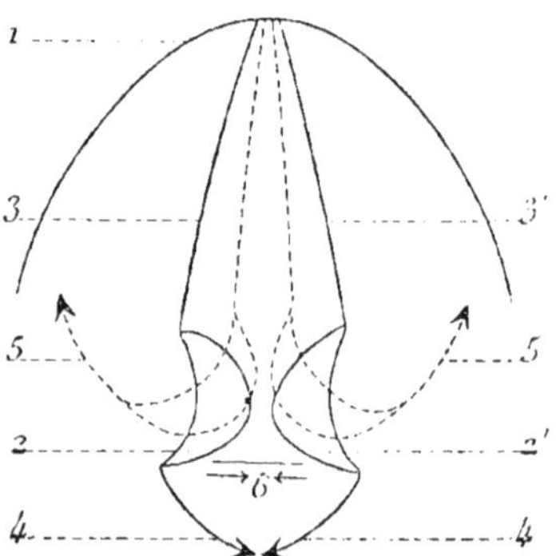

Fig. 2.

Schéma des mouvements des aryténoïdes (adduction et abduction
des cordes vocales).

1, cartilage thyroïde sur lequel s'insère l'extrémité antérieure des cordes vocales.
— 2, 2', cartilages aryténoïdes. Sur leur extrémité antérieure ou apophyse vocale
s'insèrent les cordes vocales 3 et 3'. — 4, muscles cricoaryténoïdiens postérieurs. —
5, muscles cricoaryténoïdiens latéraux. — 6, muscle aryténoïdien transverse. La
contraction des cricoaryténoïdiens latéraux met les aryténoïdes et les cordes vocales
dans la position indiquée par les traits pointillés.

cricoïdien, ont la forme de deux petits triangles. Leur angle
antérieur (apophyse vocale) donne insertion à l'extrémité postérieure de la corde vocale correspondante, leur angle postéro-
externe (apophyse musculaire) donne insertion aux muscles
cricoaryténoïdiens. De ces deux muscles cricoaryténoïdiens,
l'un, le latéral, attire en avant l'apophyse musculaire, l'autre,
le cricoaryténoïdien postérieur, l'attire en arrière ; mais puisque les aryténoïdes sont mobiles autour d'un axe vertical, on
comprendra sans peine que si l'apophyse musculaire est attirée
en avant, l'apophyse vocale sera portée, avec sa corde, en
dedans sur la ligne médiane ; que si au contraire l'apophyse

musculaire est attirée en arrière, l'apophyse vocale sera portée en
dehors et entrainera l'abduction, l'écartement de la corde vocale.

Il se passe donc dans cette articulation, axe de tous les mouvements du larynx, un mouvement de levier, mouvement de
sonnette, sous l'influence de deux muscles antagonistes, l'un
adducteur et l'autre abducteur. Il ne faut pas oublier non plus
que les aryténoïdes peuvent encore se rapprocher en masse, c'est-
à-dire rapprocher leurs axes, par glissement et non plus par
rotation, sous l'influence du muscle aryténoïdien transverse.

3° Nerfs musculaires du larynx. — Les muscles laryngés
sont commandés par deux nerfs, tous deux issus du pneumogastrique. Le *laryngé supérieur*, qui est aussi le nerf sensitif
du larynx, innerve le cricothyroïdien : c'est le nerf tenseur des
cordes vocales. Le *laryngé inférieur*, ou récurrent, après un
trajet compliqué dans le cou et la cavité thoracique, où il est
accessible à une foule de compressions, se ramifie dans tous
les muscles du larynx, moins le cricothyroïdien.

§ 2. — Paralysies des muscles du larynx

Elles peuvent intéresser les dilatateurs, les tenseurs ou les
adducteurs.

1° Paralysie des muscles dilatateurs (muscles cricoaryténoïdiens postérieurs). — Nous avons vu qu'il n'y a qu'un seul
muscle abducteur ; c'est de chaque côté le cricoaryténoïdien
postérieur. S'il est paralysé, il n'attirera plus en arrière l'apophyse musculaire de l'aryténoïde correspondant ; son antago-
niste le cricoaryténoïdien latéral, devenu prépondérant, attirera
cette apophyse en avant, et, par le mouvement de sonnette
décrit ci-dessus, l'apophyse vocale et la corde qu'elle supporte
iront occuper la ligne médiane : il y aura adduction forcée.

Au *laryngoscope* on constate qu'une des cordes vocales occupe
la ligne médiane et ne s'en écarte pas pendant les mouvements
respiratoires. Le plus souvent les deux cordes vocales sont intéressées.

Si la paralysie est unilatérale, il n'y a pas de *trouble fonctionnel* marqué, mais si elle est *bilatérale*, les deux cordes vocales ne s'écarteront plus dans les mouvements respiratoires, la glotte restera fermée et il y aura de la *dyspnée*. L'air appelé dans la poitrine pendant l'inspiration fera vibrer les lèvres glottiques et produira du cornage inspiratoire.

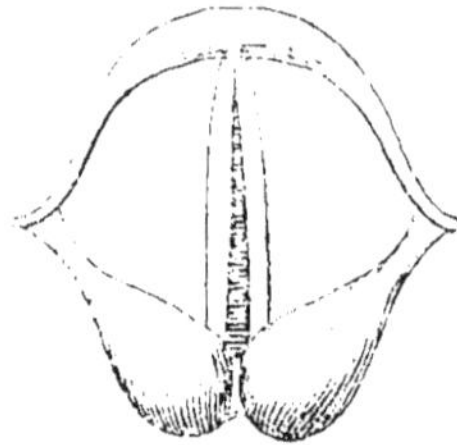

Fig. 3.

Paralysie des muscles abducteurs (cricoaryténoïdiens postérieurs). La glotte est figurée pendant la respiration. Les deux cordes vocales s'écartent à peine.

La paralysie des muscles dilatateurs de la glotte reconnaît le plus souvent une *origine bulbaire :* c'est la paralysie tabétique par excellence, et elle a été longtemps considérée comme la cause unique des crises laryngées qu'on observe dans cette affection. Cette opinion est trop exclusive : paralysie et crises laryngées amènent la dyspnée par l'occlusion de la glotte, mais dans un cas le rapprochement des cordes relève de la paralysie du dilatateur, dans l'autre (crises laryngées) du spasme des adducteurs. Tout ce qu'on peut dire, c'est que la paralysie des dilatateurs aggrave les crises et augmente leur durée.

2° Paralysie des muscles tenseurs. — Nous avons vu que ces muscles sont le cricothyroïdien et le thyroaryténoïdien interne.

a. Le *cricothyroïdien* est le tenseur des cordes vocales. S'il est paralysé, le mouvement de bascule du thyroïde sur le cricoïde ne se produit plus : plus de tension des cordes vocales. Elles ne sont plus rectilignes, mais flottantes; au laryngoscope la glotte paraît onduleuse.

b. Dans la paralysie ordinairement bilatérale de l'autre tenseur, le *thyroaryténoïdien interne*, les cordes sont excavées sur leur bord libre, la glotte interligamenteuse reste béante (fig. 4).

Dans la paralysie des muscles tenseurs il n'y a naturellement pas de dyspnée, puisque les dilatateurs sont intacts, mais, par suite du défaut de tension des lèvres de la glotte, il y a de la dysphonie : la raucité de la voix peut aboutir à l'aphonie absolue.

La paralysie du cricothyroïdien peut relever d'une cause nerveuse, de la lésion isolée du laryngé supérieur : la paralysie du thyroaryténoïdien interne est beaucoup plus souvent myopathique, due à une lésion directe du muscle, notamment au cours des laryngites aiguës, à cause de sa situation toute spéciale dans la corde vocale.

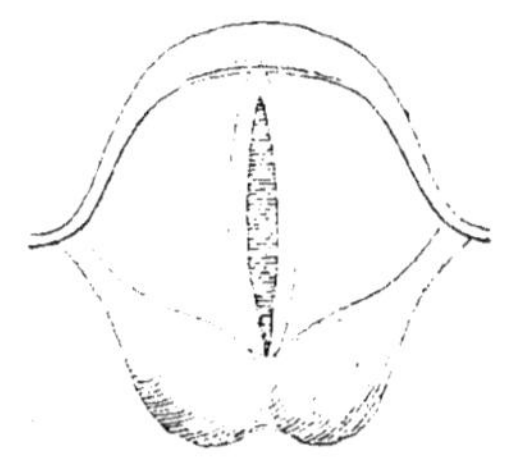

Fig. 4.
Paralysie des thyroary-
ténoïdiens internes.

3° Paralysie des muscles adducteurs. — Ces muscles sont l'aryténoïdien transverse et de chaque côté le cricoaryténoïdien latéral.

a. Comme le précédent, l'*aryténoïdien transverse* est, par sa

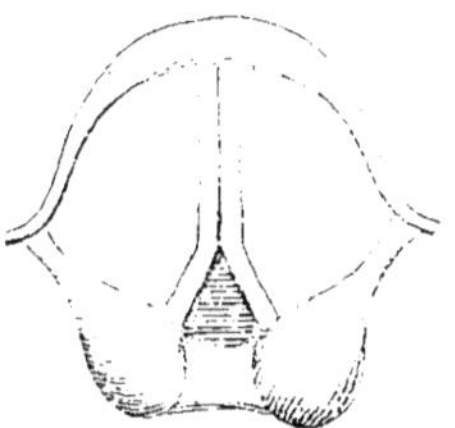

Fig. 5.
Paralysie limitée au muscle
aryténoïdien transverse.

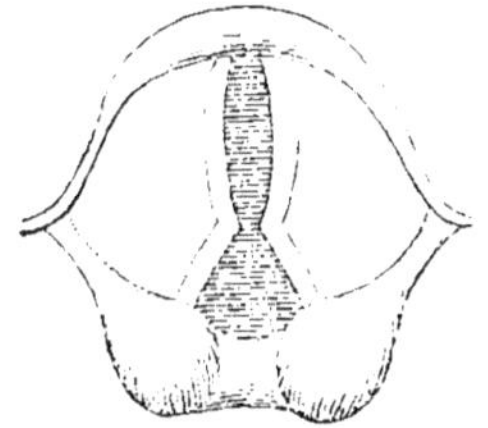

Fig. 6.
Paralysie combinée de l'aryténoïdien transverse et des
thyroaryténoïdiens.

situation superficielle, très exposé aux causes multiples qui agissent sur la muqueuse du larynx pour y produire des inflammations aiguës. — Par sa contraction il rapproche en masse les deux aryténoïdes par un mouvement de glissement; s'il est paralysé, le mouvement de rotation de ces cartilages autour de leur axe vertical sera seul permis, et ils ne pourront rapprocher que la pointe de leurs apophyses vocales. Les deux cordes seront donc parfaitement juxtaposées, mais la glotte intercartilagineuse restera béante : c'est par là que *coulera* l'air emmagasiné dans le thorax en vue de la phonation : la glotte interligamenteuse ne pourra donc vibrer, d'où aphonie (fig. 5).

b. Dans la paralysie du *cricoaryténoïdien latéral,* les deux aryténoïdes seront rapprochés en masse par l'action de l'aryténoïdien transverse, mais l'apophyse vocale ne pourra plus effectuer son mouvement de rotation en dedans, et la glotte, désormais ouverte, présentera un aspect losangique dû à la réunion de deux triangles adossés, dont l'un, l'antérieur, est formé par les cordes vocales écartées, dont l'autre, le postérieur, est formé par les aryténoïdes dont les apophyses vocales sont également divergentes. Ici encore ce n'est pas la fonction respiratoire qui sera troublée, mais la fonction vocale.

L'hystérie est souvent en cause dans la paralysie bilatérale des tenseurs et adducteurs.

§ 3. — PARALYSIES DES NERFS DU LARYNX

Cette paralysie peut intéresser le laryngé supérieur ou le laryngé inférieur.

1° Paralysie du laryngé supérieur. — Il innerve le seul muscle cricothyroïdien : sa paralysie produit donc le défaut de tension de la glotte. Mais c'est aussi le seul nerf sensitif du larynx, soit pour la portion sus-glottique, soit pour la portion sous-glottique par l'intermédiaire de *l'anse de Galien.* Sa lésion, entrainera donc l'anesthésie du larynx, uni ou bilatérale, et les divers troubles fonctionnels qui en résultent notamment les troubles de la déglutition.

2° Paralysie du récurrent. — Elle ne donnera naissance qu'à des troubles purement moteurs. Le récurrent innerve tous les muscles, moins le cricothyroïdien : par sa paralysie, les adducteurs et les abducteurs seront donc également intéressés.

a. *Symptômes objectifs.* — La corde vocale du côté correspondant reste dans une position intermédiaire dite par ZIEMSSEN *position cadavérique* (fig. 7). Elle est en même temps diminuée de largeur, amincie et réellement atrophiée dans les cas anciens. Son bord libre est excavé, son niveau plus bas que celui de sa

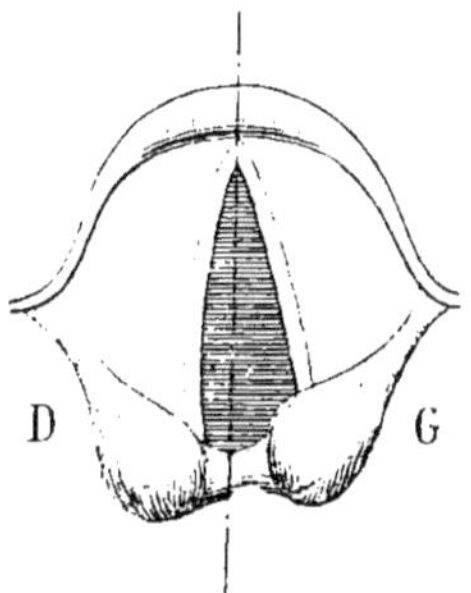

Pendant la respiration.

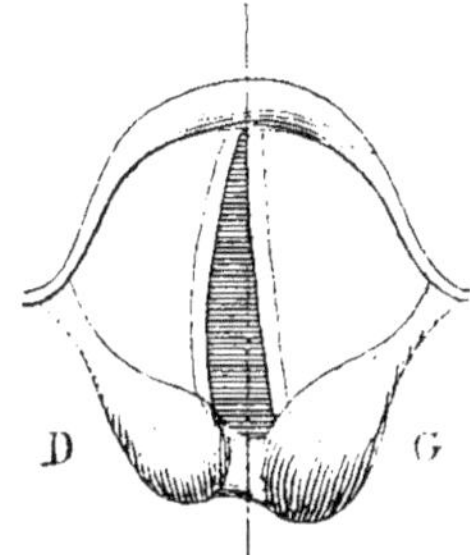

Pendant la phonation.

Fig. 7.

Paralysie du récurrent droit.

congénère saine. Pendant les essais de phonation et de respiration elle reste également immobile. L'autre corde ne dépassant pas la ligne médiane, il est aisé de comprendre que l'occlusion glottique est défectueuse. Mais au bout de quelque temps se produit un phénomène de *compensation* : les mouvements de l'aryténoïde du côté sain augmentent d'amplitude au point que la corde vocale correspondante dépasse la ligne médiane et vient se juxtaposer à la corde paralysée. L'occlusion se fait ainsi tant bien que mal, mais la fente glottique est oblique (fig. 8).

Fig. 8.

Paralysie du récurrent droit, avec compensation par la corde vocale gauche.

(Vue pendant la phonation.)

b. *Symptômes fonctionnels.* — Avant la période de compensation, le coulage de l'air entraine l'*aphonie*; plus tard, la phonation redevient possible, mais les deux cordes vocales sont inégalement tendues, elles ne sont pas accordées pour le même son, d'où la *voix bitonale.*

La *dyspnée* reconnait plusieurs mécanismes. La plupart du temps ces malades ont l'haleine courte, ils s'essoufflent facilement parce que, pendant l'effort, les muscles des membres supérieurs ne peuvent plus prendre un point d'appui solide sur le thorax et que l'air contenu dans cette cavité fuit incessamment à travers la glotte entr'ouverte et échappe ainsi à la compression. Plus rarement il y a une véritable dyspnée, et du cornage dû à la vibration passive de la corde paralysée, qui reste inerte au lieu de s'écarter comme l'autre pendant l'inspiration. Enfin la dyspnée reconnait quelquefois une origine spasmodique : il y a probablement par voie réflexe une véritable contracture des cordes vocales.

La paralysie récurrentielle, par le nombre des muscles qu'elle intéresse, représente en somme une véritable hémiplégie du larynx.

e. *Causes.* — Elles sont très nombreuses, d'où la grande valeur diagnostique des paralysies du laryngé inférieur.

Les ganglions cervicaux, soit par leur suppuration, soit par la rétraction cicatricielle qui en accompagne la guérison, le goitre, le sarcome et le carcinome du corps thyroïde, sa simple hypertrophie dans la maladie de Basedow peuvent comprimer le laryngé inférieur. La pleurésie, la péricardite, l'adénopathie trachéobronchique, la coqueluche, la diphtérie, la tuberculose, la syphilis, peuvent s'accompagner de paralysie récurrentielle. On a aussi incriminé le froid et décrit une névrite primitive du tronc du récurrent. Mais les deux causes de beaucoup les plus fréquentes de cette paralysie sont le *cancer de l'œsophage* et l'*anévrisme de l'aorte*. Dans le premier les troubles de la voix précèdent quelquefois de longue date ceux de la déglutition, d'où nécessité de pratiquer le cathétérisme de l'œsophage, quand on constate une paralysie du récurrent que rien n'explique. Dans l'anévrisme le début du trouble vocal est plus ou moins brusque et son intensité offre quelques variations; la paralysie siège presque toujours à gauche. Les phénomènes dyspnéiques qu'on observe dans cette affection reconnaissent aussi une cause laryngée. Ils sont dus au spasme de la glotte, spasme probablement réflexe, sous l'influence de l'irritation du nerf vague dans sa continuité, comme sem-

blent le prouver les expériences de Rosenthal et de Prévost
sur l'excitabilité du bout central du pneumogastrique. Enfin
parfois la compression du récurrent ne donne pas naissance
à la paralysie complète de la corde et à sa position cadavérique,
mais au contraire à son adduction permanente, à sa fixation
sur la ligne médiane : ce n'est que plus tard que la corde se
place dans la position cadavérique[1].

§ 4. — Paralysies laryngées d'origine centrale

Ces paralysies peuvent être causées par une lésion de l'écorce
cérébrale (*paralysie corticale*), du centre ovale (*paralysie sous-
corticale*) ou du bulbe (*paralysie bulbaire*).

1° Paralysie corticale. — Semon et Horsley ont mis en évidence dans l'écorce un centre à action bilatérale, c'est-à-dire
agissant à la fois sur les deux cordes vocales. Masini, en em-
ployant des courants électriques faibles, a vu qu'on pouvait
limiter l'excitation à une seule corde, celle du côté opposé :
l'action du centre est donc une action croisée. Avec des courants plus forts, et peut-être par un phénomène de diffusion, on
obtient l'adduction des deux cordes vocales.

Cliniquement, Andral puis Durand Fardel ont noté l'aphonie
dans les hémorragies ou les ramollissements du cerveau. Cartaz
a vu, après des attaques d'apoplexie, une hémiplégie ou une
hémiparésie coexister avec la paralysie de la corde du même

[1] On a expliqué ce phénomène en supposant que dans une première phase les fibres abductrices étaient seules paralysées, soit
parce qu'elles étaient plus sensibles à la compression, soit parce
qu'elles étaient plus périphériques, formant une sorte de manchon
aux fibres adductrices (cette dernière hypothèse a été reconnue anatomiquement inexacte). Masset pense plutôt que dans une première
phase, qui correspond à la fixation de la corde vocale sur la ligne
médiane, le nerf est excité par la compression, avant d'être paralysé,
et que cette excitation amène l'adduction de la corde correspondante. L'excitation électrique du bout périphérique du nerf récurrent produit en effet l'adduction des cordes vocales.

côté. Dans des cas où une paralysie de la corde vocale gauche avait été constatée après une hémiplégie, GAREL a trouvé des foyers de ramollissement occupant une fois l'extrémité inférieure de la frontale ascendante droite, une autre fois le segment interne du noyau lenticulaire droit et empiétant un peu sur la capsule interne.

A ces observations SEMON et HORSLEY ont objecté qu'on ne pouvait admettre une immobilité complète de la corde vocale par lésion corticale ; d'après eux, les mouvements d'abduction et d'adduction des cordes dans l'inspiration et l'expiration doivent persister des deux côtés, car ce sont là des mouvements liés aux mouvements respiratoires et, comme tels, dépendant d'un centre bulbaire. Les deux observations qui précèdent sont cependant appuyées par une nouvelle constatation de ROSSBACH qui, dans un cas de paralysie de la corde vocale gauche, a trouvé des lésions au niveau de l'insula droite. C'est une localisation différente, mais toujours une action croisée.

2° Paralysie sous-corticale. — Deux observations de DÉJERINE, concernant des aphasiques moteurs avec paralysie de la corde vocale droite, montrent un ramollissement sous-cortical correspondant à la circonvolution de Broca et à l'extrémité inférieure de la pariétale ascendante gauche.

3° Paralysie bulbaire. — Le *tabes* s'accompagne surtout de paralysie bilatérale des crycoaryténoïdiens postérieurs ; c'est la paralysie laryngée tabétique par excellence ; mais il peut produire aussi d'autres paralysies.

La *paralysie glosso-labio-laryngée*, décrite par DUCHENNE et relevant d'une lente atrophie des noyaux bulbaires, s'accompagne à un moment donné de troubles laryngés. L'examen laryngoscopique montre que la tension est d'abord défectueuse, puis que l'adduction devient incomplète pour aboutir enfin à la position cadavérique des cordes. En même temps il y a de la monotonie de la voix, ou plutôt de l'oligotonie, tant que le malade a encore quelques notes à sa disposition. Plus tard elle aboutit à l'aphonie complète. Cette oligotonie se retrouve dans la paralysie pseudo-bulbaire de LÉPINE.

§ 3. — TRAITEMENT

Dans la paralysie des abducteurs il sera quelquefois nécessaire, pour obvier à la dyspnée, de pratiquer le tubage ou la trachéotomie.

Dans les autres cas il faudra s'efforcer d'instituer un traitement pathogénique : traitement de la laryngite aiguë dans les paralysies dites catarrhales ; suggestion, gymnastique vocale et électrisation dans les paralysies des névropathes et des hystériques ; traitement spécifique par le mercure et l'iodure dans les paralysies d'origine syphilitique.

ARTICLE XI

SPASME DU LARYNX

SPASME IDIOPATHIQUE DES NOURRISSONS
PHRÉNOGLOTTISME (BOUCHUT)

L'appellation *asthme thymique* ou *asthme de Kopp* consacre une erreur, car cet auteur considérait à tort l'hypertrophie du thymus comme la cause anatomique de la maladie : HÉRARD a montré qu'il n'y avait là aucun rapport constant. L'affection doit être considérée, jusqu'à plus ample informé, comme une névrose survenant rarement après la première année et assez analogue aux convulsions de l'enfance, auxquelles elle est fréquemment associée, d'où le nom de *convulsion interne* qui lui a été donné par KILLIET et BARTHEZ. Elle survient habituellement chez des enfants chétifs, mal nourris, surtout chez les *rachitiques*. Elle complique souvent la tétanie qui d'ailleurs reconnaît presque les mêmes causes. Le froid, la fatigue du larynx, etc., ne sont que des causes occasionnelles.

1° Symptômes. — Les accès ont lieu plus souvent la nuit que le jour. Le début est brusque, sans prodromes. La respiration se suspend tout d'un coup et d'une façon complète, la face est congestionnée, les veines gonflées, tout bruit respiratoire est supprimé : l'auscultation ne laisse plus entendre le murmure vésiculaire. Cette période d'apnée absolue dure de quinze à vingt secondes, après lesquelles la respiration reprend par une série d'inspirations sonores très brèves, sorte de hoquet grêle et aigu. La durée de l'accès est de trente secondes à deux minutes. On observe, mais surtout dans les cas prolongés et intenses, de l'évacuation involontaire des urines et des matières, des convulsions généralisées et de la contracture des extrémités (voy. *Tétanie*, I, p. 327).

La maladie ne se borne pas habituellement à un accès unique : les accès reviennent irrégulièrement pendant des jours ou des semaines, ou bien se groupent très rapprochés, subintrants, entraînant un état asphyxique prolongé.

Dans l'intervalle des accès l'état de l'enfant est variable : il peut être bon ou bien il y a des convulsions.

Le *pronostic* est grave. La mort survient par asphyxie, au milieu des convulsions, ou à la longue dans l'hecticité.

L'affection peut être attribuée à une irritabilité exagérée des centres respiratoires. Le spasme n'est pas uniquement glottique, mais le plus souvent glottique et diaphragmatique (*phrénoglottisme*) ; le spasme du diaphragme peut même exister seul, ne se traduisant que par l'apnée (HÉRARD).

2° Traitement. — Pendant les accès on luttera contre l'apnée, par la respiration artificielle, l'insufflation laryngée, les aspersions d'eau froide, les frictions énergiques sur tout le corps, la révulsion par le marteau de MAYOR, l'électricité.

Dans l'intervalle des accès, on emploiera le chloroforme, les calmants du système nerveux, les bains tièdes, le chloral, enfin on instituera un traitement tonique.

CHAPITRE III

MALADIES DES BRONCHES

Cette étude comprendra, tout d'abord, les bronchites aiguës et chroniques, les bronchites pseudo-membraneuses, les bronchites fétides et la dilatation des bronches. Nous étudierons ensuite la bronchite capillaire et la broncho-pneumonie, et en dernier lieu l'asthme et la coqueluche.

ARTICLE PREMIER

BRONCHITE AIGUE

Nous décrirons seulement sous ce titre l'inflammation aiguë de la muqueuse des bronches de *gros* et de *moyen calibre*, un chapitre spécial étant réservé à la bronchite capillaire.

1º **Étiologie**. — La bronchite aiguë résulte le plus souvent d'un refroidissement : c'est dans les saisons humides qu'elle atteint son maximum de fréquence. Souvent elle succède à un coryza ou à une laryngotrachéite qui reconnaissent la même cause qu'elle. Il est probable qu'en pareil cas le froid n'agit qu'en favorisant le rôle des microbes. La bronchite aiguë a d'ailleurs toutes les allures d'une maladie infectieuse bénigne, et elle constitue un symptôme de la plupart des maladies infectieuses, surtout la grippe et la rougeole.

Exceptionnellement elle succède à la respiration de gaz ou de poussières irritantes.

2° Symptômes. — La bronchite aiguë est souvent précédée des symptômes du coryza (céphalalgie frontale, courbature générale, enchifrènement, sécrétion exagérée du mucus nasal) ou de la laryngite (picotements à la gorge, enrouement). Puis le malade éprouve derrière la partie supérieure du sternum une sensation de chaleur et de sécheresse ou des chatouillements ; à chaque instant il éprouve le besoin de tousser ; ce besoin est provoqué par les inspirations un peu profondes, par la parole, le froid, les changements de position, les mouvements de déglutition, etc.

La *toux*, sèche au début de l'affection, se présente sous la forme de quintes prolongées ; pénibles par leur intensité et leur répétition, elles s'accompagnent de rougeur de la face, de turgescence des jugulaires, d'injection des conjonctives, de douleurs abdominales et quelquefois d'évacuations involontaires d'urines ou de gaz.

L'*expectoration* se borne au début à quelques rares crachats visqueux et adhérents, expulsés avec peine ; à mesure que l'affection est plus ancienne, la toux devient grasse, et les crachats mucopurulents, jaunes ou verdâtres, sont rejetés sans difficulté.

Ces troubles fonctionnels s'accompagnent d'un léger mouvement fébrile à exacerbations vespérales qui ne dure que quelques jours, de frissons, de transpirations, d'état saburral des premières voies digestives, de constipation et de céphalalgie.

Les *signes physiques* se réduisent à peu de chose. La percussion montre quelquefois un peu d'emphysème. L'auscultation fait entendre de gros *ronchus* sonores, expiratoires ou quelques sifflements.

3° Évolution et pronostic. — Lorsque la maladie doit se terminer par résolution, la toux devient plus rare et moins pénible, l'expectoration moins abondante, sauf le matin, les sensations pénibles rétrosternales disparaissent. La maladie n'a de gravité que chez les enfants et les vieillards ; elle peut alors entraîner une dyspnée progressive aboutissant à la mort par asphyxie, par suite de la propagation aux petites bronches.

La bronchite aiguë passe fréquemment à l'état chronique après une série de rémissions et de poussées aiguës.

Dans les rares cas qui se terminent par la mort, dans la rougeole par exemple, on trouve à *l'autopsie* les bronches tapissées de mucosités ; la surface de ces canaux est rouge, vascularisée. Le ventricule droit et l'oreillette droite sont dilatés et gorgés de caillots.

4° Diagnostic. — On ne confondra pas la bronchite aiguë avec la *laryngite aiguë* accompagnée de picotements laryngés, d'enrouement et d'aphonie, avec la coqueluche caractérisée par ses quintes et sa reprise inspiratoire sifflante, avec le croup, etc.

5° Traitement. — La bronchite aiguë cède spontanément au bout de quelques jours. Il faut se contenter d'un traitement symptomatique, administrer l'antipyrine (2 grammes) contre la fièvre ou la céphalalgie, la codéine (0^{gr}.05) lorsque la toux est trop vive, quelques boissons alcooliques. Le malade fera usage de boissons tièdes et évitera de s'exposer au froid. L'*ipéca* peut être administré dès le début, soit à dose vomitive (1 gramme), soit à doses fractionnées comme expectorant.

ARTICLE II

BRONCHITE CHRONIQUE

La bronchite chronique est l'inflammation chronique de la muqueuse des bronches.

1° Étiologie. — Souvent la bronchite chronique succède à une ou plusieurs poussées de bronchite aiguë et reconnaît la même cause que celle-ci. Mais dans une infinité de cas la bronchite chronique n'est que l'expression ou le résultat d'une altération générale de l'organisme : les tuberculeux, les cardiaques, les brightiques, les goutteux, les asthmatiques, les arthritiques, en général les cachectiques, sont sujets à des bronchites tenaces. Certaines intoxications médicamenteuses chroniques telles que le bromisme et l'iodisme, produisent aussi la bronchite, parce que les bromures et les iodures s'éliminent en partie par cette muqueuse.

D'autres fois la bronchite chronique reconnaît une origine locale, par exemple la respiration de gaz ou de vapeurs irritantes, et les affections nasales qui obligent à respirer par la bouche et laissent arriver directement jusqu'à la trachée un air sec et froid.

2° Symptômes. — La bronchite chronique est souvent précédée de bronchites aiguës à répétition, qui deviennent de plus en plus rapprochées et de plus en plus prolongées : leur résolution est traînante et elles finissent par aboutir à la bronchite chronique.

a. *Symptômes fonctionnels*. — La *toux* est le principal symptôme de la bronchite chronique ; très pénible, quinteuse, elle survient dès que le malade respire un air trop froid, dès qu'il parle ou s'agite. Parfois ces quintes sont très prolongées, la face se congestionne et se cyanose, les veines sont turgescentes, le malade asphyxie littéralement ; on voit même survenir exceptionnellement dans ces conditions quelques mouvements convulsifs ou une perte de connaissance de quelques secondes.

L'*expectoration* est striée, visqueuse, adhérente ; elle est muco-purulente, très abondante.

Il n'y a pas de dyspnée, sauf dans les quintes prolongées, mais la respiration est sifflante.

b. *Signes physiques*. — L'inspection et la percussion révèlent un degré variable d'emphysème pulmonaire, qui reconnaît pour principale cause les incessantes quintes de toux.

L'auscultation fait entendre des râles muqueux et des râles sibilants et ronflants dans toute l'étendue des deux poumons, une inspiration humée et une expiration prolongée caractéristique de l'emphysème.

3° Complications. — Les complications de la bronchite chronique sont :

a. L'*emphysème pulmonaire* (voy. p. 138).

b. La *dilatation du cœur droit* par suite de la gêne de la circulation pulmonaire ; elle aboutit assez souvent à l'insuffisance tricuspide et à l'asystolie.

c. Le *pneumothorax* par rupture d'une vésicule pulmonaire sous-pleurale dans une violente quinte de toux ;

d. La *gangrène* des extrémités bronchiques (voy. p. 64) ;

e. La *bronchite pseudo-membraneuse* chronique (voy. p. 68).

Les bronchites aiguës, bénignes chez les sujets normaux, revêtent ici une gravité toute particulière, à cause des lésions pulmonaires et de la dilatation cardiaque déjà existantes.

A l'*autopsie* on trouve la muqueuse bronchique épaissie et même villeuse par places ; elle a une couleur violacée et sa surface est recouverte d'un mucus transparent ou de mucopus. Le microscope montre la disparition des cellules cylindriques à cils vibratiles qui sont remplacées par des cellules à mucus, des cellules ovoïdes et fusiformes ; toute la muqueuse est infiltrée de cellules rondes et les cartilages bronchiques sont plus ou moins ossifiés.

4° Diagnostic. — La bronchite chronique, affection qui ne s'accompagne ni de fièvre, ni d'amaigrissement, ni de troubles de l'état général, ni de signes d'auscultation fixes et localisés ne sera pas confondue :

a. Avec la *tuberculose pulmonaire* ;

b. Avec la *dilatation des bronches* qui s'en distingue par l'odeur et l'abondance de l'expectoration et par les signes cavitaires ;

c. Avec les *congestions pulmonaires* chroniques des cardiaques et des brightiques, reconnaissables à la prédominance des signes stéthoscopiques à la base des poumons et aux signes du mal de Bright et des cardiopathies (insuffisance ou rétrécissement mitral).

5° Traitement. — La créosote, l'essence de térébenthine, l'eucalyptol, le goudron, les sulfureux sont les médicaments habituellement employés soit à l'intérieur, soit en inhalations. La terpine doit être employée à doses différentes suivant l'effet qu'on veut obtenir ; lorsqu'on veut fluidifier la sécrétion bronchique, il faut l'administrer à faible dose (25 centigrammes par jour) ; au contraire, lorsqu'on veut tarir ou modérer une sécrétion bronchique trop abondante, il faut recourir à la dose de 1 gramme à 1gr,50 (LÉPINE). Le kermès (0,10 dans un looch) facilite l'expectoration. Les eaux arsenicales (Mont-Dore, Bourboule) ou sulfureuses (Allevard) sont tout à fait indiquées. Enfin on prescrira l'iodure de potassium et les arsenicaux.

ARTICLE III

BRONCHITE FÉTIDE

Cette affection, caractérisée par la fétidité de l'haleine et de l'expectoration, a pour substratum anatomique une gangrène des extrémités bronchiques.

1° Anatomie pathologique et pathogénie. — En plus des lésions banales de bronchite chronique visibles macroscopiquement, le microscope montre un processus destructif intéressant l'extrémité bronchique dans la région sus-lobulaire : elle est presque totalement détruite sur une assez grande étendue, et on voit parfois autour d'elle un nodule péribronchique analogue à celui de la broncho-pneumonie.

La bronchite fétide est presque toujours secondaire à une affection thoracique antérieure : bronchite aiguë ou chronique, dilatation des bronches, tuberculose. La gangrène n'est qu'un fait surajouté et souvent même passager ou intermittent, dont l'établissement est favorisé par l'*alcoolisme,* le surmenage et d'autres influences débilitantes.

2° Symptômes. — Cette affection a un début insidieux, survenant chez des malades qui ont depuis longtemps une bronchite chronique. L'*expectoration* est d'abondance variable, surtout considérable dans le cas où l'affection est compliquée de dilatation des bronches. Son odeur est caractéristique, rappelant quelquefois celle de la putréfaction (*bronchites pu-*

trides). La fétidité de l'haleine est surtout prononcée le matin.

Examinée au microscope, l'expectoration se montre composée d'aiguilles considérées comme des cristaux d'acide sébacique, de spirilles de CURSCHMANN et d'éléments cellulaires altérés (cellules de l'épithélium bronchique ayant perdu leurs cils vibratiles).

Les microbes, mal connus, sont très nombreux (oïdium albicans, actinomyces, leptothrix pulmonalis de LEYDEN et JAFFÉ, bacterium termo). De plus, LUMNIGER a isolé un microbe spécial long de 2 µ, légèrement épaissi et recourbé, dont les cultures sur gélose dégagent en six à sept jours une odeur fétide.

Les symptômes concomitants sont ceux ordinaires aux bronchites chroniques : toux, râles disséminés, etc.

La *mort* survient en asystolie, par suite du retentissement de l'affection bronchique sur le cœur droit et de l'insuffisance tricuspidienne qui en résulte, ou bien avec une dyspnée très vive au milieu des signes d'une bronchopneumonie ou d'une bronchite capillaire.

3° Diagnostic. — Il faut différencier la bronchite fétide de toutes les affections où l'haleine peut à un moment donné devenir fétide (stomatites, rhinites, ozène, cavernes pulmonaires, abcès du foie et de la plèvre, etc.), mais surtout de la dilatation des bronches et de la gangrène pulmonaire.

La première se distingue par ses signes cavitaires. Le diagnostic de la deuxième est d'autant plus important que la bronchite fétide ne se propage pas à l'alvéole, que ces deux affections restent anatomiquement distinctes et que l'une ne se transforme pas en l'autre.

4° Pronostic. — Le pronostic est toujours grave, mais moins cependant que celui de la gangrène pulmonaire.

5° Traitement. — Il faut isoler les malades atteints de lésions bronchiques de tous les sujets présentant une affection fétide du thorax.

La désinfection de l'atmosphère par des pulvérisations anti-

6.

septiques faites au-devant du lit du malade, l'absorption de substances balsamiques : térébenthine, santal, eucalyptol, myrthol (Bouveret), les toniques correspondent aux principales indications du traitement de la bronchite fétide.

ARTICLE IV

BRONCHITES PSEUDO-MEMBRANEUSES

Les bronchites pseudo-membraneuses sont caractérisées par l'expectoration de fausses membranes.

1° Etiologie. — Elles ne constituent pas une entité morbide. La présence et l'expectoration de fausses membranes, qui les caractérisent, peuvent se rencontrer dans une foule de conditions étiologiques diverses :

1° Dans les maladies infectieuses, surtout dans celles qui s'accompagnent ordinairement de la production de fausses membranes fibrineuses (diphtérie, pneumonie), mais aussi dans la rougeole, la variole, l'érysipèle, la scarlatine, la tuberculose;

2° Dans les intoxications : iodisme, action irritante des vapeurs de chlore ou d'acide azotique, des émanations méphitiques et des poussières;

3° Dans les maladies chroniques du poumon et du cœur : insuffisance mitrale, emphysème, etc. ;

4° Enfin il existe une bronchite pseudo-membraneuse chronique, de cause indéterminée.

2° Bactériologie. — Les microbes trouvés dans les exsudats sont très nombreux. Mais il est difficile de faire exactement la part qui leur revient dans la production des fausses membranes, car nombre d'entre eux sont les hôtes habituels de la bouche ou des voies respiratoires de l'homme sain.

Le pneumocoque, seul ou associé au pneumobacille de FRIEDLAEXDER, le bacille de LÖFFLER, ont été rencontrés. On voit plus souvent encore des streptocoques, des staphylocoques, des spirilles, des tétragènes, des parasites normaux de la salive. On n'est autorisé à attribuer à tel ou tel de ces agents un rôle pathogène important que lorsqu'il existe en quantité prédominante et que les inoculations aux animaux témoignent de sa virulence.

En somme, les agents pathogènes constatés sont aussi divers que les facteurs étiologiques énumérés plus haut, et leur action n'est pas toujours certaine.

3° Étude anatomique et clinique. — Nous bornerons l'étude anatomo-clinique de la bronchite pseudo-membraneuse à la description de ces trois types principaux :

A. BRONCHITE PSEUDO-MEMBRANEUSE A BACILLES DE LÖFFLER. — Connue depuis BRETONNEAU et TROUSSEAU, c'est la plus importante. Elle est ordinairement consécutive au croup, exceptionnellement à l'angine sans croup. Ses symptômes sont ceux de la diphtérie, l'angine à fausses membranes, la pâleur de la face, les ganglions, la température; mais, de plus, on constate une dyspnée intense qui contraste avec l'absence des signes stéthoscopiques. La percussion du thorax est normale, l'auscultation ne fait entendre que quelques râles disséminés; mais on a une absence de murmure vésiculaire dans certains points où la sonorité reste cependant parfaite.

Le pouls est rapide, petit, misérable; la voix et la toux sont rauques. La trachéotomie n'amende pas notablement la dyspnée. L'enfant rejette par la toux des fausses membranes et, après la trachéotomie, elles font issue par la canule.

La mort survient dans un état d'asphyxie toujours croissante.

L'autopsie montre la trachée, les bronches de gros et de moyen calibre, plus rarement les bronchioles, tapissées par des fausses membranes plus blanches, moins adhérentes que celles du pharynx. Par la putréfaction, elles se désagrègent et se ramollissent, formant un magma que PETER appelait de la diphtérie coulante.

Telle est la bronchite pseudo-membraneuse diphtérique à laquelle PETER attribuait la moitié des cas de mort constatés dans la diphtérie. Nous savons aujourd'hui qu'il faut faire une large part à l'intoxication de l'organisme et à la broncho-pneumonie. Cette dernière notamment ne doit pas être confondue avec la bronchite pseudo-membraneuse; c'est une infection surajoutée due vraisemblablement au streptocoque et atteignant le lobule pulmonaire, tandis que la précédente est due au bacille de Löffler et se limite aux bronches.

B. Bronchite pseudo-membraneuse a pneumocoques. — Elle peut accompagner une pneumonie ou exister isolément sans pneumonie; elle est dans ce dernier cas aiguë ou chronique.

Noxat, Remak connaissaient les fausses membranes bronchiques dans la pneumonie. C'est Grancher qui a bien mis en évidence les modifications qu'elles apportent à la symptomatologie de la pneumonie. La dyspnée n'est guère plus intense, revêtant parfois un caractère paroxystique, mais le malade expectore des masses fibrineuses, qui reproduisent le moule des bronches. De couleur jaune ambré, elles sont ordinairement pleines et non canaliculées comme celles de la bronchite diphtérique. Cette expectoration peut manquer.

L'exsudation fibrineuse qui caractérise la pneumonie ne se borne plus à l'alvéole, mais envahit les ramifications bronchiques et les obstrue (*pneumonie massive* de Grancher); il s'ensuit que l'air ne pénètre plus jusqu'au parenchyme pulmonaire hépatisé et qu'on n'a plus le souffle tubaire (voy. p. 124); cette pneumonie ne se traduit donc que par la matité et l'absence de tout bruit respiratoire.

C. Bronchite pseudo-membraneuse chronique. — Décrite par Clarke en 1697, elle a été étudiée depuis par Andral, Valleix, Paul Lucas-Championnière et récemment par Claisse.

Elle survient ordinairement chez des sujets ayant eu antérieurement des accidents du côté du poumon ou des bronches, et notamment des manifestations tuberculeuses.

Chez eux l'expectoration reste longtemps sans caractère, jusqu'au jour où ils rejettent des fausses membranes.

De même la respiration est peu gênée, puis brusquement

survient une vive dyspnée avec toux violente, douleur rétrosternale, rejet de sang et de fausses membranes. En même
temps la face se cyanose, alors que la percussion et l'auscultation ne montrent rien d'anormal, sauf peut-être un peu d'obscurité respiratoire. — Le rejet des fausses membranes amende
temporairement cette dyspnée. — Par moments, mais d'une
façon inconstante, surviennent des poussées fébriles jusqu'à 39°
et au delà; on a encore noté des œdèmes, du zona, de l'impétigo.

Les fausses membranes qui peuvent quelquefois manquer
complètement dans l'expectoration et qu'on ne retrouve alors
qu'à l'autopsie, comme dans un cas remarquable d'ANDRAL où
l'affection ne se traduisait que par la dyspnée, sont formées de
masses enroulées, d'un blanc laiteux, se déroulant dans l'eau
et formant des rubans moniliformes. Leur longueur, très
variable, peut atteindre 10 centimètres et plus. Elles sont
ordinairement formées de fibrine, ou de mucus et d'albumine.
Quelquefois elles contiennent beaucoup de graisse, ou sont
même absolument graisseuses (MODEL), réalisant une véritable
chylorrhée bronchique. — Leur stroma délimite des espaces
réguliers contenant des cellules desquamées de l'épithélium
bronchique ou pulmonaire, des cristaux de CHARCOT-LEYDEN et
des cellules éosinophiles. On y trouve aussi une flore microbienne très variée : CLAISSE y a vu dans un cas le streptocoque
en quantité prédominante. — Tous ces microbes ont très peu
de virulence; leur inoculation dans la trachée n'a jamais
reproduit la bronchite pseudo-membraneuse dont la contagion
n'est d'ailleurs prouvée par aucun fait clinique. — La pathogénie de l'affection reste donc très obscure[1].

Le *diagnostic* avec les autres bronchites se fait par la discordance entre la dyspnée et l'absence des signes stéthoscopiques
— et surtout par l'expectoration.

4° Traitement. — Pour les bronchites pseudo-membraneuses
d'origine toxique, il faudra avant tout supprimer la cause.

[1] Consulter une Revue de J. LÉPINE, *Gaz. hebdomad.*, 1897.

Dans tous les autres cas, on ne pourra que faciliter l'expulsion des fausses membranes par les divers vomitifs (ipéca 1 gramme, ou tartre stibié 0gr,10 à 0gr,20), et pratiquer l'antisepsie des voies respiratoires par la créosote (0,50) et les divers balsamiques.

ARTICLE V

DILATATION DES BRONCHES

Cette affection a été isolée anatomiquement et cliniquement par LAENNEC.

1° Anatomie pathologique. — a. *Autopsie*. — Lorsque la lésion est peu marquée, on voit, à la section du poumon, du pus s'écouler des bronches de gros et de moyen calibre; si on les dissèque, on constate leur dilatation. — Lorsque la dilatation est plus considérable, les deux feuillets de la plèvre sont soudés par des adhérences, et le parenchyme pulmonaire présente un aspect spongieux, que TROUSSEAU comparait à un poumon de batracien : les canaux bronchiques ectasiés se présentent sur la coupe comme des cavités atteignant les dimensions d'un pois ou d'une noisette, creusées en plein tissu pulmonaire. Cette apparence n'est pas sans analogie avec celle de l'utérus gravide.

Lorsqu'on dissèque les bronches, on constate que l'élargissement est progressif et qu'il n'y a pas une transition brusque entre la cavité et la bronche qui y aboutit, contrairement à ce qu'on observe dans les cavernes pulmonaires.

La dilatation offre trois types différents :

Dans le *type cylindrique*, le plus rare, il y a une dilatation uniforme de l'arbre bronchique ou d'une partie des bronches;

Dans le *type ampullaire*, le plus commun, une bronche présente sur son trajet une ou plusieurs dilatations ovoïdes ou fusiformes; cette dilatation peut être concentrique ou latérale, formant dans ce dernier cas comme un sac appendu à la bronche (*dilatation sacciforme*) ;

Dans le *type moniliforme* les bronches portent une série de dilatations successives en chapelet (voy. fig. 9).

Les dilatations siègent le plus souvent à la base dans la région moyenne du poumon et non au sommet, comme le croyait d'abord LAENNEC ; elles sont donc bien différentes par leur siège des cavernes tuberculeuses. Elles intéressent les bronches de moyen et de petit calibre. LAENNEC, puis BIERMER, ont décrit une bronchectasie limitée aux extrémités bronchiques des régions superficielles du poumon.

Les dilatations sont remplies d'un liquide purulent, abondant, muqueux ou puriforme, qui constitue pendant la vie une expectoration caractéristique. Leur contenu est quelquefois caséeux. Leurs parois sont lisses : elles présentent parfois un sphacèle superficiel : il ne faut pas confondre les dilatations qui offrent cet aspect avec les cavités qui résultent de la gangrène pulmonaire.

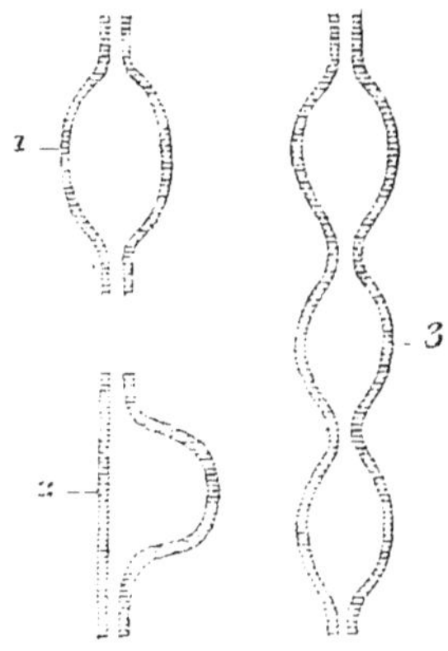

Fig. 9.

Divers types de dilatation bronchique.

1. dilatation ampullaire. — 2. dilatation sacciforme. — 3, dilatation moniliforme.

Les cavernes tuberculeuses s'en distinguent par leur siège au sommet du poumon, par leurs parois anfractueuses, par les tubercules qui les environnent, par leur irrégularité, par la transition brusque entre la bronche et la caverne.

Le poumon intermédiaire aux bronches dilatées est sclérosé et rétracté ; les plèvres sont adhérentes, les ganglions trachéo-bronchiques hypertrophiés ; le cœur droit est dilaté comme dans les autres affections chroniques des voies respiratoires. — On trouve assez souvent des abcès métastatiques dans le cerveau (BIERMER).

b. *Histologie.* — Lorsque la lésion est récente, l'*épithélium* a perdu ses cils vibratiles, les cellules sont cubiques et non plus cylindriques. Lorsqu'elle est plus ancienne, la muqueuse est infiltrée de cellules rondes ; elle finit même par disparaître, remplacée par un tissu de granulations sillonné de vaisseaux très nombreux et friables (HANOT et GILBERT) : il se forme enfin des végétations papilliformes analogues à des bourgeons charnus et excessivement vasculaires. Les glandes sont infiltrées de cellules rondes.

La lésion la plus importante est la disparition par atrophie des *fibres musculaires lisses* (RANVIER, TROJANOWSKI) ; cette disparition des éléments contractiles n'est pas sans analogie avec celle qu'on observe dans les anévrismes vasculaires et elle a servi de base à une conception pathogénique que nous étudierons plus loin : la bronchectasie n'est en somme qu'un anévrisme bronchique. — Aux points où la bronche s'abouche dans la cavité, on rencontre quelquefois un anneau de fibres lisses hypertrophiées (SOTTAS).

c. *Bactériologie.* — Les dilatations bronchiques contiennent une flore microbienne excessivement variée, particulièrement étudiée par BABÈS qui a mis en évidence le streptocoque, un microbe saprogène, le bacillus pyogenes fœtidus, un streptocoque qui liquéfie la gélatine (*streptococcus septicus liquefaciens*). Le staphylocoque a été vu par THIROLOIX.

2º Étiologie et pathogénie. — La bronchectasie succède le plus souvent à une *bronchite* aiguë ou à une broncho-pneumonie qui a évolué longtemps auparavant.

Les bronchites suppuratives et infectieuses de la grippe, de la rougeole ou de la coqueluche figurent avec une grande fréquence dans les antécédents des malades.

Elle semble parfois faire suite à une bronchite chronique qui n'est, elle-même, que la conséquence d'une bronchite aiguë.

Les pleurésies, la *tuberculose* pulmonaire (GRANCHER) sont aussi des facteurs étiologiques importants. Les rétrécissements des bronches s'accompagnent souvent d'une dilatation au-dessus ou au-dessous d'eux.

Certaines causes prédisposantes favorisent la production de la bronchectasie : l'hérédité, l'artériosclérose (HANOT), l'impaludisme (GRASSET).

Il existe une dilatation bronchique congénitale que BALZER et GRANDHOMME considèrent comme liée à la syphilis héréditaire.

Comment agissent ces diverses causes pour produire la dilatation bronchique ?

a. CORRIGAN admettait que, consécutivement aux inflammations du poumon, le parenchyme pulmonaire intermédiaire aux ramifications bronchiques se rétractait en se sclérosant et attirait à lui les parois de ces canaux. La bronchectasie serait donc le résultat de la cirrhose rétractile du poumon *(théorie pulmonaire)*. — CHARCOT a objecté à cette manière de voir que les scléroses lobaires du poumon ne s'accompagnent pas de bronchectasie.

b. BARTH a fait jouer un rôle analogue à la pleurésie chronique, dont le tissu fibreux, par sa rétraction, provoquerait l'élargissement des bronches *(théorie pleurale)*. — On a objecté à cette théorie que les lésions pleurales sont inconstantes dans la dilatation bronchique.

c. ANDRAL, STOKES ont incriminé avec raison les altérations des parois bronchiques ; ce sont elles qui constituent la véritable cause de la bronchectasie *(théorie bronchique)*. La clinique nous apprend en effet que cette lésion succède à des bronchites aiguës ou subaiguës : l'histologie pathologique met en évidence la disparition des fibres musculaires et élastiques qui contribuent à former la charpente de la bronche (CORNIL et RANVIER, TROJANOWSKY) et lui donnent sa résistance.

Il est dès lors facile de comprendre le rôle étiologique des bronchites : sous leur influence la paroi bronchique est envahie par des cellules embryonnaires qui laissent plus tard à leur place un tissu fibreux extensible : les fibres musculaires et élastiques disparaissent ; la bronche devient en tout comparable à une artère privée de sa tunique moyenne et dont les tuniques interne et externe se laissent progressivement distendre sous la pression de l'ondée sanguine pour constituer un anévrisme. De même ici les efforts, les cris, la toux si commune dans la bronchite, bref, tout ce qui augmente la pression de l'air dans l'arbre respiratoire distend peu à peu ces canaux. En général, cette dilatation n'est pas uniforme parce que les lésions de la charpente bronchique ne sont pas uniformément réparties. — Les lésions du parenchyme pulmonaire ou de la plèvre ne jouent qu'un rôle tout à fait accessoire.

3° Symptomatologie. — Les *formes cliniques* de la bronchectasie ont été magistralement décrites par Laennec.

Sa première observation est relative à un enfant qui, trois mois après une coqueluche, continue à tousser et présente le matin au réveil une abondante expectoration purulente, simulant presque une vomique.

La deuxième observation est celle d'une femme de soixante-douze ans toussant depuis son enfance et présentant des symptômes de tuberculose pulmonaire ancienne ; elle avait eu plusieurs hémoptysies.

Dans la troisième observation il y avait dans les mêmes conditions des signes cavitaires absolument nets, du bruit de pot fêlé à la percussion, alternant avec de la matité, suivant que la caverne était vide ou non.

A. Symptômes fonctionnels. — La dilatation des bronches succède ordinairement à une broncho-pneumonie aiguë ou chronique ; pendant de longs mois ses symptômes fonctionnels sont *ceux de la bronchite chronique*. Voici les symptômes qui annoncent la présence de la bronchectasie :

a. *Expectoration*. — D'abord muqueuse ou mucopurulente comme celle de la bronchite chronique, elle devient de plus en plus purulente et présente les caractères suivants :

1° Elle est *abondante ;* c'est surtout le matin, lorsque le malade vide les sécrétions accumulées dans ses bronches pendant le repos de la nuit, qu'elle peut simuler par son abondance une véritable vomique. Pendant la journée, elle est rendue plus abondante par certains changements de position du malade, ayant pour résultat de vider la cavité bronchique.

2° Elle est *fétide*, et cette fétidité se communique à l'haleine du malade. La fétidité est variable et peut quelquefois manquer ; elle est due en général à la décomposition putride qui s'opère dans les bronches dilatées, à leur gangrène superficielle quelquefois même accompagnée de gangrène pulmonaire. C'est une odeur fade, assez caractéristique.

3° Elle se divise en *trois couches* par le repos : une couche inférieure, crémeuse : c'est une purée verdâtre, composée de détritus, de globules de pus et de leptothrix ; une couche moyenne, formée d'un liquide muqueux ; une couche supérieure spumeuse et aérée.

Le microscope montre des cristaux d'acides gras, de leucine, de tyrosine et de cholestérine, et des fibres élastiques indices de la désintégration des bronches.

b. *Hémoptysies.* — Les hémoptysies viennent assez souvent compliquer la dilatation bronchique : ce sont des hémoptysies répétées qui reconnaissent pour cause la rupture des vaisseaux néoformés et friables, dont la cavité est tapissée (HANOT et GILBERT). Elles peuvent simuler des hémoptysies tuberculeuses.

c. *Toux.* — La toux est surtout fréquente le matin au réveil : elle se renouvelle fréquemment dans la journée, lorsque les sécrétions contenues dans les bronches dilatées arrivent, soit par suite de leur accumulation, soit par un changement de position du malade, jusqu'au contact des grosses bronches saines ou de la trachée.

d. *Dyspnée.* — La dyspnée est modérée ; mais la bronchectasie s'accompagne à la longue, comme toutes les affections chroniques de l'appareil respiratoire, d'une dilatation du cœur droit.

B. Signes physiques. — Ce sont : 1º les signes cavitaires (JACCOUD) ; 2º les signes de la sclérose concomitante du poumon.

a. *Signes cavitaires.* — Les signes cavitaires indiquent simplement qu'une ou plusieurs cavités se sont formées au sein du parenchyme pulmonaire.

La percussion fait entendre un son tympanique ou un bruit de pot fêlé si la cavité est vide, un son mat si elle est remplie de liquide. A l'auscultation on a un *souffle caverneux* avec retentissement de la voix et de la toux ; il peut prendre un timbre métallique rappelant celui du pneumothorax, si la cavité est de grandes dimensions ; lorsqu'elle contient du liquide, ce souffle s'accompagne de *gargouillements.*

b. *Sclérose du poumon.* — La sclérose du poumon qui accompagne souvent la bronchectasie, au point qu'on l'a considérée comme la cause mécanique de celle-ci, se traduit à l'inspection par une rétraction partielle du thorax, avec aplatissement de la paroi costale du côté malade, rapprochement des côtes, aspiration du diaphragme ; à la percussion par de la matité ou de la submatité ; à la palpation par une exagération des vibrations vocales ; à l'auscultation par les signes de la bronchite concomitante (râles sibilants et ronchus).

4° Évolution et pronostic. — La dilatation des bronches a une marche très lente ; fort bien tolérée pendant des mois ou des années, elle aboutit à une cachexie progressive. Cette cachexie relève des *phénomènes toxiques* qui ont leur source dans la décomposition du contenu des dilatations : les dégénérescences du foie et du rein, les ongles hippocratiques, l'ostéo-arthropathie hypertrophiante pneumique en sont la conséquence. Sous cette dernière dénomination, MARIE décrit l'élargissement des phalangettes au cours des maladies chroniques de l'appareil respiratoire ; il considère cette déformation comme un trouble trophique.

Les *phénomènes infectieux* jouent aussi un grand rôle dans la pathogénie des complications ; la paroi des cavernes devient le siège d'infections secondaires : on y trouve le coli, le streptocoque, des staphylocoques, le pyogenes fœtidus. Ces microbes se diffusent, et BABÈS les a mis en évidence dans le sang de la circulation générale. La fièvre hectique, les transpirations nocturnes, la diarrhée, la cachexie progressive, résultent de ces affections multiples. On voit se produire des suppurations à distance, car ces agents pathogènes apportés au cœur gauche par les veines pulmonaires sont disséminés dans tous les organes par le mécanisme de l'embolie. Les abcès métastatiques du cerveau (BIERMER) sont particulièrement fréquents. THIROLOIX a signalé l'endocardite infectieuse ; PARMENTIER les arthrites suppurées.

La mort peut être aussi causée par une hémoptysie. Les complications locales sont la pleurésie purulente et le pneumothorax. La dilatation du cœur droit est habituelle.

5° Diagnostic. — Les principaux symptômes de la bronchectasie sont : *l'abondance de l'expectoration, sa fétidité et celle de* *l'haleine, les signes cavitaires et accessoirement l'hémoptysie. La notion d'une bronchite grave,* survenue plusieurs années auparavant, a une très grande importance.

a. Les *cavernes pulmonaires tuberculeuses,* qui ont à peu près les mêmes signes physiques que la bronchectasie, s'en distinguent par leur siège au sommet du poumon, par une expectoration moins abondante, par les autres signes stéthoscopiques de la tuberculose d'ailleurs plus marqués aux sommets, par la coexistence fréquente des manifestations laryngées (dysphagie, enrouement), par la précocité de l'altération de l'état général (amaigrissement, fièvre, etc.), qui ne devient mauvais dans la dilatation des bronches qu'après des mois ou des années, enfin par la présence du bacille de Koch dans les crachats. — Les mêmes considérations sont applicables à la tuberculose à sa période de ramollissement. N'oublions pas toutefois que tuberculose et bronchectasie peuvent coexister sur le même sujet.

b. La *gangrène pulmonaire* se révèle par des crachats sanieux, bien moins abondants, de couleur lie de vin, exhalant une odeur de sphacèle et non l'odeur fade de la gangrène pulmonaire. Son évolution est bien autrement rapide ; elle s'accompagne le plus souvent à son début d'un point de côté violent et d'une dyspnée atroce d'emblée ; ce début est assez analogue à celui de la pneumonie. L'état général est très grave.

c. La *gangrène des extrémités bronchiques* (bronchite fétide) ne s'accompagne pas de signes cavitaires.

d. La *vomique* qui succède à l'ouverture dans les bronches d'une pleurésie purulente, d'une pleurésie interlobaire ou d'un abcès du poumon, pourrait être confondue avec l'abondante expectoration de la bronchectasie ; mais elle a été précédée de signes de pleurésie (point de côté, dyspnée, etc.), ou de pneumonie ; l'irruption du pus s'effectue brusquement, les crachats sont uniformément purulents. Au contraire, les symptômes de la dilatation bronchique s'installent progressivement, insidieusement ; l'expectoration, qui se sépare par le repos en plusieurs couches, devient de plus en plus abondante et présente son maximum chaque matin. A l'auscultation on peut avoir des

7.

signes cavitaires analogues à ceux de la bronchectasie ; mais souvent on perçoit au contraire les signes du pyopneumothorax (souffle amphorique, tintement métallique, bruit d'airain, matité à la base, sonorité exagérée à la région moyenne du poumon).

6° Traitement. — A *l'extérieur* on emploie les pulvérisations ou les inhalations de vapeurs chargées de goudron, de térébenthine ou de *formol*. DIEULAFOY conseille les applications répétées de pointes de feu sur la région malade contre la fétidité de l'haleine et de l'expectoration.

A l'*intérieur* on prescrit l'essence de térébenthine, l'eucalyptol, le gaïacol ou la créosote. La terpine diminue la sécrétion bronchique, mais seulement lorsqu'elle est employée à haute dose (1^{gr},50 en pilules). LANCEREAUX préconise l'hyposulfite de soude à la dose quotidienne de 4 grammes ; lorsque ce médicament produit la diarrhée, on est obligé de l'associer aux opiacés. Combattre la toux par le bromure de potassium (2 gr.), l'antipyrine, l'extrait thébaïque (0,05), la codéine (0,05). Le mercure et l'iodure seront donnés si on soupçonne la syphilis. Le régime doit être réparateur (lait, alcool, toniques).

Le *traitement chirurgical*, qui a donné quelques succès, consiste dans les injections phéniquées à 2 p. 100 dans l'intérieur de la cavité (SEIFERT) et dans la pneumotomie. Il s'impose dans le cas de pleurésie purulente ou de pneumothorax : on doit alors pratiquer la pleurotomie suivie le plus souvent de lavages antiseptiques de la plèvre.

ARTICLE VI

BRONCHITE CAPILLAIRE

La bronchite capillaire ou catarrhe suffocant est l'inflammation des plus fines ramifications bronchiques, inflammation qui, étant donné son siège, a pour effet de se traduire par une dyspnée violente aboutissant souvent à l'asphyxie.

Confondue par la plupart des auteurs avec la broncho-pneumonie dont elle représenterait le stade initial, cette affection a été relativement peu étudiée en tant qu'affection isolée. Néanmoins nous pensons que son individualité à la fois anatomique et clinique nécessite une description spéciale.

1° Étiologie. — La bronchite capillaire est rarement *primitive* : on ne l'a guère signalée que chez les enfants de un à deux ans, à la suite du froid.

Le plus souvent il s'agit d'une bronchite capillaire *secondaire*.

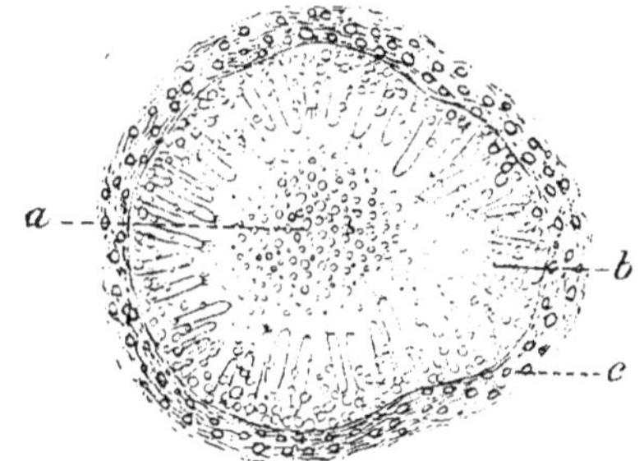

Fig. 10.

Schéma des lésions de la bronchite capillaire.

a, bouchon de cellules proliférées oblitérant la bronchiole. — *b*, cellules épithéliales déformées et envahies par des cellules embryonnaires. — *c*, parois de la bronchiole infiltrées de cellules embryonnaires.

Elle survient particulièrement au cours de la *rougeole*, de la *coqueluche* et de la *grippe*, chez l'enfant comme chez l'adulte. Chez les vieillards atteints de *bronchite chronique*, il n'est pas rare qu'elle entraine la mort.

Récemment, enfin, DUFLOCQ et MÉNÉTRIER ont vu survenir chez des phtisiques pulmonaires des bronchites capillaires à pneumocoques, qui ont été rapidement mortelles.

Il faut tenir compte aussi de l'action prédisposante du milieu; l'encombrement favorise certainement son développement. Comme la broncho-pneumonie, c'est une affection épidémique et contagieuse (épidémie de Nantes en 1840, de Paris en 1871).

2° Anatomie pathologique. — Lorsqu'on pratique l'autopsie d'un sujet mort de bronchite capillaire, et qu'on examine les poumons, on constate d'abord une grande différence d'aspect, suivant les points où on les examine. En arrière, au niveau des bases, parfois même sur toute la hauteur, le tissu pulmonaire est rouge, congestionné. Çà et là on constate de petites zones déprimées, de couleur violacée; à ce niveau le tissu est compact, ne crépite pas : ce sont des zones d'*atélectasie* ou de *collapsus pulmonaire*, désignées encore par Legendre et Bailly sous le nom d'*état fœtal* (par analogie avec l'aspect du tissu pulmonaire du fœtus). Au niveau des parties antérieures et supérieures des poumons, le tissu pulmonaire est distendu, translucide, pâle, anémié; pressé entre les doigts, il donne une sensation de résistance élastique et d'une certaine mollesse; ce sont là des *zones d'emphysème*. Dans leur aspect général d'ailleurs les poumons paraissent distendus, comme insufflés.

Au microscope nous étudierons successivement pour plus de clarté les lésions fondamentales, c'est-à-dire la bronchite capillaire elle-même, puis les lésions que les auteurs considèrent comme accessoires, car elles sont simplement la conséquence des premières.

L'examen histologique montre d'une façon fort nette que l'inflammation est limitée aux bronches intra-lobulaires. Leurs *parois* sont infiltrées de cellules embryonnaires; les cellules cylindriques à cils vibratiles sont en partie détruites, les unes déformées simplement, les autres desquamées. Ces dernières vont occuper la lumière de la bronche où elles forment, mêlées à du mucus et à de nombreuses cellules embryonnaires, un véritable bouchon faisant corps avec la paroi bronchique. Le tissu conjonctif qui entoure la bronche est également infiltré par des cellules embryonnaires. Mais, fait capital qui distingue les lésions anatomiques de la bronchite capillaire de celles de la bronchopneumonie, les alvéoles voisins ne sont pas atteints par l'inflammation.

Telle est la lésion essentielle : l'inflammation de la bronche. Mais toujours cette dernière s'accompagne de deux lésions qui sont regardées à l'heure actuelle par tous les auteurs comme étant d'origine mécanique : l'atélectasie et l'emphysème.

Au microscope les *zones atélectasiées* montrent essentiellement des alvéoles aplatis, affaissés, plissés sur eux-mêmes. Les capillaires alvéolaires, remplis de sang, font saillie. Les cellules épithéliales de l'alvéole sont simplement un peu globuleuses.

Les parties atteintes d'*emphysème* montrent au contraire des infundibula au diamètre considérablement accru, dessinant des figures en rosaces caractéristiques.

La production de ces lésions est la conséquence mécanique, avons-nous dit, de l'obstruction de la bronche intralobulaire par le bouchon cellulaire. Relativement à l'atélectasie, le bouchon jouerait, pour certains auteurs, le rôle de soupape laissant sortir l'air, mais ne l'y laissant pas pénétrer; pour d'autres auteurs, il y aurait résorption de l'air emprisonné. L'emphysème s'expliquerait par les efforts, la dyspnée et la toux, exerçant sur les alvéoles un effet d'autant plus énergique que le champ respiratoire, du fait de l'obstruction bronchique, serait plus restreint.

3° Symptômes. — Le début est rapide, brutal. S'il s'agit, comme cela est si fréquent, d'un enfant atteint de rougeole, c'est en pleine éruption que la terrible complication s'installe. En quelques heures, en une demi-journée, la dyspnée devient extrême. L'enfant est assis sur son lit, le visage pâle, inquiet, un bras arc-bouté en arrière, tandis que l'autre épaule se soulève à chaque respiration; les ailes du nez sont dilatées, battantes. Les respirations se précipitent, au nombre de 60 à 80 par minute. Le pouls est des plus rapides, de 130 à 160. La température rectale marque 40°. La voix est affaiblie. La toux est violente, quinteuse. S'il s'agit d'un enfant de plus de cinq à six ans (au-dessous de cet âge les enfants ne savent pas cracher), cette toux est accompagnée d'une expectoration muco-purulente.

Les *signes physiques* sont les suivants : la *percussion* du thorax donne une sonorité normale ou tympanique; il n'y a pas de signes de condensation du parenchyme pulmonaire. A l'*auscultation* on entend souvent, mélangés les uns aux autres, des râles sibilants aigus et des râles sous-crépitants fins. Cet ensemble de bruits, très caractéristique, est ce que Récamier a appelé le *bruit de tempête*.

Mais au bout de deux à trois jours l'enfant ne réagit plus que difficilement : l'asphyxie l'envahit peu à peu. Il ne s'agite plus, il reste étendu dans son lit; la respiration est toujours aussi rapide, mais superficielle. Le visage est livide, les lèvres noirâtres, le pourtour des yeux cerclé de violet. Le pouls est petit, intermittent. L'urine se supprime. La température s'élève encore et l'enfant meurt trois à quatre jours après le début de l'affection.

4° Evolution et pronostic. — La bronchite capillaire présente en effet une marche des plus rapides; en deux à quatre jours le malade est emporté. Rarement l'affection se prolonge six ou huit jours. La mort est la règle.

5° Diagnostic. — Si, au cours d'une rougeole, d'une diphtérie ou d'une coqueluche, on voit brusquement un enfant présenter une dyspnée rapidement progressive avec battements des ailes du nez; si sa poitrine est encombrée de râles bronchiques et sous-crépitants fins, sans modification de la sonorité thoracique; si, en même temps enfin, le thermomètre monte à 40°, il n'y aura pas à hésiter, il s'agira bien d'une bronchite capillaire.

Au début le diagnostic sera généralement impossible à faire avec la *broncho-pneumonie;* mais si la maladie a dépassé le troisième ou le quatrième jour chez un enfant, et si l'on constate des foyers d'induration pulmonaire (submatité et souffle), avec poussées successives, on pourra affirmer la broncho-pneumonie.

Les gros râles sonores et muqueux de la *bronchite simple* ne seront pas confondus avec les râles fins de la bronchite capillaire; la dyspnée est d'ailleurs très légère.

Une *congestion pulmonaire* survenant au cours d'une fièvre grave ne produira jamais la terrible dyspnée du catarrhe suffocant.

Dans la *granulie pulmonaire*, l'oppression pourra bien être aussi d'une intensité extrême; la température, qui revêt alors quelquefois le type inverse, aidera au diagnostic.

Le croup donne, lui aussi, une dyspnée comparable à celle de la bronchite capillaire, mais alors cette dyspnée a pour caractère distinctif essentiel d'être entrecoupée de suffocation et de rémissions; elle est au contraire continue et progressive dans le catarrhe suffocant.

Enfin dans la bronchite pseudo-membraneuse, l'expectoration de membranes longues et ramifiées signerait le diagnostic.

6° Traitement. — La bronchite capillaire est, avons-nous dit, épidémique et contagieuse. On évitera donc, comme *mesure prophylactique*, de laisser au contact d'enfants atteints de bronchite capillaire d'autres enfants atteints de bronchite ou même en bonne santé.

Dès les premiers signes de dyspnée, on s'empressera d'agir : larges *cataplasmes sinapisés* sur le thorax, *ipéca* à l'intérieur (sirop d'ipécacuanha de Desessartz à la dose de trois à quatre cuillerées à dessert dans les vingt-quatre heures), *boissons alcooliques* et surtout bains tièdes.

ARTICLE VII

BRONCHO-PNEUMONIES AIGUES

Lorsque l'inflammation, au lieu de se limiter aux bronches de petit calibre, envahit le lobule pulmonaire, il s'agit d'une *broncho-pneumonie*.

1° Etiologie et pathogénie. — La broncho-pneumonie est surtout fréquente dans les six premières années de la vie et chez le vieillard. — C'est presque toujours une affection secondaire. *Chez l'enfant*, il est trois affections qui semblent avoir la broncho-pneumonie en apanage, au nombre de leurs complications: ce sont par ordre décroissant : la *rougeole*, la *diphtérie* et la *coqueluche*.

Chez l'adulte, la *fièvre typhoïde* et la *grippe* viennent en première ligne; la variole et l'érysipèle compliqués de broncho-pneumonie sont plus rares.

Enfin la broncho-pneumonie peut être secondaire à des affections chroniques, telles que la tuberculose pulmonaire, la bronchite chronique, l'athrepsie.

L'influence *saisonnière* est manifeste, car les broncho-pneumonies ne s'observent guère en été. *L'influence de l'encombrement* est encore plus manifeste, et point n'est besoin d'insister sur la fréquence extrême de la broncho-pneumonie dans les salles d'enfants au cours par exemple de la rougeole, alors que cette complication est vraiment exceptionnelle dans la clientèle privée. L'influence de l'encombrement trouve son explication dans la *contagion* aujourd'hui non douteuse de la broncho-pneumonie. Quant à l'épidémicité, elle est acceptée depuis fort longtemps.

La broncho-pneumonie qui complique telle ou telle maladie infectieuse n'est pas une localisation de cette affection; ce n'est pas le microbe spécifique qui provoque les lésions pulmonaires. Il s'agit en réalité d'une infection secondaire. Les recherches bactériologiques de NETTER[1] ont montré qu'il existe dans les foyers broncho-pneumoniques des micro-organismes appartenant à des espèces distinctes, sans rapport avec l'agent causal de l'affection primitive. Ces diverses espèces d'après leur fréquence relative se placent dans l'ordre suivant : le pneumocoque, puis le streptocoque, puis le bacille encapsulé de FRIEDLÆNDER et les staphylocoques pyogènes. A la notion d'*infection secondaire* s'ajoute donc celle, non moins importante, de la *pluralité de l'origine microbienne*. Ces divers microbes viennent soit de notre organisme même, de la cavité bucco-pharyngée où ils existent à l'état normal (PASTEUR, NETTER), soit du milieu où nous vivons : dans le premier cas il y aura *auto-infection*, dans le second *contagion*.

2° **Anatomie pathologique**. — *A*. LÉSIONS MICROSCOPIQUES. — A l'ouverture du thorax, comme pour la bronchite capillaire, on constate que les poumons ne s'affaissent pas, paraissent comme distendus, à un degré moindre il est vrai. De même,

---

[1] NETTER. *Étude bactériologique de la broncho-pneumonie chez l'adulte et chez l'enfant*. Arch. de méd. expér., 1er janvier 1892.

on constate une variété d'aspect des poumons suivant les points considérés. Les bords et les parties antérieures et supérieures sont *emphysémateux*. La partie postérieure et inférieure des poumons est rouge plus ou moins foncé; ce sont les lésions de *splénisation* et d'*hépatisation*. Enfin on trouve également sur les faces antérieures et latérales les zones de dépression bleuâtres, ardoisées, d'*atélectasie*. Généralement *atélectasie* et *emphysème* sont deux lésions moins accentuées ici que dans le catarrhe suffocant.

A un examen un peu plus attentif on constate que les zones de splénisation et d'hépatisation forment des espèces de mamelons, disséminés des deux côtés du poumon. La surface de coupe de ces *nodules de pneumonie lobulaire* est tantôt rouge uniforme, tantôt bigarrée; çà et là se montrent disséminés des orifices arrondis de bronchioles, d'où la pression fait sourdre les gouttelettes de pus jaune très épais.

B. Lésions microscopiques. — Cette diversité d'aspect à l'œil nu, nous allons la retrouver sous le microscope; mais pour mettre ici quelque ordre dans la description fort complexe des lésions de la broncho-pneumonie, nous séparerons les *lésions fondamentales* des *lésions accessoires;* nous verrons ensuite comment *évoluent* ces lésions, comment aussi elles se groupent pour créer de véritables *types anatomiques*.

a. *Lésions fondamentales*. — Les lésions fondamentales de la broncho-pneumonie, essentielles et primordiales, sont constituées par de la *bronchite capillaire* et de la *pneumonie lobulaire*.

Nous ne reviendrons pas sur les lésions histologiques de la *bronchite capillaire* déjà décrites à propos de cette affection. C'est la première lésion en date, c'est elle qui commande la lésion du parenchyme.

L'inflammation des bronches intralobulaires gagne en effet bientôt les alvéoles des lobules correspondants et y détermine des lésions de *pneumonie lobulaire*. Ces lésions évoluent d'une façon absolument comparable à celle de la pneumonie lobaire aiguë, avec ses trois stades classiques.

A un premier stade qui correspond à l'*engouement* (*pneumo-*

nie catarrhale), c'est la congestion qui domine; les capillaires gonflés, saillants, soulèvent les cellules épithéliales. A l'intérieur de l'alvéole est un exsudat clair, composé surtout de globules rouges et de quelques globules blancs. Quelques cellules épithéliales commencent à peine à se gonfler et à desquamer.

A un deuxième stade, stade d'*hépatisation rouge*, la fibrine apparait dans l'exsudat sous la forme d'un réticulum emprisonnant des globules rouges, des globules blancs et des cellules épithéliales, grosses cellules arrondies et très granuleuses. Cet exsudat remplit maintenant complètement les alvéoles.

A un *troisième et dernier stade* l'alvéole est envahi par les leucocytes; les cellules épithéliales prolifèrent, c'est l'*hépatisation grise*.

Telle est l'évolution de ces lésions fondamentales d'ordre purement inflammatoire. Outre qu'elles sont disséminées, ces lésions progressent par poussées successives, et cela dans les divers points d'un même foyer; c'est là un de leurs caractères les plus essentiels.

b. *Lésions accessoires*. — Parmi ces lésions, les unes sont d'*ordre mécanique*, les autres purement *inflammatoires*.

Nous ne reviendrons pas sur les premières; nous les connaissons déjà, ce sont l'*atélectasie* et l'*emphysème;* presque constantes chez l'enfant, fréquentes chez le vieillard, elles font défaut presque toujours chez l'adulte.

La propagation de l'*inflammation* à l'artériole pulmonaire voisine et à la plèvre complètent le groupe des lésions accessoires. Il se produit une *périartérite;* la tunique externe est épaissie, infiltrée; les tuniques internes sont respectées. Le feuillet viscéral de la plèvre, au point où il recouvre les nodules de pneumonie lobulaire, est dépoli, chagriné, recouvert d'un mince exsudat fibrineux.

C. FORMES ANATOMIQUES. — Parmi toutes les formes multipliées par les auteurs, il en est certes deux qui ont une individualité bien nette, individualité qui se retrouve d'ailleurs en clinique; ce sont la *forme lobulaire à foyers disséminés* et la *forme pseudo-lobaire*.

La première, qui est de beaucoup la plus fréquente et qui est
la règle chez l'enfant dans la broncho-pneumonie au cours
d'une diphtérie, est constituée par des noyaux de petit volume,
disséminés dans les deux poumons, mais avec prédominance
aux bases. Ils font, nous l'avons vu, généralement saillie, d'où
le nom de *broncho-pneumonie mamelonnée*. Enfin, autre caractéristique, ces lobules enflammés se présentent tous à des
degrés variables de leur évolution.

Dans la *forme pseudo-lobaire*, dont le type nous est fourni par
exemple par la *broncho-pneumonie* compliquant la fièvre
typhoïde chez l'adulte, les lésions sont à ce point confluentes
qu'on pourrait les confondre avec celles de la pneumonie
franche. Cette forme est essentiellement constituée par la réunion sur un même territoire de lobules enflammés, sans interposition entre eux de lobules sains.

D. ÉVOLUTION DES LÉSIONS. — L'évolution des lésions est d'autant plus utile à connaitre que chaque nodule de pneumonie
lobulaire évolue à part et que sur un même poumon on peut
retrouver à la fois les divers stades de l'évolution des lésions.

Ces lésions peuvent évoluer vers la *suppuration*, la *sclérose*, ou
la *guérison*.

Lorsque les lésions sont en voie de suppuration, ce qui est le
cas le plus fréquent, on constate que dans le lobule l'inflammation se propage de la bronche aux alvéoles voisins, du centre à
la périphérie, aboutissant à la formation du *nodule péribronchique* de CHARCOT, l'équivalent de ce que nous avons appelé,
dans notre description macroscopique, *nodule de pneumonie
lobulaire*.

L'inflammation s'étendant autour de la bronche, les alvéoles
pulmonaires sont hépatisés : les plus voisins de la bronche contiennent surtout de petites cellules embryonnaires englobées
dans un exsudat légèrement fibrineux ; ce sont là des lésions de
pneumonie fibrineuse ; enfin les alvéoles situés un peu plus à la
périphérie ne présentent plus que des cellules épithéliales desquamées, sans trace de fibrine ; c'est là la caractéristique des
lésions de *pneumonie catarrhale*. En résumé, le nodule *péribron-*

chique se divise en trois zones qui se succèdent de dedans en dehors : d'abord les *parois de la bronche infiltrées ;* puis la zone de *pneumonie fibrineuse ;* enfin plus en dehors une zone de *pneumonie catarrhale.*

L'inflammation progresse et la *suppuration* apparaît, qui à son tour s'étend dans le même ordre ; l'abcès *péribronchique* s'élargit peu à peu et forme les *grains jaunes* et les *vacuoles.*

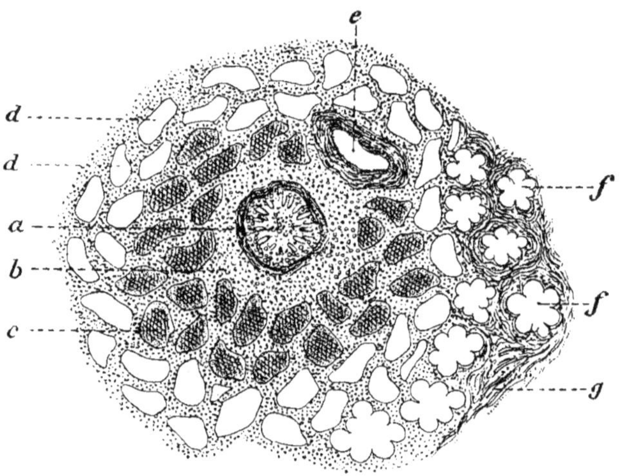

Fig. 11.

Schéma d'un nodule péribronchique.

a, coupe de la bronchiole, avec cellules embryonnaires obstruant sa lumière et infiltrant ses parois. — *b*, espace péribronchique rempli de cellules embryonnaires. — *c*, zone formée d'alvéoles atteints de pneumonie fibrineuse. — *d*, zone formée d'alvéoles atteints de pneumonie catarrhale. — *e*, artériole. — *f*, alvéoles dilatés (emphysème). — *g*, alvéoles atélectasiés.

L'évolution vers la *sclérose*, assez rare, aboutit à des lésions de broncho-pneumonie chronique.

Enfin la *résolution*, bien que rare, peut survenir et toute trace apparente de lésion disparaître.

3° Symptomatologie. — Le tableau clinique de la broncho-pneumonie est des plus variables ; néanmoins il peut se ramener à un certain nombre de types, les plus fréquents. Nous décrirons tout d'abord la forme la plus commune : la broncho-

pneumonie des enfants, par exemple celle qui complique la
rougeole.

A. SYMPTOMES FONCTIONNELS. — Lorsque l'éruption morbilleuse
a envahi tout le tégument et que la température se maintient ou
s'élève, si la toux persiste, si la dyspnée persiste ou augmente,
il est probable qu'une broncho-pneumonie s'est déclarée.

Le lendemain, le jour même, la *dyspnée* augmente progressivement d'intensité : cette dyspnée est d'ailleurs le symptôme le

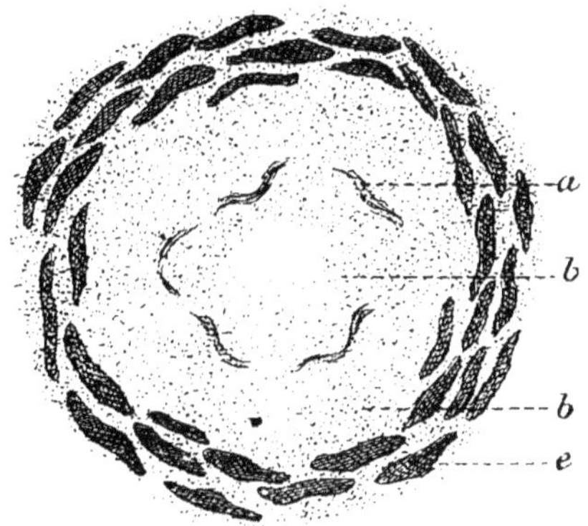

Fig. 12.

Schéma d'un abcès péribronchique.

a. vestiges de la paroi bronchique. — *b.* pus. — *c.* zone formée d'alvéoles
atteints de pneumonie fibrineuse.

plus caractéristique. Les mouvements respiratoires sont bientôt
au nombre de 30, 40, 50 par minute. Cette dyspnée se traduit
déjà par l'aspect de l'enfant : le corps penché en avant, les
épaules soulevées à chaque respiration, ou bien les bras arc-
boutés en arrière, il cherche à mettre en œuvre toutes ses forces
respiratoires : la face est livide, cyanosée, les yeux effarés, la
physionomie hagarde. Les ailes du nez battent violemment et à
coups pressés. Enfin la dyspnée du broncho-pneumonique a ceci
encore de caractéristique qu'elle *intervertit* le rythme respiratoire.
Ce dernier paraît débuter, non par une inspiration, comme cela
a lieu normalement, mais par une expiration ; à cette expiration

fait suite immédiatement, sans pause, une inspiration prolongée ; puis, après une pause assez longue, survient une nouvelle expiration suivie à son tour d'une inspiration immédiate.

La *toux* est fréquente, pénible, souvent quinteuse.

L'*expectoration*, nulle chez les enfants en bas âge, est muqueuse ou muco-purulente chez les enfants plus âgés et les adultes.

Les *symptômes généraux* revêtent une assez grande intensité. La fièvre est certainement avec la dyspnée un des symptômes les plus essentiels de la broncho-pneumonie ; la température se maintient généralement entre 39°,5 et 40°,5.

Le *pouls* est rapide, fréquent, de 130 à 160 par minute ; il est faible et dépressible.

B. Signes physiques. — Les signes physiques ont cette double caractéristique qu'ils sont d'une part hors de proportion avec la dyspnée, et d'autre part mobiles, fugaces, disséminés.

La *palpation* dénote parfois une augmentation des vibrations thoraciques.

La *percussion* thoracique ne peut révéler les foyers trop exigus de broncho-pneumonie.

L'*auscultation* permet les premiers jours d'entendre des foyers de *râles sous-crépitants secs ;* puis, à la place de ces râles on perçoit un souffle plus ou moins rude. Et ces signes qu'on avait trouvés la veille à droite, existent maintenant à gauche ; le surlendemain, c'est un nouveau foyer que l'on découvre à droite.

4° Formes cliniques. — Parmi le nombre infini de formes cliniques décrites par les auteurs, nous ne retiendrons que deux types, d'ailleurs les plus fréquents : la *broncho-pneumonie secondaire à la diphtérie* parce qu'elle se déroule au milieu de conditions spéciales, et la broncho-pneumonie secondaire à la *fièvre typhoïde* qui représente le type des broncho-pneumonies de l'adulte et répond en outre au type anatomique pseudo-lobaire.

La broncho-pneumonie secondaire à la diphtérie[1], la plus

---

[1] Darier. *De la broncho-pneumonie dans la diphtérie,* Th. de Paris, 1885.

fréquente de toutes les complications de cette maladie, survient surtout au cours du croup, et particulièrement après la trachéotomie. Avant la trachéotomie, c'est la violence de la dyspnée hors de proportion avec un tirage médiocre qui mettra sur la voie du diagnostic. Après la trachéotomie, outre la dyspnée, on constate que la respiration devient bruyante et fréquente, la canule se sèche, l'expectoration se supprime complètement. La mort survient 9 fois sur 10.

La broncho-pneumonie est parmi les complications de la *fièvre typhoïde* une des plus graves. C'est une complication propre à l'adulte. Elle apparaît généralement vers la fin de la défervescence. Elle survient insidieusement, et c'est le plus souvent la reprise de la fièvre et la gêne respiratoire qui provoquent l'examen des poumons. Cet examen permet généralement de constater un foyer de condensation pulmonaire (forme pseudo-lobaire) se traduisant par des râles crépitants, du souffle, de la matité et de la bronchophonie. Sa durée est de dix à douze jours. Son pronostic est grave.

5° Evolution et pronostic. — On le voit, rien n'est plus variable que la marche et la durée de la broncho-pneumonie. L'état antérieur et l'âge du malade sont les principales causes de ces variations.

La *mort* est la terminaison habituelle ; on admet qu'elle tue le plus souvent l'adulte par infection, l'enfant par asphyxie. La guérison, quand elle survient, est lente, graduelle, souvent entravée par des rechutes. Le passage à la chronicité est des plus rares.

La broncho-pneumonie est toujours une affection extrêmement grave. Cette gravité comporte cependant des degrés qui varient surtout avec les *conditions étiologiques.*

L'*âge* a une importance extrême : au-dessous de trois ans, la mortalité serait en bloc des trois quarts ; chez l'adulte, la maladie est moins meurtrière ; enfin chez le vieillard la gravité est extrême comme chez le tout jeune enfant.

Suivant la *maladie initiale*, le pronostic varie également : on estime le nombre des guérisons à un tiers pour la rougeole, à la moitié pour la coqueluche, à un dixième seulement pour la diphtérie.

Enfin le *milieu* a une influence de premier ordre, car l'on sait l'influence néfaste du séjour à l'hôpital sur l'évolution de la broncho-pneumonie.

6° Diagnostic. — Le diagnostic de la broncho-pneumonie doit se baser sur l'ensemble des symptômes : début au cours d'une affection antérieure, dyspnée violente, température élevée, signes physiques variables et peu en rapport avec les symptômes fonctionnels. tels sont les principaux éléments du diagnostic.

La *pneumonie franche* se caractérise par son début brusque, en pleine santé, son point de côté, ses signes physiques bien nets et unilatéraux.

La *congestion pulmonaire* décrite dans le jeune âge par CADET DE GASSICOURT, et qui guérit toujours, simule à s'y méprendre la broncho-pneumonie. Les phénomènes généraux moins marqués, des signes physiques plus étendus et plus également répartis permettront dans certains cas le diagnostic.

Mais un diagnostic qu'il importe de faire est celui de la *tuberculose à forme de broncho-pneumonie :* on se fondera pour affirmer cette dernière affection sur le début insidieux, une allure plus traînante, le siège des lésions au sommet, la différence des lésions d'un poumon à l'autre, la température parfois oscillante.

7° Traitement. — La *prophylaxie* découle des notions pathogéniques exposées plus haut.

Pour éviter l'auto-infection on fera des lavages antiseptiques des fosses nasales, de la bouche et de la gorge. Pour éviter la *contagion* beaucoup plus importante on isolera les enfants atteints de rougeole, de coqueluche ou de diphtérie ; on les isolera individuellement ou par petits groupes de deux à quatre, en prenant pour règle absolue de ne jamais laisser ensemble les enfants n'ayant que la rougeole ou la coqueluche, et les enfants ayant en plus la broncho-pneumonie.

Quant à la *thérapeutique* elle repose sur l'emploi des *révulsifs,* des *expectorants* et de la *balnéothérapie*. Les badigeonnages à la teinture d'iode, les applications quotidiennes de *ventouses sèches* alternées avec de larges cataplasmes sinapisés seront les révulsifs les plus efficaces. Les *vomitifs*, inutiles chez l'adulte, sont excellents chez l'enfant. On pourra employer le sirop de Desessartz à la dose de 3 à 4 cuillerées à dessert par jour.

Les *bains tièdes* seront également mis en usage[1], on pourra les donner toutes les trois heures, et dès que la température du malade dépassera 39°. On soutiendra les forces par le thé au rhum, la potion de Todd ; l'alimentation consistera dans le régime lacté. — Pour pratiquer l'antisepsie des voies respiratoires WEILL conseille chez les enfants la créosote à doses élevées, variables avec l'âge (0,05 à 0,25), sous forme de lavements, de suppositoires, ou d'inhalations.

ARTICLE VIII

ASTHME

L'asthme (du grec ἄσθμα) est une dyspnée paroxystique, d'origine nerveuse, résultant surtout de la contraction spasmodique du diaphragme et des autres muscles inspirateurs. — Il est généralement considéré comme une névrose de l'appareil respiratoire. Nous allons étudier d'abord la symptomatologie de l'accès d'asthme ; c'est en effet ce qu'il y a de mieux connu et de plus important dans son histoire.

1° **Symptomatologie de l'accès d'asthme.** — L'accès d'asthme est souvent précédé de céphalalgie, de lassitude, d'inaptitude au travail et d'un malaise général qui permet quelquefois aux malades de sentir venir leur crise. Au milieu de la nuit éclate l'accès d'asthme.

A. SYMPTOMES FONCTIONNELS. — Le malade est en proie à une

[1] RENAUT, *Académie de médecine*, 24 mars 1896.

dyspnée violente, inspiratrice et expiratrice; mais c'est l'expiration qui est surtout pénible et prolongée. L'air lui manque. En proie à une angoisse indicible, il se lève, court à la fenêtre, sans trouver de soulagement. Pour mettre en jeu toutes ses forces inspiratrices et expiratrices il prend diverses attitudes : il s'assoit le corps penché en avant, ou se met à genoux appuyé sur les bras qui servent alors de point d'appui aux muscles de la cage thoracique. Malgré ces artifices, la dyspnée persiste. La face est pâle, exprimant l'angoisse et couverte d'une sueur visqueuse.

Enfin la dyspnée cesse et la crise se termine par une expectoration caractéristique, qu'on a comparée à des œufs de fourmis ou encore à du vermicelle cuit. Plus tard l'expectoration devient moins adhérente, gommeuse, l'angoisse de tout à l'heure fait place à un grand soulagement. Le malade s'endort sans autres phénomènes. Quelquefois cependant la crise se termine par de la polyurie ou quelques éructations. Le lendemain le malade est brisé de fatigue ou éprouve une sensation de constriction thoracique.

B. SYMPTOMES OBJECTIFS. — Examinons le malade pendant la crise. Tous les diamètres de la poitrine sont augmentés. Le diaphragme est spasmodiquement contracté ; les autres muscles inspirateurs (sterno-mastoïdiens, scalènes) le sont aussi d'une façon continue. Par moments, ils présentent quelques secousses. C'est une convulsion tonique et par instants clonique.

La dyspnée est lente, sans polypnée. Les *mouvements respiratoires* sont *ralentis*, au point qu'il ne s'en produit que 10, 8, ou quelquefois même 4 à la minute. Cette dyspnée sans accélération, qui offre par conséquent quelque analogie à ce point de vue avec celle qui résulte d'un obstacle dans les voies aériennes supérieures, s'opposant à l'entrée de l'air dans la poitrine, s'en distingue par l'absence complète de tirage : il n'y a pas de dépression sus-sternale ou épigastrique.

En même temps la *sonorité pulmonaire* est *exagérée* ; la percussion des sommets donne du tympanisme ; le foie est abaissé, la région hépatique sonore. La matité cardiaque est diminuée par la dilatation des lames pulmonaires précordiales qui s'avancent vers la ligne médiane. Tout le poumon est distendu par un emphysème aigu et se trouve comme à l'étroit dans le thorax qui se dilate cependant au maximum. Cet état est caractéristique de l'asthme.

A *l'auscultation*, on ne constate au plus fort de la dyspnée que du silence respiratoire, plus tard des râles secs ou sibilants. Souvent la respiration est saccadée. De plus, pendant la crise le rapport normal de ses deux temps est renversé. L'expiration est beaucoup plus longue que l'inspiration.

L'*expectoration*, qui marque la fin de la crise et qui forme des *crachats perlés*, montre au microscope des filaments muqueux, parfois roulés en spirales, *spirilles de Curschmann :* ce sont de longs tuyaux traversés par un filament central de mucus. On y trouve encore les moules des canaux bronchiques et les *cristaux de* Charcot-Leyden. Constitués par des phosphates de bases organiques, ils ont la forme de deux fers de lance réunis par leur base. Pour les obtenir on n'a qu'à laisser dessécher les crachats. Ces cristaux ont été aussi rencontrés dans les fosses nasales dans certains cas d'asthmes réflexes d'origine nasale. Leur présence n'est cependant pas caractéristique. L'expectoration des asthmatiques montre encore des cellules éosinophiles, qu'on a dit attirées par les cristaux de Charcot-Leyden en vertu de leur pouvoir chimiotaxique, mais qui peuvent exister isolément.

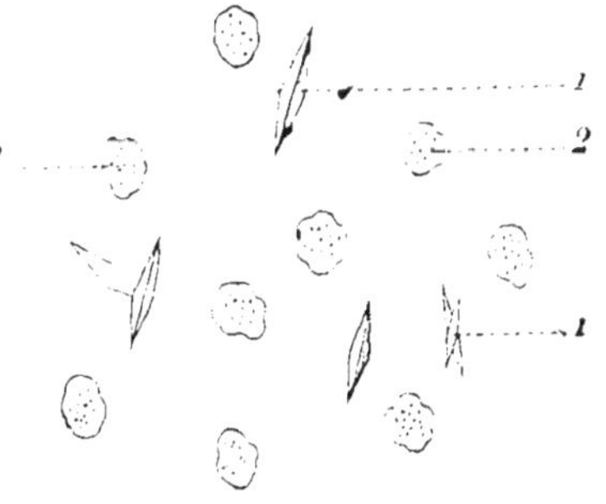

Fig. 13.

Cristaux de Charcot-Leyden (1,1) et cellules éosinophiles (2, 2'), dans l'expectoration d'un asthmatique.

2° Évolution et pronostic. — Tels sont les symptômes classiques des accès d'asthme, mais, par suite même de leur répétition, quelques-uns de leurs caractères arrivent à se modifier à la longue. La distension des alvéoles pulmonaires, répétée à chaque accès, finit par triompher de leur élasticité, et, après l'emphysème aigu qui caractérise l'accès d'asthme, l'emphysème définitif finit par s'installer. Alors la respiration ne devient plus tout à fait normale pendant l'intervalle des accès, et les déformations thoraciques de l'emphysème apparaissent. L'auscultation montre que l'expiration est prolongée et fait entendre les râles caractéristiques de la bronchite ; la poitrine devient globuleuse, le cou s'enfonce dans les épaules. Pendant les accès, l'élément catarrhal finit par primer l'élément nerveux et spasmodique. L'expectoration devient plus abondante et plus précoce. La gêne extrême de la circulation pulmonaire, qui ne se borne plus aux accès, mais devient continue par suite du développement de l'emphysème, finit par triompher de la résistance cardiaque et le ventricule droit se dilate. Cette dilatation aboutit à la longue à l'asystolie. Ce sont ces complications éloignées qui assombrissent le pronostic de l'asthme, car il n'offre pas par lui-même de gravité immédiate, et la mort, au cours de l'accès d'asthme, est tout à fait exceptionnelle. On ne meurt pas asthmatique : on meurt bronchitique ou cardiaque.

3º Variétés cliniques. — L'accès d'asthme est loin de revêtir dans tous les cas la symptomatologie que nous venons de schématiser plus haut. Dans cette névrose, les formes anormales ou frustes ne sont pas rares. L'accès typique peut être remplacé par un accès de hoquets convulsifs, survenir le jour au lieu d'être nocturne comme c'est habituellement le cas, ne présenter qu'un des symptômes de l'accès d'asthme (accès d'asthme frustes ou avortés), se réduire par exemple à l'angoisse extrême. Dans d'autres cas enfin, les accès se répètent et se rapprochent au point de devenir subintrants et de constituer un véritable état de mal, qui n'est pas sans analogie avec celui des épileptiques. Il n'est d'ailleurs pas rare de voir les accès d'asthme alterner sur le même sujet avec des manifestations diverses qui trahissent nettement son origine nerveuse (convulsions épileptiformes, sciatique, eczéma, urticaire, etc.). Enfin l'asthme des foins mérite une description spéciale. Il se montre au printemps quand les fleurs apparaissent et que l'atmosphère est chargée du pollen des graminées (*coryza des foins, asthme des foins*). Il débute tout à coup par des éternûments, du larmoiement, une sécrétion nasale très abondante et un gonflement de la muqueuse qui rend la respiration nasale impossible. Souvent l'affection se complique d'accès dyspnéiques en tout comparables à ceux de l'asthme, avec angoisse indéfinissable, ralentissement des mouvements respiratoires et hypersécrétion bronchique. L'examen rhinoscopique montre les cornets du nez tuméfiés : leur tissu érectile est distendu et le stylet met souvent en évidence des zones spasmogènes dont le contact provoque une série de violents éternûments. La constatation de ces lésions nasales nous montre bien que l'asthme des foins forme une transition entre l'asthme essentiel et l'asthme symptomatique, dont nous allons maintenant nous occuper.

4° Diagnostic. — Il faut éviter de confondre l'asthme essentiel avec les autres dyspnées et surtout avec celles qui se rapprochent de l'accès d'asthme par leur début subit et nocturne : pseudoasthme des brightiques, des cardiaques ou des tuberculeux. Ces dyspnées paroxystiques sont encore désignées sous le nom d'*asthmes symptomatiques*. Leurs caractères rappellent plus ou moins ceux de l'accès d'asthme, mais leur cause nous apparait nettement, à l'inverse de celle de l'asthme vrai. On les appelle encore pour cette raison asthmes réflexes, dénomination qui a l'inconvénient de généraliser une interprétation pathogénique, démontrée seulement pour une catégorie limitée de cas. Le plus souvent, cette cause appréciable réside dans les voies aériennes supérieures, polype du nez ou rhinite hypertrophique, dont la suppression entraine la cessation des accès dyspnéiques analogues à ceux de l'asthme. Les tumeurs du médiastin, les lésions bulbaires du tabes ou de la sclérose en plaques peuvent produire des accès dyspnéiques analogues à ceux de l'asthme. Une tuberculose locale, osseuse ou articulaire, peut se compliquer de granulie pulmonaire avec accès d'asthme. La phtisie vulgaire à son début, et alors qu'elle est encore latente, peut se manifester par des accès d'asthme nocturnes, qui ont une haute valeur diagnostique. Un violent accès d'asthme, débutant brusquement, peut être le premier symptôme apparent d'un mal de Bright ou d'une lésion cardiaque qu'on n'avait pas soupçonnés jusque-là. Toutes ces sortes d'asthme ne sont pas des variétés de l'accès d'asthme à proprement parler, car elles en diffèrent toujours par un certain côté. Ce sont des dyspnées paroxystiques. Leur importance diagnostique est considérable, car elles peuvent mettre sur la voie d'affections organiques jusque-là passées inaperçues. Elles nous permettent aussi de pénétrer la pathogénie de l'accès d'asthme.

Un examen attentif des divers organes est donc nécessaire pour affirmer qu'il s'agit de l'asthme essentiel.

5° Étiologie et pathogénie. — L'accès d'asthme est déterminé par les causes les plus diverses, mais la plupart des auteurs s'accordent pour reconnaître qu'elles n'ont d'action que sur un terrain tout spécial. C'est ce que démontre l'étude des antécédents des asthmatiques ; on y relève la présence, à des âges variés, de manifestations nerveuses ou arthritiques. Ainsi, par exemple, une malade qui présente aujourd'hui son premier accès d'asthme aura eu à trois ans du spasme de la glotte, plus tard des convulsions au cours d'une des fièvres éruptives de l'enfance (rougeole ou scarlatine), des terreurs nocturnes, de la chorée. A la puberté sa menstruation aura été irrégulière, et il n'est pas rare que le premier accouchement soit marqué par un accès de manie puerpérale. D'autre part, les accès alternent avec des épistaxis, des métrorragies, la migraine, l'eczéma, l'urticaire. Au moment de leur disparition, ils pourront faire place à des accès de goutte. Enfin l'asthmatique sera encore arthritique dans sa descendance : ses enfants ne seront pas nécessairement asthmatiques, mais auront d'autres manifestations de l'arthritisme.

C'est donc sur un terrain tout spécialement préparé que se développe l'accès d'asthme. Quant à la cause occasionnelle qui va déterminer l'apparition du paroxysme, elle est le plus souvent inconnue, mais quelques faits cliniques précis permettent de déterminer la réalité de son existence et son mode d'action. C'est ainsi que nous comprenons qu'une lésion nasale, ou le développement des tubercules dans le poumon puisse, par voie réflexe, déterminer une irritation qui se réfléchira sur les centres respiratoires et provoquera le paroxysme sur un organisme héréditairement préparé. Dans la plupart des cas d'asthme essentiel, cette cause est infiniment moins tangible.

6° Traitement. — Il faut, autant que possible, prévenir la crise en se basant sur les susceptibilités individuelles ; si l'asthme est d'origine nasale, ce que montre l'examen local, il doit être traité en conséquence. Lorsque la crise est déclarée, on l'atténue par des fumigations de papier nitré, en faisant fumer des cigarettes de datura ou inhaler quelques gouttes de pyridine. Dans l'intervalle des crises, on donnera de l'iodure de potassium (0ᵍʳ.50 à 1 gr.), de l'arsenic (X à XV gouttes de liqueur de FOWLER) ou de la belladone (0ᵍʳ.06 à 0ᵍʳ.08 d'extrait).

ARTICLE IX

COQUELUCHE

Longtemps confondue avec la grippe, la coqueluche semble avoir été isolée par BAILLOU. Pendant ce siècle, TROUSSEAU en a fait une description restée classique.

1° Étiologie. — La coqueluche est une maladie épidémique et contagieuse, caractérisée surtout par une toux convulsive et survenant principalement chez les enfants.

Elle est surtout fréquente de deux à cinq ans. Elle est très contagieuse ; un instant de contact suffit pour la communiquer, probablement par l'intermédiaire de l'air expiré, ou par les sécrétions nasales ou bronchiques. Aussi peut-on dire que presque tous les enfants l'ont eue. Il est douteux que la contagion puisse se faire par des objets ou par l'intermédiaire de personnes bien portantes. On pense généralement que la coqueluche est surtout contagieuse pendant la période des quintes. D'après

WEILL, au contraire, elle est contagieuse avant la période des quintes et cesse de l'être peu de jours après que celles-ci ont fait leur apparition.

2° Symptômes. — Après une *incubation* d'une semaine en moyenne, la coqueluche débute par une légère *trachéo-bronchite*, avec raucité de la voix, toux et chatouillements laryngés. Il s'y ajoute quelquefois un peu de coryza ou de conjonctivite.

En même temps le caractère de l'enfant devient triste et maussade, et il se manifeste le soir une petite élévation thermique.

Au bout de quelques jours surviennent les *quintes* caractéristiques de la maladie : l'enfant est pris d'une toux convulsive, consistant en une série de secousses expiratoires, pendant lesquelles ses veines deviennent turgescentes et sa face se cyanose. Ces secousses se succèdent sans interruption et l'enfant asphyxie pendant quelques secondes jusqu'à ce que se produise enfin une inspiration sifflante à laquelle on donne le nom de reprise inspiratoire. Elle est immédiatement suivie d'une nouvelle série de mouvements expiratoires convulsifs, puis d'une reprise, et le cycle se renouvelle ainsi trois, quatre fois ou davantage jusqu'à ce que le rejet d'abondantes mucosités filantes mette fin à l'accès. On donne à l'ensemble de ces phénomènes le nom de *quinte*. Elle laisse après elle un peu d'abattement ou un bien-être qui se prolonge jusqu'à la crise suivante. Ces quintes se répètent ainsi pendant la journée au nombre de 15 ou 20, mais elles sont parfois beaucoup plus nombreuses.

Au bout de quatre ou cinq semaines, les quintes deviennent moins caractéristiques, elles se mêlent d'accès de toux ordinaire, se font de plus en plus rares et finissent par disparaître complètement. L'état général est habituellement assez bon pendant toute la durée de l'affection, sauf dans les formes graves à quintes très nombreuses. La fièvre est modérée, ne dépassant guère 38°,5.

3° Complications — Elles sont soit d'origine mécanique et relevant des quintes, soit d'origine infectieuse :

a. *Complications mécaniques.* — Les quintes peuvent, en raison de *leur intensité*, s'accompagner de quelques accidents qui reconnaissent une origine purement mécanique : épistaxis ou hémoptysie, otorrhagie par rupture du tympan, émission d'urine ou de matières fécales, hernies, prolapsus du rectum. Les vomissements sont beaucoup plus fréquents, surtout si les quintes sont violentes. La *répétition* des quintes finit par amener l'ulcération du frein de la langue constamment en contact avec les incisives et canines inférieures, de la bouffissure de la face et un certain degré d'emphysème pulmonaire. L'emphysème inter-alvéolaire et sous-cutané constitue un accident exceptionnel.

b. *Complications nerveuses.* — Le spasme de la glotte, l'arrêt du cœur en diastole, les convulsions, les crampes et contractures sont des complications nerveuses plus rares.

c. *Complications infectieuses.* — Indépendamment des quintes surviennent diverses complications infectieuses. La plus redoutable est la *broncho-pneumonie*, qui assombrit beaucoup le pronostic de la coqueluche ; la toux perd alors brusquement son caractère quinteux, la température s'élève et l'auscultation fait entendre des râles sous-crépitants fins ou du souffle variable d'un jour à l'autre. La congestion pulmonaire, la pleurésie, la péricardite, l'albuminurie sont infiniment moins fréquentes. La gangrène buccale ou *noma* est une complication tardive d'une gravité extrême.

4º Pronostic. — La coqueluche est une affection banale et généralement bénigne, sauf chez le nouveau-né et le nourrisson, et en dehors des complications énumérées ci-dessus. Elle peut laisser après elle de l'emphysème, de la dilatation des bronches, ou aboutir à la tuberculose pulmonaire. La mort est ordinairement le fait de la broncho-pneumonie, mais peut cependant survenir dans une cachexie progressive. L'autopsie ne montre, indépendamment des lésions propres aux complications mortelles (broncho-pneumonie, etc.), que de la congestion de la muqueuse bronchique et de l'augmentation de volume des ganglions trachéo-bronchiques.

5° Diagnostic. — Une luette très allongée venant chatouiller sans cesse la base de la langue, un polype pédiculé du larynx, l'adénopathie trachéo-bronchique, la tuberculose pulmonaire dans quelques cas, sont susceptibles de produire une toux quinteuse qu'on pourrait confondre avec celle de la coqueluche. L'examen objectif du malade en fera reconnaître la véritable cause, et d'ailleurs l'évolution de la coqueluche en quelques semaines est assez caractéristique. De plus, l'ulcération sublinguale, l'expectoration filante qui termine les quintes, l'absence de dyspnée dans leur intervalle ne permettent guère l'erreur. Lorsqu'on désire être témoin de la quinte, on peut à la rigueur la provoquer en introduisant l'index dans le larynx.

6° Pathogénie. — Les théories pathogéniques de la coqueluche peuvent être groupées sous deux chefs :

a. *Théories nerveuses.* — La coqueluche a été considérée comme une névrose des voies respiratoires frappant surtout le nerf laryngé supérieur. G. DE MUSSY l'attribuait à l'irritation de ce nerf par les ganglions trachéo-bronchiques hypertrophiés, et BEAU expliquait la quinte par l'accumulation des mucosités sur les cordes vocales.

b. *Théories infectieuses.* — En raison de sa contagiosité et de son évolution cyclique, la coqueluche doit être assimilée aux maladies infectieuses. POULET, LETZERICH ont isolé des microbes dont l'inoculation a été négative. AFANASSIEW et son élève SETCHENKO ont cultivé un bacille assez analogue au *bacterium termo* et dont l'inoculation dans la trachée produit une broncho-pneumonie avec toux quinteuse. On ne considère guère la coqueluche comme une infection générale, mais plutôt comme une infection locale, limitée aux voies respiratoires.

7° Traitement. — Il consiste surtout dans l'administration des antispasmodiques : belladone, antipyrine. L'ipéca et les révulsifs sont aussi d'un usage courant. L'anesthésie locale (badigeonnages à la cocaïne) ou générale (inhalations d'éther), a été quelquefois employée contre les quintes très nombreuses et très violentes.

L'emploi des médicaments antiseptiques est rationnel dans une maladie considérée par beaucoup d'auteurs comme infectieuse : acides salicylique et benzoïque, sulfate de quinine, pulvérisations phéniquées. On emploie aussi le bromoforme (IV gouttes par année d'âge).

Le seul traitement prophylactique consiste dans l'isolement aussi précoce que possible. L'enfant sera placé dans une chambre bien aérée ; le changement d'air est indiqué si la période des quintes se prolonge au delà de quatre à cinq semaines.

CHAPITRE IV

MALADIES DU POUMON

Leur étude comprend :

1° Celle des troubles circulatoires (congestion, œdème, infarctus) ;

2° Celle des maladies aiguës (pneumonie, gangrène, abcès) ;

3° Celle des maladies chroniques (scléroses pulmonaires, pneumokonioses, emphysème) ;

4° Celle de la tuberculose et de ses diverses formes : un chapitre spécial est consacré dans le chapitre VII à l'anatomie pathologique générale de la tuberculose.

5° Celle de la syphilis, des kystes hydatiques et du cancer.

ARTICLE PREMIER

CONGESTION PULMONAIRE

Les congestions du poumon et l'œdème qui leur fait ordinairement suite reconnaissent trois mécanismes différents qui, dans certains cas, peuvent d'ailleurs combiner leurs effets : stase, congestion *a vacuo*, congestion vasomotrice.

1° Stase pulmonaire. — La stase (encore désignée sous le nom de congestion passive) est caractérisée par un *obstacle à l'écoulement du sang* dans les veines pulmonaires. Elle reconnaît presque toujours une origine cardiaque, soit qu'il s'agisse d'une lésion myocardique ou valvulaire, soit que la faiblesse du cœur ne fasse que traduire l'adynamie générale de l'organisme (fièvres graves, cachexies). Elle est, dans tous les cas, puissamment aidée par le décubitus dorsal des malades (pneumonie hypostatique).

2° Congestion a vacuo. — Dans la congestion *a vacuo*, ce n'est plus la pression sanguine qui augmente, c'est celle du milieu ambiant qui diminue. Le résultat mécanique est le même : afflux de sang dans les vaisseaux du parenchyme pulmonaire. Les hémoptysies des ascensions élevées, la violente expectoration albumineuse qui fait suite à la thoracentèse quand on pratique une trop brusque décompression du poumon, en sont des exemples.

3° Congestions d'origine vaso-motrice. — Dans les congestions d'origine vasomotrice, la force des contractions cardiaques reste la même, la pression ambiante également, mais le tonus des vaisseaux pulmonaires s'abaisse, soit par paralysie des vasoconstricteurs, soit par excitation des vasodilatateurs. Les recherches de FR. FRANK nous ont appris que le sympathique contient les vasoconstricteurs du poumon ; ARLOING les a aussi mis en évidence dans le pneumogastrique, surtout dans le pneumogastrique gauche.

Par suite de cette diminution du tonus, les vaisseaux pulmonaires ne résistent plus, ils se laissent dilater sous l'action de l'ondée sanguine partie du cœur droit : il y a un afflux plus considérable du sang dans le système pulmonaire : la congestion est constituée.

Étudions maintenant les causes susceptibles de mettre en jeu cette action vaso-motrice. Le système vasomoteur pulmonaire peut être influencé :

1° *Par des lésions organiques du système nerveux :* qu'elles portent sur les plexus sympathiques ou sur les centres. C'est le cas pour les poussées congestives qui accompagnent l'angine de poitrine et les lésions du plexus cardiaque, pour celles qui surviennent dans les hémorragies ou ramollissements des centres nerveux (cerveau, bulbe, protubérance), ou dans les lésions expérimentales de ces centres (BROWN-SÉQUARD)[1].

2° *Par voie réflexe* : action du froid sur les téguments, brûlures étendues[2], affections des organes abdominaux, colique hépatique, etc.

3° *Par une cause locale* agissant au niveau du poumon ou des voies respiratoires : infarctus, pleurésie, respiration de gaz irritants ou d'un air trop froid. Les poussées congestives qui se font autour des tubercules pulmonaires doivent reconnaître au moins partiellement ce mécanisme ; il ne faut cependant pas perdre de vue les propriétés vaso-dilatatrices de certaines toxines (ectasine de BOUCHARD).

4° *Par une intoxication* : alcoolisme aigu, venin des serpents, action de l'iodure de potassium chez des sujets particulièrement susceptibles.

5° *Par une auto-intoxication* : congestions aiguës des arthritiques et surtout des brightiques.

6° *Par une infection* : fièvres éruptives, grippe, dothiénentérie, rhumatisme. DE BRUN a décrit sous le nom de *pneumo-paludisme* une congestion survenant chez des paludéens, intense au point de simuler une pneumonie, durant de trois à six jours et dont tous les symptômes disparaissent en quelques heures. La congestion pulmonaire, au cours de l'étranglement herniaire, relève de l'infection coli-bacillaire (CLADO).

7° A côté de toutes ces congestions pulmonaires, en quelque sorte secondaires, il existe encore des *congestions primitives*, qu'on ne peut attribuer à aucune des causes sus-mentionnées, si ce n'est peut-être à l'infection : ce sont les congestions dites *idiopathiques* (fluxion de poitrine, maladie de Woillez, spléno-pneumonie de Grancher, congestion paroxystique de Weill).

Toutes les considérations étiologiques et pathogéniques précédentes, visant la congestion pulmonaire, peuvent aussi s'ap-

---

[1] La congestion pulmonaire peut même venir compliquer des affections nerveuses indépendantes de toute lésion organique, par exemple l'hystérie.

[2] Dans ce dernier cas toutefois, les phénomènes thoraciques observés s'expliquent par des embolies pulmonaires parties des vaisseaux cutanés beaucoup mieux que par une congestion réflexe.

pliquer à l'œdème qui n'en est le plus souvent que la conséquence
et qui en forme comme un deuxième stade; à la congestion
succède la transsudation. Il est cependant des cas, particulièrement chez les *brightiques* et les *aortiques* (voy. p. 109, *Étiologie
de l'œdème aigu du poumon*) où l'*œdème prime la congestion*,
ainsi qu'on peut le vérifier à l'autopsie; nous savons d'ailleurs
qu'il existe chez les brightiques un œdème aigu de la glotte,
sans phénomènes congestifs appréciables; cela tient probablement à des modifications particulières et encore mal connues
du sang et des vaisseaux.

En résumé, bien que dans certaines conditions cliniques plusieurs facteurs pathogéniques puissent combiner leurs effets,
nous proposons de diviser, pour plus de simplicité, les congestions pulmonaires en [1] :

Mécaniques.	Par stase.	*Congestion passive* (par obstacle à la circulation de retour).
	a vacuo.	
Vasomotrices.	Secondaires. Primitives ou idiopathiques.	*Congestions dites actives* (par afflux sanguin).

4° Symptômes des congestions pulmonaires. — La congestion passive des cardiaques se traduit par une augmentation
de la dyspnée et de la cyanose, une expectoration muqueuse,
sanguinolente en cas d'infarctus, par de la submatité, une légère
augmentation des vibrations vocales à la palpation, et des râles
sous-crépitants fins aux deux bases.

Les congestions aiguës s'annoncent souvent par un point de
côté, de la dyspnée, de la fièvre, une expectoration muqueuse

[1] Cette classification s'écarte de la division habituelle en congestions passives et congestions actives qui nous paraît inacceptable,
car elle fait entrer dans sa deuxième catégorie des congestions
comme celles qui succèdent aux lésions des centres nerveux qui
sont manifestement d'origine *neuroparalytique* et ne sauraient par
conséquent être considérées comme *actives*. C'est congestion *par
afflux sanguin* qu'il faudrait dire : le mot congestion active nous
paraît un abus de langage.

adhérente, presque toujours teintée et souvent striée de sang. L'auscultation fait entendre une pluie de râles fins, le plus souvent avec râles sibilants de bronchite; il y a de la submatité, mais l'exagération des vibrations locales n'est pas constante. Les signes stéthoscopiques se modifient rapidement, et la résolution se fait en quelques jours. Fréquemment il y a un léger épanchement pleural concomitant. Des formes à symptomatologie spéciale sont la *spléno-pneumonie* de GRANCHER qui simule une pleurésie bien qu'il n'y ait pas d'épanchement, la congestion paroxystique de WEILL qui est récidivante, et la fluxion de poitrine (GRASSET, DIEULAFOY), qui intéresse le poumon, les bronches, la plèvre, les muscles, se traduisant ainsi par un violent point de côté, par des crachats striés de sang, par des frottements, par des râles fins, par des sibilances.

5° Traitement. — Il se résume dans les ventouses sèches, la révulsion répétée et les antipyrétiques.

ARTICLE II

ŒDÈME PULMONAIRE AIGU

Cette affection fort bien connue dans ses manifestations cliniques, reste encore aujourd'hui un véritable problème pathogénique.

1° Étiologie et mécanisme. — Nous distinguerons les catégories suivantes[1] :

a. *Œdème mécanique.* — Il succède à une ponction d'ascite ou à une thoracentèse, *surtout lorsque l'épanchement pleurétique a été évacué trop rapidement et à fond;* on a pu le voir cependant compliquer une ponction faite avec toutes les précautions voulues. Il est dû à l'expansion du poumon longtemps

---

[1] BROUARDEL. Acad. de méd., 1896 ; MORÉLY, *L'œdème aigu du poumon.* Gaz. des hôp., 2 octobre 1897.

comprimé par l'épanchement et au brusque afflux sanguin qui suit cette décompression : c'est un œdème *a vacuo*.

b. Œdème toxique. — Nous rangeons dans cette catégorie les œdèmes par intoxication externe (alcoolisme aigu, empoisonnement par la muscarine ou par le venin des serpents) et ceux par intoxication d'origine interne ou auto-intoxication : le plus fréquent est celui qui se montre au cours du *mal de Bright* (BOUVERET), et qui est comparable à l'œdème glottique des brightiques.

c. Œdème infectieux. — Survenant au cours du rhumatisme articulaire aigu ou chez des rhumatisants il a été aussi observé par JACCOUD dans la fièvre typhoïde.

d. Œdème dans les maladies de l'aorte et les cardiopathies artérielles (HUCHARD, BROUARDEL). — On voit une aortite avec ou sans angine de poitrine se compliquer de terribles poussées d'œdème pulmonaire provoquées sans doute par l'irritation des plexus nerveux voisins de l'aorte[1], retentissant par voie réflexe ou directement sur les vasomoteurs pulmonaires.

2° Anatomie pathologique. — A l'ouverture du thorax on trouve le poumon augmenté de volume, turgescent ; il porte l'empreinte des côtes. Ses bords antérieurs ont leurs vésicules distendues par l'emphysème aigu. Il crépite facilement sous le doigt. A la coupe, il laisse échapper une sérosité spumeuse. Un fragment de parenchyme jeté dans l'eau ne gagne pas le fond du vase mais reste entre deux eaux.

Histologiquement on trouve les alvéoles remplis d'un liquide séreux. Les vaisseaux pulmonaires sont en effet trop rapprochés

[1] D'après WELSCH, l'œdème aigu qui vient compliquer les cardiopathies artérielles résulte du défaut d'équilibre entre le ventricule droit et le gauche : celui-ci à force de s'épuiser à lutter contre l'obstacle créé par la lésion aortique finit par faiblir tout d'un coup, et cette asystolie aiguë du cœur gauche est d'autant plus dangereuse que le ventricule droit conserve toute son énergie et que la tension sanguine du poumon se trouve ainsi augmentée dans des proportions énormes : de cette hypertension résulte la transsudation séreuse qui constitue l'œdème.

de la lumière des alvéoles (dont ils ne sont séparés que par un mince vernis endothélial) pour que la transsudation du sérum se fasse ailleurs. Ce n'est que dans les cas d'œdème très intense qu'il y a en même temps infiltration du tissu conjonctif inter-alvéolaire, ce qui est très rare. L'épithélium alvéolaire est intact; sa lésion se réduit à la desquamation de quelques cellules endothéliales. En somme, le fait dominant est l'*hydropisie alvéolaire*.

3° Symptomatologie. — L'œdème pulmonaire aigu débute *subitement* sans cause apparente, le plus souvent au milieu de la nuit, chez un aortique ou un brightique, ou bien il survient quelques minutes après une thoracentèse ou une ponction d'ascite.

A. Symptomes fonctionnels. — La *dyspnée* est d'emblée intense; elle arrive rapidement jusqu'à l'orthopnée. Le malade, assis sur son lit ou appuyé sur les bras, fait appel à toutes ses forces inspiratoires; son angoisse est extrême. Les yeux sont saillants, la face cyanosée, les narines dilatées et battantes.

L'*expectoration*, rejetée au milieu de secousses de toux incessantes, est filante, aérée, très mousseuse et colorée en rose; on lui donne le nom d'*expectoration albumineuse* ; car elle rappelle assez bien le blanc d'œuf battu et est d'ailleurs riche en albumine qu'on peut précipiter par l'addition d'acide azotique. Le malade en rend un plein crachoir.

B. Signes physiques. — L'*auscultation* fait entendre aux deux bases des *râles crépitants* qui n'y restent pas limités, mais gagnent de proche en proche les parties plus élevées du poumon et montent progressivement jusqu'à son tiers supérieur.

La *percussion* ne donne pas de la matité, mais au contraire une *exagération de la sonorité pulmonaire*, à cause de l'emphysème aigu qui se produit en même temps, du fait de la dilatation des alvéoles par le redressement des sinuosités des capillaires pulmonaires, et du fait de l'amplitude anormale des mouvements du thorax.

La *circulation* est peu influencée ; la tension artérielle s'élève

pendant l'accès, mais elle baisse à sa disparition et il n'est pas
rare qu'il soit suivi de phénomènes asystoliques attribués par
Huchard à la fatigue du cœur.

4° Évolution et pronostic. — La durée de l'accès est très
variable : il dure de quelques minutes à quelques heures et
laisse d'ordinaire après lui un œdème localisé aux bases. —
Dans les cas graves l'expectoration diminue progressivement et
la *mort* survient par asphyxie mécanique ; le malade est littéralement étouffé par l'obstruction bronchique que provoque l'exsudat. Il existe enfin une *forme foudroyante* qui tue en quelques minutes (Andral). A sa gravité propre l'œdème pulmonaire
aigu ajoute encore celle des affections organiques qui lui donnent naissance et peuvent provoquer le retour de poussées nouvelles.

5° Diagnostic. — Une *dyspnée formidable et subite, l'expectoration albumineuse, les râles crépitants,* sont les principaux signes de l'œdème aigu. Il ne faudra donc pas le confondre :

a. Avec l'*accès d'asthme,* caractérisé par une dyspnée surtout
expiratrice, par l'absence de signes stéthoscopiques et par les
crachats perlés qui surviennent *à la fin* de la crise seulement

b. Avec la *dyspnée urémique* également sans signes stéthoscopiques et qui affecte quelquefois le rythme spécial de Cheyne-
Stokes.

c. Avec la *dyspnée des cardiopathes* asystoliques, avec arythmie et grands œdèmes des membres inférieurs envahissant le
tronc.

d. Avec l'*embolie pulmonaire* dont la cause doit être cherchée
dans une lésion du cœur droit ou des veines (varices, phlébite,
phlegmatia alba dolens).

6° Traitement. — La saignée, les ventouses appliquées sur
le thorax diminuent la fluxion pulmonaire et constituent le traitement de l'accès[1]. Le régime lacté et l'administration long-

---

[1] Chez les rhumatisants on devra y joindre le salicylate de soude
(4 grammes par jour).

temps prolongée de l'iodure de sodium (0^{gr},50) constituent, dans l'intervalle des accès, le traitement de l'artério-sclérose dont l'œdème pulmonaire n'est souvent qu'une complication.

ARTICLE III

INFARCTUS PULMONAIRE

On réserve généralement le nom d'infarctus pulmonaire à l'hémorragie qui succède à l'oblitération vasculaire d'origine embolique ; c'est par abus de langage qu'on applique indistinctement ce terme à n'importe quel épanchement sanguin dans l'intérieur du parenchyme pulmonaire (traumatismes, hémorragies accompagnant les lésions cérébrales, etc.).

1° **Étiologie.** — Les causes de l'infarctus sont celles de l'embolie pulmonaire, c'est-à-dire surtout les maladies du cœur et les lésions du système veineux (phlébite). Parmi les maladies du cœur une place spéciale doit être réservée au rétrécissement tricuspidien.

Mais une grosse embolie de l'artère pulmonaire ne produit pas l'infarctus : elle produit une dyspnée extrême avec angoisse, et la mort survient au bout de quelques heures ou même de quelques instants, avant que l'infarctus ait eu le temps de se constituer.

Les embolies capillaires ne produisent pas davantage d'infarctus : il est dû aux *embolies moyennes*.

2° **Description clinique.** — Le plus souvent chez un cardiaque, chez un mitral ayant depuis longtemps de la gêne de la respiration, ou bien chez un malade porteur d'une phlegmatia alba dolens ou d'une phlébite quelconque, l'embolie pulmonaire s'annonce par l'apparition ou l'accroissement subit de la dyspnée qui va jusqu'à la suffocation, par un point de côté thoracique et par de la toux : l'expectoration est sanguinolente, peu abondante : c'est une hémoptysie spéciale, dont le sang n'est pas rouge, mais plutôt noirâtre et poisseux.

L'auscultation fait percevoir ordinairement à une des bases un foyer de râles sous-crépitants avec respiration soufflante ; s'il s'agit d'un gros infarctus, il peut s'accompagner de souffle tubaire et de matité. Enfin l'infarctus peut subir des transformations, devenir purulent, s'évacuer, en laissant alors entendre des signes cavitaires (GENDRIN).

La fièvre est fréquente (PENZOLDT, JÜRGENSEN), même en dehors de toute origine septique de l'embolie, auquel cas surviennent des signes d'infection généralisée.

Tous les symptômes disparaissent en quelques jours à moins que l'infarctus ne se complique de pneumonie, de pyopneumothorax ou de gangrène pulmonaire ; cette dernière éventualité se reconnaît à la présence de fibres élastiques dans l'expectoration.

Ajoutons que souvent l'infarctus passe inaperçu, faute des signes énumérés plus haut.

3° Anatomie pathologique. — L'infarctus pulmonaire est avant tout une *lésion hémorragique*. Il est donc bien différent de l'infarctus des autres organes à artères terminales (rein, rate, cerveau), dont le principal caractère est l'ischémie, suite de l'oblitération vasculaire.

L'infarctus occupe ordinairement les parties inférieures et postérieures du poumon, plus rarement ses bords ; il est exceptionnel au sommet. Son siège le plus habituel est à la périphérie de l'organe et non à son centre.

Vu par sa surface extérieure ou sur une coupe, il représente un bloc brun noirâtre, ayant l'apparence d'un caillot sanguin : c'est en somme un fragment de tissu pulmonaire, farci de sang qui remplit bronches et alvéoles, distendu, privé d'air, plus dense que l'eau. Son volume varie des dimensions d'un acinus à celles d'un ou plusieurs lobules. Sa forme est conique, à sommet tourné vers le hile du poumon et en rapport avec l'artère oblitérée. Son tissu est grenu, mou d'abord, puis de plus en plus dur, au point de présenter la fermeté et la sécheresse d'une *truffe*, qu'il rappelle d'ailleurs par sa couleur.

Le *microscope* montre un épanchement sanguin, des globules déformés, une fine poussière pigmentaire infiltrant tout le tissu pulmonaire, des cellules chargées de ce pigment et qu'on retrouve d'ailleurs dans l'expectoration, dites *cellules cardiaques*. Les lymphatiques sont gorgés de globules rouges ; les capillaires sanguins sont aplatis par le sang extravasé.

Au bout de quelque temps l'infarctus se modifie : il devient le siège d'une prolifération conjonctive qui aboutit à son *induration fibreuse*. Sa désintégration et l'évacuation du contenu de sa cavité sont beaucoup plus rares.

Lésions de voisinage. — Autour de l'infarctus qui l'irrite comme un corps étranger, le poumon présente des traces de congestion, d'œdème, de splénisation. La plèvre est intéressée ; le pyopneumothorax par perforation de la plèvre viscérale au niveau de l'infarctus est très rare, mais l'irritation de la séreuse se traduit souvent par une pleurésie séreuse ou hémorragique ; l'infarctus est la cause la plus importante de pleurésie chez les cardiaques.

4° Pathogénie. — On admet généralement que l'infarctus résulte de l'oblitération embolique d'une artériole pulmonaire.

Comment cette oblitération peut-elle produire une hémorragie ?

VIRCHOW, ROKITANSKY, RINDFLEISCH expliquaient ce phénomène paradoxal par la théorie de la fluxion collatérale : par suite de l'oblitération artérielle, la pression vasculaire tomberait à 0 au-dessous du point oblitéré et alors le sang y refluerait, apporté par les capillaires voisins, ou même par les veines : à la faveur des altérations vasculaires, il s'épancherait dans le parenchyme voisin.

RANVIER et DUGUET [1] admettent au contraire une rupture de la tunique interne au niveau ou en *amont* du caillot, par suite de l'exagération de pression au-dessus de l'obstacle, le sang s'épancherait entre la tunique interne et l'adventice constituant une sorte d'anévrisme disséquant, tout le long des ramifications

---

[1] DUGUET, Thèse d'agrégat., 1872.

artérielles situées en aval ; de là il envahirait peu à peu le parenchyme pulmonaire.

L'origine embolique de l'infarctus n'est d'ailleurs pas universellement admise. Grawitz[1] pense qu'il s'agit le plus souvent d'une oblitération par thrombose, d'un caillot autochtone, développé sur place. Cette oblitération n'est même pas, d'après lui, un phénomène constant ; il fait jouer un rôle beaucoup plus important aux lésions pulmonaires préexistantes, à l'induration brune du poumon cardiaque, qui serait caractérisée par une bronchite et une péribronchite avec active *néoformation vasculaire*. L'infarctus résulterait de la rupture de ces vaisseaux friables sous l'influence de l'exagération de la pression, des secousses de toux, etc., et se constituerait peu à peu. Il devrait sa forme conique à la localisation lobulaire de ces bronchites.

5° Diagnostic. — Il ne faut pas confondre les crachats foncés de l'infarctus avec l'hémoptysie de la tuberculose ou les crachats rouillés de la pneumonie.

6° Traitement. — L'opium, les ventouses sèches ou scarifiées, calmeront la dyspnée et les points de côté. L'antisepsie des voies respiratoires (créosote, inhalations de menthol ou de thymol, essaiera de prévenir les complications infectieuses.

Le meilleur moyen de prévenir l'infarctus est de soutenir le cœur au cours d'une cardiopathie (digitale, caféine), quand il menace de faiblir.

ARTICLE IV

PNEUMONIE

Cette maladie encore désignée sous le nom de *pneumonie fibrineuse, pneumonie lobaire aiguë, pneumonie franche*, est une

---

[1] Ces conclusions ont été attaquées par Willgerodt, Th. de Berlin, 1893.

inflammation aiguë du poumon, causée par un microbe spécifique, le pneumocoque, et caractérisée anatomiquement par la présence d'un exsudat fibrineux dans les alvéoles.

1° Étiologie. — La pneumonie survient à tout âge ; mais elle est particulièrement fréquente chez les adultes et les vieillards. Bien qu'elle frappe ordinairement des individus en pleine santé, les diabétiques, les cachectiques, les vieillards lui paient un lourd tribut : on peut même dire qu'elle constitue leur fin habituelle, car c'est chez eux qu'on observe les formes les plus graves de la maladie.

On ne sait presque rien de ses causes occasionnelles ; toutefois l'influence du froid, surtout du refroidissement brusque, se retrouve dans un grand nombre d'observations. Il paraît également démontré que dans quelques cas la pneumonie peut être contagieuse : on a vu des enfants contaminer leur nourrice, et des pneumoniques adultes transmettre la maladie à des médecins, à des infirmiers ou à leur entourage [1].

Toutes ces causes sont accessoires ; la véritable cause de la pneumonie est son agent pathogène : le pneumocoque.

Il existe aussi une pneumonie traumatique, et une pneumonie contusive.

2° Bactériologie. — Le *pneumocoque* a été découvert en 1881 par PASTEUR dans la salive d'un enfant mort de la rage ; il a été mis en évidence dans l'exsudat pneumonique, cultivé et étudié par FRAENKEL ; ses caractères ont été également fixés par TALAMON : aussi le désigne-t-on sous le nom de pneumocoque de FRAENKEL-TALAMON.

C'est un microbe encapsulé se présentant sous la forme d'un fer de lance, d'un grain d'orge ou d'une flamme de bougie. Les pneumocoques se groupent ordinairement par paires, adossés par leur extrémité. Par les réactifs colorants leur capsule apparaît, formant autour d'eux une sorte de halo. Sur certains

---

[1] CARLOTTI. *Étude sur la contagion de la pneumonie franche aiguë*. Thèse de Paris, 1893.

milieux, leur groupement se modifie et ils peuvent alors former des chaînettes de plusieurs éléments, comparables à celles du streptocoque.

Le pneumocoque reste coloré par la méthode de GRAM; on peut le cultiver sur gélose où il donne naissance à des colonies rappelant l'apect de gouttes de rosée.

Inoculé à la souris, il détermine sa mort par septicémie en

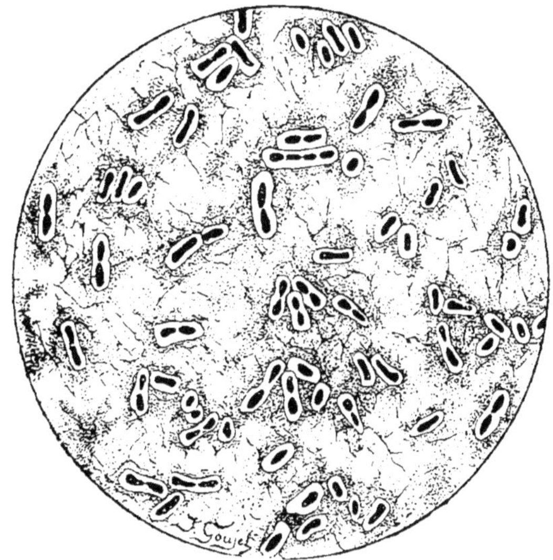

Fig. 14.

Préparation d'un crachat de pneumonique. Les pneumocoques, très nombreux, sont encapsulés. Gr. = 1.200 D. (d'après J. COURMONT).

vingt-quatre heures : cet animal est le réactif du pneumocoque.

Le pneumocoque est bien le véritable agent pathogène de la pneumonie lobaire aiguë. Sa présence constante dans le suc pulmonaire et dans les crachats pneumoniques où il conserve très longtemps sa virulence malgré dessiccation, sa présence parfois constatée dans le sang des pneumoniques et même dans le lait, le prouvent suffisamment. Enfin on le trouve dans la plupart des organes frappés par une complication de la pneumonie: il est vrai qu'il y existe quelquefois à côté d'autres microbes qui constituent des infections secondaires. Par l'injection dans le parenchyme pulmonaire du lapin de toxine pneumococcique, CARNOT a reproduit récemment de véritables pneumonies fibrineuses, analogues à la pneumonie franche de l'homme.

La présence du pneumocoque dans la salive des sujets sains, constatée dans 1/5 des cas environ par NETTER, permet d'expliquer la pathogénie de la pneumonie par le *microbisme latent;* sous des influences diverses les pneumocoques contenus dans la cavité buccale acquièrent de la virulence et déterminent alors la pneumonie.

Enfin le pneumocoque n'existe pas exclusivement dans la pneumonie : il y a des otites, des œdèmes laryngés, des péritonites, etc., à pneumocoques sans pneumonie préalable.

3° Anatomie pathologique. — L'aspect des lésions pulmonaires est différent suivant qu'elles sont au stade d'engouement, d'hépatisation rouge ou d'hépatisation grise.

a. *Engouement.* — Le poumon engoué est plus dense et plus ferme qu'un poumon normal; projeté dans un vase rempli d'eau, il ne gagne pas le fond, mais ne surnage pas franchement. Sa coloration est lie de vin; il crépite assez mal sous le doigt et laisse échapper à la coupe un liquide spumeux, séro-sanguinolent. — Le microscope montre une énorme dilatation des capillaires pulmonaires, gorgés de sang; dans les cavités alvéolaires on trouve des globules blancs, des globules rouges et des cellules endothéliales tuméfiées et desquamées.

b. *Hépatisation rouge.* — La lésion est ordinairement à ce stade quand on fait l'autopsie d'un pneumonique. Il est exceptionnel qu'elle atteigne la totalité du poumon; le plus souvent il n'y a qu'un lobe ou la plus grande partie d'un lobe qui est intéressée. La partie malade est séparée du poumon sain par une limite nette; il n'y a pas de zone de transition. Le poumon ou le lobe atteint est saillant; il ne se rétracte pas aussi complètement qu'un poumon normal à l'ouverture du thorax. Sa couleur est rouge foncé, analogue à celle du parenchyme hépatique, qu'il rappelle aussi par sa consistance : ferme et dense, il ne crépite plus sous le doigt; projeté dans l'eau il gagne franchement le fond du vase. Il n'est plus perméable à l'insufflation. De sa coupe s'écoule une sérosité rougeâtre, non spumeuse: après l'avoir essuyée, on voit que la surface du poumon n'est pas lisse et unie, mais granuleuse : ces grains représentent les alvéoles pulmonaires dans lesquel s'est coagulé l'exsudat fibrineux. En même temps le tissu pulmonaire a perdu son élasticité : au lieu de résister sous le doigt, il se laisse déprimer et déchirer; à la place marquée par le doigt se forme un godet bientôt rempli de sérosité. Son poids total est considérablement augmenté.

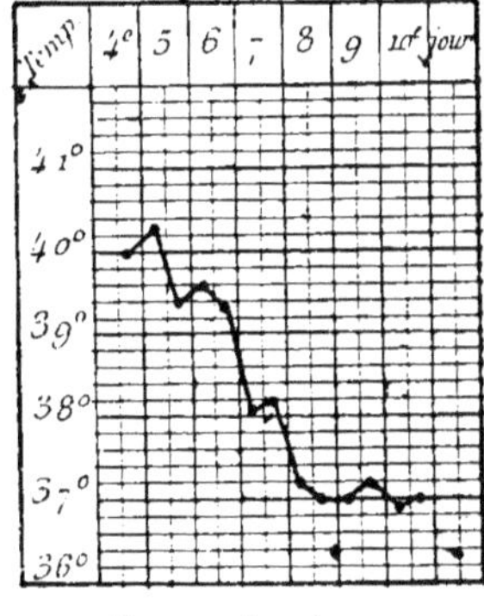

Homme de 32 ans.

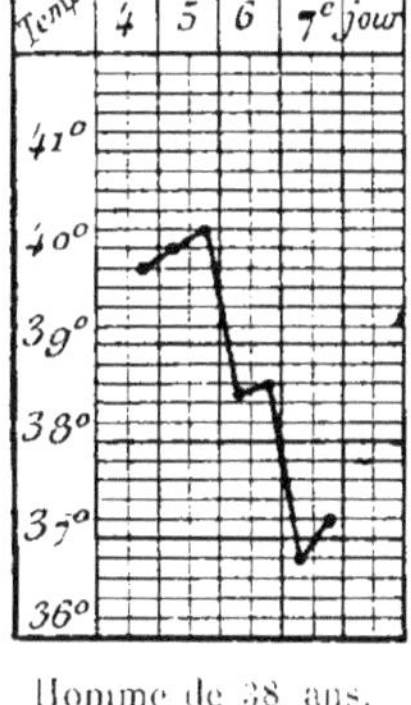

Homme de 38 ans.

Fig. 15.

Pneumonie : différents types de défervescence.

Le microscope montre les alvéoles remplis d'un exsudat coagulé, formé de fibrine, de leucocytes, de globules rouges et de cellules endothéliales tuméfiées, arrondies et granuleuses. Au sein de cet exsudat fibrineux on peut mettre en évidence le *pneumocoque*.

c. *Hépatisation grise*. — Dans la majorité des cas examinés à l'autopsie la lésion n'arrive pas jusqu'à ce stade : la mort survenant plutôt à la période d'hépatisation rouge. — Le poumon ou le lobe pulmonaire atteint d'hépatisation grise a une couleur d'abord jaunâtre puis grisâtre; il se laisse facilement déchirer par le doigt; de sa coupe s'écoule un liquide séropurulent que le microscope montre surtout formé de globules de pus. —

Dans les alvéoles, le réticulum fibrineux de l'hépatisation rouge a presque totalement disparu : on ne voit plus que des cellules et des leucocytes chargés de granulations graisseuses.

Les lésions de la pneumonie ne sont pas exclusivement limitées au poumon. La *plèvre viscérale* présente au niveau du lobe hépatisé un aspect dépoli, ou bien elle est tapissée d'une mince couche fibrineuse. Généralement tout se borne à cette pleurésie sèche ; elle devient sérofibrineuse dans les cas de pleuropneumonie, et quelquefois même purulente. Les bronches sont envahies dans leurs extrêmes ramifications par l'exsudat fibrineux ; beaucoup plus rarement cet exsudat se propage à des canaux bronchiques de plus gros calibre constituant alors une variété de bronchite pseudo-membraneuse, appelée par GRANCHER *pneumonie massive*. En effet, par sa constitution histologique cet exsudat est tout à fait semblable à celui qui remplit les alvéoles. — Le *cœur* est flasque, dilaté ou de couleur feuille morte, et présente alors les lésions histologiques de la myocardite aiguë ; la dilatation du cœur droit rempli par de volumineux caillots est à peu près constante. La *rate* et le *foie* sont congestionnés ; le *rein* l'est également ou présente les lésions de la néphrite aiguë ; cette néphrite pneumonique s'accompagne souvent d'hémorragie (CAUSSADE). Les lésions des séreuses (méningite, péricardite, arthrites purulentes) sont tout à fait inconstantes.

4° Symptomatologie. — La pneumonie débute ordinairement par un frisson bientôt suivi de point de côté, de fièvre, de toux avec oppression, de courbature et de céphalalgie. Quelquefois cependant les signes locaux font défaut pendant plusieurs jours. La rougeur de la pommette est un signe précoce précédant parfois tous les autres.

A. SYMPTOMES FONCTIONNELS ET GÉNÉRAUX. — Les principaux sont : le frisson et la fièvre, le point de côté, la toux et l'expectoration caractéristique.

Le *frisson* est un symptôme à peu près constant et qui, le plus souvent, précède toutes les autres manifestations du la pneumonie. Rarement il s'agit d'un frisson léger : tout au contraire,

le frisson de la pneumonie est un grand frisson solennel, avec
claquement de dents. Il peut être plus ou moins prolongé, mais
ne se produit qu'une seule fois : la chaleur fébrile qui lui succède n'est pas interrompue par une nouvelle sensation de froid.

La *douleur de côté*, symptôme également très précoce, se manifeste dans les douze premières heures de la maladie, mais est
quelquefois plus tardive dans son apparition ; elle s'atténue vite
et disparait au bout de deux ou trois jours. Frisson et point de
côté sont donc les deux signes de la pneumonie à son début.

Ce point de côté siège au niveau ou autour du mamelon, plus

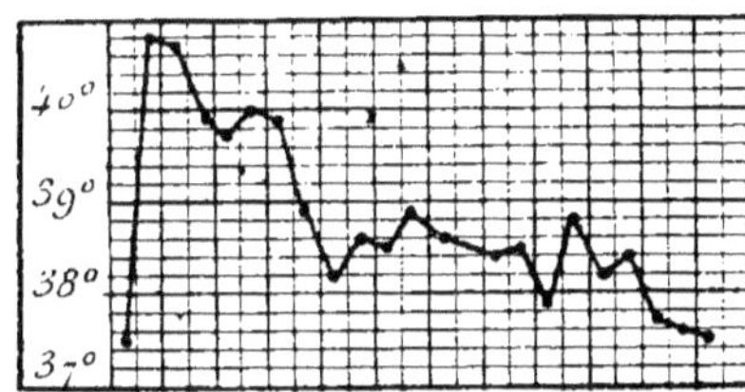

Fig. 16.

Pneumonie ; frissons la veille : crachats rouillés.

rarement sur la paroi latérale du thorax. Il siège exceptionnellement du côté sain. Cette douleur est très vive, pongitive : les
mouvements respiratoires, les secousses de toux, la percussion,
la pression digitale l'augmentent, aussi le malade retient-il sa
respiration ; les mouvements du thorax sont accélérés, mais
superficiels. Il est rare qu'elle soit remplacée par une simple
sensation de gène et d'oppression. Le point de côté est dû à la
pleurite concomitante (ANDRAL) ; l'autopsie montre en effet la
plèvre enflammée et recouverte de fausses membranes au niveau
de la région pulmonaire malade.

La *toux* accompagne le point de côté, dont elle exagère l'intensité, et se montre comme lui dans les douze premières heures ;
leurs variations sont le plus souvent parallèles ; la toux est rare,
lorsque le point de côté est peu marqué. Elle n'est pas quinteuse, mais sèche et brève au début et fort douloureuse ; plus
tard elle s'accompagne d'expectoration.

La *dyspnée* consiste dans une accélération notable des mou-

vements respiratoires qui de 16, chiffre normal, s'élèvent à
30 par minute, et quelquefois bien au delà (jusqu'à 60 par minute
d'après GRISOLLE). La respiration accélérée est brève et superficielle. Cette accélération n'affecte pas un rapport constant avec
l'étendue des lésions pulmonaires, mais elle est plus marquée
dans la pneumonie du sommet (ANDRAL, BOUILLAUD) ; on lui
attribue une origine nerveuse et non mécanique. Toutefois l'existence d'une affection antérieure du poumon, d'une bronchite

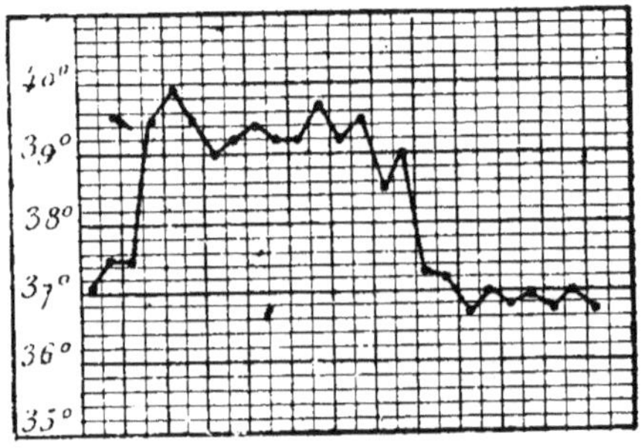

Homme de 39 ans. — Alcoolique.

Fig. 17.
Pneumonie contractée à l'hôpital.

chronique ou d'une cardiopathie peut contribuer à l'exagérer.

La dyspnée ne se borne pas à une simple accélération de la
respiration : presque toujours elle s'accompagne d'une sensation d'oppression et d'angoisse, allant jusqu'à l'orthopnée ; le
malade est haletant.

L'*expectoration* offre les caractères suivants. Les crachats
sont visqueux et adhérents au point qu'on peut renverser le
crachoir sens dessus dessous, sans qu'ils s'en détachent. Cette
viscosité augmente à mesure que la maladie fait des progrès,
pour diminuer et disparaître à la période de résolution. Leur
coloration est rouillée, ou bien elle rappelle la teinte de la brique,
de l'orange, du safran ou de l'abricot ; cette coloration est due
aux transformations de la matière colorante du sang. Ils sont aérés
et intimement mélangés à de fines bulles d'air. Dans un dixième
des cas environ, ils sont sanguinolents ; plus rarement ils sont

muqueux et blanchâtres. L'expectoration peut manquer complètement chez les vieillards ou les sujets affaiblis.

La *fièvre*, qui est apparue dès le début de la pneumonie, se maintient élevée, aux environs de 40° et sans rémission marquée, pendant plusieurs jours. Au bout de ce temps (une semaine au plus) se produit la défervescence dans les cas favorables. Tantôt la défervescence est brusque, tantôt elle s'opère progressivement, en lysis ; l'hypothermie s'observe fréquemment après cette défervescence. — L'intensité de la fièvre est fort variable :

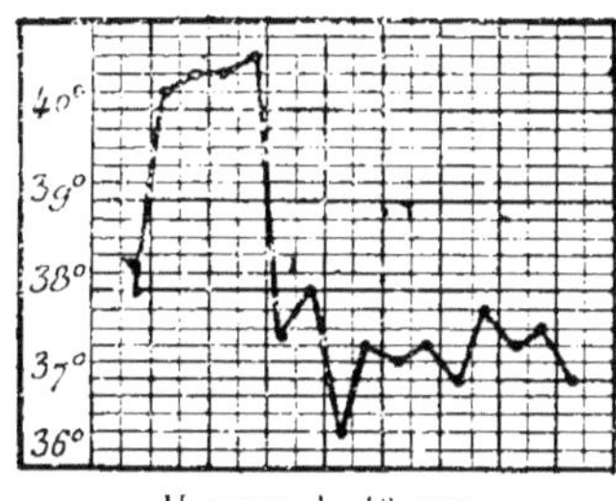

Fig. 18.

Pneumonie droite : le poumon gauche se prend à son tour.

elle est souvent très atténuée ou même absente chez les vieillards, les débilités, les cachectiques ; c'est au contraire chez les jeunes gens ou les adultes vigoureux et dans la pneumonie du sommet qu'elle présente sa plus grande intensité.

Le *délire* ou tout au moins l'agitation sont d'une fréquence extrême dans la pneumonie ; le délire se montre avec une prédilection marquée chez les alcooliques, où il apparaît vers le quatrième jour et revêt quelquefois la forme du délirium tremens.

Le *pouls* est accéléré, entre 110 et 120 pulsations à la minute. Il est d'abord plein et dur ; mais souvent il faiblit, devient mou au bout de deux ou trois jours, traduisant l'intoxication du myocarde. A cette période on peut voir survenir tous les symptômes de la faiblesse du cœur, qui nécessitent une prompte intervention.

Dès son début, la pneumonie s'accompagne d'un *état général* grave, d'une perte complète des forces, d'un extrême abattement, et nombreux sont les cas où elle débute par une prostration subite qui frappe des hommes robustes en pleine santé ; l'anorexie est absolue, la soif vive, la langue chargée, la face vultueuse ; les urines sont rouges et fébriles, riches en urée, et en acide urique.

B. Signes physiques. — Le râle crépitant, le souffle tubaire, la matité, l'exagération des vibrations vocales sont les signes stéthoscopiques qui permettent d'affirmer la pneumonie.

La *percussion* du thorax montre que la sonorité normale est remplacée sur une plus ou moins grande étendue par de la *matité*. En même temps le doigt qui percute sent que l'élasticité thoracique est diminuée ; la matité s'accompagne de *résistance au doigt* : il y a là une sensation tactile en même temps qu'auditive. Ces modifications tiennent à la présence de l'exsudat dans les alvéoles, qui transforme le parenchyme pulmonaire élastique et rempli d'air en un bloc hépatisé.

La *palpation* fait percevoir l'augmentation des vibrations vocales ; il suffit d'appliquer la main à plat sur le thorax pendant que le malade compte à haute voix pour constater que les vibrations se transmettent beaucoup mieux du côté malade, dans la zone correspondant à la matité, que du côté sain.

L'*auscultation* fait entendre les *râles crépitants*. Ce sont des râles fins, secs, comparables au bruit qu'on obtient en projetant du sel dans le feu ou en froissant des mèches de cheveux. Ils ne s'entendent qu'à l'inspiration : parfois même ils ne sont perceptibles que dans les grandes inspirations ou lorsqu'on fait tousser le malade. — Au bout de deux ou trois jours apparaît le *souffle tubaire*, qui coexiste d'abord avec le râle crépitant, puis se substitue complètement à lui ; cette transformation des signes d'auscultation est très rapide ; elle s'effectue en quelques heures. On entend cependant sur les limites du foyer des bouffées de râles crépitants surtout dans les grandes inspirations. D'abord le souffle tubaire ne s'entend qu'à l'expiration, plus tard il occupe les deux temps de la respiration et finit même par prédominer à l'inspiration ; ce souffle est assez comparable à celui qu'on obtient en prononçant un *ch* dans le creux des deux mains arrondies en tuyau. — Au bout de quelques jours, lorsque la pneumonie approche de sa résolution, le souffle perd sa dureté et on constate la réapparition des râles crépitants (*râle crépitant de retour*).

Les expériences de CHAUVEAU et BONDET ont montré que ce souffle tubaire n'était que le bruit glottique normal qui se transmet jusqu'à l'oreille à travers le poumon hépatisé, au lieu d'être atténué par le parenchyme pulmonaire normal rempli d'air; chez un cheval pneumonique le souffle tubaire disparaît en effet par la trachéotomie, pour reparaître si on obture les lèvres de la plaie trachéale de façon à obliger l'air à passer de nouveau par la glotte.

L'auscultation fait encore entendre le retentissement de la toux et de la voix (bronchophonie) qui traduit simplement la condensation du parenchyme pulmonaire.

Dans certains cas, ces signes physiques de la pneumonie peuvent être très modifiés, soit par la production d'un *épanchement pleurétique* qui vient les atténuer en s'interposant entre le poumon et la paroi thoracique, soit par une abondante exsudation fibrineuse dans les ramifications bronchiques (*bronchite pseudo-membraneuse*). Dans ce dernier cas, tout signe d'auscultation disparaît; on ne constate qu'un silence absolu avec matité, comme dans la pleurésie. GRANCHER a donné à ces cas le nom de *pneumonie massive*.

L'*examen radioscopique* rend surtout service dans les pneumonies centrales et dans les pneumonies latentes : il montre que la translucidité normale du poumon est remplacée par une ombre au niveau du foyer hépatisé et que le mouvement d'abaissement inspiratoire du diaphragme est limité : son élévation expiratoire restant par contre à peu près normale.

5° Évolution et pronostic. — La *durée* moyenne de la pneumonie est d'une semaine : au bout de ce temps la température tombe, soit brusquement, soit en lysis ; cette défervescence est habituellement précédée de sueurs abondantes, de l'apparition sur les lèvres ou sur l'oreille de quelques vésicules d'herpès (*éruption critique*), mais cet herpès s'observe aussi dans des

11.

pneumonies graves qui ne se terminent pas par la guérison. Au moment de la défervescence apparaissent les râles crépitants de retour, qui deviennent de moins en moins nombreux, l'expectoration perd ses caractères spéciaux, le malade éprouve une

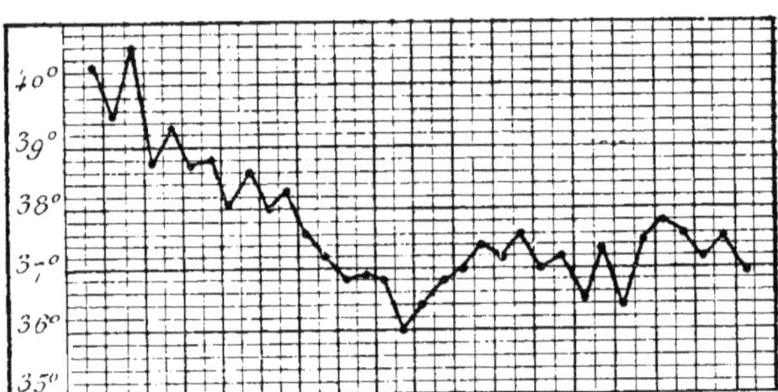

Fig. 19.

Pneumonie, défervescence en lysis, hypothermie consécutive.

sensation de bien-être ; il est habituel que la température tombe au-dessous de la normale aux environs de 36°, et s'y maintienne pendant deux ou trois jours.

Lorsque la pneumonie passe à l'hépatisation grise, les crachats prennent une teinte grisâtre, faiblement teintée ; en même temps la fièvre persiste, la diarrhée et les sueurs apparaissent : enfin le malade finit par succomber dans l'adynamie.

Chez les vieillards, chez les alcooliques, chez les diabétiques, la pneumonie, latente à son début, est souvent rapidement mortelle et pour ainsi dire foudroyante.

6° Complications. — Elles peuvent atteindre la plupart des organes ou porter sur l'état général.

a. Les *complications pleuropulmonaires* sont : la congestion pulmonaire généralisée, la bronchite pseudo-membraneuse et la pleurésie (voy. p. 235).

b. Les *complications cardiaques* sont l'endocardite infectieuse à pneumocoques (voy. p. 186 et 259), la péricardite purulente, et la myocardite aiguë qui se traduit par une faiblesse progressive du cœur, par l'extension de la matité précordiale et l'affaiblissement du pouls et finit par aboutir à la syncope.

c. Les *complications cérébrales* sont la méningite à pneumocoques, l'apoplexie et l'*hémiplégie pneumonique* : cette dernière ne s'observe presque que chez le vieillard et peut être le principal symptôme d'une pneumonie à peu près latente : on lui attribuait autrefois une origine réflexe, GRASSET la considère comme un phénomène congestif, AUFRECHT comme le résultat d'un œdème cérébral dû à la compression des veines par le bloc pulmonaire hépatisé ; LÉPINE a montré que les lésions athéromateuses des vaisseaux cérébraux jouaient le plus grand rôle dans la production de cette hémiplégie qui résulterait ainsi d'une ischémie cérébrale. C'est une hémiplégie flasque et ordinairement transitoire. On a aussi noté chez les pneumoniques une *aphasie transitoire* qui reconnaît probablement la même cause (MOUISSET). — Il peut aussi se produire, dans la convalescence de la pneumonie, des paralysies localisées, par névrite, qu'il ne faut pas confondre avec les précédentes.

d. Les *complications du côté des séreuses* sont, outre la péricardite déjà citée, la péritonite à pneumocoques et les arthrites. Ces dernières sont presque toujours purulentes : elles ne sont pas toujours dues au pneumocoque, mais quelquefois à une infection secondaire par le streptocoque. Elles sont parfois d'une remarquable latence. La pleurésie métapneumonique est l'objet d'un article spécial (s'y reporter).

e. Le *catarrhe gastro-intestinal*, l'*otite suppurée*, l'*ictère*, la *néphrite aiguë*, l'*œdème laryngé à pneumocoques* sont des complications plus rares.

f. Les complications portant sur l'état général sont l'adynamie extrême et l'hyperthermie.

7° Formes cliniques. — La *pneumonie des vieillards* est souvent *latente* pendant une partie de son évolution : parfois il n'y a ni réaction générale intense, ni souffle, ni crachats rouillés, mais seulement de l'inappétence, de l'abattement ou un peu de délire, sans fièvre apparente ; aussi en présence de symptômes de ce genre sans cause évidente faut-il toujours ausculter la poitrine et rechercher si on ne trouve pas dans l'aisselle ou ailleurs un foyer de râles crépitants ; la mort survient presque subitement ou en quelques heures. Dans la *pneumonie des cachectiques* la fièvre manque parfois complètement (*pneumonie apyrétique*).

La *pneumonie des enfants* est remarquable par la brusquerie de son début et l'intensité des phénomènes généraux qui l'accompagnent : vomissements, convulsions, symptômes méningitiques. La fièvre est rémittente, parfois même intermittente. L'expectoration manque chez les jeunes enfants. Les signes physiques font quelquefois défaut, parce que la pneumonie centrale est moins rare que chez l'adulte. Le pronostic de la pneumonie est, d'une façon générale, meilleur chez l'enfant.

La *pneumonie des diabétiques* est souvent foudroyante dans ses allures : elle évolue en deux ou trois jours.

La *pneumonie des alcooliques* est remarquable par sa prédilection pour le *sommet* du poumon, par l'apparition fréquente du delirium tremens, par l'intensité de ses phénomènes nerveux ataxiques ou adynamiques. Sa résolution est traînante. Elle est fréquemment mortelle.

La *pneumonie bilieuse*, assez rare d'ailleurs, est celle qui s'accompagne d'un *état gastrique* ; on l'observe surtout dans le midi de la France : l'accablement, la prostration, la constipation, la douleur épigastrique avec ou sans vomissements, la céphalalgie intense sont ses principaux caractères.

La *pneumonie adynamique* s'accompagne de dépression et de stupeur : l'hypertrophie de la rate, l'albuminurie, une température très élevée s'observent habituellement.

La *pneumonie ataxique* joint aux symptômes précédents un délire précoce et violent.

La *pneumonie centrale* commence comme les autres par un frisson, mais le point de côté fait défaut et ce n'est qu'au bout de quatre, cinq, six jours qu'on finit par percevoir le souffle et les râles crépitants, par suite de l'extension progressive du foyer jusqu'à la surface du poumon.

La *pneumonie massive* est celle qui s'accompagne d'un abondant

exsudat fibrineux dans les bronches : par suite de leur obstruction la plupart des phénomènes stéthoscopiques sont supprimés :
les signes physiques se réduisent à la matité, à l'abolition du
murmure vésiculaire et des vibrations thoraciques : ils sont
donc analogues à ceux d'une pleurésie, aussi cette forme a-t-elle
été justement nommée *pseudopleurétique*.

La *pneumonie double* est caractérisée par l'envahissement successif des deux poumons : quand le second poumon se prend, la
température remonte, mais il n'y a pas de point de côté. L'auscultation fait entendre les râles crépitants du début alors que
l'autre poumon présente déjà du souffle tubaire.

La *pneumonie migratrice* est caractérisée par ce fait que
d'autres parties du poumon se prennent à mesure que les premières envahies entrent en résolution.

8° Diagnostic. — La pneumonie se distingue :

a. *De la congestion pulmonaire aiguë*, qui est moins localisée
et présente plus rarement un souffle tubaire.

b. *De la congestion pulmonaire passive* qui se localise dans les
parties postéro-inférieures des poumons et s'observe surtout
dans les états adynamiques ou chez les cardiaques.

c. *De la broncho-pneumonie*, presque toujours secondaire à une
maladie infectieuse ou à une infection de l'appareil respiratoire ;
son début est moins brusque que celui de la pneumonie, la fièvre
moins élevée, les signes stéthoscopiques sont disséminés ; il n'y
a pas de matité et le souffle fait défaut ou se déplace d'un jour
à l'autre.

d. *De la pleurésie* caractérisée par une matité de bois, l'abolition des vibrations vocales, l'absence ou le faible degré de
l'expectoration, la fièvre moins intense et le début moins
brusque.

Se basant sur l'agglutination des pneumocoques par le sérum
de pneumonique, GRIFFON a proposé (1900) un sérodiagnostic pneumococcique pouvant rendre service dans les cas de pneumonie
adynamique à allures typhoïdes, dans certaines pneumonies
centrales ou abortives.

9° Traitement. — Contre la pneumonie qui paraissait l'affection inflammatoire par excellence, les anciens médecins mettaient en œuvre toute la médication dite contro-stimulante : la saignée et les antimoniaux étaient les principaux moyens par lesquels on déprimait l'organisme ; on pratiquait aussi une révulsion intense dans le but d'enrayer le processus phlegmasique. Aujourd'hui le traitement de la pneumonie se résume à peu près dans l'expectation ; on a fini par se convaincre que le traitement était inutile dans la plupart des cas. On se borne donc à donner des toniques généraux et de l'alcool (thé au rhum, potion de Todd). Certains cas seulement réclament un traitement spécial.

Ainsi un point de côté intense, intolérable, nécessite parfois une injection de morphine ($0^{gr},01$) ou l'application de ventouses scarifiées. — La faiblesse du cœur est justiciable de la digitale ou de la caféine (1 gramme à $1^{gr},50$) ; il est bon d'examiner chaque jour le cœur et le pouls des pneumoniques ; si le pouls est mou et dicrote, si les bruits du cœur s'assourdissent, il faut recourir sans tarder à ces toniques cardiaques. — Le délire violent survient surtout chez les alcooliques et reconnaît en partie pour cause la suppression de l'alcool ; il faut donner immédiatement des boissons alcooliques ; on prescrira en outre 5 centigrammes d'extrait thébaïque. — Au contraire, si c'est la prostration qui domine, on donnera des stimulants généraux : la caféine qui est un tonique du système nerveux et l'acétate d'ammoniaque (XX à XXX gouttes). L'hyperthermie sera combattue par la quinine ou l'antipyrine.

L'évolution du foyer pneumonique sera suivie par une auscultation quotidienne ; on verra s'il ne se développe pas d'épanchement pleurétique.

Les révulsifs sont quelquefois employés dans des pneumonies à résolution traînante. Quant à la saignée on ne l'emploie guère que chez les adultes vigoureux et dans des cas où l'élément phlegmasique est très intense, avec congestion de la face, pouls plein et dur, délire, etc. ; ses indications sont en somme très restreintes.

A certaines pneumonies graves on pourra appliquer la méthode employée avec succès par Fochier contre l'infection puerpérale, et qui consiste à provoquer un *abcès de fixation* par l'injection sous-cutanée de 1 centimètre cube d'essence de térébenthine (LÉPINE).

ARTICLE V

GANGRÈNE PULMONAIRE

La gangrène pulmonaire a été isolée anatomiquement et cliniquement par LAENNEC. DITTRICH et TRAUBE ont étudié les caractères microscopiques de l'expectoration dans cette maladie; LEYDEN et JAFFÉ en ont recherché l'agent pathogène.

1° Anatomie pathologique. — On distingue depuis LAENNEC deux formes de gangrène pulmonaire :

a. *Forme diffuse.* — Elle est rare et passe souvent inaperçue pendant la vie, à cause de l'effacement des symptômes locaux ; à l'autopsie le tissu pulmonaire est livide, friable, quelques points du poumon tombent en déliquium, quelquefois même l'organe est transformé en une bouillie gélatiniforme.

b. *Forme circonscrite.* — Elle est caractérisée par la présence dans le poumon d'un ou de plusieurs foyers passant par trois états successifs : il n'y a d'abord qu'une eschare noirâtre, puis elle se ramollit (*sphacèle déliquescent*) et enfin s'évacue à travers les bronches, laissant une cavité tapissée d'une fausse membrane à odeur gangreneuse. En dehors de la zone sphacélée, le poumon présente les lésions de la pneumonie catarrhale.

Lorsque l'évolution de la maladie a été lente, dans la forme prolongée que nous décrirons plus loin, les cavernes sont entourées d'une zone fibreuse analogue à celle qui circonscrit les lésions tuberculeuses.

On observe assez souvent des lésions gangreneuses des autres organes, dues à des embolies ou à tout autre mécanisme, par exemple la gangrène buccale ou vulvaire.

Au microscope, le centre des lésions montre des fibres élastiques, des débris pulmonaires anthracosés, de grandes cellules sphériques chargées de granulations graisseuses. Les vaisseaux sanguins sont oblitérés.

L'examen microscopique fait encore constater de *nombreux microbes* : ce sont 1° des microbes pathogènes vulgaires, streptocoques et staphylocoques ; 2° des agents spéciaux qui paraissent particuliers à la gangrène pulmonaire et la déterminent probablement : le *leptothrix pulmonalis* de Leyden et Jaffé qui n'est qu'une modification du leptothrix qui existe normalement dans la cavité buccale, le proteus vulgaris, le micrococcus tetragenes. Zuber et Veillon (1898) ont isolé dans les foyers de gangrène et dans le sang du cœur deux microbes anaérobies le *bacillus ramosus* et le *bacillus serpens* ; ils ont pu reproduire expérimentalement la gangrène pulmonaire par leur inoculation aux animaux.

2° Étiologie et pathogénie. — Pour que ces divers agents pathogènes puissent agir sur le poumon et en déterminer la gangrène, il faut que le terrain soit préparé par des causes générales ou locales. Les maladies infectieuses antérieures, la grippe (Decaze, th. de Paris, 1896), le diabète, le saturnisme, le surmenage, comptent parmi les premières ; les secondes sont représentées par la tuberculose pulmonaire, surtout à la période des cavernes, les broncho-pneumonies, les infarctus, les néoplasmes du poumon (Boufflers, th. de Paris, 1894), le froid, les traumatismes, les corps étrangers des bronches fréquents chez les aliénés. En somme, ceci nous explique pourquoi la gangrène pulmonaire est presque toujours secondaire.

Les agents de la gangrène pulmonaire peuvent être apportés du dehors, comme en témoignent les cas de contagion observés par Bard et Charmeil, mais beaucoup plus souvent il doit s'agir d'une auto-infection par ces mêmes agents, qui existent déjà dans la cavité buccale ou pharyngée de l'homme sain. De là ils arrivent au poumon, où une lésion intérieure joue le rôle de cause d'appel, soit directement par les voies aériennes, soit par les vaisseaux sanguins par le mécanisme de l'embolie.

3° Description clinique. — L'évolution de la gangrène pulmonaire peut être divisée en deux périodes : une période de début dans laquelle la gangrène pulmonaire revêt les allures d'une

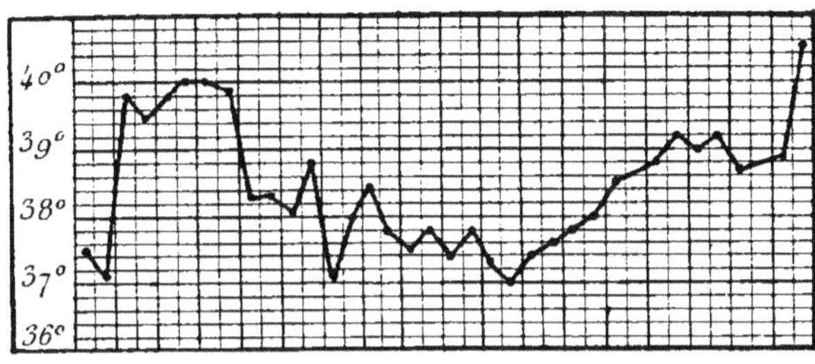

(Femme de 60 ans.)

Fig. 20.

Gangrène pulmonaire.

pneumonie ou d'une pleurésie, et une période d'état caractérisée par l'apparition de la fétidité de l'haleine et des crachats.

a. *Début*. — Dans sa forme la plus habituelle, la maladie s'annonce par un frisson violent, par une élévation de température qui va jusqu'à 39 et 40°, par de la dyspnée. La respiration est brève, accélérée, superficielle. Un point de côté indique approximativement le siège du mal; c'est une douleur pongitive, le plus souvent localisée au voisinage du mamelon ou dans le flanc.

Les *signes physiques* contrastent plutôt par leur peu d'importance avec l'intensité de ces troubles fonctionnels. En un point circonscrit, vers la partie moyenne du poumon, on trouve une zone de matité avec

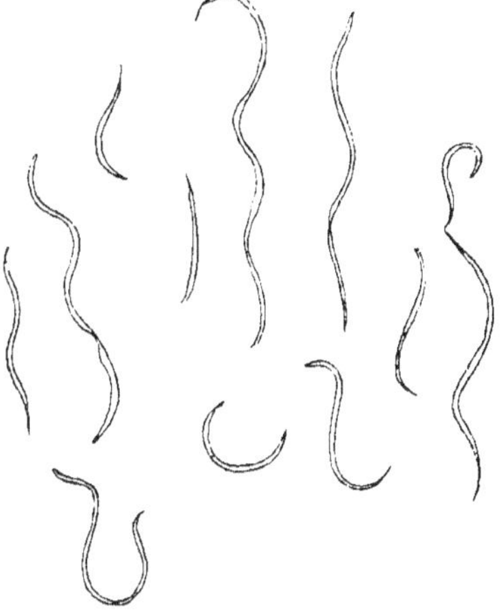

Fig. 21.

Fragments de fibres élastiques dans l'expectoration.

diminution du murmure vésiculaire, entourée d'une zone où

s'entendent des râles inspiratoires assez analogues à ceux de la pneumonie.

b. *Période d'état*. — Elle correspond à l'évacuation du foyer de gangrène dans une bronche. La fétidité de l'haleine et de l'expectoration apparait *brusquement* : celle-ci, qui était muqueuse ou mucopurulente, devient du matin au soir purulente, couleur *lie de vin*. Par le repos elle se sépare en trois couches : une inférieure purulente, épaisse, jaunâtre, riche en détritus pulmonaires, une couche moyenne presque incolore et une supérieure spumeuse. L'examen microscopique du dépôt montre des fibres élastiques, des fragments de parenchyme pulmonaire chargés de particules anthracosiques, et les *bouchons de Dittrich* masses granuleuses formées de leucocytes, de détritus cellulaires, de bactéries diverses et de cristaux d'acides gras. La constatation des fibres élastiques a une grande valeur parce qu'elles sont les indices de la désintégration du tissu pulmonaire. Cette expectoration exhale une odeur infecte attribuée aux acides valérianique et butyrique; cette fétidité peut manquer dans certains cas, par exemple chez des diabétiques. On observe quelquefois des hémoptysies.

La douleur s'atténue progressivement, mais l'état général persiste excessivement grave : la haute température et l'abattement témoignent, dès le début, d'une infection profonde de l'organisme.

c. *Durée*. — La durée de la maladie est de dix à vingt jours. Elle se termine ordinairement par la mort. Les guérisons observées ne sont souvent que temporaires.

4° Formes cliniques. — Nous venons de décrire la forme commune dont le début rappelle celui de la pneumonie (*forme pneumonique* de Bucquoy). La symptomatologie de la gangrène pulmonaire peut être modifiée : 1° en raison de son siège; 2° en raison de son évolution.

a. Lorsque le foyer gangreneux occupe une partie superficielle du poumon, les symptômes se rapprochent de ceux de la pleurésie (*forme pleurétique* de Bucquoy). En raison de l'éloignement des bronches, il n'y a pas d'expectoration, la fétidité manque ou n'apparait que tardivement, mais il y a un point de côté violent, l'examen du thorax montre de la matité, de l'abolition des vibrations vocales, du souffle, de la pectoriloquie aphone, et la ponction exploratrice ramène un liquide fétide, hémorragique, couleur lie de vin. Parfois même, en raison de la perforation du feuillet viscéral de la plèvre, le début est plus violent encore et s'accompagne de tous les signes physiques du *pneumothorax*.

b. Dans la *forme prolongée*, au lieu d'affecter une marche aiguë ou subaiguë, la gangrène pulmonaire ne tarde pas à présenter une allure torpide, et le malade n'est emporté qu'au bout de quatre ou cinq mois (Louis, Straus). Telle est la forme prolongée ou à tendance fibreuse de Bard. Parfois même la guérison paraît s'opérer, lorsque survient après quelques mois une poussée mortelle.

5° Diagnostic. — Il ne faudra pas se baser uniquement sur la fétidité de l'haleine et de l'expectoration pour affirmer le diagnostic de gangrène pulmonaire, car une fétidité analogue s'observe dans la *dilatation des bronches*, dans la gangrène des extrémités bronchiques ou *bronchite fétide*, dans certaines *cavernes tuberculeuses*. Certaines lésions laryngées ou nasales, notamment l'*ozène*, peuvent aussi s'accompagner de fétidité de l'haleine.

Il faudra se baser sur les signes physiques et fonctionnels, sur l'évolution rapide de la maladie, sur l'examen microscopique de l'expectoration, sur la gravité de l'état général. A plus forte raison ces signes seront-ils utiles au diagnostic quand la fétidité fait défaut.

6° Traitement. — Le *traitement chirurgical* comprend la médication symptomatique de la douleur, de la toux, de la dyspnée; on combattra la fétidité par des inhalations de térébenthine ou d'oxygène barbotant dans du gaïacol (Richardière), par l'eucalyptus à l'intérieur et l'hyposulfite de soude.

Le *traitement chirurgical* consiste dans la pneumotomie, suivie de l'évacuation et du drainage des cavités ou foyers gangreneux.

En tenant compte de la contagiosité possible, on fera bien

dans un service d'hôpital, d'isoler les malades atteints de gangrène pulmonaire.

ARTICLE VI

ABCÈS DU POUMON

Les principales causes d'abcès pulmonaire sont les corps étrangers des bronches, les infarctus emboliques, la pneumonie et la broncho-pneumonie. C'est surtout chez les alcooliques que la pneumonie présente, dans des cas d'ailleurs assez rares, une tendance à la transformation purulente.

1° **Anatomie pathologique**. — Lorsque les abcès reconnaissent une origine embolique, ils sont le plus souvent multiples. Mais, dans la plupart des cas, l'abcès est unique; ses dimensions sont très variables; la suppuration qui succède à la pneumonie peut envahir quelquefois la presque totalité du poumon. La paroi est anfractueuse et déchiquetée, recouverte d'un pus gris ou brunâtre, souvent mélangé de débris pulmonaires exhalant une odeur fade, mais non infecte comme celle de la gangrène pulmonaire.

2° **Symptômes**. — Les symptômes de l'abcès pulmonaire sont d'abord assez insidieux : c'est quinze jours ou trois semaines après une pneumonie ou une embolie que la fièvre s'allume ou reparaît, que le malade tousse et se plaint quelquefois de point de côté ou d'oppression.

L'ouverture dans les bronches d'un abcès volumineux se traduit par une véritable vomique (voy. p. 223) dont le bruyant appareil symptomatique est suivi d'un grand soulagement et d'une diminution de l'oppression. Cette vomique peut se répéter plusieurs fois, de moins en moins abondante. Si l'abcès est peu volumineux, on n'observe qu'une *expectoration fréquente, uniformément purulente, crémeuse*, dans laquelle on peut déjà reconnaître à l'œil nu des débris de parenchyme pulmonaire, et où le microscope montre, au milieu de nombreux globules de pus, des

fibres élastiques, des cellules épithéliales, des cristaux de cholestérine et d'hématoïdine, du pigment pulmonaire et les divers
microbes de la suppuration.

L'auscultation fait entendre
des *signes cavitaires* (souffle,
gargouillements), indices d'une
caverne pulmonaire en communication avec les bronches.
L'état général devient rapidement mauvais : la fièvre hectique à grandes oscillations,
les sueurs nocturnes, l'amaigrissement, la diarrhée sont
les préludes de la terminaison
fatale, à moins que celle-ci ne
soit hâtée par un pyopneumothorax consécutif à l'ouverture
de l'abcès dans la plèvre. L'abcès pulmonaire peut aussi aboutir à la gangrène : l'odeur infecte
de l'haleine et de l'expectoration annonce cette complication. La guérison est assez rare.

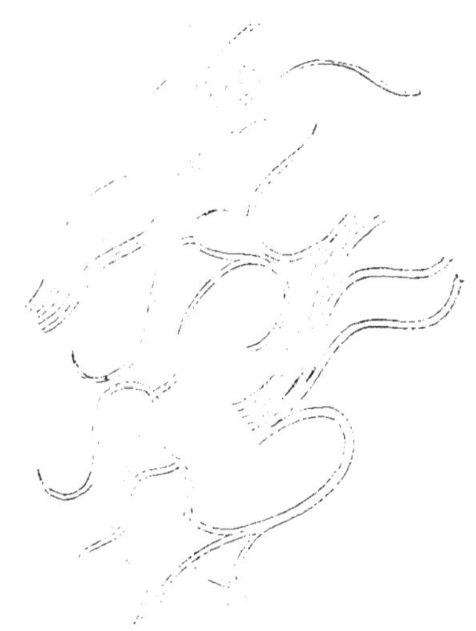

Fig. 22.
Fibres élastiques du parenchyme
pulmonaire, trouvées au microscope dans l'expectoration
(abcès, gangrène, tuberculose).

3° Diagnostic. — Il repose sur les antécédents et la marche
de l'affection qui succède à une pneumonie, à des infarctus ou à
des troubles de la déglutition, sur les caractères de l'expectoration et sur les signes cavitaires. L'abcès pulmonaire se distingue :

a. Des *cavernes tuberculeuses :* l'évolution de la phtisie est en
effet bien moins rapide et on ne trouve pas de débris pulmonaires dans l'expectoration.

b. De la *gangrène pulmonaire* dans laquelle l'haleine et l'expectoration lie de vin exhalent une odeur repoussante : les crachats contiennent rarement des fibres élastiques, mais par
contre des bouchons bronchiques, des cristaux d'acide marga-
rique et le *leptothrix pulmonalis* (LEYDEN, EICHHORST).

Enfin on ne confondra pas un abcès pulmonaire avec la vomique déterminée par l'ouverture dans les bronches d'une collection purulente extrapulmonaire (empyème, kyste hydatique du foie, pleurésie interlobaire, abcès sous-phrénique, etc.).

4° Traitement. — On se borne à faire des pulvérisations antiseptiques, à soutenir les forces du malade et à combattre la fièvre (alcool, potion de Todd). Dans le cas d'abcès unique l'intervention chirurgicale est quelquefois indiquée. Elle consiste dans l'ouverture et le drainage.

ARTICLE VII

EMPHYSÈME PULMONAIRE

On nomme ainsi (de ἐμφυσᾶν, *insuffler*) la dilatation pathologique des alvéoles pulmonaires (emphysème intralobulaire) : leur rupture détermine l'épanchement de l'air dans le tissu interstitiel (emphysème interlobulaire).

1° Anatomie pathologique. — a. *Autopsie*. — A l'ouverture du thorax le poumon ne se rétracte pas comme un poumon normal : il a au contraire tendance à sortir du thorax ; il reste dilaté et comme insufflé. Sa coloration est pâle ; il crépite mal sous le doigt et donne au toucher une sensation molle analogue à celle que donnerait un oreiller de duvet (LAENNEC). La dilatation est surtout manifeste aux sommets et au niveau des bords antérieurs qui sont mousses et arrondis au lieu d'être tranchants. Par places des lobules superficiels excessivement dilatés forment une saillie arrondie. Incisé, le poumon ne s'affaisse pas complètement : en même temps qu'il est distendu, il a perdu son élasticité.

b. *Histologie*. — Les cloisons interalvéolaires sont amincies, atrophiées, fréquemment perforées sur une plus ou moins grande étendue, établissant ainsi entre les alvéoles voisins des communications anormales. Cette disparition partielle résulte de la rupture et de la rétraction des fibres élastiques qui les soutiennent (MARFAN et LION). Consécutivement la lumière des vaisseaux de l'hématose qui parcourent ces cloisons s'efface, et leur oblitération se produit : ainsi s'explique la pâleur du tissu pulmonaire et la perte de son élasticité. En somme, il n'y a pas seulement distension des alvéoles dans le poumon emphysémateux ; il y a aussi une atrophie progressive du parenchyme pulmonaire.

Signalons encore les lésions concomitantes de bronchite ou de congestion des bases, et la dilatation secondaire du cœur droit.

2° Étiologie et pathogénie. — La distension exagérée des alvéoles pulmonaires qui caractérise l'emphysème reconnaît avant tout une origine mécanique.

Il est l'aboutissant de la plupart des affections chroniques du poumon, des bronches et des voies respiratoires. Ces affections réalisent l'emphysème par deux mécanismes : *a*, soit par les mouvements inspiratoires violents ou exagérés qu'elles nécessitent (ainsi agissent l'*asthme*, les obstructions nasales, etc.). *b*, soit par les secousses de toux qui distendent brusquement les alvéoles pulmonaires et dont l'action se fait principalement sentir sur certaines régions, comme le sommet des poumons et leurs bords antérieurs. Les efforts agissent de la même façon, ce qui explique la fréquence de l'emphysème chez les musiciens qui se servent d'instruments à vent, dans certaines professions pénibles, etc. La distension des alvéoles pulmonaires est donc prédominante, suivant les cas, soit en inspiration, soit en expiration ; c'est cette distension répétée qui finit par entraîner à la longue la perte de l'élasticité du parenchyme pulmonaire et sa dilatation définitive.

Il est probable toutefois que cette dilatation est favorisée par un défaut de résistance de la charpente élastique des alvéoles reconnaissant pour cause les anciennes lésions pulmonaires antérieures, l'alcoolisme, et dans certains cas une prédisposition native, héréditaire. — L'emphysème est souvent symptomatique d'une tuberculose pulmonaire à évolution très lente.

3° Symptomatologie. — Les signes physiques que nous étudierons d'abord sont beaucoup plus caractéristiques que les symptômes fonctionnels.

A. SIGNES PHYSIQUES. — L'*inspection* montre des déformations thoraciques caractéristiques : dans son ensemble le thorax est dilaté et élargi, arrondi, globuleux au lieu d'être aplati comme normalement dans le sens antéro-postérieur (thorax en tonneau). Le sternum est bombé, la courbure de la colonne vertébrale exagérée, l'angle des côtes saillant en arrière, les omoplates élevés, écartés de la colonne vertébrale et déjetés en dehors (BONDET), le creux sus-sternal déprimé, les régions sus et sous-claviculaires saillantes ; le poumon forme quelquefois dans le creux sus-claviculaire une tumeur sonore, molle, élastique, s'exagérant par les efforts et la toux (hernie pulmonaire).

A la *percussion*, la sonorité thoracique est exagérée : la matité cardiaque normale s'atténue ou disparaît, masquée par la distension des lames antérieures des poumons.

A l'*auscultation* le murmure vésiculaire est diminué, surtout aux sommets. L'inspiration est humée, l'expiration prolongée et souvent un peu sifflante.

A la *radioscopie* l'emphysème se traduit par trois signes (BÉCLÈRE) : la plus grande étendue de l'image pulmonaire, sa clarté plus vive à cause de l'atrophie des cloisons interalvéolaires et l'ascension moindre du diaphragme pendant l'expiration.

Enfin la *spirométrie* montre que la capacité pulmonaire est considérablement réduite ; par suite de la distension continuelle du thorax et du poumon, celui-ci se vide mal, l'expiration est défectueuse.

B. TROUBLES FONCTIONNELS. — La *dyspnée* est habituelle chez les emphysémateux ; au début, c'est une simple dyspnée d'effort n'apparaissant qu'à l'occasion de la marche ou des mouvements ; plus tard elle devient continue. Elle reconnaît pour cause la limitation des mouvements du thorax, surtout dans l'expiration, et le rétrécissement du champ de l'hématose par atrophie du parenchyme pulmonaire et oblitération de ses vaisseaux. Mais, à mesure que la maladie progresse, la dyspnée relève d'une cause encore plus importante : la faiblesse et la dilatation du cœur.

4º Évolution. — En effet, tout emphysémateux s'achemine progressivement vers l'asystolie à cause du retentissement des lésions pulmonaires sur le cœur droit. L'atrophie et la rupture des cloisons interalvéolaires, l'oblitération des vaisseaux qui les parcourent créent des conditions nouvelles à la circulation pulmonaire. Par suite de ces obstacles périphériques, la pression sanguine augmente dans l'artère pulmonaire, et par conséquent le ventricule droit, organe moteur de la petite circulation, doit fournir un travail plus considérable. Comme la faible épaisseur de ses parois ne lui permet pas de s'hypertrophier, il se laisse assez rapidement dilater : cet engorgement du cœur droit se traduit par une stase veineuse généralisée, par du gonflement des jugulaires constatable chez la plupart des emphysémateux.

Survienne une affection aiguë légère des voies respiratoires, une simple bronchite qui augmente la gêne respiratoire et le travail du cœur droit, celui-ci se laisse alors complètement forcer, sa dilatation aboutit à l'insuffisance tricuspidienne (voy. p. 308) et à l'asystolie. Avec le repos et la digitale, le cœur revient à son volume normal jusqu'à ce que survienne, après de nouvelles poussées, l'asystolie définitive.

Indépendamment de cette évolution à peu près fatale, deux sortes d'accidents, résultant tous deux de la rupture d'un alvéole, peuvent venir compliquer l'évolution de l'emphysème. Ce sont le pneumothorax et l'emphysème interstitiel.

Le *pneumothorax* est la pénétration de l'air dans la plèvre, consécutivement à la rupture d'un alvéole superficiel : il guérit d'ordinaire assez rapidement.

L'*emphysème insterstitiel* ou *interlobulaire* est l'épanchement de l'air entre les alvéoles pulmonaires; il chemine ainsi de proche en proche dans l'épaisseur du tissu conjonctif du poumon, vient former des bulles sous la plèvre viscérale, ou bien gagne le hile du poumon, le médiastin, le tissu conjonctif du cou. C'est un accident rare.

5º Pronostic. — La gravité de l'emphysème tient à trois facteurs principaux : 1º à son évolution spontanée vers la dilatation du cœur droit et l'asystolie ; 2° aux affections causales dont l'emphysème est l'aboutissant (asthme, bronchites chroniques, tuberculose) ; 3° aux accidents graves d'asphyxie que provoquent chez les emphysémateux toutes les affections aiguës des voies respiratoires (bronchite aiguë, congestion pulmonaire, etc.).

6° Traitement. — Il se résume dans le séjour dans les altitudes, dans les bains d'air comprimé, dans les inhalations d'oxygène et la pneumothérapie qui consiste surtout à faire successivement des inspirations dans l'air comprimé, et des expirations dans l'air raréfié. Il faut traiter l'affection primitive cause de l'emphysème (bronchite, asthme, etc.). L'iodure de potassium (1 gr. par jour) peut être longtemps continué.

ARTICLE VIII

SCLÉROSES PULMONAIRES

La plupart des lésions pulmonaires (traumatiques, infectieuses, néoplasiques) s'accompagnent d'une sclérose pulmonaire de voisinage qui n'est qu'une réaction conjonctive toute locale : le tissu conjonctif qui entoure et enkyste les noyaux tuberculeux ou cancéreux, les productions actinomycosiques, les kystes hydatiques, les plaies pénétrantes, nous en fournit une série d'exemples ; mais il est des cas où, par suite de sa généralisation ou de son étendue, la sclérose pulmonaire s'accuse par des symptômes nets et a une véritable physionomie clinique. En voici les principaux types :

1° Sclérose lobaire ou pneumonique. — Cette forme succède le plus souvent à une pneumonie aiguë dont la résolution se fait mal (*pneumonie prolongée* de CHARCOT). Au bout de quelques semaines, le poumon passe par les périodes successives d'induration rouge et d'induration grise.

a. Dans la première, le parenchyme pulmonaire est densifié : placé dans l'eau, il gagne rapidement le fond du vase ; à la coupe il est rouge et présente des granulations. Le microscope montre la prolifération des cellules du tissu conjonctif.

b. Dans la deuxième période, la transformation conjonctive s'est complétée, les travées conjonctives sont épaissies : le poumon sclérosé crie sous le couteau. On peut trouver des cavernes dans le parenchyme (pneumonie chronique ulcéreuse de DEBOVE.

Cliniquement, la résolution de la pneumonie se fait mal : la température s'abaisse, mais pour remonter ensuite et se maintenir aux environs de 38°. Les signes physiques sont tous ceux d'une induration du poumon (matité, augmentation des vibrations thoraciques, bronchophonie, respiration soufflante).

2° Sclérose bronchopneumonique. — Elle succède aux bronchopneumonies infectieuses de l'enfance. Elle débute par les bronches et aboutit à une sclérose péribronchique intra et extralobulaire.

Le poumon est rougeâtre, dur au toucher : à la coupe il est parsemé de dépressions qui ont fait comparer son aspect à celui d'une pierre meulière ou d'un fromage de Gruyère.

Ici encore les symptômes sont des signes d'induration auxquels viennent s'ajouter des signes de dilatation des bronches avec l'expectoration caractéristique.

En raison de leur diffusion et de l'obstacle qu'elles créent à la circulation pulmonaire, ces lésions s'accompagnent à la longue d'un retentissement sur le cœur droit, qui finit par se laisser forcer : la mort survient par asystolie.

3° Sclérose d'origine pleurale. — Certaines pleurésies sérofibrineuses ou purulentes s'accompagnent d'un épaississement considérable des feuillets de la plèvre et du tissu voisin. Il y a une véritable rétraction consécutive du thorax : la paroi costale est aplatie, l'épaule correspondante abaissée, la colonne vertébrale incurvée. Pareilles lésions s'observent du côté de la plèvre viscérale ; le poumon, longtemps refoulé, est réduit à un moignon encapsulé par d'épaisses adhérences. Il devient le siège d'une sclérose interstitielle qui part de sa surface pour se propager jusqu'à son hile. Cette sclérose, suivant la voie toute tracée par les lymphatiques qui forment sous la plèvre viscérale un riche réseau avant de s'enfoncer entre les lobules et de gagner la profondeur de l'organe dans la direction du hile, finit par envahir tous les espaces conjonctifs périlobulaires.

Telles sont les formes classiques de sclérose pulmonaire, mais il reste encore à énumérer la sclérose syphilitique (voy. p. 174), la sclérose pulmonaire d'origine tuberculeuse, qui constitue une forme de tuberculose à symptomatologie tout à fait spéciale (phtisie fibreuse), la sclérose d'origine cardiaque, connue sous le nom de poumon cardiaque, la sclérose due aux poussières et qui accompagne les pneumokonioses; enfin les scléroses toxiques, récemment isolées par LETULLE.

4° Scléroses toxiques. — Elles sont dues :

a A des intoxications d'origine externe : alcoolisme chronique, saturnisme, hydrargyrisme ;

b A des auto-intoxications : goutte, diabète, néphrites chroniques.

c A des toxi-infections : impaludisme, fièvre typhoïde ; les scléroses tuberculeuses doivent, pour la plupart, rentrer dans cette catégorie.

5° Pneumokonioses. — Ce terme désigne les lésions que déterminent la pénétration et la fixation dans le parenchyme pulmonaire, des diverses poussières tenues en suspension dans l'atmosphère.

Elles sont à peu près toutes d'origine professionnelle. La plus commune est l'anthracose, qu'on observe surtout chez les mineurs. Les tailleurs de pierre, les aiguiseurs, les ouvriers des manufactures de tabacs, les fourreurs, les cardeurs de laine, les fabricants de brosses sont exposés à autant de pneumokonioses différentes.

C'est l'*anthracose* qui est la mieux étudiée ; elle consiste dans le dépôt, au sein du poumon et des ganglions bronchiques, de

particules noires, qu'on considérait autrefois comme du pigment
et qui sont en réalité des particules charbonneuses. En très
petite quantité, ce dépôt existe pour ainsi dire normalement
chez tous les habitants des villes : chez les mineurs il peut provoquer une véritable maladie. Après une longue période de tolérance, qui dure dix, quinze ou vingt ans, la maladie s'annonce,
le plus souvent, à l'occasion d'une bronchite aiguë ou d'une pneumonie, par de la pesanteur au niveau du creux épigastrique, et
par une *expectoration noire* : à ce moment les signes stéthoscopiques se bornent à ceux d'une simple induration. Enfin, plus
tard, ces signes physiques s'accusent : on perçoit nettement des
signes de ramollissement des sommets, puis apparaissent ceux des
cavernes pulmonaires ; la toux est alors fréquente et les symptômes généraux sont ceux de la consomption.

Dans les *autres pneumokonioses* l'expectoration est rougeâtre,
jaune ou grise, au lieu d'être noire, et les hémoptysies sont
beaucoup plus fréquentes que dans l'anthracose.

L'autopsie montre les particules disséminées dans le tissu
conjonctif péri-alvéolaire ; sous la plèvre, sur le diaphragme, où
elles sont transportées par les lymphatiques, elles se déposent
sous forme de houppes. La plèvre est épaissie, formant une coque
scléreuse ; le parenchyme pulmonaire est noir, dur et élastique :
sa consistance rappelle celle du caoutchouc ; par places, il n'est
pas insufflable, et, projeté dans un vase, gagne le fond de l'eau.
Les sommets sont parsemés de cavernules ; les ganglions du hile
sont infiltrés de charbon. On trouve presque toujours des lésions
tuberculeuses (R. TRIPIER) ; mais il est incontestable que cette
phtisie se développe fort lentement.

ARTICLE IX

PHTISIE PULMONAIRE

Cette appellation devrait être réservée à la tuberculose[1] pulmonaire dans ses périodes avancées (de φθίσις, consomption) ;
toutefois on désigne habituellement sous ce nom la forme vul-

_____

[1] Les notions générales sur l'anatomie pathologique et la bactério

gaire de la tuberculose pulmonaire, réservant à la forme granulique ou pneumonique une description spéciale.

§ 1. — ÉTIOLOGIE

Deux notions dominent l'étiologie de la tuberculose pulmonaire : l'hérédité et la contagion.

1° Hérédité. — Le rôle de l'hérédité est diversement interprété : quelques auteurs pensent qu'elle peut être directe, c'est-à-dire que le germe lui-même de la maladie est transmis au nouveau-né ; d'autres, et ce sont les plus nombreux, pensent que l'hérédité ne fait que préparer le terrain et rendre le nouvel organisme accessible à la contagion, contagion d'autant plus facile que les enfants vivent dans la continuelle promiscuité de leurs parents phtisiques.

2° Contagion. — La contagion est aujourd'hui prouvée expérimentalement et cliniquement. Pour qu'un sujet devienne tuberculeux, il faut que le bacille de Koch pénètre par une voie quelconque dans son économie : les portes d'entrée en sont d'ailleurs très variables. La tuberculose pulmonaire peut en effet succéder à une tuberculose locale : osseuse, articulaire, ganglionnaire, etc. ; d'autres fois, elle paraît primitive. Quelle voie ont donc empruntée les germes pathogènes pour arriver jusqu'au poumon ?

Dans quelques cas exceptionnels ils ont pénétré à la faveur d'une solution de continuité du tégument, à la suite d'une piqûre anatomique par exemple, mais dans l'immense majorité des cas, ils pénètrent par les voies respiratoires ou digestives.

Le premier mode d'entrée n'a rien de surprenant : les poussières que tient en suspension l'air atmosphérique et que nous inspirons à chaque instant contiennent le bacille de Koch, ce bacille a été mis en évidence par STRAUS sur la muqueuse nasale des personnes qui fréquentent les salles de tuberculeux ; nul doute qu'il ne puisse pénétrer jusqu'au poumon. Les crachats que les phtisiques vivant de la vie commune projettent sur le sol se

logie de la tuberculose font l'objet d'an chapitre spécial (livre VII) qui doit être lu avant celui-ci.

dessèchent, et les bacilles se mêlent à toutes les poussières. Tap-
peiner a d'ailleurs réussi à rendre des animaux tuberculeux en
pulvérisant dans leurs cages des produits tuberculeux desséchés.

D'autre part, la tuberculisation peut se produire par les voies
digestives ; elle a été réalisée expérimentalement par Chauveau,
en faisant ingérer à des vaches de la matière tuberculeuse
mélangée à leurs aliments. Arrivés dans l'intestin, les bacilles
peuvent traverser la muqueuse sans laisser de traces de leur
passage, et le torrent circulaire les porte jusqu'aux poumons.
Le lait et la viande d'animaux tuberculeux constituent ainsi un
danger constant : à l'état de crudité ou après une cuisson insuffisante, ils contiennent des bacilles virulents ainsi qu'on l'a
maintes fois démontré.

La contagion de la tuberculose peut encore s'opérer en faisant
usage des mêmes cuillers, des mêmes vêtements, etc., etc., ou
pendant les rapports conjugaux.

La contagion est donc un fait acquis : mais pour que la graine
ainsi semée dans l'organisme puisse germer, il faut qu'elle rencontre de la part du terrain des conditions favorables. L'hérédité est le plus puissant facteur de cette prédisposition. Les
mauvaises conditions hygiéniques , les excès de toute sorte, les
privations, l'alimentation insuffisante, le séjour dans un air
confiné exercent une influence analogue. Enfin le terrain est
largement préparé par toutes les intoxications, par les maladies
cachectisantes et les causes de débilitation ; ainsi agissent les
grossesses répétées, la dilatation de l'estomac, le diabète, l'alcoolisme, les affections nerveuses chroniques. Une mention spéciale doit être réservée au traumatisme local, surtout au traumatisme continu s'exerçant sur la région thoracique : c'est le
cas pour les sabotiers, ou pour les mariniers du Rhône qui
appuient leur gaffe sous la clavicule (Perroud).

§ 2. — Symptomatologie

L'histoire clinique de la tuberculose pulmonaire peut être
divisée comme l'histoire de ses lésions en trois périodes :

période de début ou d'infiltration, période de ramollissement, période des cavernes.

1° Période de début — Nous étudierons tout d'abord les symptômes fonctionnels, les seuls qui attirent l'attention.

A. Symptômes fonctionnels et modifications de l'état général. — La *toux* est un des premiers symptômes qui appellent l'attention de l'entourage du malade. C'est une petite toux sèche et brève, survenant surtout le matin, vers quatre à cinq heures, et se répétant pendant la journée à intervalles plus ou moins éloignés. Elle survient quelquefois après le repas (*toux gastrique*) et finit par déterminer le rejet des aliments.

L'*expectoration* à cette période est à peu près nulle ; elle ne se compose que de crachats muqueux avec quelques rares îlots purulents.

La *dyspnée* manque souvent : elle se montre d'autres fois bien avant l'apparition des premiers symptômes de tuberculose, sous la forme d'accès d'asthme.

Dès cette période l'*état général* s'altère : le *facies* et l'*habitus* du malade sont souvent caractéristiques ; son thorax est étroit, sa poitrine aplatie, l'amaigrissement survient rapidement, les ongles se bombent et se recourbent en même temps que l'extrémité des doigts s'élargit (*doigts hippocratiques*). Une fièvre peu élevée, 38° à 38°,5, se montre chaque soir ; lorsqu'elle manque on peut la faire apparaître par une promenade ou un exercice de quelques heures. Les règles se suppriment ou deviennent irrégulières. C'est au milieu de ces troubles fonctionnels et de ces modifications de l'état général que survient l'hémoptysie.

L'*hémoptysie* (αἷμα, *sang* et πτύσις, *crachement*) est d'intensité très variable. Tantôt elle consiste en quelques crachats teintés de sang, tantôt le sang est rendu à flots, au milieu d'un violent accès de toux et de suffocation. Elle peut être unique ou se répéter à plusieurs reprises. Elle reparaît quelquefois tous les mois chez les tuberculeuses dont les règles sont supprimées. Cette hémoptysie, à l'inverse de celles qui se produisent souvent à la période des cavernes, n'est qu'exceptionnellement mortelle. L'hémoptysie est ordinairement le signal qu'attendent pour se développer tous les symptômes d'une tuberculose pulmonaire jusque-là latente, ce qui l'avait fait considérer par MORTON comme la cause même de la phtisie pulmonaire. En réalité, elle n'en constitue qu'un accident initial, quelquefois moins précoce, et qui manque d'ailleurs dans un tiers des cas.

Le début de la tuberculose est souvent annoncé par des troubles dyspeptiques, par une névralgie faciale tenace, par une anémie que rien n'explique; ces divers symptômes ne contribuent qu'à égarer le diagnostic.

B. SIGNES PHYSIQUES. — Les plus caractéristiques sont la matité, les modifications du murmure vésiculaire, et les craquements.

a. *Inspection*. — Le faciès du malade, son amaigrissement, sont souvent caractéristiques : le thorax est aplati, les régions sous-claviculaires et les fosses sus-épineuses déprimées par suite d'un certain degré d'atrophie des muscles de la ceinture scapulaire.

b. *Palpation*. — En appliquant la main à plat sur les diverses régions du thorax pendant qu'on fait compter le malade, on constate que les vibrations vocales sont augmentées au sommet des poumons, c'est-à-dire dans la région sous-claviculaire et les fosses sus et sous-épineuses ; cette augmentation est plus marquée du côté le plus atteint.

c. *Percussion*. — Dans les mêmes régions la percussion décèle une *submatité*, qui est le résultat de l'infiltration du poumon par les tubercules. De plus la percussion est souvent *douloureuse*.

d. *Auscultation*. — GRANCHER donne les signes suivants comme très précoces :

1° L'obscurité ou affaiblissement du murmure vésiculaire aux sommets du poumon ou à l'un des sommets; 2° la rudesse de l'inspiration, qui perd son « moelleux » habituel pour devenir *granuleuse*, et l'abaissement de sa tonalité : en même temps l'expiration devient prolongée et soufflante; 3° la respiration saccadée.

La constatation d'un de ces signes plaide grandement en faveur de la tuberculose.

Les *craquements secs* localisés aux sommets sont caractéristiques du début de la tuberculose, mais permettent un diagnostic moins précoce.

2° Période de ramollissement. — A cette période les signes stéthoscopiques se modifient beaucoup, en même temps que l'état général devient rapidement mauvais.

A. SIGNES PHYSIQUES. — A la matité, à l'exagération des vibrations vocales, au retentissement de la voix et de la toux déjà constatés dans la période précédente, il faut ajouter les *râles sous-crépitants*, indices du ramollissement des tubercules. Ces râles humides font progressivement suite aux craquements secs de la première période, et, à mesure que le ramollissement s'effectue, donnent à l'oreille la sensation de bulles de plus en plus volumineuses (*râles cavernuleux*).

B. SYMPTÔMES FONCTIONNELS. — L'expectoration muqueuse de la période précédente est remplacée par une expectoration muco-purulente. Les crachats épais prennent dans le crachoir une forme arrondie, comme celle d'une pièce de monnaie (*crachats nummulaires*). Ces crachats contiennent le *bacille de Koch*, et une série d'autres microbes.

3° Période des cavernes. — A cette période les signes physiques se modifient complètement ; les symptômes fonctionnels et généraux ne sont qu'une aggravation de ceux de la période précédente.

A. SIGNES PHYSIQUES. — Ces signes physiques tout à fait caractéristiques sont désignés dans leur ensemble sous le nom de signes cavitaires (JACCOUD).

a. *Inspection*. — Elle montre assez souvent une dépression sous-claviculaire prononcée.

b. *Palpation*. — Les vibrations vocales sont exagérées ; ce phénomène est dû à la zone d'infiltration tuberculeuse ou à la sclérose qui entoure les cavernes.

c. *Percussion*. — Si la caverne est de petites dimensions, on n'obtiendra qu'un *son mat*, à cause de l'infiltration qui s'est substituée au parenchyme pulmonaire normal, et des épaisses fausses membranes pleurales qui l'étouffent.

Si la caverne est de grandes dimensions, la percussion donnera un son *tympanique*, ou même un son *amphorique*, comparable à celui qu'on obtiendrait en frappant sur une cruche vide.

Enfin, on peut obtenir le *bruit de pot fêlé* en percutant au niveau de la caverne pendant que le malade respire la bouche ouverte; on considère ce phénomène comme dû à la sortie saccadée de l'air à travers les bronches.

d. *Auscultation*. — Elle fait entendre, surtout pendant l'inspiration, un souffle analogue à celui qu'on produit en se soufflant dans les mains (*souffle caverneux*). Les grandes cavernes à parois lisses peuvent donner naissance à un souffle amphorique.

Le mélange de l'air et des sécrétions contenues dans la caverne produit un râle à grosses bulles, le *râle caverneux* ou gargouillement, qui prend dans les grandes cavités un timbre métallique (*râle amphorique*).

Enfin l'auscultation de la caverne fait encore entendre un retentissement considérable de la voix et de la toux.

B. Symptômes fonctionnels. — A cette période, la dyspnée et la toux augmentent. L'expectoration est en général très abondante surtout le matin où, quand le malade vide ses bronches, elle simule une véritable vomique. A cette période reparaît l'hémoptysie, rare dans la période de ramollissement : mais elle affecte ici une allure et un mécanisme tout particuliers. Elle est due à la rupture des *anévrismes* de Rasmussen qu'on trouve sur les parois des cavernes pulmonaires (voy. p. 161). Quand une de ces poches anévrismales vient à se rompre, surtout si l'artériole qui lui a donné naissance est d'un certain calibre, la caverne pulmonaire est inondée de sang, qui bientôt fait irruption dans les voies respiratoires et est rejeté à flots au dehors. Rien n'arrête cette foudroyante hémoptysie qui peut entraîner en quelques instants la mort du malade. Lorsque l'anévrisme rompu s'est formé aux dépens d'une branche artérielle moins considérable, il en résulte une hémoptysie moins abondante, mais susceptible cependant de provoquer la mort par sa répétition.

C. ÉTAT GÉNÉRAL. — Le malade présente peu à peu tous les signes de la cachexie tuberculeuse.

La *fièvre* est quotidienne, d'ordinaire à grandes exacerba-

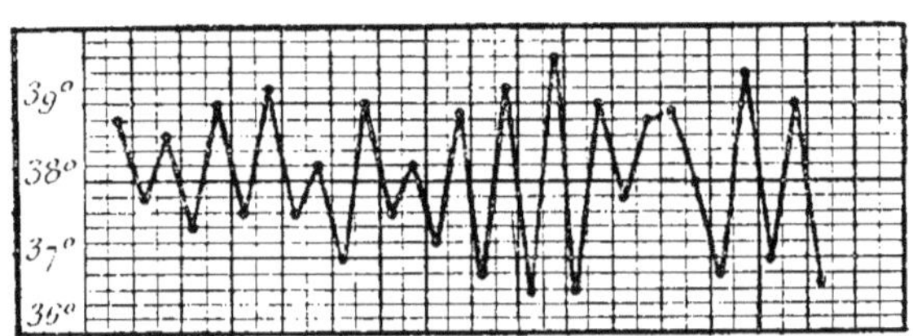

Homme de 29 ans).

Fig. 23.

Fièvre hectique durant depuis cinq mois.

tions vespérales atteignant 40°, alors que le matin la température est peu élevée ou même normale (*fièvre hectique*).

Les *sueurs* sont abondantes, surtout la nuit, et contribuent à l'épuisement du malade.

L'amaigrissement devient extrême; la face est pâle et cyanosée; la diarrhée terminale, indice de la tuberculose intestinale, et les œdèmes cachectiques font leur apparition.

La mort survient au milieu des progrès de la cachexie lorsqu'elle n'est pas hâtée par une des complications que nous énumérons plus loin.

§ 3. — COMPLICATIONS

Nous réunissons dans le tableau synoptique suivant les nombreuses complications de la tuberculose, qui sont presque toutes l'objet d'un chapitre spécial dans les maladies des divers organes : on n'aura qu'à s'y reporter.

APPAREIL RESPIRATOIRE. . .	Tuberculose nasale, *laryngite*. Bronchites, *bronchite pseudo-membraneuse, dilatation des bronches*. Broncho-pneumonies. *Gangrène pulmonaire*. *Emphysème*. *Adénopathie trachéo-bronchique*. *Pleurésies*. Pneumothorax, hémoptysie.
APPAREIL CIRCULATOIRE. . .	Péricardite. Endocardite. Dilatation du cœur droit. *Phlegmatia alba dolens*. Thrombose de l'artère pulmonaire.
APPAREIL DIGESTIF ET PÉRITOINE	Ulcérations tuberculeuses, linguales, buccales, *pharyngées*. Gastrite. *Tuberculose intestinale*. *Tuberculose du foie*. Fistule anale. *Péritonite tuberculeuse*.
APPAREIL GÉNITO-URINAIRE .	*Tuberculose rénale*. Tuberculose vésicale. Tuberculose des vésicules séminales, des testicules, de la prostate, de l'ovaire.
SYSTÈME NERVEUX	*Méningite tuberculeuse*. *Tubercules des centres nerveux*. Névrites périphériques. Maladie d'Addison.
ORGANES DES SENS.	Tuberculose de l'iris, de la choroïde. Otite moyenne suppurée.
APPAREIL LOCOMOTEUR. . .	Ostéites et arthrites.

Nous mentionnerons seulement quelques troubles fonctionnels qui ne peuvent pas trouver place dans ce tableau :

L'*hémoptysie* est un accident très fréquent au début de la maladie, puisqu'elle se montre dans les deux tiers des cas. A la période des cavernes elle est beaucoup plus rare et presque toujours rapidement mortelle.

Les *troubles circulatoires* sont excessivement variables. Ils se bornent dans la plupart des cas de tuberculose ulcéreuse à quelques palpitations ; le cœur des tuberculeux est habituellement petit, à moins qu'une lésion rénale n'ait déterminé son hypertrophie. L'œdème malléolaire est assez fréquent à la période de cachexie. — Il n'en est plus de même lorsque la tuberculose affecte la forme fibreuse ; le cours du sang dans le poumon est alors considérablement gêné, la tension s'élève dans l'artère pulmonaire, et il en résulte un surcroît de travail pour le cœur droit qui se laisse progressivement dilater. Dans ces cas la phtisie pulmonaire a une marche excessivement lente ; de tels malades ne sont pour ainsi dire plus des phtisiques, mais des cardiaques : ils succombent après avoir présenté tous les symptômes de l'asystolie.

Les *troubles digestifs* sont beaucoup plus fréquents[1]. L'ingestion des aliments provoque parfois de violentes secousses de toux peu d'instants après le repas (*toux gastrique*) ; elles finissent par déterminer des vomissements ; si ces vomissements se répètent souvent, il en résulte une rapide dénutrition, très fâcheuse dans une maladie où il importe au plus haut point d'alimenter le malade et de soutenir ses forces. L'anorexie, habituelle chez beaucoup de tuberculeux et qui reconnaît souvent une origine médicamenteuse, n'est pas moins défavorable, en rendant difficile une alimentation copieuse. Les digestions sont lentes et pénibles : l'estomac est souvent dilaté, sa motricité est affaiblie, la sécrétion du suc gastrique diminuée ; l'hyperchlorhydrie a été observée à la période initiale de la tuberculose, mais d'une façon tout à fait exceptionnelle. Tous ces troubles gastriques sont imputables à l'intoxication tuberculeuse, plus encore qu'à la fièvre ; ils doivent dès le début attirer l'attention. BOUCHARD a d'ailleurs montré que la dilatation gastrique constituait une importante prédisposition à la phtisie.

A une période avancée de la phtisie survient une gastrite terminale caractérisée par les trois symptômes suivants (MARFAN) : langue rouge vif, anorexie absolue, diarrhée. Cette gastrite, qui emprunte une gravité spéciale à la coexistence de la tuberculose

---

[1] Voy. MARFAN, Th. de Paris, 1890.

intestinale, est anatomiquement caractérisée par une infiltration interstitielle de la muqueuse gastrique avec dégénérescence consécutive des cellules glandulaires. Quant au tubercule de l'estomac, ce n'est qu'une rareté anatomique sans importance clinique. L'ulcère de l'estomac, latent ou non, s'observe assez souvent chez les tuberculeux (R. TRIPIER). La tuberculose intestinale, complication fréquente et redoutable, est étudiée page 494, t. I.

Les *troubles nerveux*, indépendamment des symptômes de méningite ou de tubercules cérébraux (t. I, p. 198), se présentent sous la forme de névralgies parfois très tenaces au début de la phtisie, d'hyperesthésie du thorax de la nuque ou du sternum, et d'anesthésies limitées ; ces phénomènes sont attribuables à des névrites périphériques (PITRES et VAILLARD). A mesure que la maladie évolue, le tuberculeux perd ses forces ; son adynamie est de plus en plus marquée : elle devient quelquefois extrême, accompagnée de douleurs lombaires et de pigmentation de la peau et des muqueuses : dans ce dernier cas, on peut diagnostiquer une maladie d'Addison consécutive à la tuberculisation des capsules surrénales et du plexus solaire.

§ 4. — ÉVOLUTION ET PRONOSTIC

La phtisie pulmonaire est une affection fort grave, mais elle n'est pas fatalement mortelle : sa curabilité dans beaucoup de cas est aujourd'hui un fait acquis. Elle a d'autant plus de chances de guérir qu'elle est à une période plus rapprochée de son début. A l'autopsie de sujets morts d'une affection quelconque, on trouve fréquemment au sommet des poumons des tubercules guéris, transformés en masses fibreuses ou crétacés. A mesure que la maladie évolue vers le ramollissement des tubercules, vers la formation des cavernes et la consomption, les guérisons deviennent de plus en plus rares ; mais, même à ces périodes avancées, on peut voir survenir des rémissions de longue durée. Les formes fibreuses sont celles qui comportent la plus longue survie. L'emphysème, le rhumatisme paraissent dans nombre de cas ralentir le développement de la tuberculose. Quant aux affections du cœur, elles exercent une influence analogue, mais diversement interprétée : pour quelques auteurs (Pidoux), cet antagonisme est dû à la diathèse rhumatismale, cause habituelle des cardiopathies valvulaires : pour les autres, les cardiopathies n'agissent qu'en déterminant de la stase pulmonaire qui laisse les tubercules au contact du sérum dont on connaît les propriétés bactéricides ; d'autres enfin attribuent cette heureuse influence à l'hypertrophie du cœur. Un fait remarquable, c'est que la tuberculose pulmonaire est fréquente dans le rétrécissement mitral et qu'elle affecte alors une marche particulièrement torpide [1] ; les auteurs qui considèrent cette cardiopathie, dans sa forme congénitale, comme une lésion d'origine tuberculeuse, pensent qu'il s'agit d'une tuberculose atténuée en raison du terrain sur lequel elle se développe (P. Teissier). — Le chagrin, la misère, les mauvaises conditions hygiéniques (surmenage, air confiné, alimentation insuffisante), le diabète, l'alcoolisme, précipitent au contraire la terminaison de la maladie.

L'amaigrissement extrême, la fièvre, les transpirations nocturnes, la diarrhée, les œdèmes, bref tous les signes de l'hecticité sont d'un pronostic fâcheux.

La *diazoréaction* (voy. l'article *Fièvre typhoïde*) a également une mauvaise signification : d'après Michaelis [1] les tuberculeux chez lesquels on la constate succombent d'ordinaire en six mois, alors même qu'ils ne paraissent pas présenter de lésions très graves. Elle peut disparaître en même temps que les symptômes s'améliorent, mais la rechute est fatale. Cet auteur soutient même que ces malades devraient être exclus des sanatoria, car leur cure y est illusoire.

Les formes rapides enlèvent les malades en quelques mois ; les formes lentes durent de longues années et sont même compatibles avec une existence active.

La *mort* survient par suite des progrès de la cachexie et de l'hecticité, favorisés par une complication telle que l'entérite ou la phtisie laryngée ; elle peut être brusquement hâtée par

---

[1] Le rétrécissement de l'artère pulmonaire, qui produit l'anémie des poumons, est au contraire une cause de phtisie.

[1] Michaelis, *Charité Annalen* 1897, et *Soc. de méd. int. de Berlin*, 1901.

une pleurésie purulente, un pneumothorax ou une méningite : enfin la thrombose cardiaque ou pulmonaire, et surtout l'hémoptysie sont des causes de mort presque subite. Il ne faut pas oublier qu'un tuberculeux guéri en apparence peut succomber en quelques jours à des accidents de méningite ou de granulie généralisée qui éclatent tout à coup.

§ 5. — DIAGNOSTIC

Ses principaux éléments sont : l'*amaigrissement*, le *facies*, la *perte des forces*, la *fièvre*, l'*hémoptysie*, les *antécédents héréditaires*, la constatation des traces d'une *tuberculose locale*, la *toux* et l'*expectoration*. Les *signes stéthoscopiques* (matité, craquements, signes cavitaires) empruntent une grande valeur diagnostique à leur *localisation au sommet* du poumon. L'atrophie des muscles dans les régions sous-épineuses et sous-claviculaires, et la percussion douloureuse à ce niveau ont une grande valeur diagnostique. La *radioscopie* montre de l'obscurité du sommet.

La *présence du bacille de Koch* dans l'expectoration est caractéristique ; mais le bacille peut manquer et sa constatation est parfois très difficile au début, alors que l'expectoration est nulle ou à peu près : c'est dans les fines stries purulentes, disséminées dans les crachats encore muqueux, qu'il faut chercher le bacille. FERRAN (de Barcelone) met les crachats à l'étuve avec du sérum de cheval ou de mouton ; s'ils contiennent des bacilles, il se forme de la spermine, reconnaissable à son odeur ; il l'attribue à la pullulation d'un bacille saprophytique qui toujours accompagne le bacille de Koch.

L'*inoculation des crachats au cobaye* produit en quelques semaines la tuberculisation de cet animal. LÉVY et BRUNS les chauffent à 60° avant de les injecter dans le péritoine afin d'éviter toute infection surajoutée.

La *réaction à la tuberculine*, c'est-à-dire l'élévation de température que présente un tuberculeux après injection d'un milligramme de tuberculine est un très bon signe ; mais nous n'osons conseiller ce moyen dans la pratique courante (voy. l'article *Tuberculose*, livre VII, qui complète ces notions de diagnostic expérimental).

A son début, suivant ses symptômes fonctionnels dominants, la tuberculose pulmonaire peut être confondue avec la chlorose ou une anémie quelconque, une dyspepsie, une bronchite vulgaire. Lorsque le début est marqué par une hémoptysie, il faut aussi songer aux affections susceptibles de présenter cet accident (hystérie, rétrécissement mitral, infarctus pulmonaires, etc.).

A la période de ramollissement, la confusion est possible avec une bronchopneumonie à résolution traînante.

A la période des cavernes, il faut éliminer toutes les affections capables de produire des signes cavitaires : gangrène pulmonaire, kystes hydatiques du poumon, pleurésie interlobaire, dilatation des bronches, pneumothorax. Enfin les signes pseudo-cavitaires peuvent faire croire à la présence d'une *caverne*, alors qu'il n'en existe pas : le souffle qu'on entend en pareil cas est dû à la condensation du tissu pulmonaire : les épanchements pleuraux, les cancers du hile du poumon sont susceptibles de produire ce phénomène qui s'accompagne habituellement d'une matité *absolue*.

§ 6. — TUBERCULOSE INFANTILE

Dans la *seconde enfance* la tuberculose ulcéreuse commune peut revêtir la même forme que chez l'adulte ; elle ne se distingue que par son évolution plus rapide, la rareté de l'hémoptysie du début et l'absence d'expectoration. Les formes lentes s'accompagnent souvent d'adénopathie trachéo-bronchique (livre V, art. VII). — A cet âge la tuberculose pulmonaire affecte surtout la *forme broncho-pneumonique* : elle débute alors par de la dyspnée et de la fièvre, l'auscultation des poumons fait entendre des râles sous-crépitants et du souffle en foyers disséminés. Les lésions débutent aussi bien à la base ou à la partie moyenne des poumons qu'à leur sommet. Au bout de quelques jours, on constate que cette broncho-pneumonie ne passe pas à la résolution ; le petit malade maigrit, transpire la nuit, perd rapidement ses forces et son appétit, et la température présente de grandes oscillations quotidiennes en même temps qu'apparaissent à l'auscultation des signes cavitaires (souffle caverneux, gargouillements, etc.). La mort survient au bout de quelques semaines. — Enfin on rencontre aussi dans la seconde enfance la pneumonie caséeuse, et la granulie sous ses diverses formes, notamment la granulie généralisée qui simule la fièvre typhoïde.

Dans la *première enfance* (au-dessous de deux ans) la tuberculose peut encore affecter les formes granulique ou broncho-pneumonique, mais elle se présente surtout sous une forme tout à fait spéciale à cet âge et bien étudiée par LANDOUZY, QUEYRAT et AVIRAGNET. C'est une *tuberculisation généralisée à évolution chronique* : la cachexie progressive, l'hypertrophie du foie et de la rate, l'apparition de nombreux et minuscules ganglions au cou, dans l'aine, aux aisselles, en sont les principaux symptômes; il s'y ajoute quelquefois de la diarrhée : la fièvre manque absolument. La méningite ou l'adénopathie trachéo-bronchique constituent les modes de terminaison les plus habituels. LANDOUZY et QUEYRAT (1886) ont décrit également une *infection bacillaire suraiguë* caractérisée par une haute température, des symptômes abdominaux et un état général grave rappelant celui de la dothiénentérie : il s'agirait d'une dissémination des bacilles de Koch dans les différents organes sans production de granulations ou de tubercules.

En résumé, la tuberculose est d'autant plus généralisée et d'autant plus rapide dans son évolution qu'elle affecte un sujet plus jeune.

La *tuberculose des vieillards* est au contraire remarquable par sa torpidité et sa lente évolution.

§ 7. — ANATOMIE PATHOLOGIQUE

1º Autopsie. — A l'autopsie d'un tuberculeux, la première chose qu'on remarque en ouvrant le thorax, ce sont d'ordinaire les lésions de la plèvre. Souvent même, ses deux feuillets, pariétal et viscéral, sont tellement adhérents, surtout dans la partie supérieure du poumon, qu'on ne peut arriver à les séparer; en essayant d'insinuer les doigts entre eux, on ne fait que déchirer le poumon sous-jacent ramolli par la fonte des tubercules. Il faut décoller la plèvre *pariétale* de la paroi thoracique sur laquelle elle s'applique : c'est le seul moyen d'extraire le poumon et on l'obtient ainsi recouvert des deux feuillets pleuraux.

En pratiquant dans le poumon une coupe verticale, on s'aperçoit que les lésions ne sont pas uniformément disséminées dans son parenchyme, mais qu'elles revêtent une intensité croissante à mesure qu'on se rapproche du sommet. Ainsi, dans un cas de tuberculose avancée, on trouvera à la partie moyenne et jusqu'au voisinage de la base des tubercules disséminés, plus haut des tubercules ramollis et de petites cavernules, enfin au sommet de véritables cavernes. Lorsque les lésions sont encore peu prononcées, c'est au sommet qu'il faut les chercher : on y trouve des tubercules crus ou ramollis, alors que le reste du poumon est encore indemne. C'est à ce niveau que débute le processus.

Les *tubercules* se présentent sous la forme de petites masses jaunes et opaques du volume d'un grain de millet, très adhérentes au parenchyme qui les environne. Ils donnent au tissu pulmonaire une consistance spéciale qu'on apprécie fort bien par la palpation, avant même d'inciser le poumon. Après être resté plus ou moins longtemps à l'état de *tubercule cru*, le tubercule se ramollit et laisse à sa place un magma puriforme. Lorsque ce ramollissement s'opère dans une grande étendue de l'organe, il le transforme en une sorte de bouillie : les bronches elles-mêmes sont pleines de pus. Par leur confluence, les tubercules ramollis donnent naissance à des pertes de substance anfractueuses, ou ulcérations du poumon, d'où le nom de *phtisie ulcéreuse* donné à la tuberculose pulmonaire commune. Ce sont les *cavernules :* on donne le nom de cavernes à celles qui sont de dimensions supérieures.

Au lieu d'affecter partout la forme de tubercules disséminés, la tuberculose revêt en certains points du poumon la forme dite *infiltrée :* on voit alors, alternant avec les lésions précédemment décrites, des masses jaunâtres, sèches à la coupe, caséeuses (*caseum*, fromage). Elles aussi sont susceptibles de se ramollir et de donner naissance à des cavernes. On leur donne, depuis LAENNEC, le nom d'*infiltration tuberculeuse*.

Les *cavernes* sont de dimensions très variables, depuis le

volume d'une noisette jusqu'à celui du poing. Elles siègent habituellement au sommet du poumon et elles peuvent être multiples. Parfois leur extension est telle qu'elles occupent le sommet du poumon tout entier, réduit à une immense cavité dont les deux feuillets pleuraux, adhérents, forment seuls la paroi, tout vestige de tissu pulmonaire ayant disparu en ce point.

D'habitude la paroi des cavernes est anfractueuse, irrégulière, surtout lorsqu'elles résultent de la confluence des cavernules : elle est tapissée d'un liquide puriforme, et se continue insensiblement avec des tubercules ramollis dont le parenchyme voisin est parsemé. Les cavernes plus anciennes, résultat d'une phtisie à évolution plus lente, ont au contraire des parois lisses, régulières, indurées, et doublées extérieurement d'un tissu scléreux. Les vaisseaux pulmonaires, plus résistants, forment des arêtes saillantes sur la paroi des cavernes, ou même des sortes de travées isolées dans leur intérieur, mais leur résistance n'est pas indéfinie ; il peut arriver qu'en un point ils cèdent au processus ulcératif, se laissent ectasier, et forment à l'intérieur des cavernes ces dilatations connues sous le nom d'*anévrismes de Rasmüssen* : leur rupture produit une hémorragie foudroyante.

Les *bronches* présentent assez souvent des dilatations capables d'en imposer pour de vraies cavernules tuberculeuses.

Enfin ces lésions n'aboutissent pas forcément au ramollissement et à l'ulcération : elles sont susceptibles, dans les cas les moins avancés, d'évoluer vers la guérison ; on ne trouve alors au sommet du poumon que des cicatrices fibreuses, ou même des tubercules crétacés *formes fibreuses*.

Indépendamment des lésions de la phtisie chronique, le poumon peut présenter une éruption granulique généralisée (voy. p. 168, *Granulie*).

Les lésions pulmonaires sont rarement isolées ; les ganglions trachéo-bronchiques sont plus ou moins volumineux : la rupture d'un tubercule sous-pleural a pu donner naissance à un pneumothorax circonscrit ou généralisé (voy. p. 245) ; le cœur est petit, les formes fibreuses s'accompagnent cependant de dilatation du ventricule droit ; le foie est gras ; les reins présentent quelquefois la dégénérescence amyloïde; les ulcérations laryngées et surtout les ulcérations intestinales ne sont pas rares.

2° Histologie. — Dans toutes ces lésions pulmonaires, la lésion fondamentale et primordiale, c'est le tubercule, dont nous étudions plus loin la constitution : cellule géante, cellules épithélioïdes, zone embryonnaire (voy. livre VII). Il débute toujours au voisinage d'une bronchiole, au point où elle va s'aboucher dans l'infundibulum alvéolaire (RINDFLEISCH) et il forme autour d'elle soit un manchon, soit un croissant. Les vaisseaux qui accompagnent cette bronchiole sont bientôt oblitérés (H. MARTIN), et cette oblitération joue certainement un rôle dans la caséification et le ramollissement du tubercule. D'après CHAMPEIL [1], dans les cas de tubercules pulmonaires à évolution lente, la granulation peut avoir une charpente de tissu réticulé dont les mailles s'infiltrent de globules blancs et qui concourt ainsi à l'accroissement périphérique du tubercule. La guérison du tubercule s'opère, au contraire, par enkystement, et transformation fibreuse de la périphérie au centre.

Les vaisseaux sont frappés d'artérite et s'oblitèrent progressivement. Au niveau des cavernes, nous avons vu que leurs tuniques pouvaient s'ulcérer de dehors en dedans et qu'ils formaient des dilatations localisées (*anévrismes de Rasmüssen*). On croyait jusqu'ici que la poche anévrismale était formée par la tunique interne distendue et faisant hernie à travers les autres tuniques ulcérées; MÉNÉTRIER a montré que la tunique interne disparaissait aussi : ce sont des couches de fibrine stratifiées et des globules blancs, qui forment une membrane hyaline, seule paroi de l'anévrisme.

§ 8. — TRAITEMENT

Le *traitement prophylactique* consiste à mettre les sujets héréditairement prédisposés à la tuberculose dans les meilleures conditions hygiéniques et à diminuer dans la mesure du possible

[1] CHAMPEIL. *Arch. de physiologie*, 1881.

les chances de contagion directe. Pour prévenir la tuberculisation par les voies digestives, il faut ne faire usage que de lait stérilisé et rejeter la viande d'animaux tuberculeux : cette dernière mesure n'a pas été appliquée jusqu'ici dans toute sa rigueur. Enfin les phtisiques doivent cracher dans un crachoir et non dans un mouchoir ou par terre : c'est la seule précaution qui puisse empêcher la dissémination des bacilles.

La phtisie une fois déclarée. c'est encore au *traitement hygiénique* qu'on aura surtout recours : le repos ou un travail modéré. une bonne alimentation et même la suralimentation. les toniques. les vins généreux, le séjour dans le midi ou dans les altitudes en constituent les principaux éléments.

Le traitement de la tuberculose dans le *sanatorium* consiste. outre la suralimentation, dans le *repos à l'air libre* ; les malades passent la plus grande partie de leur journée étendus dans les galeries de cure et leurs chambres sont aérées pendant la nuit. Le séjour dans l'altitude (entre 800 et 1 500 mètres) n'est pas toujours facilement applicable. et il est possible de contre-indications telles que les hémoptysies ou les complications laryngées, aussi a-t-on construit des sanatoria en plaine.

Le *traitement médicamenteux* se propose surtout pour but de modifier la bronchite et l'état général : on emploie la créosote par la bouche (à la dose moyenne de 0,50 par jour), en lavements, en injection hypodermique ou intratrachéale. le gaïacol (0gr.50). le biphosphate de chaux, le tanin. l'arséniate de soude (0,02 centigr.). la glycérine. la viande crue qui n'agit pas uniquement comme aliment (CH. RICHET). LANDERER a préconisé les injections hypodermiques d'acide cinnamique ou de celles de cinnamate de soude (1 2 à 2 milligrammes par jour. en solution à $\frac{1}{100}$).

Chaque accident réclame un traitement spécial. A la fièvre hectique on oppose l'antipyrine (1 à 3 gr.) ; aux transpirations nocturnes. le sulfate d'atropine (1 à 4 granules de 1 4 de milligr.). le tellurate de soude (0,10), l'agaric blanc : la diarrhée est justiciable de l'acide lactique (2 à 8 gr.) : les vomissements sont arrêtés ou modérés par l'atropine ou la codéine.

L'hémoptysie doit être traitée par le repos et le silence absolus, par l'ingestion de fragments de glace, par l'application de ventouses sur le thorax et par une injection de 1 gramme d'ergotine Yvon ou 1 2 milligramme d'ergotinine. Un excellent médicament contre l'hémoptysie est encore l'ipéca à dose nauséeuse (TROUSSEAU) : on administre toutes les demi-heures jusqu'à cessation de l'hémoptysie 0gr. 10 d'ipéca : il agit probablement comme dépresseur de la circulation.

Au début de la tuberculose, il est indiqué de faire de la révulsion sur le sommet atteint : un vésicatoire ou des pointes de feu légères, mais répétées, remplissent ce but.

Le cantharidate de potasse (LIEBREICH) et la tuberculine (KOCH), proposés il y a quelques années, n'ont pas donné les résultats espérés : la seconde de ces deux médications a même été démontrée fort dangereuse, à cause de l'impulsion qu'elle donne à des lésions tuberculeuses presque latentes.

On a tenté maintes fois l'ouverture et le drainage des cavernes, ou des injections antiseptiques à travers la paroi thoracique : la multiplicité des lésions met en général obstacle à l'efficacité de ces moyens.

ARTICLE X

PNEUMONIE CASÉEUSE

TUBERCULOSE PNEUMONIQUE

A l'autopsie d'un phtisique, il arrive assez fréquemment qu'on trouve, à côté des lésions tuberculeuses vulgaires, des masses caséeuses : mais parfois ces infiltrations caséeuses sont très étendues et elles existent isolément, constituant l'unique lésion. Elles occupent un lobe ou une grande partie d'un lobe : en raison de cette disposition, REINHARDT (1850) les décrivit comme une variété de pneumonie, et cette opinion, vulgarisée par NIEMEYER, fut adoptée par beaucoup d'auteurs. Nous savons au contraire aujourd'hui que ces masses caséeuses ne sont qu'une variété de tuberculose, ainsi que l'avait fort bien vu LAENNEC, qui les désignait sous le nom d'*infiltration tuberculeuse*. La preuve de cette identité de nature a été faite : 1° par les inoculations :

VILLEMIN a montré qu'en inoculant ces masses caséeuses, on pouvait reproduire la tuberculose ; 2º par l'anatomie pathologique ; on y retrouve, en effet, les cellules géantes (THAON et GRANCHER) ; 3º par la bactériologie ; on y met en évidence le bacille de Koch.

1º Anatomie pathologique. — La pneumonie caséeuse est d'ordinaire localisée dans un seul poumon : elle est soit lobulaire, c'est-à-dire ne comprenant que quelques lobules, soit pseudo-lobaire, lorsque les nombreux lobules intéressés forment par leur réunion une vaste masse caséeuse. D'après RENAUT et RIEL [1], la pneumonie caséeuse peut même être d'emblée lobaire, le processus s'étendant d'alvéole en alvéole sans intéresser les bronches.

L'*infiltration tuberculeuse* se montre sous la forme de nodules ou masses caséeuses (*caséum*, fromage), jaunâtres, dont la couleur et la consistance rappellent le mastic de vitrier. A la coupe elles sont sèches et ne présentent pas le grain de la pneumonie : les nodules caséeux sont privés d'air, et, jetés dans l'eau, ils gagnent le fond du vase. Le microscope montre l'analogie du nodule caséeux et du nodule tuberculeux vulgaire : le centre de cette masse est complètement dégénéré, caséifié, alors que sa périphérie présente une zone de cellules géantes, en couronne.

Autour du nodule caséeux se trouvent des zones d'aspect différent qui alternent avec lui et constituent le premier degré de l'infiltration tuberculeuse, elles sont grises, semi-transparentes, comme vitreuses : c'est l'*infiltration grise de Laennec*, ou pneumonie *colloïde* caséeuse de THAON ; peu à peu ces masses colloïdes se caséifient par places et prennent un aspect marbré. Enfin le poumon présente encore de la congestion et de l'emphysème.

Les avis sont partagés touchant la nature des altérations constatées. La nature tuberculeuse des masses ou nodules caséeux ne fait évidemment pas de doute : mais les lésions voisines sont diversement interprétées ; pour les uns ce ne sont que des lésions

---

[1] RIEL, Th. de Lyon, 1884

réactionnelles banales ; pour d'autres. c'est un processus d'emblée tuberculeux. Pour d'autres enfin, elles ne font que préparer le terrain et rendre plus rapide l'invasion du parenchyme pulmonaire par la tuberculose ; à côté du bacille de Koch on a trouvé soit le streptocoque, soit le pneumocoque, et on tend à leur attribuer un rôle important dans les lésions catarrhales.

Les masses caséeuses sont susceptibles de se ramollir et d'aboutir à la formation de cavernes.

2° Symptômes. — La maladie peut débuter brusquement par un appareil symptomatique qui simule quelquefois de très près la pneumonie franche : le malade est secoué par un grand frisson : il éprouve un point de côté intense, la température monte à 40°. la toux est fréquente et violente, la dyspnée est très vive. Les crachats sont muqueux et striés de sang, rarement rouillés comme ceux des pneumoniques. L'hémoptysie est un symptôme inconstant. D'ordinaire cependant la pneumonie caséeuse affecte des allures moins bruyantes ; son début est seulement marqué par la toux et la dyspnée, et la fièvre est moins élevée.

La percussion donne un son mat au niveau de la région malade ; les vibrations vocales, d'abord exagérées, sont ensuite complètement abolies : à l'auscultation on perçoit quelques râles sous-crépitants, qui font bientôt place à un silence absolu. Cette absence de signes stéthoscopiques est tout à fait analogue à la pneumonie massive décrite page 128 : elle est due à l'obstruction bronchique par les masses caséeuses. La mort peut survenir à cette période : dans d'autres cas à évolution moins rapide, les masses caséeuses ont le temps de se ramollir, et aboutissent à la formation de cavernes reconnaissables aux signes cavitaires ; souffle, gargouillement, etc. Même en l'absence des signes cavitaires, on constate que la pneumonie ne se résout pas ; la température persiste et présente de grandes oscillations, quelquefois même le type inverse : l'état général est grave, avec ou sans délire ; la diarrhée et les transpirations nocturnes apparaissent ; le malade s'affaiblit rapidement et finit par présenter tous les symptômes généraux de la phtisie.

La pneumonie caséeuse affecte souvent une marche rapide et

emporte le malade en deux ou trois semaines : mais elle peut aussi avoir une durée deux ou trois fois plus longue.

3° Diagnostic. — Il se base sur les antécédents du malade, l'hémoptysie assez fréquente, les oscillations thermiques, la rapide altération de l'état général et la constatation du bacille de Koch dans les crachats. La confusion est possible :

a. Avec la pneumonie franche, qui s'en distingue habituellement par son début plus bruyant, ses crachats rouillés, le souffle tubaire, sa brusque défervescence au bout de six à neuf jours, l'absence d'amaigrissement rapide et de diarrhée. La pneumonie du sommet est rarement tuberculeuse, contrairement à ce qu'on pourrait croire *a priori* en se rappelant la localisation habituelle des autres lésions tuberculeuses.

b. Avec la pneumonie accompagnée de bronchite pseudo-membraneuse (pneumonie massive), qui présente la même absence de signes stéthoscopiques : son début et son évolution aideront au diagnostic.

c. Avec les broncho-pneumonies. Leurs signes stéthoscopiques sont plus disséminés et l'état général n'est pas celui de la tuberculose.

4° Pronostic. — Il est toujours fatal. Le médecin ne doit pas oublier que les formes comportant des lésions étendues, presque lobaires, tuent rapidement sans se caséifier : tandis que les hépatisations circonscrites, pseudo-lobaires, déterminent la formation des cavités.

5° Traitement. — Les indications diverses sont exposées à l'article *phtisie pulmonaire*.

ARTICLE XI

GRANULIE

La granulie est la dissémination de granulations tuberculeuses dans le poumon ou dans la plupart des organes. Elle avait été d'abord décrite comme une affection spéciale ; mais on sait aujourd'hui que ces granulations renferment des cellules géantes et des bacilles et qu'elles reproduisent la tuberculose par inoculation au cobaye. Ce sont donc bien des lésions tuberculeuses, seulement au lieu de former des masses caséeuses et des ulcérations par leur réunion et leur ramollissement, elles ne dépassent pas le stade de la granulation grise ; elles amènent la mort soit par leur confluence et la congestion qui les accompagne, soit par intoxication aiguë de l'organisme.

1° Étiologie. — La tuberculose miliaire aiguë est surtout fréquente chez les jeunes sujets. L'exposition au froid, le surmenage, la convalescence des maladies infectieuses jouent quelquefois un rôle dans son apparition. On s'accorde à peu près pour reconnaître que la granulie est presque toujours, sinon toujours, secondaire, c'est-à-dire consécutive à une tuberculose chronique évoluant depuis plus ou moins longtemps. Ainsi elle vient compliquer une phtisie pulmonaire avérée ou latente, une tuberculose locale, osseuse, articulaire ou ganglionnaire : dans ce dernier cas, un traumatisme local ou une intervention chirurgicale, telle que le raclage du foyer d'ostéite, peuvent lui servir de cause occasionnelle. La granulie est donc une sorte de généralisation tuberculeuse : de l'organe où ils étaient primitivement cantonnés, les bacilles pénètrent dans le torrent circulatoire qui les dissémine vers les méninges, le poumon ou les différents organes. C'est une tuberculose propagée par la voie sanguine, une tuberculose *hématogène*.

2° Anatomie pathologique. — On retrouve le plus souvent les traces d'anciennes lésions tuberculeuses, soit dans un os, soit dans un ganglion, soit au sommet du poumon sous forme de masses caséeuses. Quant à la lésion récente, elle est constituée par la *granulation grise*. Ces granulations, semi-transparentes, grises ou jaunâtres, sont très nombreuses : c'est une sorte d'éruption qui couvre la surface des divers organes et crible leur parenchyme. Tantôt elles sont limitées aux poumons, tantôt généralisées. Elles affectent une prédilection toute spéciale pour les séreuses et déterminent alors la formation d'un épanchement à leur intérieur. Les plèvres, le péritoine, les espaces sous-arachnoïdiens, les ventricules du cerveau sont distendus par un liquide abondant et citrin. Tout autour d'elles les granulations provoquent une *congestion intense* et de l'engorgement ganglionnaire : les ganglions mésentériques, ceux du médiastin ou du hile du poumon sont très augmentés de volume. Dans les parois vasculaires, sur la paroi interne des veines pulmonaires (WEIGERT) ou des vaisseaux sanguins et lymphatiques, on retrouve parfois un semis de tubercules : ce sont les traces de la migration et de la dissémination du bacille par la voie sanguine.

3° Symptômes. — La granulie se manifeste surtout par des symptômes pulmonaires, mais elle affecte des formes cliniques très diverses suivant la prédominance des granulations dans tel ou tel organe; nous décrirons les principales de ces formes.

A. GRANULIE A FORME DE FIÈVRE TYPHOÏDE. — Son début est insidieux ; après une période prémonitoire qui ne dépasse

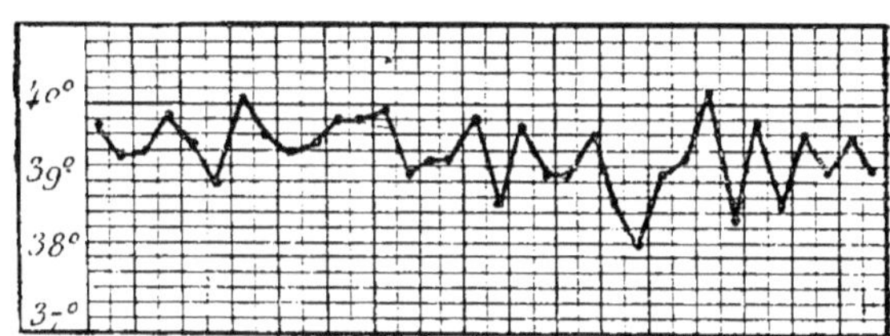

Homme de 30 ans.

Fig. 24.

Tracé thermique dans lequel le type inverse prédomine.

guère une dizaine de jours, et ne s'accuse que par un malaise général, des névralgies, de la courbature, une petite toux sèche, une dyspnée paroxystique et des accès fébriles, la maladie atteint sa période d'état caractérisée par les symptômes suivants.

La *fièvre* se présente soit sous forme d'accès irréguliers, soit sous forme d'hyperthermie continue, sans rémission matinale bien accusée, assez analogue par conséquent à celle de la dothiénentérie : elle s'en distingue toutefois par l'apparition fréquente du *type inverse*, c'est-à-dire que le maximum thermique a lieu le matin et non le soir, par l'augmentation parallèle du chiffre du pouls, par un tracé bien moins régulier que celui de la fièvre typhoïde.

Les *symptômes nerveux* occupent ici une place importante, comme dans les dothiénentéries graves : délire, stupeur, adynamie, soubresauts tendineux, etc. La langue est sèche, rouge sur les bords et couverte de fuliginosités (langue rôtie). Il y a de l'hyperesthésie des téguments, surtout de ceux du thorax (Empis) : les sensations lumineuses sont pénibles (photophobie).

La *toux* est sèche, suivie d'une faible expectoration muqueuse dans laquelle on peut trouver des bacilles; cette expectoration est quelquefois sanglante.

La *dyspnée*, qui affecte assez souvent la forme de paroxysmes simulant les accès d'asthme, est absolument hors de proportion avec les signes physiques.

L'*auscultation* ne fait entendre, en effet, que quelques râles sibilants ou ronflants, disséminés dans l'étendue des deux poumons, prédominant aux sommets et variables d'un moment à l'autre. L'expiration est un peu rude et prolongée. La percussion ne donne qu'une légère submatité. Il y a parfois un peu de pleurésie sèche du sommet.

Le *pouls* est dicrote et dépressible; le ventricule droit est dilaté (Laveran), la raie dite méningitique (voy. t. I, p. 219) s'obtient facilement.

Les *symptômes abdominaux*, météorisme, douleur à la pression dans la fosse iliaque droite, diarrhée, quelquefois vomissements et hémorragie intestinale, tuméfaction douloureuse de la rate, complètent les analogies de ce tableau symptomatique avec celui de la fièvre typhoïde.

L'hématurie, le purpura, l'épistaxis, l'hémoptysie témoignent des altérations du sang et des vaisseaux. Le bacille de Koch a été trouvé dans la rate et dans le sang du bout du doigt. La peau est couverte de sudamina; on a noté exceptionnellement la présence de taches rosées.

L'*état général* est des plus graves: l'adynamie est extrême: il se produit souvent une escarre sacrée. La mort survient par suite des progrès de l'adynamie et de l'infection ou par asphyxie. Elle est quelquefois précédée d'une ou plusieurs rémissions passagères. La guérison est exceptionnelle. mais il en existe des cas indubitables.

En somme, cette forme offre de grandes analogies avec la fièvre typhoïde à cause de la prédominance de la fièvre, des symptômes nerveux et abdominaux : nous exposons plus loin les éléments de ce diagnostic différentiel.

B. GRANULIE A FORME D'EMBARRAS GASTRIQUE. — Cette forme n'est qu'un diminutif de la précédente; elle évolue insidieusement jusqu'au moment où un violent accès de dyspnée ou une hémoptysie viennent trancher le diagnostic.

C. GRANULIE A FORME SUFFOCANTE (GRAVES). — Elle s'accompagne d'une fièvre élevée et d'une dyspnée intense tantôt continue et progressive. tantôt paroxystique: la face est cyanosée, les ailes du nez sont animées de battements, la respiration est rapide et superficielle. L'auscultation ne fait pas entendre de signes physiques en rapport avec cette terrible dyspnée : le murmure vésiculaire est diminué. il n'y a que quelques sibilances dans la poitrine.

D. GRANULIE A FORME DE BRONCHITE CAPILLAIRE. — Elle s'accompagne d'une dyspnée semblable; mais à l'auscultation on perçoit de nombreux râles sibilants et ronflants (*bruit de tempête de* RÉCAMIER) et des bouffées de râles sous-crépitants fixes. Ailleurs le murmure vésiculaire est diminué par l'emphysème concomitant ou le développement de granulations dans le parenchyme pulmonaire. Les sommets sont submats à la percussion; le reste du poumon présente çà et là la sonorité de l'emphysème. Le pouls est accéléré. Le cœur droit est dilaté par suite de la gêne de la circulation pulmonaire; la cyanose de la peau est très prononcée: le tableau clinique est en somme analogue à celui de la bronchite capillaire (voy. p. 81). La température est irrégulière, la peau chaude est couverte de sueurs. La mort par asphyxie rapide est la terminaison habituelle.

E. Granulie des séreuses. — La granulie affecte une remarquable prédilection pour les séreuses ; parfois elle s'y localise au lieu de se disséminer dans la profondeur des parenchymes.

1° Localisée sur la *plèvre* elle produit un épanchement à formation rapide qui s'accompagne de tous les signes physiques et fonctionnels de la pleurésie ; très souvent l'éruption granulique pleurale se propage au *péritoine* (granulie pleuro-péritonéale). L'abdomen est alors distendu par l'ascite ; l'intestin et le péritoine pariétal sont tapissés d'un semis de fines granulations.

2° Sur les *méninges*, elle produit tous les symptômes des méningites : céphalée, vomissements, convulsions, contractures, myosis, strabisme, coma, etc. L'autopsie montre de nombreuses granulations méningées et une augmentation du liquide céphalo-rachidien avec hydrocéphalie ventriculaire.

3° Enfin dans un cas Laveran l'a vue envahir les *synoviales articulaires*.

F. Granulie pharyngo-laryngée. — Cette localisation a été décrite par Isambert sous le nom de *tuberculose miliaire aiguë de la gorge :* elle se traduit par des troubles de la voix et une dysphagie atroce. Dans une première période le voile du palais, ses piliers, les amygdales, la paroi postérieure du pharynx, l'épiglotte et les cordes vocales se couvrent de fines granulations ; puis elles deviennent opaques, se ramollissent et donnent naissance par leur confluence à de vastes ulcérations superficielles.

4° Évolution et pronostic. — La granulie est une affection à peu près fatalement mortelle ; il est exceptionnel que les granulations guérissent par transformation fibreuse ; dans l'immense majorité des cas elles tuent par leur confluence. La mort survient soit *par asphyxie*, soit au milieu de symptômes méningitiques (convulsions et coma), soit dans une adynamie profonde. La durée totale de la maladie ne dépasse guère trois ou quatre semaines ; souvent elle est beaucoup plus courte et enlève le malade en quelques jours (forme suffocante).

5° Diagnostic. — Ses principaux éléments sont : la constatation d'une ancienne lésion tuberculeuse (foyer d'ostéite, matité ou râles à un sommet, etc.), la dyspnée hors de proportion avec les signes physiques fournis par l'auscultation, la température souvent élevée et avec type inverse, enfin la présence du bacille de Koch dans l'expectoration.

On est exposé à confondre la granulie suivant ses formes cliniques :

a. Avec la *fièvre typhoïde*. — La granulie s'en distingue cependant par la fréquence du pouls, les oscillations thermiques à type inverse, la dyspnée, la cyanose, les râles prédominant au sommet des poumons, l'hyperesthésie thoracique (*signe d'Empis*), la photophobie, l'importance des troubles nerveux, l'absence des taches rosées lenticulaires, l'absence de la réaction agglutinante du sérum (séro-diagnostic de WIDAL).

b. Avec l'*embarras gastrique* fébrile (marche de la température, gravité de l'état général et amaigrissement rapide dans la granulie).

c. Avec la *bronchite capillaire* (absence d'antécédents tuberculeux, de gonflement de la rate et de bacilles dans l'expectoration).

d. Avec la *carcinose pleuro-péritonéale* (malades plus âgés et présentant depuis quelque temps les signes d'un cancer viscéral).

e. Avec l'*urémie dyspnéique* qui s'en distingue par le type même de la dyspnée (asthme urémique, rythme de Cheyne-Stokes).

6° Traitement. — Il se résume dans les bains froids et dans l'iodure de sodium à hautes doses.

ARTICLE XII

SYPHILIS PLEURO-PULMONAIRE

C'est une localisation assez fréquente de la syphilis héréditaire. Chez l'adulte elle est beaucoup plus rare et constitue une lésion tertiaire.

1° Anatomie pathologique. — Elle a été faite surtout *chez*

15.

le nouveau-né. On y constate soit des gommes, soit des lésions scléreuses, soit enfin la lésion connue sous le nom de pneumonie blanche. Les *lésions scléreuses* portent surtout sur les artères : elles déterminent de l'endopériartérite et la formation de travées fibreuses qui cloisonnent le parenchyme pulmonaire. On donne le nom de *pneumonie blanche* (VIRCHOW) à une induration pulmonaire qui ne diffère de l'hépatisation que par sa couleur blanchâtre ou saumon : c'est une sclérose avec ischémie et pneumonie épithéliale. Jeté dans l'eau, un fragment de parenchyme pulmonaire ainsi altéré ne surnage pas. Les *gommes* sont disséminées dans les zones atteintes de pneumonie blanche ou dans le parenchyme sain ; elles ont environ le volume d'un pois ; elles subissent la dégénérescence caséeuse et forment alors à la coupe autant de points jaunâtres, à surface sèche. La dilatation bronchique en est une complication fréquente.

Chez l'adulte la syphilis pulmonaire se présente sous la forme de gommes ou de lésions scléreuses. Les *gommes* sont susceptibles de s'ouvrir dans les bronches et de laisser des cavernules consécutives à leur évacuation. La *sclérose* se présente sous forme de cloisons fibreuses qui parcourent la profondeur du poumon ou sillonnent sa surface de profondes dépressions.

Ces diverses lésions contrairement à celles de la tuberculose, n'occupent pas le sommet du poumon, mais sa partie moyenne, de préférence au niveau du hile ; elles débutent au voisinage des artères. La plèvre participe fréquemment au processus.

2° Symptômes et diagnostic. — La *syphilis pulmonaire* simule habituellement la tuberculose : la toux, la dyspnée, l'expectoration muco-purulente, l'hémoptysie, l'amaigrissement sont ses principaux symptômes. Elle aboutit à la cachexie progressive avec fièvre hectique et sueurs nocturnes. Les signes physiques sont ceux de la condensation ou sclérose pulmonaire ; à une période plus avancée il s'y ajoute des signes cavitaires dus soit à la dilatation des bronches, soit à de véritables cavernes pulmonaires consécutives au ramollissement des gommes. L'absence de déformations thoraciques, la notion des antécédents du sujet, la constatation d'autres accidents tertiaires (gommes,

périostite, etc.) et notamment d'accidents laryngés, le siège des
lésions à la partie moyenne du poumon et non au sommet,
l'intégrité de l'état général au début de l'affection, l'absence
du bacille de Koch, permettent de distinguer cette phtisie syphilitique, aiguë ou chronique, de la phtisie tuberculeuse. Un
excellent symptôme, rarement constaté, serait l'expectoration
de gommes avec des fragments de tissu pulmonaire.

La *syphilis de la plèvre* est aussi une lésion habituellement
tertiaire ; cependant CHANTEMESSE et WIDAL l'ont observée au
stade roséolique. Dans l'immense majorité des cas, sinon toujours, elle n'est que secondaire à la syphilis pulmonaire ; c'est
une pleurésie à épanchement sanguinolent (DIEULAFOY). Seule
la notion des antécédents ou la constatation d'autres lésions
syphilitiques peut permettre le diagnostic.

3° Traitement. — Il consiste dans l'administration de
l'iodure de potassium (4 à 6 grammes) et les frictions mercurielles.

ARTICLE XIII

KYSTES HYDATIQUES DU POUMON

On les désigne encore sous le nom d'*acéphalocystes* ou *kystes
à échinocoques*.

1° Étiologie et pathogénie. — L'étiologie des échinocoques du poumon[1] est assez analogue à celle des kystes hydatiques
du foie (voy. t. I). Nous ajouterons seulement que cette affection,
exceptionnelle en France, est assez fréquente en Australie et surtout en Islande à cause de la promiscuité des hommes et des
chiens dans ce pays. L'affection est souvent secondaire à un kyste
hydatique du foie.

a. On admet généralement que l'échinocoque entre dans l'orga-

---

[1] Consulter : MIRALLIÉ, Gaz. des hôp., 1893 : LETULLE, Dict. de méd.
et de chir. pratiques ; BEHR, Th. de Paris, 1895.

nisme par le tube digestif, qu'il est absorbé par la veine porte, traverse le foie et les veines sus-hépatiques pour arriver enfin par la veine cave au cœur droit qui le lance dans la circulation pulmonaire. On a vu en effet plusieurs fois des échinocoques du cœur qui avaient produit par leur rupture des embolies des branches de l'artère pulmonaire. D'autres auteurs pensent qu'il n'affecte aucun rapport avec le foie, qu'il passe directement du rectum dans le système de la veine cave inférieure. Quoi qu'il en soit de cette deuxième théorie, l'hypothèse du transport de l'échinocoque par la *voie veineuse* est la plus probable.

b. On a aussi soutenu que l'échinocoque passait de l'intestin dans la plèvre et de là dans le poumon par *voie lymphatique*, en empruntant les fentes lymphatiques du diaphragme.

c. Il est difficilement admissible que l'échinocoque arrive directement au poumon par les *voies aériennes* avec les poussières inspirées (BIRD).

Pour le développement de l'échinocoque en général se reporter à l'article *Kystes hydatiques du foie.*

2° Anatomie pathologique. — Les échinocoques du poumon (les plus fréquents après ceux du foie) occupent de préférence le lobe inférieur du poumon droit, probablement à cause du voisinage du foie; mais ils peuvent aussi siéger au sommet, être multiples et même bilatéraux (FRÆNTZEL). Leur grosseur, très variable, peut atteindre celle d'une tête d'adulte, refoulant alors le poumon et les organes contenus dans le médiastin.

La paroi des kystes est lisse; leur contenu, incolore et limpide comme l'eau de roche, peut devenir purulent, se vider dans les bronches ou dans un organe voisin, se caséifier, etc. (Compléter ces notions par l'étude des kystes hydatiques en général, t. I, p. 589.)

3° Symptomatologie. — L'évolution du kyste comprend deux périodes, l'une plus ou moins latente, correspondant à son accroissement progressif au sein du parenchyme pulmonaire, l'autre à son ouverture qui se fait le plus souvent dans les bronches. Nous allons nous occuper tout d'abord de la période d'accroissement du kyste, qui se révèle par des symptômes fonctionnels et physiques.

A. Symptômes fonctionnels. — A part la toux, la douleur et l'hémoptysie, ce sont des symptômes de compression.

1° La *toux* d'abord sèche et quinteuse s'accompagne plus tard d'une expectoration muqueuse ou muco-purulente lorsque le kyste, dans son développement progressif, irrite le parenchyme pulmonaire et les bronches ;

2° L'*hémoptysie* persistante et répétée est un excellent signe de kyste hydatique ; tantôt il s'agit d'une expectoration sanglante, tantôt de crachats rouillés (Leclerc) ;

3° La *douleur*, très variable dans son intensité, réduite quelquefois à une simple sensation de pesanteur, peut indiquer approximativement le siège du kyste par sa localisation ;

4° La *dyspnée* est continue ou survient par accès. — Les malades se plaignent de somnolence ou d'une sensation d'anéantissement indéfinissable ;

5° L'*urticaire* peut se montrer dès cette période.

A côté de ces symptômes purement fonctionnels on observe des *symptômes de compression* des divers organes contenus dans le médiastin : le *déplacement progressif du cœur* avec palpitations et accidents syncopaux ; la *compression de la veine cave supérieure* reconnaissable à l'œdème des bras, de la face et du cou ; la *compression du tronc veineux* brachio-céphalique droit se manifestant par un œdème unilatéral du tronc, de la face et du cou, avec dilatation veineuse ; la *compression d'un récurrent* avec aphonie, etc., etc.

Tous ces signes indiquent seulement la présence d'une tumeur intrathoracique.

B. Signes physiques. — L'*inspection* montre quelquefois une diminution dans l'amplitude des mouvements respiratoires (Letulle) et une dilatation du thorax : les espaces intercostaux sont élargis, les côtes élevées ; il y a une voussure générale d'une moitié du thorax comme dans les grands épanchements pleurétiques. Une voussure *circonscrite* a une signification diagnostique bien autrement importante.

La *percussion* donne un son mat sur une surface limitée, lorsque le kyste est superficiel ; elle donne une sonorité normale ou une sub-matité perceptible seulement à la percussion profonde lorsque le kyste est séparé du thorax par une coque plus ou moins épaisse de parenchyme pulmonaire intact. A la *palpation* les vibrations thoraciques sont diminuées ou abolies au voisinage du kyste.

L'*auscultation* révèle une diminution ou une disparition du murmure vésiculaire en un point circonscrit, correspondant au kyste sous-jacent ; si le kyste est central, le murmure vésiculaire reste normal, à moins qu'il ne comprime une bronche et amène ainsi la production d'un souffle tubaire. L'irritation du parenchyme pulmonaire comprimé se traduit par des râles sous-crépitants fins, celle de la plèvre par des frottements ou un épanchement pleurétique.

Cette période d'accroissement du kyste se prolonge pendant des mois ou des années, jusqu'à ce qu'enfin l'échinocoque entre en communication avec les bronches.

4° Evolution, ouverture du kyste. — Le plus souvent cette ouverture se fait avec grand fracas ; le malade ressent dans la poitrine une douleur cuisante, une sorte de déchirure, et rejette à flots au milieu de violentes secousses de toux un liquide *eau de roche* d'une saveur salée ; puis survient une hémoptysie abondante avec dyspnée intense et phénomènes asphyxiques, aboutissant quelquefois à la syncope ou à la mort. D'après BARD et CHAVANNES cette évacuation s'accompagne d'une élévation de température.

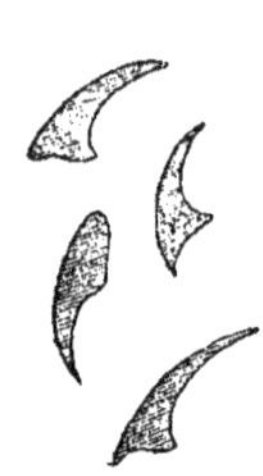

Fig. 25. Crochets de kystes hydatiques.

Dans d'autres cas la communication avec les bronches se fait insidieusement par un petit pertuis, et l'évacuation ne se traduit que par des hémoptysies peu abondantes et répétées, ou par une expectoration gelée de groseille.

Dans les liquides rejetés par l'expectoration on retrouve des *lambeaux de membranes hydatiques blanchâtres et nacrées, enrou-*

lées sur elles-mêmes et reconnaissables à leur structure lamellaire, ou même des hydatides entières, et le microscope y montre des *crochets d'échinocoques*.

Consécutivement à son ouverture dans les bronches, le kyste hydatique peut s'infecter et suppurer ; une température à grandes oscillations, des sueurs nocturnes, de l'anorexie, la perte des forces, une expectoration purulente et fétide annoncent cette complication. Parfois la suppuration se produit avant l'ouverture du kyste dans les bronches ; dans ce cas la vomique est purulente au lieu d'être limpide comme de l'eau de roche. Dans les cas qui doivent se terminer par la guérison, les hémoptysies cessent peu à peu et les parois de la cavité kystique arrivent au contact.

Les *signes physiques* du kyste hydatique après évacuation sont à peu près ceux d'une caverne pulmonaire : souffle caverneux ou amphorique, gargouillements à timbre métallique, et quelquefois bruit de soupape à la fin de l'inspiration.

Le kyste du poumon ne s'ouvre pas toujours dans les bronches : il peut s'ouvrir dans la plèvre, dans l'estomac, dans l'intestin (LAENNEC), à l'ombilic, à travers la paroi thoracique, dans l'artère pulmonaire, etc. ; ces derniers faits sont absolument exceptionnels.

La pneumonie, la pleurésie, la gangrène pulmonaire sont des complications assez fréquentes des hydatides du poumon.

La mort survient dans plus de la moitié des cas : elle peut survenir à la longue par suppuration, quelquefois elle résulte de l'asphyxie mécanique par une hydatide ou un fragment volumineux, ou d'une abondante hémoptysie.

5° Diagnostic. — Les symptômes les plus importants sont les *hémoptysies*, l'*urticaire*, la *roussure circonscrite*, la présence de *lambeaux de membrane hydatique* ou de *crochets dans l'expectoration*.

Une *ponction exploratrice*, lorsqu'elle donne issue à un liquide eau de roche sans albumine ou contenant des crochets, lève tous les doutes ; il faut se rappeler toutefois que la ponction est dangereuse, car elle peut provoquer une hémorragie abondante dans l'intérieur du kyste.

Ces caractères éviteront de confondre l'échinocoque pulmonaire avec les cavernes tuberculeuses ou la pleurésie, qui peuvent d'ailleurs coexister.

6° Traitement. — La ponction aspiratrice dont nous venons d'indiquer le danger donne rarement un succès durable ; il faut la faire suivre d'une injection antiseptique. L'incision de la poche kystique (pneumotomie) donne les meilleurs résultats.

ARTICLE XIV

CANCER DU POUMON

Le cancer primitif est rare ; son existence toutefois semble à l'heure actuelle démontrée par les recherches de MALASSEZ. Son point de départ est la prolifération néoplasique de la cellule alvéolaire : il s'agit d'un épithéliome. — BAYLE, en 1810, isole la phtisie cancéreuse de la phtisie tuberculeuse ; LAENNEC, STOKES en font de belles descriptions macroscopiques et cliniques. MALASSEZ établit solidement l'histogenèse de ces néoplasmes.

1° Etiologie. — Le cancer primitif, très rare, atteint de préférence l'homme ayant dépassé l'âge moyen (quarante à cinquante ans). L'influence de l'hérédité a été signalée. Les cancers secondaires se développent soit par propagation directe (cancer du sein, de l'œsophage, de l'estomac, du foie), soit par généralisation d'un cancer cutané (sarcomes des membres, néoplasmes génito-urinaires).

2° Anatomie pathologique. — Les tumeurs secondaires sont, dans le poumon, beaucoup plus fréquentes que les cancers primitifs. Nous avons à étudier isolément les unes et les autres. A l'autopsie d'un sujet atteint de cancer du poumon, on rencontre

— soit une tumeur volumineuse d'aspect encéphaloïde occupant parfois un lobe, parfois le voisinage du hile, présentant des points ulcérés ramollis, des foyers hémorragiques, — soit des blocs isolés siégeant de préférence au voisinage de la plèvre. Le premier cas correspond au *type primitif*, le second aux *néoplasies secondaires*. Dans cette dernière classe, les noyaux peuvent offrir un aspect macroscopique variable suivant la tumeur originelle, depuis les foyers épithéliaux mous, mal limités, jusqu'aux sarcomes à point de départ osseux constituant parfois de véritables blocs calcaires dans le poumon. La carcinose miliaire criblant l'organe de taches blanchâtres est souvent difficile à distinguer de la granulie de nature tuberculeuse.

Les caractères histologiques varient suivant qu'il s'agit de cancer primitif ou de cancer secondaire.

a. *Cancer primitif*. — Si l'examen minutieux de tous les organes a démontré que la tumeur n'est pas secondaire ; si au microscope on retrouve les caractères d'un épithéliome, on est en droit de conclure à une néoplasie primitive. Avec un faible grossissement on voit, dans un stroma formé par l'alvéole plus ou moins altéré et plus ou moins infiltré de cellules rondes, des cellules épithéliales prolifèrées, polymorphes, à noyaux volumineux. Il s'agit d'un épithéliome alvéolaire, dans lequel les cellules donnent lieu à des bourgeons dans la cavité alvéolaire (forme polypeuse), ou bien à des infiltrations dans les parois de l'alvéole (forme infiltrée, diffuse).

D'où provient cette cellule épithéliale néoplasique ? MALASSEZ a posé le problème sans le résoudre. Toutefois il a constaté sur des préparations sériées, d'abord le bourgeonnement des cellules de l'alvéole, puis leur invagination dans les parois alvéolaires. Cette étude confirme la théorie de WALDEYER sur l'origine épithéliale du carcinome, mais ne prouve pas que ce bourgeon alvéolaire n'ait pas un point de départ bronchique. AUGIER, LEPLAT montrent un exemple typique d'épithéliome d'origine bronchique ; CHIARI croit que les glandules des bronches sont à incriminer ; MÉNÉTRIER enfin admet que la cellule alvéolaire est l'origine de ce cancer.

Ces néoplasmes peuvent se généraliser dans le poumon ou sur

les plèvres. Les *traînées de lymphangite* intrapulmonaires ou sous-pleurales indiquent quel est leur principal mode de propagation. Les *ganglions* du médiastin et sous-claviculaires sont fréquemment infiltrés. Les plèvres présentent des lésions, spécifiques ou non, étudiées au chapitre des *pleurésies cancéreuses*. La masse néoplasique, subissant des altérations inflammatoires gangreneuses, peut aboutir à de véritables cavernes. Le péricarde, le cœur, la trachée, l'œsophage sont infiltrés et s'ulcèrent ensuite, les veines atteintes sont obstruées par des thromboses. Les organes extra-thoraciques sont quelquefois porteurs de noyaux secondaires.

b. *Cancers secondaires*. — Les cancers secondaires, sarcomes, carcinomes, épithéliomes, etc., rappellent en tous points par leur structure la tumeur originelle.

3° Symptomatologie.

— Nous prendrons comme type un *cancer primitif* donnant un ensemble symptomatique complet. Mais nous insistons sur ce fait que bien des cancers secondaires sont des trouvailles d'autopsie, les malades n'ayant présenté qu'une dyspnée imputable soit à l'état général, soit à une pleurésie terminale dont la spécificité n'était pas soupçonnée. Des cancers primitifs peuvent également se révéler par des lésions pleurales, et emporter le malade par une thrombose suivie d'embolie sans que le néoplasme ait été diagnostiqué.

Au début, le malade présente une toux sèche, persistante, parfois quinteuse, accompagnée d'un point de côté, de localisation variable avec le siège de la tumeur; il maigrit; son facies pâle, ou jaune paille, une dyspnée très modérée, la faiblesse générale peuvent faire songer à l'existence d'un néoplasme, mais son siège ne peut être déterminé.

A. SIGNES FONCTIONNELS. — Pendant une deuxième période, si un accident de généralisation, si une affection surajoutée n'ont pas brusquement terminé la scène, des symptômes importants vont conduire au diagnostic.

Le principal est l'*expectoration*. Banale d'abord dans ses crachats mucopurulents, quoiqu'on ait prétendu y rencontrer des cellules spécifiques, elle prend, dans la suite, une couleur gelée de groseilles. Les crachats forment alors une masse molle, gélatineuse, tremblotante, non adhérente au vase.

L'hémoptysie est assez fréquente. Le malade rejette soit du sang pur, soit du sang coagulé, ayant séjourné dans les bronches ou dans une cavité du néoplasme ulcéré.

Outre ces signes fonctionnels, la *compression des organes du médiastin*, veines caves, artères, cœur, œsophage, nerfs récurrents, donne lieu à des accidents décrits à propos des tumeurs du médiastin. La *pleurésie*, spécifique ou non, a sa symptomatologie particulière étudiée dans un chapitre spécial.

B. SIGNES PHYSIQUES. — Un énorme cancer massif peut donner de la *voussure thoracique* avec ou sans œdème de la paroi, dont la surface peut être recouverte d'un lacis veineux anormalement développé.

Le cancer pleural massif, même en l'absence de tout épanchement, donne à la percussion une zone de matité ou de submatité avec résistance au doigt. Les cancers à noyaux disséminés ne donnent guère de signes à la percussion. Les ganglions du médiastin déterminent parfois une matité rétrosternale assez caractéristique.

L'auscultation dans le cancer massif permet d'entendre un souffle rappelant celui de la pneumonie, de la pectoriloquie, avec égophonie, le tout entouré d'une zone de râles sous-crépitants. Les formes nodulaires ne donnent d'autres symptômes que les râles de congestion qui environnent les foyers.

Le ramollissement et les cavernes comportent des symptômes spéciaux; les compressions bronchiques donnent lieu à des souffles.

Les symptômes généraux propres au cancer sont ceux de la cachexie progressive des néoplasmes. Les infections secondaires donnent de la fièvre. La *mort* survient rapidement dans les formes correspondant à la carcinose aiguë. Dans les types chroniques, elle est due soit à la pleurésie coexistante, soit aux accidents de la généralisation, soit aux complications septiques : gangrène, pneumonie et broncho-pneumonie, principalement.

4° Diagnostic. — Il est bien difficile à établir *avant l'existence des signes physiques* importants :

Au début, l'amaigrissement, la toux, la pleurésie hémorragique ou non, peuvent faire songer à la *tuberculose*; l'étude de l'expectoration, la recherche des bacilles, l'absence de fièvre et de transpiration nocturnes, etc., sont des éléments de diagnostic. Il n'est pas possible cliniquement de différencier la carcinose aiguë de la granulie, à moins que leur foyer primitif ne soit connu.

Lorsque l'expectoration caractéristique existe, on peut songer à une hémoptysie tuberculeuse, à un infarctus pulmonaire, à une pneumonie chronique, à une gangrène au début. Ce sont les antécédents du malade, la présence ou l'absence de température, l'examen microscopique des crachats qui sont les meilleurs guides. La constatation des signes de compression, notamment du côté du nerf récurrent, a une assez grande valeur diagnostique. Si la *pleurésie* prédomine, le diagnostic est encore plus difficile.

5° Traitement. — Il est purement symptomatique. Par les opiacés, les révulsifs, on pourra calmer la toux, la douleur, la dyspnée. Par des ponctions répétées, le liquide pleurétique sera évacué. Les inhalations antiseptiques préviendront parfois les infections secondaires.

CHAPITRE V

MALADIES DE LA PLÈVRE

Nous allons étudier les maladies de la plèvre dans l'ordre suivant :

1º Les pleurésies suivant leurs symptômes et leurs lésions : pleurésies sérofibrineuses, pleurésies sèches, purulentes, hémorragiques, pulsatiles, enkystées ;

2º Les pleurésies suivant leurs principales causes : pleurésie tuberculeuse, métapneumonique, cancéreuse ;

3º Enfin nous terminons par l'étude des épanchements chyliformes, de l'hydrothorax et du pneumothorax.

Une étude d'ensemble sur les vomiques sera placée immédiaement après les pleurésies purulentes dont elles constituent une fréquente complication.

ARTICLE PREMIER

PLEURÉSIES SÉRO-FIBRINEUSES

Elles sont caractérisées par l'épanchement dans la cavité pleurale d'un liquide citrin, séreux, avec fausses membranes fibrineuses.

§ 1. — ÉTIOLOGIE

Le froid était autrefois considéré comme la principale cause des pleurésies séro-fibrineuses : dans un grand nombre de cas, on retrouve l'action de ce facteur étiologique, mais il est fort probable qu'il n'agit dans la majorité des cas que comme une cause occasionnelle, en favorisant l'infection ; la pleurésie *a frigore* est donc surtout une pleurésie infectieuse. Cette infection est le plus souvent la *tuberculose*, interprétation qui s'appuie sur les antécédents des pleurétiques, sur leur sort ultérieur, sur l'inoculation au cobaye ou la culture du liquide pleurétique, sur les examens histologiques. Mais il est abusif de considérer toutes les pleurésies comme tuberculeuses : on a trouvé dans l'épanchement d'autres microbes que le bacille de Koch : il existe des pleurésies primitives à streptocoques (WEICHSELBAUM), à pneumocoques (TALAMON), à staphylocoques (FERNET).

La clinique également nous a appris à connaître toute une série de ces *pleurésies non tuberculeuses*, dont voici les principales :

1° On constate parfois des pleurésies chez les *cardiaques* : dues le plus souvent à des embolies pulmonaires, elles siègent surtout à la base du poumon droit, entre celui-ci et le diaphragme : elles ont un début insidieux et une évolution lente.

2° Au cours des *néphrites chroniques* on observe des pleurésies qu'il ne faut pas confondre avec l'hydrothorax :

3° Nombre de *maladies infectieuses* sont susceptibles de se compliquer de pleurésie séro-fibrineuse ; ainsi la grippe, le rhumatisme articulaire aigu, la fièvre typhoïde, soit à son début (*pleurotyphus*), soit au cours de son évolution, plus rarement l'actinomycose, la syphilis à la période secondaire (CHANTEMESSE et WIDAL), et même la blennorrhagie :

4° Il existe des pleurésies séro-fibrineuses accompagnant une *lésion du poumon ou des organes voisins* : c'est le cas pour la pneumonie, bien que la pleurésie métapneumonique soit plus souvent purulente, les anévrismes aortiques, les tumeurs du médiastin, les affections du foie et de la rate, les péricardites, les péritonites, l'appendicite (DIEULAFOY), les kystes de l'ovaire, les salpingites, les affections des voies biliaires, le *cancer de la plèvre* ;

5° Il existe enfin des pleurésies *traumatiques* : souvent, il est vrai, elles sont tuberculeuses.

On remarquera que la plupart des causes de pleurésie que

nous venons d'énumérer agissent par l'intermédiaire d'une lésion pulmonaire.

§ 2. — ANATOMIE PATHOLOGIQUE

A l'ouverture du thorax, on voit s'échapper un liquide citrin, absolument limpide ou tenant en suspension quelques flocons fibrineux. Le poumon est rétracté vers son hile ; la plèvre pariétale, surtout vers les parties inférieures, est tapissée de fausses membranes fibrineuses ; elle présente des arborisations vasculaires et quelques taches ecchymotiques. Lorsqu'il y a encore peu de liquide, il ne forme qu'une mince couche entre le poumon et la plèvre. A mesure que l'épanchement augmente, il refoule le poumon, mais celui-ci ne surnage pas complètement : il plonge toujours plus ou moins dans le liquide qui s'élève entre le poumon et la plèvre pariétale. Enfin souvent la répartition du liquide est inégale à cause des adhérences qui cloisonnent la grande cavité pleurale.

L'*épanchement* pleurétique a une densité qui varie de 1010 à 1020 et une composition chimique qui rappelle celle du plasma sanguin ; il contient de l'albumine, de l'urée, du glycogène, les mêmes sels que le sérum, et de la *fibrine*, ce qui le distingue de l'hydrothorax. On y trouve des cellules pleurales desquamées et des globules sanguins ; lorsque le nombre de ces derniers dépasse 5.000 par millimètre cube, la pleurésie est dite *histologiquement hémorragique*, et cette particularité constitue quelques présomptions en faveur d'une transformation purulente (DIEULAFOY).

Les *lésions de la plèvre* consistent dans la tuméfaction et la chute des cellules qui forment son revêtement épithélial, dans une congestion avec diapédèse active et dans une abondante exsudation de fibrine qui se coagule en couches superposées ; ultérieurement ces faussses membranes fibrineuses sont pénétrées par des bourgeons issus de la plèvre sous-jacente, qui opèrent leur organisation conjonctive ; telle est la formation des adhérences pleurales.

Les brides ainsi formées sont vascularisées dès les premiers stades de leur organisation. Ces vaisseaux, très friables, à parois embryonnaires, sont issus des artérioles, des veinules et surtout des capillaires de la plèvre.

D'après CORNIL, ce sont les cellules endothéliales qui opèrent l'organisation des adhérences.

Les *lésions de voisinage* portent sur le poumon, la paroi thoracique, les organes contenus dans le médiastin et dans l'abdomen. Le *poumon* est *atélectasié*, du moins dans ses parties inférieures, c'est-à-dire que les alvéoles comprimés sont vides d'air et aplatis ; mais dans les pleurésies anciennes l'organisation conjonctive des fausses membranes forme à sa surface une carapace scléreuse qui pousse des prolongements dans la profondeur de l'organe (*pneumonie pleurogène* de CHARCOT) et arrive à le transformer en un bloc de consistance fibreuse. Le *thorax* présente une voussure notable, les côtes sont élevées et écartées. Plus tard, au contraire, il est comme aplati d'arrière en avant ; sa paroi latérale, au lieu d'avoir un contour arrondi, forme une coudure anguleuse (*déformation en* **V**), les côtes sont rapprochées par la rétraction des espaces intercostaux ; une scoliose à concavité dirigée du côté malade est la conséquence de ces déformations. Le *médiastin* est refoulé en masse au delà de la ligne médiane ; le *cœur* est par conséquent déplacé, et la veine cave inférieure subit une coudure notable (BARTELS). Le péricarde participe quelquefois à l'inflammation pleurale, ce qui s'explique par les connexions lymphatiques de ces deux séreuses. Le diaphragme et le foie sont abaissés si l'épanchement siège à droite et s'il est assez considérable.

§ 3. — SYMPTOMATOLOGIE

SIGNES PHYSIQUES DES ÉPANCHEMENTS DE LA PLÈVRE

La pleurésie débute d'ordinaire brusquement par des frissons, par un violent point de côté au niveau du mamelon, par de la dyspnée, par une toux sèche et quinteuse qui augmente encore

la douleur thoracique : en même temps la température s'élève
et oscille entre 39° et 39°,5.

L'auscultation pratiquée à ce moment ne fait entendre que
quelques frottements et une diminution notable du murmure
vésiculaire. Au bout de peu de jours, en auscultant la base du
thorax, on constate les signes d'un épanchement pleurétique qui
s'élève progressivement. Ce sont ces symptômes que nous
allons méthodiquement étudier par l'inspection, la palpation, la
percussion et l'auscultation.

1° Inspection. — Dès le deuxième ou le troisième jour, quelquefois plus tard (Woillez), on constate l'immobilité relative de
la paroi thoracique du côté malade. Les espaces intercostaux
sont également immobiles et écartés ; leur dépression normale
est remplacée par une saillie.

L'inspection et la mensuration révèlent encore un développement unilatéral exagéré du thorax : cette *voussure* est due en
partie à ce que les côtes inférieures sont immobilisées en position inspiratoire, position qui a pour effet d'augmenter la capacité thoracique. La *voussure*, appréciable à la vue et mieux encore à la palpation, peut être représentée graphiquement par le
cyrtomètre de Woillez, instrument qui se moule sur la paroi
thoracique et qu'il suffit ensuite d'appliquer sur une feuille de
papier. On peut se rendre compte des modifications de l'épanchement en comparant ce graphique à ceux recueillis les jours suivants, sur le côté sain et sur le côté malade.

Mais ces mensurations ne donnent que des résultats incomplets, car la voussure tient à une autre cause : « la pression du
liquide épanché entraine le côté sain vers le côté malade. Celui-
ci s'agrandit aux dépens de l'autre, grâce à l'entrainement de la
partie inférieure de la cage thoracique, y compris le sternum,
lequel perd sa position verticale pour prendre une direction
oblique. Le thorax devient ainsi asymétrique sous la forme
oblique ovalaire. » (Pitres.) Il est facile de mettre en évidence
cet entrainement du sternum : une corde tendue de la fourchette
sternale à la symphyse pubienne montre bien que cette déviation se fait vers le côté malade (*signe du cordeau* de Pitres) et

disparaît après la thoracentèse. Tous ces signes ne sont bien appréciables que dans les grands épanchements.

Le diaphragme se contracte mal parce que l'une de ses moitiés supporte le poids de l'épanchement et que l'autre se trouve de ce chef anormalement tendue. Cette insuffisance du diaphragme a deux conséquences : 1° l'immobilité complète du *creux épigastrique* qui ne se renfle plus à chaque respiration ; 2° l'apparition du *type respiratoire costal supérieur*, au lieu du type diaphragmatique qui est le type normal, du moins chez l'homme : les muscles inspirateurs accessoires, élévateurs des premières côtes (trapèze, sterno-cléido-mastoïdien, splénius) suppléent le diaphragme. Enfin dans les épanchements abondants où le diaphragme est tout à fait paralysé on observe une *inversion* des mouvements du creux épigastrique qui se rétracte pendant l'inspiration et se gonfle pendant l'expiration, à l'inverse de l'état normal : cela tient à ce que le diaphragme, complètement inerte, est attiré dans le thorax à chaque inspiration produite par la contraction des muscles inspirateurs accessoires.

La *fréquence* des mouvements respiratoires est habituellement augmentée dans la pleurésie, mais son augmentation n'est pas directement proportionnelle à l'abondance de l'épanchement.

2° Radioscopie. — L'examen du thorax aux rayons X peut rendre des services dans les cas difficiles. Il montre l'immobilité du diaphragme qui ne s'abaisse plus à chaque inspiration comme du côté sain ; l'épanchement projette son ombre sur l'écran fluoroscopique à la place de la clarté pulmonaire, et cette « teinte sombre se fonce de plus en plus à mesure qu'on descend de sa limite supérieure où l'épanchement est plus mince, vers les parties inférieures où il est plus épais ». (Bouchard.)

Sa limite inférieure se confond à droite avec l'ombre du foie ; à gauche elle efface le contour du diaphragme et la clarté stomacale, mais elle est assez mal délimitée. L'ombre du médiastin, reconnaissable aux battements du cœur, est nettement repoussée à droite dans les pleurésies gauches et vice versa, mais cette déviation tend à s'atténuer dans les inspirations profondes, probablement parce que la dilatation inspiratoire

du thorax diminue alors la compression. Il est à remarquer que
la limite supérieure de l'épanchement n'est pas figurée par un
trait horizontal comme dans le pyopneumothorax, mais qu'elle
dessine une courbe à concavité supérieure : cette image est due
à ce que le poumon, plus transparent, plonge dans le liquide. La
limite supérieure de l'épanchement est susceptible de se déplacer
dans une certaine mesure, mais bien lentement, sous l'influence
des changements de position du malade ; exceptionnellement
on la voit s'abaisser et s'élever alternativement pendant l'inspiration et l'expiration. L'examen radioscopique montre encore
que les mouvements du diaphragme du côté malade sont diminués ou abolis. Après la résorption de l'épanchement l'épaississement des feuillets pleuraux ou leur symphyse se manifeste par
une certaine « atténuation de la clarté pulmonaire, par une
disparition plus ou moins complète du sinus costo-diaphragmatique, par une modification dans la forme et les mouvements
du diaphragme ». (BÉCLÈRE.)

3° **Percussion.** — La percussion permet d'apprécier la *matité*
et la *résistance au doigt* : elle doit être superficielle, et pratiquée
méthodiquement de bas en haut, en avant et en arrière. Vers la
base du thorax, la matité est absolue, mais à mesure qu'on se
rapproche de la limite supérieure de l'épanchement, elle s'atténue
et fait rapidement place à la sonorité pulmonaire normale, à
moins que le poumon ne présente lui-même des lésions qui modifient sa consistance (hépatisation, congestion, etc.).

Pour préciser exactement la limite supérieure de l'épanchement, il convient de percuter méthodiquement de bas en haut,
en allant des parties mates aux parties sonores ou vice versa. —
Un autre procédé consiste à percuter alternativement la surface
mate et la surface sonore en des points de moins en moins éloignés (procédé par enjambées) : par cette sorte de comparaison,
on se rapproche graduellement de la surface supérieure du liquide,
et on arrive à apprécier des nuances qui auraient passé autrement inaperçues.

Cette *limite supérieure de l'épanchement* est mobile : elle varie
avec les changements d'attitude du malade, qu'on devra per-

cuter couché, assis, étendu sur le côté. Le *déplacement de la
matité* est caractéristique des épanchements pleurétiques, mais il
est loin d'être constant, il manque ordinairement dans les
pleurésies cloisonnées.

La limite supérieure de l'épanchement, lorsqu'il est d'abondance moyenne (1.500 grammes et au-dessus), ne forme pas un
plan absolument horizontal : elle est plutôt oblique ; aussi sa
projection sur la paroi thoracique quand le sujet est assis ne
dessine pas une courbe circulaire, mais parabolique (*courbe de*
DAMOISEAU), parabole dont le sommet est dans l'aisselle. En
passant sur la paroi antérieure du thorax elle devient horizontale ; sur la paroi postérieure elle descend obliquement de façon
à former avec la colonne vertébrale non un angle droit, mais un
angle aigu sonore à la percussion (*angle de* GARLAND). Cette
forme parabolique de la limite supérieure de la matité a reçu
diverses interprétations ; on suppose qu'elle tient au dépôt sur la
plèvre pariétale d'une substance fibrineuse *adhérente,* qui
serait déposée pendant que l'épanchement se forme, et ne se
déplacerait pas, comme le reste du liquide, lorsque le malade
change de position.

A sa limite supérieure la matité ne cesse pas brusquement,
mais s'atténue progressivement en passant par une zone de submatité due soit au dépôt de fausses membranes fibrineuses, soit
à l'atélectasie du parenchyme pulmonaire sous-jacent.

La percussion permet encore d'apprécier : 1° *l'abaissement du
foie,* si la pleurésie siège à droite et si l'épanchement est très
abondant (dépassant 2.000 grammes) ; 2° le *déplacement du
cœur* et la disparition de la sonorité normale de l'espace de
TRAUBE si la pleurésie siège à gauche.

On appelle *espace semi-lunaire de* TRAUBE une zone sonore qui
occupe la base de la face antérieure du thorax, du côté gauche
seulement. Elle s'étend entre le cœur et le rebord des fausses
côtes ; sa limite inférieure répond au rebord costal lui-même,
elle est donc curviligne et à convexité dirigée en bas ; sa limite
supérieure répond à une ligne oblique dirigée en bas et en dehors
qui réunirait le 6e cartilage costal à l'extrémité antérieure de la
dixième côte ; elle est un peu curviligne et à convexité dirigée

en haut. Ces deux lignes interceptent dans leur concavité un espace semi-lunaire, large de 6 à 10 centimètres, qui donne à la percussion un son tympanique dû à la résonance de l'estomac sous-jacent.

L'espace semi-lunaire en effet ne répond pas au poumon, mais au sinus costo-diaphragmatique, vide normalement, et à la grosse tubérosité de l'estomac qui pénètre dans la cage thoracique, coiffée seulement du diaphragme qu'elle refoule. Les petits épanchements pleurétiques ne modifient pas la sonorité de l'espace de TRAUBE; mais dès qu'ils atteignent ou dépassent un litre, le liquide s'insinue dans le cul-de-sac costo-diaphragmatique dont il écarte les parois et abaisse le diaphragme; la sonorité de l'espace semi-lunaire est ainsi remplacée par une matité absolue.

Enfin dans les épanchements énormes qui écrasent le diaphragme au point de le faire bomber dans l'abdomen, la matité franchit les limites de l'aire de TRAUBE, et dépasse de plusieurs travers de doigt le rebord costal.

La disparition de la sonorité de l'espace semi-lunaire est donc un bon signe de pleurésie *gauche* [1]; il faut seulement se rappeler que cette sonorité peut persister : 1° dans les petits épanchements inférieurs à un litre ; 2° lorsque les parois du cul-de-sac pleural costo-diaphragmatique sont soudées par des adhérences et ne permettent pas l'insinuation du liquide.

Enfin la percussion pratiquée sous la clavicule du côté malade donne, dans les épanchements moyens, une sonorité exagérée, de tonalité élevée, appelée par TROUSSEAU *son skodique ;* on l'attribue à une active respiration supplémentaire dans le sommet

---

[1] D'après PITRES, les pleurésies *droites*, moyennes et abondantes, s'accompagnent assez souvent (dans 1,3 des cas) de matité de l'espace de Traube ; ce phénomène est dû au refoulement du foie dont le lobe gauche dépasse fortement la ligne médiane et révèle sa présence par la matité de l'hypocondre gauche. — De même des fausses membranes épaisses déposées dans le cul-de-sac pleural, ou un épanchement péricardique abondant peuvent atténuer la sonorité normale de l'espace de Traube. Sa constatation nécessite donc quelques réserves.

du poumon au-dessus de l'épanchement et à l'emphysème localisé qui en résulte.

4° Palpation. — Elle permet d'apprécier : 1° le phénomène du flot ; 2° les vibrations vocales.

a. *Recherche du flot*. — La recherche du *phénomène du flot* peut se faire de plusieurs manières : en appliquant une main en arrière sur la base du thorax, et l'autre un peu plus haut (l'une d'elles percute à plat le thorax et l'autre perçoit l'ébranlement) ; en appliquant une main sur la face antérieure du thorax, l'autre sur sa face postérieure ; enfin en appliquant sur la base une seule main qui percute et reçoit l'onde de retour (R. TRIPIER). — En percutant rapidement et plusieurs fois de suite, on perçoit une sorte de ballottement, ébranlement analogue à celui que donnerait une masse tremblotante de gélatine.

Le phénomène du flot n'est perceptible que dans les épanchements dépassant 1.000 grammes. Il peut être simulé par l'œdème de la paroi thoracique.

b. *Vibrations vocales*. — En appliquant la main à plat sur le thorax d'un sujet normal pendant qu'on le fait compter à haute voix, on perçoit nettement les vibrations vocales ; ces *vibrations thoraciques sont abolies* dans toute l'étendue de l'épanchement pleurétique. Elles reparaissent à sa limite supérieure où elles sont même exagérées ; pour la préciser, il convient d'appliquer la main sur le thorax, non plus à plat, mais de champ, par son bord cubital. Il est vrai que la recherche de cette limite supérieure dans les épanchements assez abondants devient difficile, parce qu'elle se trouve au niveau de l'omoplate à travers lequel il est plus malaisé de sentir les vibrations.

Chez les femmes et les enfants, à cause de l'acuité de leur voix, et chez les emphysémateux, les vibrations thoraciques sont affaiblies en dehors de tout épanchement ; aussi, pour éviter cette cause d'erreur, faut-il examiner les deux côtés du thorax et procéder ainsi par comparaison.

5° Auscultation. — Dans toute l'étendue de l'épanchement

le *murmure vésiculaire* normal *fait défaut* ou est notablement
affaibli : il reparait lointain, amoindri, à mesure qu'on se rapproche de la limite supérieure. Enfin au sommet la respiration
est forte, puérile, à moins que l'épanchement ne soit très considérable.

Au niveau de l'épanchement et surtout vers sa limite supérieure, on entend un souffle aigu, lointain, surtout expiratoire,
qui n'a pas l'intensité du souffle tubaire de la pneumonie *souffle
pleurétique*. Il a quelquefois un timbre amphorique, lorsque le
liquide remonte très haut. — Ce souffle est dû à la transmission du bruit expiratoire glottique, qui n'est plus étouffé ni
modifié par l'élasticité du parenchyme pulmonaire normal,
mais au contraire mieux transmis à l'oreille par le poumon atélectasié et le liquide en couche mince qui le comprime. C'est
un signe d'*épanchement moyen*, car, dans les grands épanchements, la compression des bronches s'oppose à toute transmission du bruit glottique, d'où silence respiratoire, et dans les
petits épanchements les modifications du tissu pulmonaire ne
sont pas assez considérables. Le souffle pleurétique peut toutefois apparaître dans de petits épanchements ou persister après la
résorption du liquide (LANDOUZY), si la pleurésie s'accompagne
d'une congestion ou d'une hépatisation du tissu pulmonaire qui
augmentent sa consistance au même titre que l'atélectasie, tout
en laissant les bronches perméables.

L'oreille appliquée sur le thorax pendant que le malade compte
à voix basse, perçoit avec netteté le chuchotement, comme si
quelqu'un chuchotait à l'oreille de l'observateur (*pectoriloquie
aphone* de BACCELLI). Ce signe est constatable dans des points
où le souffle pleurétique passait presque inaperçu ; lorsqu'on
ne trouve pas le souffle, il est donc recommandable de faire
chuchoter le malade : cet artifice facilite beaucoup sa recherche.

Si on ausculte pendant que le malade compte tout haut, la
voix n'arrive plus bourdonnante à l'oreille, comme normalement, mais cassée, chevrotante, d'où le nom d'*égophonie* donné
à ce phénomène (αἴξ, αἰγος, *chèvre* ; φωνη, *voix* ; on l'a encore
comparée au son d'un mirliton ou à la voix d'un polichinelle.

L'auscultation renseigne encore, si elle fait constater des râles par exemple, sur la congestion, l'œdème ou l'hépatisation du poumon sous-jacent.

Si on ausculte le thorax, pendant qu'on le percute en frappant l'une sur l'autre deux pièces de monnaie, le son arrive nettement à l'oreille de l'observateur, comme si les pièces étaient frappées tout contre elle, au lieu d'être assourdi par le parenchyme pulmonaire normal : c'est le *signe du sou* de PITRES. Cet excellent signe permet de déceler un épanchement dans des cas douteux et même d'en préciser le niveau supérieur.

À tous ces signes physiques il convient d'ajouter dans les cas douteux la *ponction exploratrice*, pratiquée au moyen d'une seringue munie d'une fine aiguille. On peut constater ainsi si le liquide est hémorragique ou non, l'étudier bactériologiquement, chimiquement ou microscopiquement ; ainsi le liquide des pleurésies contient de la fibrine contrairement à celui de l'hydrothorax (*réaction de* RIVOLTA, voy. p. 243) ; une très faible quantité de fibrine est habituelle dans le cancer ; une grande quantité dans la tuberculose, etc.

En résumé, les principaux signes d'un épanchement pleurétique moyen sont : la coussure, la matité et le skodisme, l'abolition des vibrations vocales, l'abolition du murmure vésiculaire, le souffle pleurétique, la pectoriloquie aphone, l'égophonie, le signe du sou. Il faut y ajouter le *déplacement des organes*, d'autant plus prononcé que l'épanchement est plus abondant, et susceptible par conséquent de nous renseigner sur sa quantité.

6º Déplacement des organes. — La palpation, la percussion, l'auscultation et la radioscopie montrent que le cœur est déplacé dans la pleurésie ; mais ce déplacement ne se produit pas dans les petits épanchements inférieurs à un litre.

Dans la *pleurésie gauche* le cœur est plus ou moins refoulé à droite, à tel point qu'on peut percevoir ses battements au voisinage du mamelon droit et, dans les cas extrêmes, entre le mamelon droit et l'aisselle. On croyait autrefois que, l'organe pivotant autour de sa base, c'était la pointe qui subissait le

plus fort déplacement. On sait aujourd'hui qu'il n'en est rien,
que le cœur devient tout au plus vertical (PITRES) ou même
qu'il garde son obliquité normale (LECLERC, BARD). Ces deux
derniers auteurs admettent que, dans le refoulement, la base
précède toujours la pointe, car le cœur ne peut se déplacer qu'avec
le médiastin : la direction générale de son axe n'est donc pas modifiée. Les observations et les expériences cadavériques de PITRES
ont établi ce qui suit : refoulé par une pleurésie gauche, le cœur
tend à devenir vertical, puis il est porté en masse en dehors du
bord droit du sternum en même temps qu'il est fortement
appliqué contre la paroi thoracique antérieure. De ce déplacement
et de cette application plus intime il résulte que ses battements
sont perçus le long de plusieurs espaces intercostaux jusqu'au
voisinage du mamelon droit ; ce n'est pas sa pointe qu'on sent
battre sous le mamelon droit, mais au contraire sa base : dans
les cas favorables on peut en effet percevoir, au niveau de l'appendice xiphoïde, un autre foyer de battements qui correspond
à la pointe.

JOLYET, enregistrant ces battements au cardiographe, a montré
que les premiers donnaient un tracé conforme à celui de l'aorte ;
les seconds, le tracé habituel de la pointe. BÉCLÈRE, par l'examen
radioscopique, confirme également le déplacement en masse du
cœur. L'hypothèse de la rotation de la pointe autour de la base
immobile, est donc complètement renversée ; l'hypothèse de la
torsion des gros vaisseaux de la base du cœur considérée comme
cause habituelle de la mort subite dans la pleurésie n'est pas
plus fondée : cet accident s'est produit dans des cas où l'autopsie a montré que le cœur, maintenu par des adhérences,
n'était pas refoulé par l'épanchement : il n'est imputable qu'à
l'excès de pression intrathoracique.

Dans la *pleurésie droite* le cœur est beaucoup moins déplacé :
il est refoulé en bas et à gauche, sans déviation de son axe, de
telle sorte que sa pointe vient battre au-dessous et en dehors du
mamelon gauche.

Cette différence d'importance entre le déplacement du cœur
par les pleurésies droites et par les pleurésies gauches, s'explique
par la disposition du sac péricardique qui prend ses insertions

inférieures au centre phrénique. Tout épanchement, en abaissant le diaphragme, a pour effet de tendre le feuillet péricardique correspondant : cette traction n'a pas grande influence sur le feuillet droit *vertical*, tandis que le feuillet gauche, *oblique*, se redresse verticalement sous l'influence de la tension diaphragmatique et du refoulement, ce qui a pour effet de déplacer notablement le cœur (PITRES).

Le *foie* est abaissé dans les grands épanchements siégeant à droite. La *rate* l'est également dans les grandes pleurésies gauches, mais la délimitation de sa matité est plus difficile.

7° Évaluation de la quantité du liquide. — Dans l'exposé des signes physiques qui précède, nous avons pris pour exemple un épanchement moyen ne dépassant pas 1.500 grammes environ.

Avec un épanchement plus considérable, allant jusqu'à 2.000 grammes, le skodisme s'atténue et est remplacé par de la submatité, la matité remonte jusqu'à l'épine de l'omoplate, l'angle de GARLAND est supprimé, le cœur bat entre le sternum et le mamelon droit (pleurésie gauche), l'abaissement du diaphragme se traduit par la disparition de la sonorité normale de l'espace semi-lunaire de TRAUBE (pleurésie gauche), ou par l'abaissement du foie (pleurésie droite).

Avec un épanchement de 3.000 grammes, le skodisme disparaît complètement, la matité est absolue, le déplacement des organes est encore augmenté, tout murmure vésiculaire a disparu et le souffle pleurétique prend un timbre caverneux ou amphorique.

Par contre, dans les petits épanchements de 500 grammes à 1 litre, « le souffle est voilé et limité à l'expiration ; le point maximum de la systole cardiaque atteint seulement le bord gauche du sternum » (DIEULAFOY) : il n'y a pas d'abaissement du diaphragme.

Récemment on a imaginé de mesurer le volume d'un épanchement pleural en injectant dans la plèvre une quantité déterminée de bleu de méthylène et en évaluant, par comparaison avec la teinte de solutions titrées, la dilution qu'elle subit dans le liquide épanché [1].

[1] ACHARD. *Soc. méd. des hôpitaux de Paris*, 30 mai 1902.

TABLEAU SYNOPTIQUE
DES SIGNES PHYSIQUES DES ÉPANCHEMENTS PLEURÉTIQUES

INSPECTION. .
- Immobilité d'une moitié du thorax.
- Immobilité et écartement des espaces intercostaux.
- Voussure.
- Asymétrie thoracique.
- Modifications des mouvements respiratoires.

RADIOSCOPIE .
- Opacité.
- Déplacement du médiastin.
- Abaissement et immobilisation du diaphragme.

PERCUSSION. .
- Matité
  - Forme et déplacement de sa limite supérieure.
  - Abaissement du foie (pleurésie droite).
  - Suppression de l'espace semi-lunaire de Traube (pleurésie gauche).
- Résistance au doigt.

PALPATION. .
- Sensation de flot.
- Abolition des vibrations vocales.
- Refoulement du cœur.

AUSCULTATION
- Suppression ou diminution du murmure vésiculaire.
- Souffle pleurétique.
- Pectoriloquie aphone.
- Égophonie.
- Signe du sou.

§ 4. — ÉVOLUTION ET PRONOSTIC

Abandonné à lui-même, l'épanchement se résorbe spontanément dans les cas favorables, au bout de quelques semaines ; on constate alors le retour du murmure vésiculaire et des vibrations vocales à un niveau de plus en plus bas ; on perçoit des frottements qui indiquent le rapprochement des deux feuillets pleuraux couverts de fibrine et auparavant écartés par l'épanchement (*frottements de retour*) ; enfin le cœur reprend progressivement sa place. Très souvent il reste un peu de liquide à la partie la plus déclive de la plèvre. — Même si la pleurésie guérit, il n'est pas rare de voir persister de la submatité et une diminution du murmure vésiculaire, en même temps le thorax s'aplatit d'avant en arrière, les côtes se rapprochent, et la colonne vertébrale s'incurve de ce côté. Chez les enfants, ces déformations peuvent être très appréciables ; elles sont dues à l'organisation des fausses membranes qui tapissent les feuillets pleuraux et à la rétraction consécutive.

Dans d'autres cas, l'épanchement *reste stationnaire*, la pleurésie passe à l'état chronique et le liquide persisterait indéfiniment si on ne l'évacuait pas par la thoracentèse.

Enfin un épanchement séreux est susceptible de subir spontanément la *transformation purulente* et d'évoluer alors comme un empyème.

Le *pronostic immédiat* n'offre pas grande gravité depuis qu'on emploie la thoracentèse par aspiration ; cette évacuation permet de parer aux menaces d'asphyxie. Sans cette opération un épanchement progressivement croissant aboutit à une dyspnée extrême avec gonflement des jugulaires, cyanose des lèvres, dilatation des veines thoraciques, œdème plus ou moins généralisé. Ce tableau peut aboutir à la mort subite, soit par déplacement du cœur et coudure des gros troncs veineux (BARTELS), soit plutôt par suite de l'exagération progressive de la tension intra-thoracique.

Le *pronostic éloigné* doit toujours être réservé, en raison de la possibilité de la nature tuberculeuse de l'affection, et à cause des lésions pulmonaires et thoraciques qui survivront à la pleurésie (déformations, adhérences, etc.).

§ 5. — DIAGNOSTIC

Diagnostiquer une pleurésie consiste à la distinguer des affections qui la peuvent simuler et à essayer de pénétrer sa cause.

1° Diagnostic différentiel. — *A son début*, la pleurésie peut être confondue avec n'importe quelle affection aiguë des voies respiratoires, notamment avec la congestion pulmonaire et la pneumonie ; mais dès que les premiers symptômes d'épanchement apparaissent, cette confusion a beaucoup moins de chances de se produire. D'ailleurs le début est moins brusque, le frisson moins intense que dans la pneumonie ; l'expectoration est nulle, les râles crépitants font défaut.

Lorsque l'épanchement est formé, il peut être confondu :

a. *Avec l'hydrothorax* : il s'en distingue par sa bilatéralité habituelle, sa coexistence fréquente avec d'autres œdèmes, son étiologie (asystolie, mal de Bright), le facile déplacement de la matité, l'apyrexie, et l'absence de fibrine dans l'épanchement, ainsi qu'on peut s'en convaincre par la *réaction de Rivolta* : elle consiste à verser dans un verre de l'eau distillée additionnée d'une ou deux gouttes d'acide acétique, et à ajouter quelques gouttes du liquide retiré par la ponction ; en agitant le tout, on voit se produire dans le liquide des anneaux blanchâtres comparables à la fumée d'une cigarette, s'il s'agit d'un épanchement inflammatoire, c'est-à-dire d'une pleurésie. De plus le liquide de l'hydrothorax contient peu de globules rouges, peu de leucocytes, par opposition à ce qu'on voit dans la plupart des pleurésies, mais par contre de nombreuses cellules de l'endothélium pleural desquamé.

b. *Avec la pneumonie massive* : on nomme ainsi (GRANCHER) une pneumonie étendue, avec abondante exsudation fibrineuse dans les ramifications bronchiques correspondantes ; par suite de cette obstruction, l'air ne pénètre plus jusqu'au bloc hépatisé, et il n'y a ni souffle ni exagération des vibrations vocales. Le silence respiratoire est absolu à ce niveau et il n'y a pas d'expectoration rouillée ; il peut cependant y avoir une expectoration fibrineuse, sorte de moule des canaux bronchiques. Mais la matité ne siège pas forcément à la partie inférieure et postérieure du thorax comme dans la pleurésie et elle ne se déplace pas par les changements de position du malade ; enfin il n'y a ni égophonie, ni pectoriloquie aphone.

c. *Avec le cancer du poumon* : lorsqu'il est très étendu, il produit de la matité, de la résistance au doigt ; les vibrations vocales et le murmure vésiculaire sont plus ou moins supprimés. Mais ici encore il n'y a pas de déplacement de la matité, et l'expectoration sanguinolente, gelée de groseille, est caractéristique.

d. *Avec le pneumothorax* : souvent, en effet, il s'accompagne d'un épanchement liquide à la partie inférieure de la plèvre; il est vrai que cet épanchement est plus souvent purulent que séreux. Il suffit d'ausculter au-dessus pour constater le souffle amphorique, le bruit d'airain, etc. Enfin, au-dessus de la zone mate la percussion révèle une sonorité exagérée.

2° Diagnostic causal. — Remonter à la cause d'une pleurésie est beaucoup plus difficile. Il importe surtout de voir si elle est ou non tuberculeuse : j'indique page 233 (article VIII) les éléments de ce diagnostic. Pour les pleurésies non tuberculeuses dont les diverses causes sont énumérées page 186 il faut se baser sur l'examen des organes (pleurésies des cardiaques, des brightiques, des cancéreux), ou sur les symptômes de la maladie infectieuse cause de l'épanchement (grippe, pneumonie, rhumatisme, fièvre typhoïde, etc.).

De plus l'examen méthodique du *liquide retiré* par la ponction fournit des renseignements parfois décisifs. Voici ces divers procédés d'investigation.

a. *Cultures.* — En ensemençant le liquide pleurétique on peut isoler des staphylocoques, des pneumocoques, du colibacille, du bacille d'Eberth. On peut isoler aussi le bacille de Koch par culture sur sang gélosé glycériné (Bezançon et Griffon) : au bout de deux ou trois semaines il produit des masses couleur chocolat, où le microscope montre les arabesques formées par le développement des bacilles. — Ces résultats sont malheureusement inconstants.

b. *Inoculation.* — Un liquide contenant des pneumocoques virulents, inoculé à la souris blanche à la dose de 2 centimètres cubes, produit sa mort par septicémie en vingt-quatre heures, et on trouve le pneumocoque dans le sang du cœur. — Injectés sous la cuisse ou dans le péritoine du cobaye, 20 centimètres cubes d'épanchement tuberculeux déterminent souvent sa tuberculisation en quelques semaines.

c. *Séroréaction.* — Il y a surtout intérêt à la rechercher dans la tuberculose. Le liquide des pleurésies tuberculeuses agglutine souvent les cultures homogènes du bacille de Koch. Cette recherche peut être complétée par celle du pouvoir agglutinant du sérum sanguin chez le même malade. Malheureusement la séroréaction est souvent négative, surtout quand la pleurésie est associée à des lésions tuberculeuses graves. La constatation d'un sérodiagnostic positif a au contraire une grande valeur.

Dans les pleurésies typhoïdiques, le liquide agglutine les cultures du bacille d'Eberth. Son pouvoir agglutinant est généralement inférieur à celui du sérum sanguin ; cependant il l'égale parfois (WIDAL et MERKLEN).

d. Perméabilité pleurale. — Cette épreuve (RAMOND et TOURLET, CASTAIGNE) consiste à injecter dans la plèvre du bleu de méthylène, ou du salicylate de soude après s'être préalablement assuré du bon état de la perméabilité rénale (t. I, p. 680). En recherchant dans l'urine les substances injectées on est renseigné sur le pouvoir absorbant de la plèvre. Le pouvoir absorbant, normal au début, diminue ensuite dans toutes les pleurésies, mais surtout dans les pleurésies tuberculeuses. Cette recherche fournit de plus un élément pronostique : tant que l'absorption pleurale se fait bien il y a des chances pour que l'épanchement puisse se résorber spontanément ; est-elle au contraire très défectueuse, il est probable qu'il ne disparaîtra que par la ponction.

e. Cytologie. L'étude des éléments cellulaires en suspension dans le liquide pleurétique constitue le *cyto-diagnostic* (WIDAL et RAVAUT, 1900). Quelques centimètres cubes du liquide retiré par la ponction doivent être agités avec des perles de verre pour la défibrination, puis laissés vingt-quatre heures dans un vase à sédimentation. Un procédé plus rapide consiste dans la centrifugation pendant un quart d'heure. Dans les deux cas le dépôt est étalé sur des lamelles de verre, fixé à l'alcool-éther et coloré à l'éosine hématéine. Les principaux éléments qu'on a alors à rechercher sont, indépendamment des globules rouges plus ou moins nombreux, 1º des *lymphocytes*, globules blancs de petite taille, à gros noyau occupant la presque totalité de l'élément, 2º des *polynucléaires*, leucocytes beaucoup plus grands à noyau polymorphe, contourné en boudin ou replié, de façon à donner l'illusion de noyaux multiples, 3º de *grands mononucléaires*, éléments d'aussi grande taille, mais à noyau rond ovale ou un peu échancré. 4° des *placards endothéliaux* formés de plusieurs cellules de l'endothélium pleural, desquamées, mais encore soudées entre elles. Voici quelle est la formule cytologique des divers épanchements :

Les *pleurésies infectieuses non tuberculeuses* (streptococciques, typhoïdiques, pneumococciques), se caractérisent par la prédominance des *polynucléaires*; ils diminuent de nombre et sont mêlés à des lymphocytes si la pleurésie guérit; ils augmentent au contraire de plus en plus si la pleurésie tourne à la purulence. — Les pleurésies rhumatismales présentent aussi une polynucléose intense (DOPTER).

Les *pleurésies tuberculeuses* se caractérisent au contraire par la présence presque exclusive de *lymphocytes*, sans adjonction de placards endothéliaux. Toutefois, au début, il peut y avoir aussi des polynucléaires; mais ils disparaissent peu à peu : c'est à partir de la deuxième ou troisième semaine que la formule acquiert son maximum de netteté, aussi est-il bon de faire plusieurs ponctions successives.

Les *pleurésies aseptiques des cardiaques et des brightiques* offrent de nombreux placards endothéliaux formés de huit à dix cellules desquamées. A mesure que l'épanchement vieillit ils peuvent diminuer de nombre et coïncider avec des lymphocytes, mais leur présence suffit à exclure l'hypothèse de pleurésie tuberculeuse (WIDAL et RAVAUT). — Lorsqu'il s'agit chez un cardiaque d'une pleurésie aiguë avec congestion ou infarctus, les polynucléaires apparaissent plus ou moins nombreux et existent parfois en proportion considérable.

Les *pleurésies cancéreuses* montrent de nombreux placards endothéliaux et des cellules néoplasiques. Dans ce cas l'examen cytologique du liquide peut être complété par la recherche du *laquage* de BARD (voy. art. X).

§ 6. — TRAITEMENT

Au début de l'affection le traitement est purement symptomatique ; on aura quelquefois à employer l'antipyrine contre la fièvre, et la morphine contre une douleur thoracique trop vive. Une fois l'épanchement formé et tant que la fièvre continue, il ne faut pas songer à l'évacuer, *à moins que son abondance ne devienne inquiétante*, parce qu'il est sujet à se reproduire. Souvent, après quelques semaines, l'épanchement se résorbe spontanément et il n'y a pas lieu d'intervenir.

Mais lorsque, au bout de ce temps, l'épanchement reste stationnaire, la thoracentèse est formellement indiquée : les vésicatoires, tous les révulsifs, les diurétiques qu'on administre alors dans le but de le faire résorber sont d'une efficacité très discutée. Ainsi donc les deux grandes indications de la thoracentèse sont : 1° *un épanchement abondant*, atteignant deux litres, ce qu'on reconnaît à la matité remontant en arrière jusqu'à l'épine de l'omoplate, à un déplacement du cœur qu'on sent battre à droite du sternum et à l'abolition du skodisme. Il ne faut pas se fier à la dyspnée qui est « un guide infidèle et trompeur », mais uniquement aux signes physiques (DIEULAFOY) ; 2° un épanchement stationnaire.

La *thoracentèse* se pratique par la méthode aspiratrice, au moyen de l'appareil de DIEULAFOY ou de POTAIN. Le malade étant assis et le vide préalablement fait dans l'appareil, on enfonce le trocart ou l'aiguille ordinairement dans le septième espace intercostal et sur une ligne qui prolonge l'angle inférieur de l'omoplate: il faut enfoncer la pointe immédiatement au-dessus d'une côte, en rasant son bord supérieur, et non au-dessous d'elle car on risquerait de blesser les vaisseaux et nerfs intercostaux; il est indispensable de vérifier par la percussion si le point où on se propose de ponctionner est bien mat, car le poumon pourrait être fixé par une adhérence.

En imprimant de légers mouvements de circumduction à l'instrument, on a la sensation que son extrémité est libre dans une grande cavité : il ne reste plus alors qu'à ouvrir le robinet pour mettre la plèvre en communication avec le récipient. L'évacuation doit être faite lentement: il faut l'interrompre en fermant le robinet, et au besoin, la cesser si le malade est pris d'une toux quinteuse. Il est prudent de ne pas retirer plus d'un litre et demi à la fois; en tout cas, il est inutile d'évacuer la presque totalité du liquide : ce qui reste se résorbe souvent spontanément. Une évacuation trop abondante ou trop rapidement conduite détermine assez souvent des quintes de toux et exceptionnellement une syncope ou un œdème pulmonaire aigu quelquefois mortel (voy. p. 110), caractérisé par une dyspnée extrême et une abondante expectoration spumeuse rappelant le blanc d'œuf battu dont elle ne diffère que par sa teinte rosée (*expectoration albumineuse*) : c'est la conséquence de la congestion pulmonaire *a vacuo*. Ces accidents surviennent quelquefois malgré les plus grandes précautions. On a encore accusé la thoracentèse de favoriser la transformation d'un épanchement séreux en épanchement purulent ; on évitera cette complication (qui est d'ailleurs souvent spontanée) en opérant avec des instruments stérilisés et après une antisepsie soigneuse de la région où doit porter la ponction (savonnage au sublimé et lavage à l'alcool). Le trocart une fois retiré, on applique un pansement occlusif et un bandage de corps.

ARTICLE II

PLEURÉSIE SÈCHE

Tantôt la pleurésie sèche survient d'emblée, tantôt elle succède à un épanchement pleurétique qui s'est résorbé.

1° Anatomie pathologique. — L'irritation pleurale peut ne pas aboutir à la formation d'un épanchement et se limiter à la production d'épaisses fausses membranes fibrineuses qui tapissent les feuillets pleuraux. Elles sont doublées par un tissu de granulations formé de cellules embryonnaires, qui finit par s'organiser en tissu conjonctif. Les feuillets viscéral et pariétal de la plèvre ainsi modifiés et toujours au contact l'un de l'autre, finissent par contracter des adhérences partielles ou généralisées ; dans le premier cas il n'y a que de simples brides pleurales ; dans le second les deux feuillets sont absolument soudés, et la cavité séreuse est supprimée, remplacée par une enveloppe conjonctive. Dans certains cas cette enveloppe s'épaissit au point de former

une coque scléreuse dont les cloisons pénètrent dans la profondeur du poumon, ces organes ne peuvent être extraits du thorax
que sculptés pour ainsi dire à coups de ciseaux. Le tissu conjonctif sous-pleural qui double la plèvre pariétale participe à cette
transformation scléreuse. L'autopsie montre encore assez souvent
de la dilatation bronchique, qu'on avait attribuée à la traction
lentement exercée sur le poumon par la sclérose pleurale, mais
qui relève généralement des lésions bronchiques concomitantes.
— Au lieu de cette forme scléreuse qui est la plus commune, on
observe parfois une transformation scléro-calcaire, aboutissant à
la production d'ostéophytes pleuraux.

2° **Étiologie**. — La pleurésie sèche est presque toujours
consécutive à une affection pulmonaire. La tuberculose pulmonaire est sa principale cause; elle explique d'ailleurs sa localisation fréquente au sommet du poumon. — La pleurésie sèche
accompagne quelquefois la sclérose pulmonaire ou la dilatation
des bronches.

3° **Symptômes**. — Lorsque les deux feuillets de la plèvre ne
sont pas encore soudés, la pleurésie sèche se manifeste à l'aus-

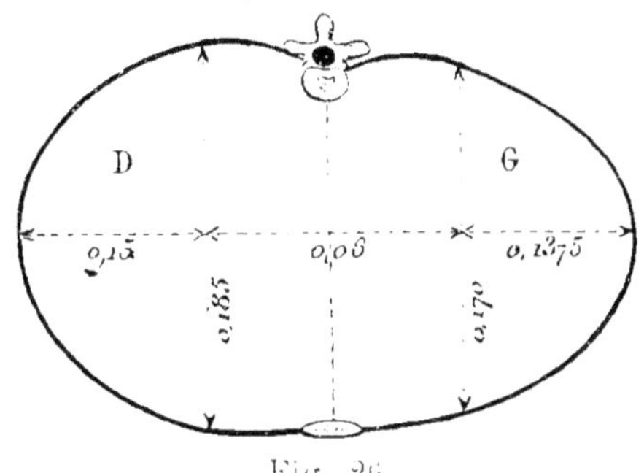

Fig. 26.

Tracé cyrtométrique montrant l'aplatissement du thorax
dans une ancienne pleurésie gauche.

cultation par des *frottements*. — Plus tard lorsque les fausses
membranes s'organisent et se rétractent et que le travail de
sclérose envahit le tissu sous-pleural, elle se traduit par des

déformations thoraciques : rétraction des espaces intercostaux aboutissant au rapprochement des côtes, aplatissement d'avant en arrière de la moitié correspondante du thorax, abaissement du moignon de l'épaule, scoliose à concavité dirigée du côté malade. De plus, la sonorité thoracique normale est diminuée de ce côté, les vibrations vocales sont atténuées ou supprimées par la coque scléreuse qui entoure le poumon, le murmure vésiculaire est affaibli ; lorsqu'ils prédominent à la base, ces signes physiques simulent un épanchement pleurétique ou font croire à sa persistance ; lorsqu'ils siègent au sommet, la matité et l'obscurité de la respiration simulent la tuberculose à son début. L'examen radioscopique montre, dans la clarté pulmonaire, une zone plus ou moins obscure là où l'oreille percevait les signes stéthoscopiques.

4° Évolution. — Peu prononcée, la pleurésie sèche ne constitue pas un danger pour le poumon ; quand ses lésions sont très avancées, elle finit par aboutir à la transformation fibreuse du poumon correspondant qui est pour ainsi dire fonctionnellement supprimé (pneumonie pleurogène).

Le traitement consiste dans la révulsion et dans une gymnastique thoracique appropriée ; il ne peut être efficace qu'au début.

ARTICLE III

PLEURÉSIES PURULENTES

La pleurésie purulente ou *empyème* est primitive ou consécutive à une pleurésie sérofibrineuse.

1° Étiologie. — Les causes des pleurésies purulentes se divisent en locales et générales.

a. *Causes locales.* — Les causes locales sont : 1° des *affections pulmonaires* : pneumonie, bronchopneumonie, dilatation des bronches, abcès du poumon, cancer, tuberculose, gangrène. Un grand nombre de pleurésies purulentes aiguës relèvent de la pneumonie comme la plupart des chroniques relèvent de la tuberculose ; 2° des *lésions du médiastin* : péricardite, cancer de l'œsophage, perforation de l'œsophage cancéreux au cours du cathétérisme ; 3° des *affections abdominales* : cancer du foie ou de l'estomac, abcès sous-phrénique, suppurations du foie, du rein ou de la rate, péritonite puerpérale : la propagation de l'infection s'explique dans ces cas par les rapports de la plèvre et du péritoine à travers les orifices lymphatiques du diaphragme ; 4° des *lésions des parois thoraciques* : plaies pénétrantes de poitrine, cancer ou abcès du sein, phlegmon axillaire, abcès froids de la paroi costale, etc. ; 5° des *lésions de la plèvre elle-même* : c'est le

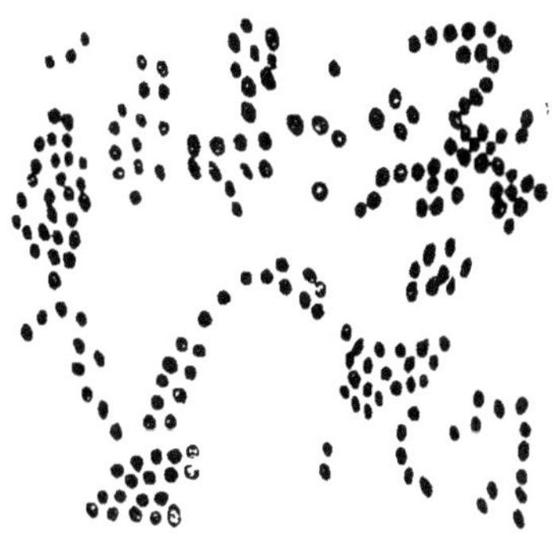

Fig. 27.

Staphylocoques
d'après J. COURMONT.

cas pour les pleurésies sérofibrineuses devenant secondairement purulentes. On faisait jouer autrefois un grand rôle à la thoracenthèse dans cette transformation purulente des épanchements : on sait aujourd'hui qu'une thoracenthèse aseptique (et elle doit toujours l'être) ne peut avoir une pareille conséquence.

b. *Causes générales.* — Les causes générales sont des maladies infectieuses atteignant tout l'organisme : scarlatine, rougeole, érysipèle, infection puerpérale, infection purulente, diphtérie.

Tous les facteurs étiologiques que nous venons d'énumérer nous montrent l'invasion de la plèvre par des microbes pyogènes, soit à la faveur de lésions de voisinage, soit par la circulation générale. Mais dans quelques cas la pleurésie purulente survient en pleine santé apparente : on la dit alors primitive.

Il y a des conditions adjuvantes individuelles, dont quelques-unes expliquent la moindre résistance de l'organisme à l'infection : telle est l'action du froid. On sait aussi que la pleurésie purulente atteint avec prédilection les débilités, les surmenés, les cachectiques. Elle est plus fréquente dans le jeune âge et chez l'adulte, elle prédomine dans le sexe masculin.

2° Bactériologie. — Les *agents pathogènes* rencontrés sont, par ordre de fréquence : le streptocoque, le pneumocoque, le bacille de Koch (NETTER). Le staphylocoque, le pneumobacille de Friedländer, le bacille d'Eberth, le coli-bacille, le micrococcus tetragenes, les agents de la gangrène pulmonaire s'observent beaucoup moins fréquemment. Chez l'enfant, c'est le pneumocoque qui joue le plus grand rôle.

Très souvent on ne trouve pas dans l'épanchement purulent un seul agent pathogène (pleurésies simples), mais plusieurs agents pathogènes associés. Chacun des microbes pyogènes a ses portes d'entrée de prédilection. Le *streptocoque* s'introduit dans

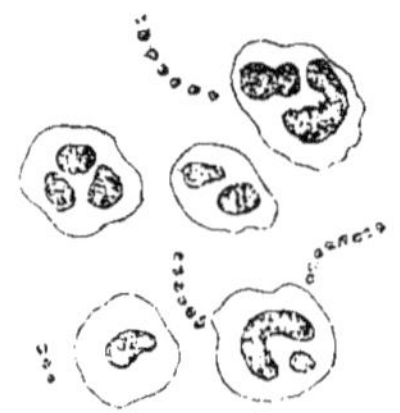

Fig. 28.

Streptocoques dans le pus.

On voit leurs chaînettes entre les globules de pus.

la plèvre à la faveur d'une lésion pulmonaire, médiastine ou abdominale, ou par une plaie pénétrante de poitrine. Dans les infections généralisées, il est apporté par la circulation sanguine. — Le *pneumocoque* pénètre presque toujours consécutivement à une pneumonie ou une broncho-pneumonie ; plus rarement il provient d'une otite, d'une péricardite ou d'une péritonite à pneumocoques. Il est enfin des cas où sa présence ne s'est révélée par aucune manifestation : on les désigne sous le nom de pleurésies pneumococciques primitives. — Le *bacille de Koch* provient d'un foyer de tuberculose pulmonaire, d'un ganglion caséeux du médiastin ou d'une ostéite costale. — Le *staphylocoque* peut, comme le streptocoque, être apporté du dehors par une plaie pénétrante, par un trocart malpropre, ou apporté par voie sanguine d'un foyer suppuratif plus ou moins éloigné (anthrax, amygdalite). Il est plus souvent associé à d'autres microbes qu'à l'état de pureté.

2° Anatomie pathologique. — L'aspect du liquide qui remplit la cavité pleurale est variable suivant les cas, tantôt franchement purulent, tantôt séro-purulent. Souvent il est fétide. Dans les pleurésies gangreneuses, il exhale une odeur infecte.

On lui a assigné des caractères différents suivant le microbe pathogène qui est en cause (NETTER). Ainsi dans la pleurésie à streptocoques, le liquide n'est pas purulent d'emblée : il est d'abord louche, puis séro-purulent, puis purulent. Même parvenu à cet état, ce n'est pas un pus homogène, c'est un pus mal lié, se séparant par le repos en deux couches, l'une séreuse qui surnage, l'autre plus dense qui laisse au fond du vase une poussière jaunâtre. — Le microscope y montre de nombreux globules rouges et blancs et des chaînettes de streptocoques.

Dans la pleurésie à pneumocoques, le liquide est franchement purulent, jaune verdâtre, bien lié, crémeux. C'est un pus habituellement inodore, bien lié, homogène, ayant les caractères du pus « bonum et laudabile » des anciens auteurs. Il est riche en fibrine et en globules de pus. L'examen bactériologique y montre de nombreux pneumocoques, tantôt isolés ou réunis deux par deux, tantôt rangés en séries linéaires.

Dans la pleurésie à staphylocoques le liquide est plutôt séropurulent que purulent.

Dans la pleurésie tuberculeuse le liquide est tout à fait analogue au pus des abcès froids : le microscope y montre des gouttelettes graisseuses, des corps granuleux, des cristaux d'acides gras, et pas de fibrine. Quelquefois on peut mettre en évidence le bacille de Koch. Très souvent il ne contient que des staphylocoques, ou bien il est complètement stérile : mais l'inoculation au cobaye provoque le développement d'une péritonite tuberculeuse.

Dans les épanchements abondants et anciens, le poumon est réduit à un moignon refoulé vers le hile ou aplati dans la gouttière vertébrale ; il est cloisonné par des tractus scléreux et coiffé de fausses membranes épaisses qui rendront impossibles son expansion après évacuation du liquide : elles sont d'autant plus épaisses que la pleurésie est plus ancienne.

La paroi costale est également recouverte de fausses membranes. Dans la pleurésie tuberculeuse elle a la même structure que la paroi d'un abcès froid : au milieu d'un tissu induré et criant sous le scalpel on voit des tubercules typiques où le microscope montre des cellules géantes et des bacilles de Koch. Ces tubercules subissent la fonte caséeuse et se désagrègent dans le liquide pleural : une telle pleurésie mérite donc bien le nom d'*abcès froid de la plèvre* (KELSCH et VAILLARD).

Les pleurésies purulentes très anciennes s'accompagnent d'altérations profondes du tissu sous-pleural et de la paroi thoracique tout entière : les côtes se couvrent d'ostéophytes et se rapprochent par la rétraction des espaces intercostaux, la cage thoracique s'aplatit et se rétrécit de ce côté.

Le liquide purulent peut stagner pendant des mois et même des années dans la grande cavité pleurale ; on l'a vu quelquefois s'épaissir, se transformer en un liquide chyliforme, graisseux, en une masse caséeuse ou même se calcifier. Dans la grande majorité des cas, il ne se comporte pas ainsi et *tend à se faire jour au dehors*, tantôt à travers la paroi costale à la partie antérieure du thorax (généralement au niveau du cinquième espace intercostal), tantôt dans les bronches, tantôt dans un organe voisin. Cette ouverture permet souvent l'entrée de l'air dans la plèvre ; à l'autopsie, on la trouve remplie d'un mélange de pus et de gaz (pyopneumothorax).

Ajoutons que l'autopsie ne montre pas que des lésions pleurales ou pulmonaires. La *dégénérescence amyloïde* des reins, du foie ou de la rate peut s'observer dans les vieilles pleurésies purulentes comme dans toutes les suppurations prolongées. Le squelette des doigts montre la lésion décrite par MARIE dans les affections chroniques des poumons sous le nom d'*ostéopathie hypertrophiante*. Enfin certains empyèmes peuvent donner naissance à des *foyers métastatiques* purulents dans les reins, la rate et surtout le cerveau.

4° Symptômes. — Rien de plus variable que le mode de *début* de la pleurésie purulente : tantôt elle s'annonce brusquement par tous les signes d'une pleurésie aiguë auxquels il faut ajouter la dyspnée intense, la fièvre à grandes oscillations, l'état typhoïde avec prostration et sueurs ; tantôt elle fait suite à une pleurésie séro-fibrineuse, constatée depuis plus ou moins longtemps ; tantôt enfin elle se développe insidieusement pendant des mois sans qu'il soit possible d'assigner une date précise à son début, la dyspnée progressive et l'hecticité (fièvre vespérale, transpirations nocturnes, amaigrissement, etc.), mettant seules sur la voie du diagnostic. Dans le premier cas la pleurésie purulente peut passer inaperçue au milieu des bruyants symptômes de l'infection généralisée qui l'a produite, si on ne recherche pas les signes physiques de l'épanchement.

A la période d'état, les symptômes de l'empyème peuvent se diviser en généraux et locaux.

A. Symptômes généraux. — Ils traduisent la formation du pus dans un point quelconque de l'organisme.

La *fièvre* se présente avec des modalités variables suivant le microbe pathogène qui est en cause. L'empyème à streptocoques se traduit par une température élevée à grandes oscillations ; l'empyème à pneumocoques par une température moins élevée avec plateau et défervescence ; les pleurésies tuberculeuses par une température irrégulière où s'observe quelquefois le type inverse.

Les *frissons* n'annoncent pas seulement le début de la maladie, ils se répètent souvent alors que l'épanchement est constitué.

L'*état général* est ordinairement grave ; il présente, surtout dans les cas chroniques, tous les caractères de l'infection et même de l'hecticité : amaigrissement, sueurs profuses, frissons répétés, etc.

La *leucocytose* (Homolle, Garel) peut annoncer la transformation d'une pleurésie séreuse en pleurésie purulente. L'*albuminurie* s'accompagne de la présence de cylindres dans les urines ; elle est rétractile : c'est une albuminurie par néphrite.

214   MALADIES DE L'APPAREIL RESPIRATOIRE

B. Symptômes locaux. — Ils diffèrent suivant qu'il s'agit d'un empyème de la grande cavité pleurale ou d'un empyème enkysté.

a. *Empyème de la grande cavité pleurale.* — Il s'annonce par un point de côté violent, par de la toux, de l'expectoration muqueuse ou muco-purulente, par une dyspnée vive ; cette dernière est un signe souvent trompeur, car elle peut manquer dans des épanchements abondants.

L'épanchement, au fur et à mesure de sa formation, déforme le thorax, abaisse le diaphragme et le foie, refoule le médiastin et le cœur : on constate donc les signes physiques des pleurésies sérofibrineuses, voussure, matité, abolition des vibrations thoraciques, abolition du murmure vésiculaire (voy. p. 199), toutefois on note souvent l'absence de souffle, d'égophonie et de pectoriloquie aphone, par opposition à ce qu'on observe dans la pleurésie séreuse.

Les signes physiques spéciaux à la pleurésie purulente sont la dilatation des veines sous-cutanées de la paroi thoracique et surtout *l'œdème de la paroi thoracique* : la pointe du doigt appuyée avec force sur la partie inférieure et latérale du thorax y laisse une dépression en godet ; mais ce n'est là qu'un signe assez tardif.

Les pulsations thoraciques (voy. *Pleurésie pulsatile*), ne se montrent guère que dans l'empyème, à quelques rares exceptions près.

b. *Empyème enkysté.* — Les pleurésies purulentes partielles ou enkystées (pl. interlobaire, pl. diaphragmatique, pl. du sommet) sont caractérisées par des signes physiques très variables avec leur siège (s'y reporter) et par une latence quelquefois remarquable ; les symptômes généraux existent seuls avec la même intensité et un examen minutieux est souvent nécessaire pour trouver la lésion locale qui les explique. L'examen radioscopique peut à ce point de vue rendre des services.

5° Variétés. — La *pleurésie purulente à streptocoques* est la plus fréquente, aussi c'est à elle que s'applique plus directement la description qui précède. Son intensité peut revêtir tous les degrés, néanmoins au streptocoque ressortissent surtout les empyèmes graves, à marche aiguë, à début bruyant, à moins qu'il ne soit masqué par les symptômes de l'infection causale : ils s'accompagnent d'une température élevée à grandes oscillations et d'œdème de la paroi thoracique. L'état général est parfois assez mauvais, avec symptômes typhoïdes, pour légitimer le nom de pleurésie septique ou infectieuse : il ne faut pas oublier que le streptocoque est le microbe des pleurésies purulentes succédant à la scarlatine, à l'érysipèle, aux infections généralisées, notamment à l'infection puerpérale. — En tout cas la pleurésie à streptocoques est habituellement tenace ; elle ne cède pour ainsi dire jamais à la thoracentèse : la pleurotomie est indiquée.

La *pleurésie purulente à pneumocoques* est primitive ou le plus souvent consécutive à une pneumonie (voy. art. IX : *pleurésie métapneumonique*). Sa terminaison par vomique est fréquente. La bénignité de ses symptômes locaux et généraux (fièvre passagère, absence d'œdème de la paroi) est fort importante au point de vue thérapeutique : la guérison survient quelquefois après une ou deux ponctions et sans qu'il soit utile de recourir à la pleurotomie.

La *pleurésie purulente tuberculeuse* a un début ordinairement insidieux. L'auscultation des sommets ne fait pas percevoir d'une manière constante des signes de tuberculose pulmonaire. L'épanchement est séro-purulent ; souvent même il est d'abord séreux et ne devient que secondairement purulent. Il n'est pas toujours possible d'y mettre en évidence le bacille de Koch par le microscope ; dans les 2 3 des cas le pus contient des staphylocoques ou ne montre aucun microorganisme, mais l'inoculation au cobaye (voy. p. 202) montre sa nature tuberculeuse. Cette pleurésie n'a pas de tendance à la guérison après simple thoracentèse : elle se complique fréquemment de pyopneumothorax.

Le diagnostic de chacune de ces trois variétés, rendu simplement probable, ne peut se faire avec certitude que par l'examen bactériologique du pus retiré par la ponction exploratrice. Il montre dans le premier cas des chaînettes de streptocoques, dans le second des pneumocoques, et dans le troisième quelquefois le bacille de Koch. Le diagnostic des pleurésies à staphylocoques, à pneumobacille, etc., ne peut se faire que de la même façon.

6° Pleurésies purulentes putrides. — On désigne sous ce nom les pleurésies dont le liquide exhale une odeur infecte de putréfaction. Dans le plus grand nombre des cas, elles sont consécutives à une lésion gangreneuse du poumon ou de la plèvre ; dans d'autres cas l'examen le plus minutieux ne montre aucun point de gangrène : c'est à ceux-là qu'on réserve l'appellation de *pleurésies putrides primitives*, laissant aux premiers l'appellation de *pleurésies gangreneuses*.

Les unes et les autres sont caractérisées par un épanchement très fétide, sanieux, dans lequel nagent des détritus brunâtres analogues à des matières fécales. Ce pus est mêlé de *gaz* qui ne proviennent pas d'une perforation, mais se sont produits sur place sous l'influence de la putréfaction, fait aujourd'hui hors de conteste. La paroi thoracique elle-même est infiltrée d'un pus fétide et il n'est pas rare de voir un abcès gazeux développé autour de l'orifice de la ponction si le malade a été traité par la thoracenthèse.

La plèvre est recouverte de fausses membranes jaunâtres ; tout se borne là dans les pleurésies putrides primitives, tandis que dans les cas plus fréquents de pleurésie gangreneuse, il y a une gangrène plus ou moins étendue de la plèvre viscérale.

La rate est diffluente comme dans les infections graves, le foie est gros et graisseux.

Les *microbes* trouvés dans le pus sont très nombreux à tel point que la fétidité et la production de gaz dans la plèvre peuvent être considérés comme fonction des associations microbiennes (P. Courmont). A côté des microbes pyogènes (streptocoque, staphylocoque, pneumocoque), Netter a mis en évidence le B. coli, le tétragène, le leptothrix, le proteus, le spirochœte denticola. Plus récemment Rist a isolé du pus des pleurésies putrides les microbes anaérobies trouvés dans diverses suppurations, le B. *ramosus* de VEILLON, le B. *nebulosus*, le *sta-phylococcus parvulus*, le B. *perfringens*, des spirilles et des cocci.

Or ces divers microbes, qui normalement existent à l'état de saprophytes dans la bouche, le pharynx ou l'intestin, se retrouvent aussi dans la carie dentaire, dans des amygdalites, des otites ou des appendicites, affections remarquables par leur fétidité, comme toutes les suppurations qui se forment au voisinage du tube digestif.

La fétidité du pus des pleurésies putrides se trouve donc expliquée par ces constatations : elle est due à l'invasion de la plèvre par les microbes sus-mentionnés, soit par voie sanguine, soit par l'intermédiaire des voies respiratoires, avec ou sans lésion pulmonaire.

La pleurésie putride survient à titre d'affection primitive ou bien consécutivement à une affection pleuro-pulmonaire déjà existante : abcès du poumon, pleurésie interlobaire, broncho-pneumonie, dilatation des bronches, gangrène pulmonaire. Dans un cas comme dans l'autre, elle s'annonce par un violent point de côté, une dyspnée intense, un état général très grave caractérisé par la prostration, le faciès pâle et terreux, des transpirations abondantes et souvent fétides. Les frissons du début ne manquent jamais, mais la fièvre reste modérée et ne s'élève guère au-dessus de 38°,5 ; parfois même on a noté de l'hypothermie. Il n'y a d'haleine fétide avec expectoration puante et sanguinolente qu'en cas de gangrène pulmonaire coexistante.

Les signes physiques sont ceux d'un épanchement pleurétique, plus souvent encore ceux d'un pyopneumothorax, c'est-à-dire qu'on a à la base de la matité absolue avec silence respiratoire, égophonie, etc. et plus haut du tympanisme avec souffle amphorique. La ponction donne issue à un liquide séro-purulent d'odeur horriblement infecte, laissant par le repos une couche pulvérulente.

Si l'affection est abandonnée à elle-même ou traitée par une simple ponction, elle ne se termine pas par vomique : l'état général avec diarrhée, albuminurie, délire et subictère devient de plus en plus mauvais et la mort survient en quelques jours. Même convenablement traité par la pleurotomie, l'empyème putride ne guérit pas avant plusieurs semaines : il se complique quelquefois de phlegmon gangreneux et gazeux autour de la plaie opératoire et même exceptionnellement d'embolie gangreneuse à distance, comme dans un cas de GIRAUDEAU où la main était froide et recouverte de plaques violacées.

Le diagnostic, en l'absence d'expectoration fétide, ne peut guère se faire d'une façon certaine que par la ponction.

Le traitement consiste dans la pleurotomie aussi précoce que possible suivie de lavages antiseptiques de la plèvre. — En raison du rôle important joué par les microbes anaérobies, il est tout indiqué de donner parmi les antiseptiques la préférence au permanganate de potasse qui dégage de l'oxygène au contact des tissus.

7° Évolution. — On peut diviser les pleurésies purulentes en aiguës et chroniques, mais cette division a quelque chose d'artificiel, car nombreux sont les cas où l'empyème s'accompagne à son début de tout l'appareil symptomatique de la pleurésie aiguë et passe ensuite à l'état chronique.

La pleurésie purulente ne se termine guère par résorption, sauf dans quelques cas d'empyème à pneumocoques où cette résorption est favorisée par des ponctions répétées, mais elle se termine quelquefois par calcification.

Dans l'immense majorité des cas, s'il n'est pas évacué chirurgicalement, le pus se fait jour au dehors, — soit par les bronches d'où il est rejeté à grand fracas par la bouche et les narines, constituant la *vomique* (voy. p. 221) qui est quelquefois l'unique symptôme de certains empyèmes latents, — soit à travers la paroi thoracique. Il se forme en ce cas sous la plèvre de petits abcès (*abcès sous-séreux de* CRUVEILHIER) qui, d'une part, s'ouvrent dans la cavité pleurale, d'autre part s'étendent dans le tissu cellulaire des espaces intercostaux ; le pus chemine ainsi de proche en proche et on finit par constater sous la peau une tumeur fluctuante qui s'ouvre enfin au dehors et porte le nom d'*empyème de nécessité*. Un pneumothorax peut en être la conséquence, ou bien la disposition anfractueuse du trajet permet l'écoulement incomplet du pus, sans rentrée de l'air extérieur.

Migrations insolites. — Plus rarement le pus s'évacue dans un viscère voisin, dans l'œsophage ou l'estomac d'où il est rejeté par vomissement, dans le péricarde, dans le péritoine où il détermine une péritonite suraiguë si la séreuse n'est pas protégée par des adhérences ; ou bien il se fait jour vers la paroi abdominale postérieure vers les lombes, vers la région fessière, vers la région inguinale même, en suivant le trajet du psoas.

L'empyème non traité aboutit le plus souvent à la mort soit par asphyxie, du fait de l'épanchement et de son action sur le médiastin, soit par infection et cachexie. La guérison peut cependant succéder à l'ouverture spontanée ; mais l'évacuation chirurgicale est bien préférable.

8° Diagnostic. — Reconnaître un empyème généralisé est ordinairement facile. On peut être exposé à le confondre avec un *épanchement sérofibrineux*, car les signes physiques sont les mêmes : l'intensité de la dyspnée, la gravité de l'état général, la persistance de la fièvre, la constatation de l'œdème de la paroi thoracique et d'une circulation veineuse complémentaire imposent le diagnostic de pleurésie purulente : mais ces signes peuvent manquer, aussi doit-on recourir le plus souvent à la *ponction exploratrice*, signe de certitude dont l'innocuité est absolue. Il ne faut pas la pratiquer à un niveau trop élevé, car on risquerait, dans les cas d'épanchement purulent qui se séparent en deux couches, de ne retirer qu'un liquide limpide qui induirait en erreur.

La pleurésie purulente peut encore être confondue avec un *abcès sous-phrénique* : le signe de Pfuhl (voy. p. 231) fait ordinairement le diagnostic. Il est facilité par la notion d'une affection abdominale préexistante (cancer ou ulcère de l'estomac, abcès du foie).

L'empyème pulsatile se distingue de *l'anévrysme aortique* par la constatation des signes d'un épanchement pleural.

Le diagnostic des pleurésies purulentes enkystées est exposé page 231 : celle de la base peut être confondue avec un abcès ou une tumeur du foie.

9° Traitement. — Il y a peu à attendre du *traitement médical* (vésicatoires, diurétiques, etc.).

Le *traitement chirurgical* peut consister soit dans la ponction simple, notamment pour les empyèmes à pneumocoques et d'une façon générale lorsqu'on constate une tendance naturelle vers la guérison, soit dans la ponction suivie d'injections modificatrices. — Le plus souvent on devra recourir à la *pleurotomie*, c'est-à-dire à l'incision de la plèvre au bistouri dans le quatrième, cinquième ou sixième espace intercostal, là où on constate le maximum de matité. Cette incision doit être pratiquée sur la paroi *postéro-latérale* du thorax. Il faut raser la face supérieure de la côte pour éviter la blessure du nerf et des vaisseaux qui occupent la partie supérieure de l'espace intercostal. Cette incision doit être pratiquée aseptiquement; on pourra recourir à l'anesthésie locale au moyen de quelques injections sous-cutanées de chlorhydrate de cocaïne en série linéaire ou d'une pulvérisation d'éther ou de chlorure de méthyle. On place dans l'ouverture de la plaie un drain double qu'on fixe soigneusement, pour éviter sa chute dans la plèvre, à un paquet de gaze aseptique ou à un cordon qui fait le tour du thorax, et on applique par-dessus le tout un grand pansement qui devra être fréquemment renouvelé à mesure qu'il est souillé par le pus.

Dans certains empyèmes où l'infection est grave et tenace, dans les empyèmes gangreneux toujours, cette incision simple ne suffit pas et il faut pratiquer par l'un des drains des lavages antiseptiques tièdes. Notons en passant qu'on a observé de l'hémiplégie ou des convulsions consécutivement à ces lavages; ces accidents très rares ne suffisent pas pour en faire proscrire l'emploi.

Enfin, lorsque la pleurotomie laisse après elle une fistule persistante, que le poumon réduit de volume et recouvert de fausses membranes épaisses ne peut venir remplir la cavité pleurale, il faut recourir à des interventions plus compliquées, qui ont pour but de réduire la capacité de la cavité thoracique du côté malade et de permettre le contact de la plèvre pariétale et de la plèvre viscérale. La résection partielle de plusieurs côtes, pratiquée par GAYET et LÉTIÉVANT, érigée en méthode opératoire par ESTLANDER, permet d'arriver à ce but [1].

ARTICLE IV

VOMIQUES

On donne le nom de *vomique* à l'irruption d'une collection liquide, ordinairement purulente, dans les voies respiratoires, et à son évacuation consécutive par la bouche et le nez.

L'abondante expectoration purulente qu'on observe quelquefois dans la dilatation des bronches ou dans la tuberculose à sa période cavitaire, ne reçoit pas le nom de vomique, car cette appellation évoque l'idée d'une ouverture brusque de la collection purulente, d'une effraction (DIEULAFOY), que cette collection vienne de la plèvre, du poumon lui-même, du rein, du médiastin, etc. C'est par un abus de langage qu'on a donné quelquefois le nom de vomique à la collection purulente elle-même au lieu de le réserver à son évacuation.

1° Vomique pleurale. — C'est de beaucoup la plus fréquente. Elle succède à un empyème partiel ou généralisé :

a. *Vomique succédant à un empyème partiel.* — Cette pleurésie partielle peut être cloisonnée, diaphragmatique, interlobaire ; le plus souvent la vomique succède à un *empyème interlobaire* métapneumonique. Ce phénomène survient d'ordinaire vingt à quarante jours après le début de la maladie : il est cependant plus précoce chez les enfants où il peut se produire au bout de quinze à vingt jours et chez les femmes en état puerpéral (TROUSSEAU). La vomique est précédée de douleurs, puis tout d'un coup

---

[1] Dans des cas exceptionnels on a proposé de mobiliser par la section costale une portion plus étendue du thorax, de façon à former un volet osseux qui peut être rapproché du poumon. On a tenté aussi l'ablation du sternum pour réduire proportionnellement la cavité thoracique.

le malade rejette un flot de pus : cette brusque expectoration purulente ne dépasse pas quelques centaines de grammes. — L'*auscultation* pratiquée à ce moment fait entendre du souffle cavitaire et des gargouillements : l'évacuation du pus laisse en effet après elle une caverne interlobaire, c'est elle qui donne ces signes cavitaires. La vomique peut se reproduire plusieurs fois. ordinairement de moins en moins abondante. Après l'évacuation définitive du foyer, la fistule pleurobronchique se ferme : si elle reste ouverte, les signes cavitaires persistent.

b. *Vomique succédant à un empyème généralisé.* — La vomique succédant à un épanchement de la grande cavité pleurale survient ordinairement après une pleurésie purulente déjà an_cienne. Un malade présente de la fièvre, de la diarrhée, de l'œdème de la paroi thoracique, un mauvais état général ; tout d'un coup il éprouve une angoisse inexprimable, une sensation d'asphyxie, et il rejette une énorme quantité de pus qui s'échappe à flots par la bouche et le nez. L'abondance du liquide qui envahit les voies respiratoires est quelquefois telle qu'elle peut entraîner la mort par asphyxie (MOUTARD-MARTIN) ; cette expectoration atteint en effet dans certains cas des proportions énormes. comme chez ce fruitier dont parle TROUSSEAU, qui rendit cinq litres de pus en une nuit. Elle est suivie d'un grand soulagement : puis les jours suivants, à l'occasion d'un changement de position ou d'un effort, d'une quinte de toux, et surtout au réveil, le malade continue à rendre une moindre quantité de pus. Lorsque la fistule pleuro-bronchique se ferme il survient pendant quelques jours des périodes de rétention, sans toux, ni expectoration purulente, suivies de véritables débâcles qui reproduisent en petit l'accident primitif. Le total des quantités de pus, ainsi successivement rendues, peut devenir énorme ; TROUSSEAU cite le cas d'une petite fille qui rendit en six mois 40 kilogrammes de pus.

Les signes physiques sont ceux du pyopneumothorax : souffle amphorique avec ou sans gargouillements, tintement métallique, tympanisme. bruit d'airain, etc. ; mais les dispositions particulières de la fistule pleuro-bronchique peuvent les modifier. Si elle est disposée en clapet qui laisse l'air entrer dans la plèvre et s'oppose à sa sortie, le mécanisme du pneumothorax à soupape (BOUVERET) se trouve réalisé : l'air s'emmagasine dans la plèvre à chaque secousse de toux, la distend, refoule le médiastin, constituant ainsi un pneumothorax suffocant. La disposition inverse permet la sortie du pus et s'oppose en même temps à l'entrée de l'air : c'est la plus favorable, car elle permet une rapide guérison, par rapprochement des feuillets pleuraux.

c. Évolution. — En dehors des cas heureux où le foyer purulent se vide bien et finit par aboutir à la guérison, la suppuration peut s'éterniser, l'expectoration et l'haleine prendre une odeur fétide, comparable à celle de la dilatation des bronches, et la mort survenir par hecticité. D'autres fois la fistule s'est refermée et l'issue fatale survient au milieu de tous les signes de la pleurésie purulente; ou bien il se produit une sclérose pulmonaire avec ou sans bronchectasie, capable par elle-même d'entraîner la mort (DIEULAFOY).

2° Vomique par abcès pulmonaire. — Ces abcès succèdent le plus souvent à l'hépatisation grise qui termine certaines pneumonies; c'est quinze à vingt jours après le début de la pneumonie que se produit la vomique (GRAVES, TROUSSEAU). Le pus subitement rejeté est ordinairement en petite quantité et mêlé de débris de parenchyme pulmonaire.

3° Vomique dans les kystes hydatiques du poumon. — Suivant que le kyste hydatique est resté aseptique ou a suppuré, le liquide expectoré est clair ou purulent; le microscope y décèle des crochets d'échinocoques ou des fragments de membranes hydatiques.

4° Vomique par abcès du médiastin. — Il s'agit soit d'abcès par congestion, dont le pus peut alors contenir des séquestres osseux, soit d'adénopathie trachéo-bronchique chez l'enfant, dont les ganglions se sont soudés et ont subi une fonte purulente.

Les vomiques étudiées jusqu'ici se produisaient au cours de

suppurations siégeant dans la cavité thoracique ; celles qu'il nous reste à énumérer sont consécutives à des suppurations abdominales. Le pus doit donc traverser le diaphragme et, à la faveur d'adhérences unissant les deux feuillets de la plèvre, passer dans le parenchyme pulmonaire, pour se faire jour dans une bronche. Il provoque quelquefois une pleurésie partielle.

5⁰ **Vomique dans les abcès du foie.** — Tantôt il s'agit d'un abcès des pays chauds dont les signes classiques ont précédé la production de la vomique : elle est abondante et son pus est rougeâtre ; tantôt il s'agit d'un kyste suppuré « à évolution supérieure », et le pus contient des fragments de membrane hydatique ou des crochets.

6⁰ **Vomique dans les suppurations rénales.** — Les kystes suppurés et la pyonéphrose la produisent rarement. — Presque toujours il s'agit d'un phlegmon périnéphrétique ; le pus passe par l'hiatus costo-diaphragmatique de FARABEUF, c'est-à-dire à la partie la plus postérieure de la cage thoracique, entre les faisceaux du diaphragme ; en ce point la séreuse pleurale n'est séparée de l'atmosphère graisseuse rétropéritonéale que par une couche de tissu cellulaire lâche.

7⁰ **Vomique dans le pyothorax sous-phrénique.** — Ce pyothorax sous-phrénique n'est lui-même qu'une péritonite localisée, sous-diaphragmatique, d'origine hépatique ou intestinale (voy. t. I, p. 527).

8⁰ **Diagnostic.** — Il consiste à reconnaître la vomique et à préciser son point de départ.

a. *Diagnostic de la vomique.* — Il ne faut pas confondre la vomique avec l'expectoration purulente ou puriforme :

1⁰ De la *dilatation des bronches*, qui s'en distingue par son odeur fade et doucereuse, comparée à celle du plâtre mouillé, par son aspect spumeux, et souvent par les signes stéthoscopiques particuliers à cette affection ;

2⁰ Des *cavernes* pulmonaires tuberculeuses : se baser aussi sur les signes stéthoscopiques et leur prédominance au sommet ;

3° Des *abcès rétropharyngiens* ou amygdaliens : en rechercher les signes locaux.

b. *Diagnostic de son point de départ.* — Une vomique étant admise, il s'agit de remonter à son point de départ. Il sera ordinairement révélé par l'examen méthodique des organes thoraciques et abdominaux et de la colonne vertébrale, qui mettra en évidence une suppuration pleurale, hépatique, rénale ou un mal de Pott. On se rappellera que les vomiques pleurales se distinguent par leur abondance et leur production relativement tardive, comparativement aux vomiques pulmonaires.

9° Pronostic. — Il est toujours grave, bien que la vomique, évacuation spontanée d'une collection purulente, réalise en somme un mode de guérison naturelle. La mort peut survenir soit par asphyxie pendant le rejet du pus, soit consécutivement par infection et hecticité : elle est habituelle dans la vomique pulmonaire ou dans celle qui succède à l'empyème généralisé ; au contraire la guérison est fréquente dans la pleurésie interlobaire terminée par la vomique.

10° Traitement. — Il consiste dans l'ouverture et le drainage de la collection purulente. S'il y a un empyème généralisé, une large pleurotomie suivie ou non de lavages est indiquée. Quelques cas d'abcès pulmonaire ont été traités avec succès par la pneumotomie (QUINCKE). La pleurésie interlobaire est abandonnée à elle-même.

ARTICLE V

PLEURÉSIES HÉMORRAGIQUES

Nous ne décrirons sous ce titre ni la pleurésie histologiquement hémorragique de DIEULAFOY, qui n'est qu'une pleurésie sérofibrineuse à teinte rosée, caractérisée par un nombre considérable de globules rouges (plusieurs milliers par millimètre cube) et constituant quelquefois le premier stade d'une pleurésie purulente, ni l'épanchement primitif du sang pur dans la plèvre, sans pleurésie (hémothorax), qu'il soit traumatique ou succède à la rupture d'un anévrysme de l'aorte.

1° Étiologie. — La pleurésie hémorragique peut relever :

a. Du *cancer de la plèvre* (voy. p. 238);

b. De la *tuberculose* : 1° au cours de la granulie ; 2° au cours d'une tuberculose pulmonaire chronique ; 3° elle peut précéder de plusieurs mois les premiers symptômes d'une tuberculose pulmonaire, soit qu'il s'agisse d'une localisation initiale de la tuberculose sur la plèvre, soit que la lésion pulmonaire reste encore absolument latente.

c. De *certaines maladies infectieuses ou diathésiques ;* elles agissent par l'intermédiaire des lésions du sang ou des vaisseaux (mal de Bright, cirrhose alcoolique, grippe, fièvre typhoïde, scorbut, *leucocythémie*, fièvres éruptives à forme hémorragique, etc.). Les pleurésies hémorragiques de ce groupe sont les plus rares.

d. Enfin, elle peut constituer une entité morbide, ne relevant d'aucune de ces diverses causes et anatomiquement caractérisée par la présence de fausses membranes très vasculaires, tapissant la paroi pleurale (*hématome pleural*). On ne peut arriver à ce diagnostic que par exclusion, en éliminant les états morbides que nous venons d'énumérer. — Ce liquide hémorragique a peu de tendance à se reproduire après la ponction.

2° Anatomie pathologique et pathogénie. — En dehors des lésions tuberculeuses ou cancéreuses que nous ne décrirons pas ici, la pleurésie hémorragique est caractérisée par la *pachypleurite*, c'est-à-dire par des fausses membranes formées de tissu conjonctif et parcourues par de nombreux vaisseaux jeunes et friables.

L'*épanchement* est plus ou moins hémorragique; la proportion des globules rouges peut arriver jusqu'à 1/10 de ce qu'elle est dans le sang (DIEULAFOY). La quantité de fibrine est également variable, moindre dans les pleurésies cancéreuses.

L'hémorragie est attribuée à la rupture des vaisseaux et des membranes vasculaires ; les propriétés vaso-dilatatrices de certaines toxines microbiennes peuvent aussi jouer un rôle (ectasine de BOUCHARD pour la tuberculose).

3° Symptomatologie et diagnostic. — Rien ne permet, avant la *ponction exploratrice*, d'affirmer la nature hémorragique d'un épanchement : tantôt, en effet, on se trouve en présence des signes d'une pleurésie sérofibrineuse qui existent au complet, y compris la pectoriloquie aphone (DIEULAFOY) qu'on a considérée à tort comme manquant toujours dans les pleurésies hémorragiques ou purulentes ; tantôt tout plaide en faveur d'une pleurésie purulente (œdème de la paroi, pâleur, cachexie profonde, etc.).

La pleurésie hémorragique étant une fois mise en évidence par la ponction, il s'agit de *remonter à l'affection causale* (mal de Bright, leucocythémie, etc.) dont on recherchera les symptômes. Pour la tuberculose et le cancer, ce diagnostic pourra rester en suspens si les signes de tuberculose ou de cancer pulmonaire font défaut (compression des organes du médiastin, expectoration caractéristique, cachexie). Toutefois l'épreuve du *laquage* (BARD) pourra permettre de reconnaître la nature cancéreuse d'une pleurésie hémorragique (voy. p. 239).

C'est de cette affection causale que dépend surtout le *pronostic* ; l'épanchement peut ne pas se reproduire après des ponctions répétées, ce qui n'empêche pas le cancer ou la tuberculose de continuer leur évolution et d'emporter le malade. L'épanchement peut aussi amener la mort par la dyspnée qu'il entraine ou par l'affaiblissement qui résulte des ponctions successives agissant comme autant de saignées. Dans l'hématome simple de la plèvre, l'épanchement hémorragique se reproduit peu après la ponction : c'est aussi lui qui comporte le pronostic le plus bénin, bien qu'il évolue quelquefois vers la tuberculose (NETTER).

4° Traitement. — Il consiste dans l'évacuation par aspiration. Cette évacuation doit être incomplète et se borner à 7 ou 800 grammes, surtout dans les pleurésies cancéreuses où le déplacement des organes est plus prononcé et persistant (DIEU-

LAFOY). Une évacuation plus complète n'aurait aucun avantage à cause de la reproduction rapide du liquide et ne ferait qu'affaiblir inutilement le malade. Il faut se contenter d'un traitement palliatif : soulager la dyspnée. Les injections sous-cutanées de sérum gélatiné (100 centimètres cubes à 2 p. 100) me paraissent cependant indiquées.

ARTICLE VI

PLEURÉSIES PULSATILES

Ce sont presque toujours des pleurésies purulentes, d'où le nom d'*empyème pulsatile*[1] généralement employé pour désigner cette affection : il existe toutefois des pleurésies sérofibrineuses pulsatiles mais elles sont très rares.

On distingue les pleurésies pulsatiles en intra et extrapleurales ; ces dernières forment une poche extrathoracique qui communique avec la plèvre remplie de pus.

1° Pleurésies pulsatiles intrapleurales. — Il s'agit de pleurésies *gauches* déjà anciennes, datant de plusieurs mois, avec refoulement et quelquefois même immobilisation du cœur à droite ; elles s'accompagnent fréquemment de pneumothorax.

Les pulsations siègent sur la ligne axillaire ou dans son voisinage, soit en avant, soit en arrière d'elle, et se font sentir sur une étendue variable, étendue le plus souvent comparable à celle du choc de la pointe du cœur, mais fréquemment plus considérable, au point que tout un côté du thorax est pulsatile (STOKES). On a noté quelquefois deux centres pulsatiles distincts.

Les pulsations, d'autant plus fortes qu'elles sont plus étendues, sont perceptibles à la vue et à la palpation ; elles ne consistent pas en un mouvement d'expansion comme les anévris-

[1] Voyez BOUVERET, *Traité de l'empyème*. — COMBY, Thèse de Paris, 1881 et les *Bulletins de la Soc. méd. des hôpitaux de Paris*. 1893 à 1895, passim.

mes, mais en une simple impulsion plus énergique que celle fournie habituellement par la pointe du cœur, toutefois inférieure à celle que donnerait un anévrysme de semblables dimensions.

La thoracentèse les supprime ou les atténue; elles reparaissent si le liquide se reforme.

L'auscultation du cœur montre que cet organe est parfaitement normal; on a signalé, mais de façon inconstante, de la péricardite (TRAUBE).

La pleurésie pulsatile peut être confondue avec une tumeur télangiectasique du poumon ou avec un anévrysme profond de l'aorte : une ponction exploratrice, pratiquée avec une fine aiguille, lèverait sans danger tous les doutes.

2° Pleurésies pulsatiles extrapleurales (empyème de nécessité pulsatile). — Elles sont *toujours* purulentes. Ici encore, il s'agit d'une pleurésie datant de plusieurs mois, et qui s'accompagne, soit entre le sternum et la ligne axillaire, soit plus souvent en arrière de celle-ci, d'une *tuméfaction localisée* molle et dépressible et douée de mouvements d'*expansion* analogues à ceux d'une poche anévrysmale; mais, contrairement à ce qu'on observe dans l'anévrysme, on ne perçoit à ce niveau ni frémissement ni souffle, et la tumeur est influencée par les mouvements respiratoires. De plus, elle est plus ou moins réductible par la pression, ce qui indique qu'elle communique avec la plèvre. On peut être exposé à confondre l'empyème de nécessité pulsatile avec un abcès du médiastin, un abcès de la paroi costale, un abcès par congestion [1], un anévrysme : c'est la constatation d'un *épanchement pleural concomitant* qui fera le diagnostic.

3° Physiologie pathologique. — Les battements perçus par

---

[1] Dans un cas de PEYROT un *abcès froid pulsatile du thorax* affectait la forme dite « en bouton de chemise », c'est-à-dire qu'il se composait en réalité de deux poches, l'une intrathoracique *en contact avec le cœur*, l'autre extrathoracique, communiquant entre elles.

la main sont des battements communiqués à l'épanchement par le cœur ; mais comment se fait cette transmission ? FRÆNTZEL l'attribue à la locomotion normale du cœur qui, à chaque systole, se porterait de droite à gauche et viendrait ainsi comprimer l'épanchement. TRAUBE suppose que la péricardite est une condition favorable à la production de ce phénomène. FÉRÉOL admet que la présence d'un pneumothorax fermé est une condition importante, et il fait jouer un grand rôle à la compression des gaz. COMBY pense que les pulsations cardiaques sont renforcées par le poumon sclérosé ou refoulé directement par le cœur, comme le démontrent certaines autopsies.

En réalité, deux conditions sont nécessaires pour la production d'une pleurésie pulsatile : il faut que le cœur batte avec énergie et que le liquide pleural ait une assez *forte tension* comme dans les grands épanchements (la disparition des pulsations après la thoracentèse le prouve). Si avec cela le diaphragme et le médiastin sont couverts de fausses membranes épaisses, si le poumon atélectasié et sclérosé par suite de la pleurésie ancienne a perdu son élasticité, les effets de la contraction cardiaque sur les organes voisins ne peuvent plus être atténués, et elle se transmettra intégralement par l'intermédiaire de l'épanchement incompressible au point le plus faible de la cavité, c'est-à-dire à la paroi thoracique.

ARTICLE VII

PLEURÉSIES ENKYSTÉES

Nous avons pris pour type des descriptions qui précèdent un épanchement qui occupe la grande cavité pleurale : mais il y a aussi des épanchements limités.

Ce sont : la pleurésie diaphragmatique, la pleurésie interlobaire et la pleurésie cloisonnée.

1° Pleurésie diaphragmatique. — La pleurésie diaphragmatique est limitée, au moins à son début, à la plèvre qui tapisse la face inférieure du poumon et le diaphragme ; mais elle peut se propager ultérieurement à la plèvre costo-pulmonaire.

a. *Symptômes fonctionnels.* — Ses symptômes fonctionnels sont remarquables par leur intensité. Elle débute brusquement par une douleur vive dans la région de l'hypocondre avec irradiations vers l'épaule du même côté et le creux épigastrique. En exerçant une pression sur le nerf phrénique entre les deux chefs inférieurs du sterno-cléido-mastoïdien, à la partie interne des espaces intercostaux ou au niveau du bouton diaphragmatique de GUÉNEAU DE MUSSY (voy. t. I, *Névralgie diaphragmatique*), on provoque une douleur intense. La pression met aussi en évidence un point très douloureux au niveau des insertions antérieures du diaphragme.

La dyspnée est formidable : il y a souvent du hoquet, des vomissements et du délire. Le pouls est accéléré.

b. *Signes physiques.* — Les signes physiques se bornent à l'immobilisation du diaphragme du côté malade, à une étroite bande de matité à la base du thorax, à l'atténuation des vibrations vocales et du murmure vésiculaire ; si la pleurésie diaphragmatique siège à droite, il peut y avoir abaissement du foie.

L'examen radioscopique, très précieux. montre « du côté douloureux l'obscurcissement total ou partiel du sinus costo-diaphragmatique, la limitation des mouvements du diaphragme et la diffusion de la ligne qui figure son contour » BÉCLÈRE).

La pleurésie diaphragmatique peut être surtout confondue avec les abcès sous-phréniques (voy. t. I. p. 527). Son pronostic est grave.

2º **Pleurésie interlobaire**. — Son début et ses symptômes fonctionnels n'offrent rien de particulier. Les signes physiques sont très effacés : le plus caractéristique est la présence d'une bande de matité obliquement dirigée en bas et en avant, correspondant par conséquent à une scissure interlobaire. On peut percevoir du souffle à ce niveau. La radioscopie montre une zone d'ombre correspondant au siège et à la direction de l'une des scissures interlobaires et tranchant fortement sur la clarté des zones pulmonaires situées au dessus et au-dessous. La pleurésie interlobaire est presque toujours purulente : elle se termine le plus souvent par vomique, et l'auscultation fait alors percevoir les signes cavitaires (à compléter par la lecture de la page 221).

3° Pleurésies cloisonnées. — Dans les épanchements de ce genre la cavité pleurale est divisée en plusieurs loges par des adhérences fibreuses. Les signes physiques sont ceux d'une pleurésie classique, avec cette différence cependant que les vibrations vocales sont conservées au niveau des adhérences (JACCOUD). La thoracentèse ne donne issue qu'à une petite quantité de liquide et doit être pratiquée en plusieurs points.

ARTICLE VIII

PLEURÉSIES TUBERCULEUSES

La pleurésie tuberculeuse peut être sèche, séro-fibrineuse, hémorragique ou purulente.

1° Pleurésie sèche. — La pleurésie sèche n'a pas l'importance des trois autres ; il est banal à l'autopsie des tuberculeux de voir le sommet du poumon fortement adhérent. Les deux feuillets de la plèvre sont parfois si intimement soudés à ce niveau qu'on ne peut les séparer : il faut, pour les extraire, décoller la plèvre pariétale de la paroi thoracique, ou déchirer le sommet du poumon. Ces adhérences ne se traduisent que par la matité, la diminution du murmure vésiculaire, la diminution des vibrations vocales et un peu de rétraction sous-claviculaire : leur symptomatologie se confond donc en partie avec celle de la tuberculose, aussi passent-elles souvent inaperçues. Cette pleurésie sèche nous explique pourquoi le pneumothorax des tuberculeux est presque toujours produit par la rupture d'un tubercule sous-pleural siégeant à la partie moyenne du poumon : le sommet est évidemment protégé par les adhérences.

2° Pleurésie séro-fibrineuse. — Elle survient dans des conditions étiologiques fort différentes.

a. *Au cours d'une tuberculose aiguë granulique :* on connaît en effet la prédilection de la granulie pour les séreuses. Dans ce cas le malade ne meurt pas de la pleurésie, mais de la granulie généralisée.

b. *Au cours d'une tuberculose pulmonaire chronique avérée :* elle se distingue dans ce cas par son insidiosité.

c. *En même temps qu'une péritonite tuberculeuse* subaiguë ou peu de temps après : il s'agit d'une tuberculose pleuro-péritonéale qui s'explique par les relations lymphatiques entre ces deux séreuses.

d. *Avec les allures d'une pleurésie primitive a frigore.* Dans ce dernier cas la tuberculose pulmonaire est latente. Les lésions pulmonaires peuvent être minimes. Grober prétend même que cette tuberculose pleurale coïncide davantage avec la tuberculose des ganglions du cou qu'avec celle du poumon, et il considère l'amygdale comme étant le point de départ du bacille : injectant de l'encre de Chine dans le tissu amygdalien, il a retrouvé des corpuscules noirs dans les ganglions du cou et jusque sous les dômes pleuraux. La pleurésie *a frigore* était autrefois considérée comme d'origine rhumatismale ; dans un certain nombre de cas sa nature tuberculeuse s'affirme par les antécédents héréditaires ou personnels des malades et par leur sort ultérieur : on les voit devenir tuberculeux. Dans un cas du même genre terminé par la mort subite, Gombault a vu des tubercules sur la plèvre. L'inoculation du liquide pleural au cobaye le tuberculise souvent, bien qu'on n'y trouve pas le bacille ; enfin ces malades réagissent, comme les tuberculeux, aux injections de tuberculine et cela dans 87 p. 100 des cas (voy. livre VII). Malgré ces arguments, on ne peut considérer la pleurésie *a frigore* comme toujours tuberculeuse : et nombre de pleurétiques ne deviennent jamais phtisiques.

Quelles sont donc les présomptions en faveur de la nature tuberculeuse d'un épanchement pleural ? Les principaux arguments cliniques sont : 1° la présence de la tuberculose dans les *antécédents héréditaires* des malades; 2° la présence dans leurs *antécédents personnels* d'affections suspectes : adénite cervicale, suppurations osseuses, fistule anale, bronchites à répétition avec ou sans hémoptysie ; 3° l'*habitus extérieur* des malades quelquefois significatif ; 4° l'*évolution* de la maladie : début insidieux de l'épanchement, avec peu de réaction fébrile, puis parfois amaigrissement, transpirations nocturnes, perte des forces ; 5° la *radioscopie* qui peut montrer de l'opacité du sommet ; 6° les *signes d'auscultation* des deux sommets et notamment le schéma de GRANCHER du côté de l'épanchement.

Lorsque le poumon est refoulé par un épanchement pleurétique et qu'on examine le sommet, on constate une exagération des vibrations vocales, de la sonorité à la percussion et du murmure vésiculaire : ce qu'on traduit par la formule suivante :

$$V + S + R + \text{(schéma n° 1)}$$

Si le sommet est infiltré par des tubercules, l'exagération des vibrations et de la sonorité persiste, mais le murmure vésiculaire est obscur et la formule devient :

$$V + S + R - \text{(schéma n° 2)}$$

tel est le schéma n° 2, encore appelé *schéma de Grancher*, qui a une grande valeur clinique.

Enfin l'*examen du liquide* retiré par la ponction donne des renseignements importants :

1° Inoculé à la dose de 20 centimètres cubes sous la peau de la cuisse du cobaye, il le tuberculise en quelques semaines. Un résultat négatif toutefois n'exclut pas forcément la tuberculose.

2° Mis en culture à 37° sur du sang gélosé glycériné (BEZANÇON et GRIFFON), il donne au bout de deux ou trois semaines des masses couleur chocolat, colonies de bacilles de Koch figurant au microscope des arabesques en forme de moustache tordue : ici encore les résultats sont inconstants ;

3° Ajouté à des cultures homogènes de bacille de Koch dans la proportion de 1/5, 1/10 ou 1/20, il *agglutine* les bacilles et les précipite à la partie inférieure du tube. Cette *séroréaction*, de même que celle obtenue avec le sérum sanguin, manque très souvent, surtout quand la pleurésie est associée à des lésions tuberculeuses graves ;

Centrifugé pendant un quart d'heure, ou laissé vingt-quatre heures dans un vase à sédimentation, il montre une proportion considérable de lymphocytes avec très peu de polynucléaires.

Un certain nombre de malades atteints de pleurésie tuberculeuse deviennent plus tard des tuberculeux avérés et meurent de phtisie ; les autres guérissent, probablement à cause de la bénignité relative de la tuberculose des séreuses.

3° **Pleurésie hémorragique**. — La pleurésie hémorragique n'est qu'une variété de la précédente : on constate, après ponction, que le liquide séreux est fortement teinté et renferme une importante proportion de globules rouges. Elle évolue comme la pleurésie séro-fibrineuse.

4° **Pleurésie purulente**. — La pleurésie purulente tuberculeuse est remarquable par son insidiosité, bien différente en cela des autres pleurésies purulentes dont on connait le début très bruyant. Tantôt elle est purulente d'emblée, tantôt elle succède à une pleurésie séro-fibrineuse. Très longtemps latente, ayant peu de tendance à se terminer par vomique, elle dure quelquefois des années comme un abcès par congestion : c'est une sorte d' « abcès froid de la plèvre ». Si on la ponctionne, le liquide se reproduit lentement : il contient peu ou pas de bacilles de Koch.

5° **Traitement**. — Le traitement des pleurésies tuberculeuses consiste surtout dans le traitement général de la tuberculose, dans la thoracentèse si la pleurésie est séro-fibrineuse et dans la pleurotomie si elle est purulente.

ARTICLE IX

PLEURÉSIES MÉTAPNEUMONIQUES

Très souvent la pneumonie s'accompagne d'un léger épanchement pleural ; quelquefois même l'élément pleural et l'élément pulmonaire ont une importance égale (*pleuro-pneumonie*). La pleurésie métapneumonique (GERHARDT) est quelque chose de tout différent : elle survient *après* la pneumonie ; elle persiste après elle et a une évolution indépendante. Elle est presque toujours purulente ; mais quelquefois aussi séro-fibrineuse (TROISIER).

1° Etiologie. — La pleurésie métapneumonique survient d'ordinaire après les pneumonies graves, longues, à résolution traînante, mais cette règle n'a rien d'absolu. On a incriminé aussi les fatigues antérieures, le mauvais état général, le refroidissement. Parfois elle survient par épidémies, sans qu'on puisse en fournir de raison plausible. Elle est plus fréquente chez l'enfant.

2° Symptomatologie et évolution. — Elle évolue d'ordinaire après la défervescence de la pneumonie dont elle est nettement séparée par un intervalle apyrétique d'une semaine, quinze jours, deux mois même. Son début s'annonce par une élévation thermique, des frissons répétés, un point de côté, de la toux, de la dyspnée ; il est plus rarement silencieux. Les signes physiques sont ceux d'un épanchement pleurétique de volume moyen. La ponction exploratrice retire du pus ou du liquide séreux. L'évolution ultérieure de l'affection sera différente dans les deux cas :

a. *La pleurésie séro-fibrineuse métapneumonique* est plus souvent latente que la purulente. La température tombe rapidement ; au bout de huit jours déjà, la résolution commence : elle sera complète en quinze jours ou trois semaines. La matité diminue, les frottements de retour font leur apparition ; bientôt il ne reste plus qu'une coque fibreuse, moins rétractile que celle des pleurésies tuberculeuses, et ne constituant nullement un danger pour l'avenir. Dans d'autres cas, abandonné à lui-même, l'épanchement reste stationnaire ; mais, sous l'influence d'une seule ponction, il se résorbe rapidement.

b. *La pleurésie purulente métapneumonique* se distingue des autres pleurésies purulentes par sa moindre gravité. Elle débute par une température élevée qui ne dure pas ; il n'y a ni œdème ·

de la paroi thoracique, ni développement de la circulation veineuse. La ponction donne issue à un pus crémeux, verdâtre,
bien lié. Abandonnée à elle-même, cette pleurésie purulente
se fraie assez souvent un chemin vers les bronches (*vomique*) ou
vers l'extérieur (*empyème de nécessité*), mais, convenablement
traitée, elle se termine favorablement. La pleurotomie n'est
pas toujours nécessaire, car l'affection peut céder à de simples
ponctions aspiratrices. Ces symptômes et cette terminaison
diffèrent donc totalement de ce qu'on voit dans les autres empyèmes (tuberculeux, putrides, à streptocoques, etc.), où la
pâleur, la cachexie, les grandes oscillations thermiques, la persistance de la fièvre témoignent d'un état infectieux grave, où
la paroi thoracique est œdématiée, où la pleurotomie, toujours
nécessaire, peut ne pas suffire, même suivie de lavages antiseptiques de la plèvre.

3° **Bactériologie**. — Les constatations bactériologiques
cadrent bien avec ces caractères cliniques. Souvent on ne trouve
pas de microbes dans les pleurésies séro-fibrineuses. Dans les
purulentes on met en évidence le pneumocoque, soit sous forme
de chaînettes, soit nettement encapsulé, mais cet agent est alors
dépourvu de sa virulence : inoculé à une souris, il ne détermine
pas sa mort par septicémie en vingt-quatre heures.

La courte durée de la période fébrile de la pleurésie purulente
métapneumonique, la bénignité de l'affection, sont bien en rapport avec les caractères biologiques du pneumocoque, dont la
virulence s'épuise rapidement et qui produit surtout des affections cycliques ou bénignes (pneumonie, otites à pneumocoques, etc.). Il est vraisemblablement apporté à la plèvre par les
vaisseaux lymphatiques périlobulaires, qui forment sous la séreuse un riche réseau (PIERRET et RENAUT), avant de s'enfoncer
vers le hile du poumon. On trouve quelquefois dans l'empyème
métapneumonique d'autres microbes, constituant des infections
secondaires ou surajoutées.

4° **Traitement**. — La pleurésie métapneumonique séro-fibrineuse sera traitée par la thoracentèse, qui ne sera même pas tou-

jours nécessaire. La purulente sera également ponctionnée, et assez souvent on n'aura pas besoin de recourir à la pleurotomie.

ARTICLE X

PLEURÉSIES CANCÉREUSES

Tantôt il s'agit d'un cancer primitif de la plèvre, né de l'endothélium, du tissu conjonctif sous-séreux ou des vaisseaux, tantôt il s'agit d'un cancer secondaire, généralisé à la plèvre. Fréquemment la pleurésie cancéreuse vient compliquer un cancer pleuro-pulmonaire. Bien que plus fréquente chez le vieillard, la pleurésie cancéreuse peut survenir à tout âge : HOFMOKL l'a vue chez un enfant de trois ans et demi.

1° Anatomie pathologique. — Le cancer primitif forme ordinairement une masse unique. Le cancer secondaire se présente sous la forme de taches multiples peu saillantes disséminées à la surface de la plèvre : on les a comparées à des *taches de bougie.* — La séreuse réagit par la production de fausses membranes très vasculaires (*pachypleurite*), qui expliquent pourquoi le liquide est le plus souvent hémorragique. Les organes sont facilement comprimés et déplacés, même par un épanchement modéré, et les déformations thoraciques sont précoces (FRAENKEL).

2° Symptomatologie. — L'affection débute par de la toux, un point de côté limité ou quelquefois au contraire étalé à la base du thorax (EICHHORST). Fréquemment elle s'accompagne de douleurs dans le membre supérieur du même côté ; il peut y avoir en même temps du gonflement douloureux du poignet, de l'épaule ou du coude (forme rhumatoïde de LANCEREAUX). Le pouls est accéléré. La *dyspnée* est intense, et souvent la ponction aspiratrice est impuissante à la soulager ; on l'attribue à la compression du pneumogastrique. Le *refoulement du cœur* est considérable, disproportionné à l'abondance de l'épanchement et peu modifié par la ponction ; c'est même là un bon signe de la pleurésie cancéreuse (DIEULAFOY), dû vraisemblablement au refoulement du médiastin par les masses cancéreuses et la pachypleurite.

La *ponction* retire un liquide ordinairement hémorragique ; mais la pleurésie cancéreuse peut être séro-fibrineuse (dans un tiers de cas, d'après DIEULAFOY), et même exceptionnellement chyliforme. Dans le cas de pleurésie hémorragique, le liquide est brunâtre ; il contient des globules blancs et des globules rouges, des cellules à granulations éosinophiles ; la présence des cellules cancéreuses y est discutée. Le liquide se reproduit très rapidement après la ponction ; les ponctions répétées opèrent ainsi de véritables saignées qui contribuent à l'affaiblissement du malade ; dans un cas de DESNOS, 40 litres de liquide hémorragique furent retirés par des ponctions successives. Cette hémorragie intrapleurale est attribuée soit à la rupture des vaisseaux du néoplasme (DIEULAFOY), soit à celle des vaisseaux embryonnaires qui sillonnent les fausses membranes pleurales (MOUTARD-MARTIN) ; cette dernière hypothèse explique comment l'hémorragie peut cesser et le liquide devenir moins teinté.

3° Diagnostic. — Lorsque la pleurésie cancéreuse affecte la forme que nous venons de décrire, il est souvent fort difficile de la diagnostiquer ; l'intensité de la dyspnée, le déplacement considérable des organes, la cachexie profonde du sujet, la constatation même d'un liquide hémorragique retiré par la ponction, ne constituent que des présomptions ; il faut chercher dans tous les points de l'économie s'il n'y a pas un cancer en évolution, la cicatrice d'un cancer opéré ou une ulcération suspecte.

D'autres fois, les signes de la pleurésie sont précédés ou accompagnés de ceux d'un cancer pulmonaire, et le diagnostic est alors rendu plus facile.

Le *diagnostic différentiel* doit être fait avec les autres pleurésies hémorragiques, les kystes hydatiques, les infarctus avec expectoration hémoptoïque.

L'épreuve du *laquage* (BARD) permet de reconnaître l'origine cancéreuse d'une pleurésie hémorragique ; après séparation des globules rouges par centrifugation ou lente sédimentation, le liquide, décanté, présente une teinte hémoglobique marquée et donne avec la teinture de gaïac la réaction bleue caractéristique. Rien de pareil avec les autres pleurésies hémorragiques. — Si la pleurésie cancéreuse est simplement séreuse on peut obtenir le laquage du sérum en mêlant dans un tube de verre dix gouttes d'épanchement et une goutte du sang du malade.

4° Traitement. — Il est purement palliatif et consiste à soulager la dyspnée par des ponctions répétées.

ARTICLE XI

ÉPANCHEMENTS CHYLIFORMES DE LA PLÈVRE

(EMPYÈME GRAISSEUX)

Ils ne constituent qu'un cas particulier des *épanchements chyliformes des séreuses* ; cette étude devra donc être complétée par celle de l'ascite chyleuse (voy. t. I, p. 539).

1° Anatomie pathologique et pathogénie. — La cavité pleurale est remplie d'un liquide blanc, opaque, inodore, comparable au lait ; il ne contient pas de flocons fibrineux, ne se sépare pas en couches distinctes par le repos et ne laisse pas déposer de sédiments. Sa densité est de 1010 à 1025 ; sa réaction est faiblement alcaline.

Au microscope il présente les caractères d'une émulsion graisseuse, c'est-à-dire se montre composé de fines gouttelettes graisseuses, solubles dans l'éther, colorées en brun par l'acide osmique. Les leucocytes et les globules de pus y sont rares ; on rencontre quelquefois des cristaux de cholestérine. Bactériologiquement, ce liquide est toujours aseptique.

La plèvre est épaissie et couverte de fausses membranes.

On est mal fixé sur la nature de ce liquide. Les uns le considèrent comme du chyle épanché dans la cavité pleurale à la faveur d'une solution de continuité du canal thoracique produite spontanément ou à la suite d'un traumatisme (fracture siégeant vers l'extrémité postérieure d'une côte) ; sa composition est, en effet, à peu près identique à celle du chyle et la solution de continuité du canal thoracique a pu être quelquefois mise en évidence. Pour d'autres, il est dû à la transformation graisseuse d'une pleurésie fibrineuse ou purulente évoluant depuis des années (G. de Mussy). D'après une troisième opinion, il s'agirait d'épanchement primitivement graisseux (Debove). — Il est probable que les épanchements chyliformes ne reconnaissent pas dans tous les cas une origine identique.

2° Symptomatologie. — L'empyème chyliforme est le plus souvent latent ; son début est insidieux, ou a passé inaperçu. L'affection se caractérise par l'absence des symptômes généraux (la température est normale, l'état général bon, les forces conservées) et des symptômes fonctionnels locaux (ni douleur, ni œdème de la paroi). — Les signes physiques sont ceux des grands épanchements : matité totale, absence du skodisme. — L'épanchement n'a aucune tendance à l'évacuation spontanée ou à la résorption ; il se reproduit d'ordinaire assez rapidement après la ponction, qui seule permet le diagnostic exact.

La *mort* survient ordinairement par syncope au milieu de phénomènes dyspnéiques ou par suite d'une maladie intercurrente.

Le *traitement* consiste dans les ponctions répétées ou la pleurotomie (Bouveret).

ARTICLE XII

HYDROTHORAX

L'hydrothorax est l'hydropisie des plèvres. Il se rencontre surtout chez les cardiaques, dans les affections du rein et dans les cachexies. Il peut compliquer les affections utérines (Demons, *Société de chirurgie*, 1887). Il existe aussi un hydrothorax agonique.

1° Symptomatologie. — Le mode de début, les signes fonctionnels et l'évolution sont un peu différents dans ces diffé-rents cas.

a. L'*hydrothorax cardiaque* survient presque toujours chez un mitral ou dans une très ancienne affection aortique ; il complique rarement l'insuffisance tricuspide secondaire à une affection pulmonaire. Il se montre chez les cardiaques qui ont des manifestations mécaniques de l'asystolie, de grands œdèmes qui montent progressivement et envahissent successivement les membres inférieurs, les bourses, l'abdomen. L'hydrothorax s'annonce par une augmentation de la dyspnée hors de proportion avec l'importance de la lésion valvulaire, quelquefois par des palpitations. L'examen du thorax fait alors constater de l'obscurité de la respiration aux bases, de la submatité, puis de la matité, enfin des signes d'épanchement ordinairement bilatéraux. Sous l'influence de la digitale et de la polyurie qu'elle produit, l'hydrothorax s'atténue ordinairement en même temps que les autres symptômes de l'asystolie, mais il ne tarde pas à reparaître quand le cœur faiblit de nouveau.

b. *Chez le rénal*, l'hydrothorax vient surtout compliquer la néphrite aiguë. Chez un malade à la face pâle et bouffie, sujet aux œdèmes généralisés, l'épanchement et la dyspnée se développent avec une grande rapidité. Dans la néphrite interstitielle, où il se montre surtout quand le cœur faiblit, ses allures moins rapides sont sensiblement celles de l'hydrothorax cardiaque. Il est à remarquer que son apparition coïncide habituellement avec la disparition du bruit de galop diastolique de la néphrite (voy. t. I, p. 674).

c. *Chez les cancéreux*, en dehors de toute généralisation du cancer à la plèvre (ce qui constituerait alors non l'hydrothorax, mais la pleurésie cancéreuse), l'hydrothorax se montre à la période avancée en même temps que l'ascite et les œdèmes.

En somme, dans ces différents cas, ce qui caractérise l'hydrothorax et le distingue des pleurésies, c'est son *début insidieux, ne se manifestant que par la dyspnée, sans température, sans frissons, sans point de côté, sans toux.*

d. *Signes physiques.* — Ils sont ordinairement bilatéraux, mais avec prédominance du coté droit ; un hydrothorax peu abondant peut même exister uniquement à droite (EICHHORST). Cela tient probablement à ce que les cardiaques se couchent de préférence sur le côté droit. On trouve, comme dans la pleurésie : matité, abolition des vibrations vocales, égophonie, pectoriloquie aphone, obscurité respiratoire. Toutefois, la limite supérieure de la matité ne forme pas une ligne parabolique comme dans la pleurésie (courbe de DAMOISEAU), mais une ligne horizontale, et le liquide se déplace avec la plus grande facilité par les changements de position du malade : ces deux caractères tiennent à l'absence d'adhérences et d'exsudat fibrineux. La congestion passive concomitante du poumon se traduit par des râles fins. Lorsque le poumon, très congestionné, ne se laisse pas refouler et plonge dans le liquide exsudé, celui-ci s'élève en mince couche tout autour de lui, les signes de l'épanchement deviennent alors difficilement appréciables, et cependant la ponction donne issue à du liquide. *En somme, épanchement double, très mobile, peu abondant, sans skodisme, avec peu ou pas de déplacement des organes ;* tels sont les principaux signes physiques de l'hydrothorax.

Le *liquide*, citrin, est remarquable par sa faible densité : aussi en général lorsqu'on retire par la ponction un liquide qui a moins de 1015, on peut diagnostiquer un hydrothorax ; s'il a plus de 1018, il s'agit d'une pleurésie séro-fibrineuse (MÉHU). Il faut faire une exception pour l'hydrothorax cardiaque dont la densité peut atteindre 1020 à 1025 (EICHHORST), mais la loi formulée par MÉHU reste vraie en thèse générale. Cette faible densité tient à l'absence de fibrine, aussi ne peut-on obtenir la *réaction de* RIVOLTA. Le liquide est donc constitué seulement par du sérum sanguin avec quelques globules rouges et blancs et des cellules endothéliales desquamées. La réaction de Rivolta s'obtient en versant quelques gouttes du liquide retiré par la ponction dans un verre contenant de l'acide acétique préalablement étendu d'eau : la fibrine se précipite sous la forme d'un léger nuage, qui disparaît par un excès d'acide.

2° Anatomie pathologique et pathogénie. — L'autopsie montre la plèvre intacte, sans exsudat fibrineux. On trouve seulement une infiltration gélatiniforme du tissu sous-séreux et des anciens exsudats organisés. Le liquide est ordinairement plus rosé que celui retiré par la ponction. Le poumon est refoulé et tous ses alvéoles se laissent parfaitement dilater par l'insufflation trachéale.

A quoi est dû l'hydrothorax ? Un facteur purement mécanique, la stase veineuse, joue un grand rôle dans sa production. On l'attribue à la gêne de la circulation dans la veine cave supérieure et dans les azygos. FRAENKEL l'a vu se produire dans un cas de compression du canal thoracique. Ce facteur mécanique n'explique pas l'hydrothorax des néphrites aiguës ou des cachexies; il faut alors faire intervenir, à côté de la stase, un élément nerveux, ou une dyscrasie produisant une irritation pleurale incapable cependant d'aboutir à l'inflammation, c'est-à-dire à la pleurésie. Toutes les incertitudes qui règnent encore sur la production des œdèmes se retrouvent ici.

3° Diagnostic. — On ne confondra pas l'hydrothorax avec les pleurésies doubles, les pleurésies des brightiques, des cardiaques ou des cancéreux. Nous avons exposé longuement les éléments de ce diagnostic. Il faut ensuite chercher la cause de cet accident, car c'est elle qui fait le pronostic.

4° Traitement. — Il est en partie surbordonné à la cause et consiste dans la digitale chez les cardiaques, dans le régime lacté, et les diurétiques chez les brightiques, etc. Quand ces médicaments n'influencent plus le cœur, il faut recourir à des ponctions répétées, qu'on pourra d'ailleurs pratiquer d'emblée quand la dyspnée l'exige. Le soulagement est hors de proportion avec la faible quantité de liquide retiré, car chez un cardiaque au poumon congestionné, le moindre épanchement pleural contribue puissamment à augmenter la dyspnée.

ARTICLE XIII

PNEUMOTHORAX

On donne le nom de pneumothorax à la présence de gaz dans la cavité pleurale.

1° Étiologie. — Il peut se produire un dégagement gazeux à la surface d'un épanchement pleural, par exemple dans les pleurésies putrides, mais cette variété de pneumothorax est tout à fait exceptionnelle : dans la majorité des cas, c'est l'*air* qui pénètre dans la cavité pleurale à la faveur d'une perforation.

a. Le plus souvent, cette perforation est consécutive à une *lésion superficielle du poumon*, et résulte de la rupture d'un alvéole pulmonaire situé sous le feuillet viscéral de la plèvre ; par l'intermédiaire de cette lésion limitée, la séreuse se trouve mise en communication avec les ramifications bronchiques. Ainsi agissent l'*emphysème*, la *tuberculose* (75 p. 100 des cas de pneumothorax), la gangrène et les abcès pulmonaires, les infarctus, la pneumonie chronique[1], la broncho-pneumonie, etc. (celle-ci surtout chez les enfants). Dans tous ces cas, la rupture de l'alvéole malade est favorisée par une secousse de toux, un effort, le rire, toutes causes qui produisent une augmentation brusque et momentanée de la pression intra-pulmonaire et la rupture au point le moins résistant.

b. La *pleurésie purulente*, en se faisant jour du côté des bronches et en se vidant au dehors (vomique), met également la plèvre en communication avec l'air contenu dans les ramifications bronchiques et produit ainsi le pneumothorax. Dans ce cas, la perforation se fait, comme dans le cas précédent, à travers le feuillet séreux, mais de dedans en dehors, c'est-à-dire de la plèvre vers le poumon.

c. Enfin la perforation peut porter sur la *plèvre pariétale* : par exemple dans le cas de plaie pénétrante de poitrine (pneumothorax traumatique), ou de lésions des organes abdominaux perforant la plèvre diaphragmatique (pyothorax sous-phrénique, abcès du foie, péritonites, lésions de l'estomac et de l'intestin).

d. Une thoracentèse maladroitement faite peut encore laisser pénétrer ou même refouler l'air dans la poitrine.

2° Anatomie pathologique. — Si l'air ou les gaz font brus-

[1] P AVIOT. *Cas de pneumothorax au cours d'une pneumonie pleuro-gène ulcéreuse*. Congrès de médecine, Lyon, 1894.

quement irruption dans une plèvre saine et envahissent toute sa cavité. le pneumothorax est *généralisé ;* si au contraire les deux feuillets sont déjà partiellement soudés par des adhérences. l'épanchement gazeux ne pourra envahir la plèvre en totalité : le pneumothorax est alors *partiel* ou *limité.*

Dès que la plèvre est mise en communication — que ce soit à travers le poumon ou le thorax — avec l'air extérieur, celui-ci se précipite dans sa cavité : le vide pleural n'existant plus. rien ne fait équilibre à l'élasticité du poumon, qui s'affaisse et se rétracte vers son hile. Mais si la perforation se referme, la composition de l'air introduit dans la plèvre se *modifie* rapidement. et de plus il tend à être progressivement *absorbé*[1].

Ainsi. si on injecte de l'air stérilisé dans la plèvre d'un chien. on constate déjà au bout de trois minutes que l'air s'est appauvri sensiblement en oxygène et s'est chargé d'acide carbonique. On pourrait croire au premier abord que ce phénomène n'est qu'un cas particulier de la respiration des tissus ; il n'en est rien. car si on injecte dans la plèvre de l'acide carbonique, on constate au bout de quelque temps qu'elle contient une notable proportion d'oxygène. Il y a donc dans le pneumothorax un échange perpétuel entre les gaz de la plèvre et ceux du sang. comme entre les gaz du sang et ceux de l'alvéole pulmonaire : cet échange a pour résultat la présence dans la plèvre d'une quantité d'acide carbonique beaucoup plus considérable que dans l'air atmosphérique. — De plus l'air ou les gaz introduits dans la plèvre se résorbent progressivement : cette résorption se fait rapidement au début. plus lentement ensuite. Elle s'opère encore par l'intermédiaire des vaisseaux pulmonaires.

Il est rare que la plèvre contienne exclusivement des gaz : ordinairement elle contient un liquide séreux (*hydropneumothorax*) ou plus souvent purulent (*pyopneumothorax*) qui s'accumule dans les parties déclives. Dans quelques cas, la présence de ce pus était antérieure à celle du pneumothorax ; c'est le cas pour les pleurésies purulentes qui se font jour dans les bronches ;

---

[1] RODET et NICOLAS, *Recherches sur le pneumothorax expérimental.* Archives de physiol.. Juillet 1896.

dans d'autres cas, elle traduit l'infection de la plèvre, consécutivement à la perforation, soit par les microbes que l'air apporte avec lui, soit par ceux du foyer tuberculeux ou gangreneux, qui vient de s'ouvrir dans sa cavité.

La *perforation* ou fistule pleuropulmonaire peut être unique ou multiple ; elle est quelquefois de très petites dimensions, et dissimulée sous des concrétions fibrineuses, au point qu'il est nécessaire pour la mettre en évidence de placer le poumon sous l'eau et de l'insuffler par la trachée. Les bulles d'air qui s'échappent indiquent le *siège de la perforation*. Elle occupe ordinairement dans le cas d'emphysème les bords antéro-inférieurs du poumon ; dans la tuberculose elle se produit à la partie moyenne de l'organe, ce qui s'explique bien, car la base n'est pas envahie par les tubercules et le sommet déjà infiltré ou ramolli est protégé par des adhérences.

Lorsqu'elle reste largement ouverte *pneumothorax ouvert*, la composition des gaz contenus dans la cavité pleurale est sensiblement analogue à celle de l'air contenu dans les alvéoles pulmonaires, et sa tension est égale à celle de l'air atmosphérique. — Par contre, lorsque toute communication est interrompue (*pneumothorax fermé*), la composition des gaz subit les modifications indiquées plus haut et ils finissent par se résorber. — Enfin la disposition de la fistule pleurobronchique peut être telle qu'elle permet le refoulement de l'air dans la plèvre lorsque sa tension dans les bronches augmente considérablement à l'occasion des secousses de toux, ou des efforts, etc., mais s'oppose à sa sortie *pneumothorax à soupape*. L'air s'emmagasine ainsi dans la cavité pleurale sous une haute tension ; il comprime le poumon du côté malade et repousse du côté opposé le médiastin, avec le cœur et les gros vaisseaux ; ainsi se constitue un pneumothorax suffocant. Toutefois ce mécanisme du pneumothorax suffocant n'est pas admis par BARD qui déclare que la pression ne dépasse guère 6 à 8 centimètres d'eau ; elle peut augmenter considérablement pendant les quintes de toux, mais revient vite à ce chiffre pendant la respiration tranquille. La suffocation serait donc, pour lui, plutôt due à la formation brusque du pneumothorax qu'à une disposition particulière de la fistule.

3° Symptômes. — L'entrée subite de l'air dans la cavité pleurale se traduit par un *point de côté* intense et par une *dyspnée* très vive. Ce début solennel manque dans le pneumothorax limité, au point qu'il peut passer inaperçu.

Les symptômes les plus caractéristiques du pneumothorax sont des *signes physiques* que nous allons maintenant énumérer.

A l'*inspection* on constate que le thorax est dilaté et immobile du côté malade, que les espaces intercostaux ne sont plus déprimés à chaque inspiration.

A la *percussion* la sonorité thoracique est exagérée. De plus si on ausculte une des faces du thorax, la postérieure par exemple, pendant qu'on percute sur la face antérieure en frappant l'une sur l'autre deux pièces d'argent, ce bruit prend une résonance toute particulière (*bruit d'airain* de TROUSSEAU).

La *palpation* fait constater la disparition des vibrations vocales.

A l'*auscultation*, on entend un souffle à tonalité basse, à timbre métallique, analogue à celui qu'on produirait en soufflant dans une vaste cruche vide à goulot étroit : c'est le *souffle amphorique*. Pour que ce phénomène se produise, il n'est pas nécessaire que le pneumothorax reste ouvert et que l'air pénètre par la fistule dans la plèvre à chaque inspiration : il se produit encore lorsque les bronches sont séparées de la plèvre par une faible épaisseur de tissu pulmonaire. Le souffle bronchique, propagation du bruit laryngo-trachéal normal, retentit alors dans cette vaste cavité à parois lisses qui lui sert de caisse de résonance (SKODA) : on produit en effet un souffle analogue en soufflant sur une baudruche ou une feuille de papier fixée comme un diaphragme sur l'orifice d'une amphore.

Ce timbre métallique du souffle se retrouve à l'auscultation de la voix ou de la toux à travers les parois thoraciques (*voix et toux amphoriques*). — Les râles eux-mêmes, en retentissant dans la cavité pleurale remplie d'air, prennent un timbre métallique argentin comparable au choc ou au cliquetis d'un ou plusieurs grains de plomb tombant dans une grande coupe de métal. Ce *tintement métallique* se produit aussi pendant la toux et la phonation. « En faisant compter le malade lentement, mais à voix haute et brève, on entend à la fin de chaque son vocal une espèce de son argentin. » (BARTH et ROGER.)

La *succussion hippocratique* se pratique en saisissant le malade à bras le corps et en le secouant : dans les cas d'hydro ou de pyopneumothorax, on perçoit, en appliquant l'oreille sur le thorax, ou même à distance, un *glouglou* analogue à celui d'une « bouteille à demi remplie » (Ambroise PARÉ).

Ajoutons que dans les cas d'hydro ou de pyopneumothorax le liquide révèle sa présence à la base par de la matité, de l'abolition des vibrations thoraciques, du silence respiratoire, bref tous les signes des épanchements pleurétiques.

A la *radioscopie*, comme il y a généralement un épanchement liquide en même temps que le pneumothorax, « le côté malade apparaît comme un bocal de verre à moitié plein d'encre, sous la forme de deux zones superposées : l'une supérieure, *très claire*, correspond à l'air qui emplit la cavité pleurale, l'autre inférieure, *très sombre*, traduit l'opacité de l'épanchement liquide, séreux ou purulent, accumulé à sa partie la plus déclive. La ligne de séparation de ces deux zones est rigoureusement horizontale. Elle demeure telle et contraste avec le changement de direction des côtes quand le malade s'incline à gauche ou à droite. Mais elle ondule et forme des vagues s'il fait ou si on lui implique quelque mouvement brusque : c'est le phénomène de la *succussion hippocratique* rendu visible [1]. »

Dans certains cas, elle présente des ondulations synchrones aux mouvements du cœur (BOUCHARD); enfin on peut la voir s'élever à chaque inspiration et s'abaisser à l'expiration, contrairement aux mouvements du diaphragme du côté sain : ce *mouvement de balance* tient à ce que la moitié correspondante du diaphragme, paralysée, se laisse refouler par la masse intestinale que comprime l'abaissement inspiratoire du diaphragme du côté sain.

La *ponction exploratrice* ramène du gaz qu'on peut soumettre à l'analyse : dans le pneumothorax ouvert sa tension et sa com-

---

[1] BÉCLÈRE. *Les rayons de Rœntgen et le diagnostic des affections thoraciques.* Congrès international de médecine, Paris, 1900.

position sont sensiblement analogues à celles de l'air atmosphérique : en tout cas la proportion de CO_2 n'y dépasse pas 5 p. 100. Dans le pneumothorax fermé la tension est inférieure à 760 millimètres et la quantité de CO_2, toujours supérieure à 10 p. 100, peut devenir considérable. Dans le pneumothorax à soupape, la tension est supérieure à la pression atmosphérique, qu'elle peut dépasser de beaucoup.

Pour savoir extemporairement si on a affaire à un pneumothorax ouvert, fermé ou à soupape, il suffit, après avoir ponctionné le thorax, de mettre l'aiguille en communication, par un raccord en caoutchouc, avec un tube de verre plongeant dans une éprouvette remplie d'eau : s'il s'agit d'un pneumothorax fermé, l'eau remonte, aspirée, dans le tube de verre ; s'il s'agit d'un pneumothorax à soupape, le tube laisse échapper des bulles d'air (BÉCLÈRE).

Les signes physiques aussi bien que les signes fonctionnels manquent dans les *pneumothorax partiels*, limités par des adhérences pleurales : une zone de tympanisme limitée, l'immobilisation de quelques espaces intercostaux, peuvent en être les seuls signes appréciables [1].

Il existe enfin un *pneumothorax diaphragmatique* (pneumothorax partiel inférieur). La dyspnée intense, analogue à celle de la pleurésie diaphragmatique, le hoquet, le bouton diaphragmatique, l'augmentation de volume du thorax limitée à sa base, l'immobilité du diaphragme, l'abaissement du foie dont la matité normale est remplacée par une zone de sonorité, la persistance des vibrations thoraciques, les divers signes stéthoscopiques du pneumothorax, en constituent les principaux symptômes [2].

4° Diagnostic. — Le pneumothorax ne doit pas être confondu :

a. *Avec les cavernes pulmonaires* qui s'en distinguent par la matité ou le bruit de pot fêlé, leur siège au sommet du pou-

---

[1] GALLIARD. *Le pneumothorax.* Bibl. Charcot-Debove.

[2] TOLLEMER. Th. de Paris, 1892.

mon, la rétraction de la paroi thoracique à leur niveau, l'absence de tintement métallique. Il est quelquefois très difficile de distinguer une grande caverne d'un pneumothorax limité. L'apparition brusque des signes physiques et fonctionnels est évidemment en faveur du pneumothorax.

b. *Avec les grands épanchements pleurétiques* accompagnés de souffle amphorique: la percussion donne alors de la matité et non une sonorité exagérée.

c. *Avec le faux pneumothorax* ou pyopneumothorax sous-phrénique de LEYDEN. Il s'agit dans ce cas d'une collection purulente sous-diaphragmatique qu'une perforation de l'estomac ou de l'intestin a remplie de gaz. On trouve alors dans les antécédents du malade les signes d'une affection abdominale, et l'auscultation du poumon du côté opposé ne révèle aucun indice de tuberculose, si fréquente dans le vrai pneumothorax. De plus, le cœur n'est pas déplacé. Si on pratique une ponction, le liquide ou les gaz sortent mieux pendant l'inspiration, ce qui s'explique bien puisque la collection est sous-phrénique et comprimée par conséquent par l'abaissement du diaphragme (*signe de Pfühl*). Dans le pneumothorax généralisé la question de ce diagnostic ne se pose même pas.

Le pneumothorax une fois admis il faut encore remonter à sa cause.

Le pneumothorax tuberculeux se diagnostique par l'état général et les signes stéthoscopiques propres à la tuberculose; le pneumothorax gangreneux par la fétidité de l'haleine et de l'expectoration; le pyopneumothorax, suite de pleurésie purulente, par la vomique qui l'a immédiatement précédé; le pneumothorax des emphysémateux se reconnaît à l'absence des caractères précédents et à la constatation antérieure des signes physiques de l'emphysème.

5° Pronostic. — A ce diagnostic causal est intimement lié le *pronostic*. Le pneumothorax des emphysémateux est le plus bénin.

Quand la mort survient, elle est due à l'asphyxie mécanique ou à la lésion pulmonaire causale.

Il y a intérêt, pour suivre l'évolution d'un pneumothorax et établir son pronostic, à savoir si le poumon tend à reprendre son volume primitif, autrement dit si la capacité du pneumothorax diminue. Pour la mesurer, BARD[1] conseille de ponctionner de temps à autre le thorax et de mesurer la pression, immédiatement, puis après avoir retiré une quantité de gaz déterminée. Cette manœuvre a encore l'avantage de renseigner sur l'état du poumon qui peut être extensible ou plus ou moins bridé.

6° Traitement. — Le pyopneumothorax doit être traité par la pleurotomie. Dans les cas de pneumothorax simple, les ponctions diminuent la dyspnée et peuvent suffire.

Une piqûre de morphine calmera le point de côté et la dyspnée.

[1] BARD, Semaine médicale. 16 octobre 1901.

LIVRE V

MALADIES DE L'APPAREIL CIRCULATOIRE

Les maladies de l'appareil circulatoire comprennent : 1° les maladies de l'endocarde et des valvules du cœur ; 2° les maladies du péricarde ; 3° les maladies du myocarde et du système nerveux du cœur ; 4° les maladies des vaisseaux.

CHAPITRE PREMIER

MALADIES DE L'ENDOCARDE ET LÉSIONS VALVULAIRES

La cause la plus fréquente des lésions valvulaires est le *rhumatisme articulaire aigu* (BOUILLAUD, 1835). A son endocardite aiguë fait suite une endocardite chronique, c'est-à-dire un lent travail de sclérose et de rétraction des valves (insuffisance) avec ou sans soudure de leurs bords libres (rétrécissement).

Accessoirement les lésions d'orifices peuvent encore résulter : 1° de l'athérome qui incruste les valvules, principalement les sigmoïdes aortiques ; 2° d'une *endocardite infectieuse* (p. 257) ; 3° d'un *traumatisme* de la région précordiale[1], qui plus souvent ne fait qu'aggraver une lésion aortique ou mitrale déjà existante ; 4° d'un *trouble trophique*, explication jusqu'ici réservée à l'insuffisance aortique des ataxiques. Ces deux derniers facteurs étiologiques sont exceptionnels.

[1] BERNSTEIN. Résumé in *Arch. gén. de médecine*, 1896.

A côté des insuffisances organiques il existe des insuffisances fonctionnelles dues à la dilatation des cavités cardiaques et des orifices, qui deviennent alors tout à fait disproportionnés aux valvules chargées de les fermer.

ARTICLE PREMIER

ENDOCARDITES AIGUËS

ÉTIOLOGIE DES LÉSIONS VALVULAIRES

On divise les endocardites aiguës en rhumatismale et infectieuses.

§ 1. — ENDOCARDITE RHUMATISMALE

1° Étiologie. — Le rapport entre le rhumatisme et les endocardites a été établi par BOUILLAUD (1835). « Dans le rhumatisme articulaire aigu, violent, généralisé, la coïncidence d'une péricardite ou d'une endocardite est la règle, et la non-coïncidence l'exception » (*loi de Bouillaud*). L'endocardite manque au contraire habituellement dans les rhumatismes légers et apyrétiques. Elle complique en somme 25 p. 100 des cas de rhumatisme articulaire aigu (JACCOUD). — Dans quelques cas, d'ailleurs rares, l'endocardite précède les manifestations articulaires de plusieurs jours ; mais d'habitude elle leur est consécutive, survenant avant le dixième jour dans les deux tiers des cas (POTAIN). — Les lésions intéressent avec prédilection le cœur gauche et, dans celui-ci, la valvule mitrale.

2° Anatomie pathologique et pathogénie. — L'endocardite rhumatismale est une endocardite verruqueuse ou végétante ; les *végétations* occupent le bord libre des valvules qui est comme boursouflé, et leur face interne, c'est-à-dire celle qui est en contact avec le courant sanguin. Pendant l'occlusion valvulaire (c'est-à-dire pendant la systole pour la mitrale et la tricuspide, pendant la diastole pour les sigmoïdes), les valves s'adossent sur une certaine étendue de leur face interne voisine du bord libre ; c'est précisément sur cette partie de la valvule que les végétations se localisent de préférence, soit parce qu'elle est ainsi exposée à une irritation incessante, soit parce que cet adossement répété favorise la pénétration des agents infectieux (BAUMGARTEN). Autour des végétations on trouve des caillots fibrineux plus ou moins adhérents. Des débris de végétations ou de caillots détachés et emportés par le courant sanguin vont à distance constituer des embolies artérielles. — Indépendamment des végétations valvulaires il peut en exister sur les parois du ventricule ou de l'oreillette (*végétations pariétales*).

Ces végétations, surtout lorsqu'elles sont volumineuses, gênent l'affrontement des valves et diminuent la lumière qu'elles laissent entre elles. Ainsi se trouvera réalisé, dès la période aiguë, un certain degré d'insuffisance et de rétrécissement que la rétraction des valves et la soudure de leurs bords libres au voisinage de leur insertion réaliseront bien mieux par la suite.

Microscopiquement, les végétations se montrent constituées par des cellules rondes émigrées des vaisseaux voisins ou nées sur place, qui infiltrent le tissu conjonctif valvulaire. Ces végétations sont recouvertes d'une couche de fibrine. Pour les uns, l'inflammation et la prolifération du tissu conjonctif valvulaire sont le fait primitif ; pour les autres, il n'y aurait au début qu'une simple *nécrose* de l'endocarde. Cette nécrose limitée en un point provoquerait la formation d'un thrombus qui serait à son tour envahi par le tissu conjonctif (ZIEGLER).

3° Microbiologie. — KLEBS avait décrit dans les végétations des monadines rangées en séries parallèles : cette description a été contredite. On trouvera résumées à l'article « Rhumatisme articulaire aigu » les constatations récentes d'ACHALME et de THIROLOIX.

4° Symptômes fonctionnels. — L'endocardite rhumatismale est souvent latente : cela est surtout vrai pour l'endocardite pariétale, mais l'est encore pour beaucoup d'endocardites valvulaires.

Généralement cependant, au cours d'un rhumatisme articulaire aigu, elle s'annonce par l'augmentation de la fièvre, une recrudescence des phénomènes généraux et l'apparition de quelques symptômes locaux qui attirent l'attention du côté du cœur : des palpitations douloureuses, de l'oppression, de la dyspnée, de l'angoisse précordiale, quelquefois même de la tendance au collapsus ou à la syncope, de l'accélération et de l'irrégularité du pouls.

5° Signes physiques. — L'auscultation met le plus souvent en évidence une lésion de la valvule mitrale ; le premier bruit est d'abord sourd, éteint, mal frappé ; ces modifications sont attribuables au boursouflement du bord valvulaire. Puis au bout de peu de jours apparaît un souffle systolique : il est dû soit à une légère insuffisance par adossement défectueux des deux valves de la mitrale, soit au passage du courant sanguin sur les végétations ou sur les thrombus fibrineux ; les modifications que subissent ces concrétions sanguines expliquent la variabilité du souffle d'un jour à l'autre.

On constate souvent en même temps un léger souffle tricuspidien et un renforcement du deuxième bruit au foyer pulmonaire, traduisant l'exagération de la tension sanguine dans le domaine de la circulation pulmonaire (POTAIN).

La valvule mitrale n'est pas toujours intéressée à l'exclusion des autres et on peut relever les signes d'une lésion aortique, qui s'annonce d'abord par un bruit parcheminé, puis se révèle par un souffle diastolique.

Il ne faut pas oublier enfin que les signes de la péricardite rhumatismale (frottements) peuvent venir s'ajouter aux signes physiques de l'endocardite, les masquer ou en rendre l'interprétation difficile.

6° Évolution. — L'endocardite aiguë peut se terminer par la guérison ou passer à l'état chronique. Les valvules subissent dans ce dernier cas un lent processus de rétraction : devenues plus courtes elles ne peuvent se juxtaposer exactement, elles interceptent un intervalle toujours béant par où s'opère une fuite sanguine ; de ce chef est créée l'insuffisance valvulaire. Ou bien leurs bords libres se soudent réciproquement, au voisinage de leur insertion, et de cette coalescence résulte le rétrécissement de l'orifice. Parvenue à ce stade, l'endocardite est guérie ; mais elle a laissé à sa suite une *difformité* valvulaire (HAYEM), insuffisance ou rétrécissement, qui entraîne un trouble persistant de la circulation intracardiaque, aboutissant dans la plupart des cas, au bout de quelques années, à la mort par asystolie. — Dès sa période aiguë, l'endocardite rhumatismale peut entraîner la mort par thrombose cardiaque, ou par embolie cérébrale ; la terminaison fatale peut encore résulter d'un épanchement péricardique abondant, qui relève lui aussi du rhumatisme.

7° Traitement. — Il faut ausculter chaque jour le cœur des rhumatisants aigus, pour saisir à son début toute complication cardiaque. Le traitement précoce du rhumatisme articulaire aigu par l'antipyrine et surtout par le salicylate de soude constitue le meilleur traitement préventif de l'endocardite. L'endocardite une fois déclarée, c'est encore au salicylate de soude qu'on aura recours : on y joindra la révulsion répétée sur la région précordiale (vésicatoire ou pointes de feu) et l'iodure de potassium ou de sodium à faibles doses longtemps continuées (0,50 à 1 gr.).

§ 2. — ENDOCARDITES INFECTIEUSES

Bien que toutes les endocardites aiguës soient comme le rhumatisme lui-même infectieuses, on réserve cette dénomination à celles qui sont causées par un agent microbien connu et *s'accompagnent d'un état général grave.* Notons en passant que chez des sujets débilités ou surmenés, l'endocardite rhumatismale peut prendre cliniquement un caractère infectieux.

1° Étiologie, bactériologie. — La production d'une endocardite infectieuse nécessite : 1° la pénétration du microbe dans l'économie et le torrent circulatoire ; 2° son implantation sur la valvule.

22.

a. *Les microbes pénètrent dans le sang par des voies très diverses :*

α. *Par la peau*, à la faveur d'une solution de continuité accidentelle ou chirurgicale, d'un durillon enflammé (WINGE, de Christiania), d'un érysipèle, etc.

β. *Par les muqueuses* : par la muqueuse utérine (septicémie puerpérale, avortements), par la muqueuse des voies génito-urinaires, par celle du tube digestif (amygdalites, dysenterie), et par celle des voies biliaires (NETTER et MARTHA ont observé l'endocardite infectieuse dans un cas d'angiocholite suppurée).

γ. *Par le poumon* : endocardite pneumonique, endocardite tuberculeuse.

b. *Le microbe, une fois introduit dans le sang, doit se fixer sur les valvules pour produire l'endocardite.* — D'après KLEBS et ORTH, il s'implante à leur surface. D'après KOSTER, au contraire, c'est par le mécanisme de l'embolie qu'il pénètre d'abord dans les coronaires et de là dans les vaisseaux des valvules : ces embolies microbiennes ont été constatées par HAUSHALTER pour le pneumocoque, et par CORNIL et BABÈS. A cette deuxième théorie on a objecté que les valvules ne contenaient pas de vaisseaux, mais elles en contiennent à l'état pathologique, lorsqu'elles ont eu déjà à souffrir d'une inflammation antérieure (DARIER) ; or ces inflammations antérieures jouent un grand rôle dans la pathogénie de l'endocardite infectieuse.

c. *Certaines causes favorisent en effet l'implantation du microbe sur la valvule.* — Au premier rang figurent les anciennes lésions valvulaires chroniques, résultat de l'endocardite rhumatismale ou de l'athérome. Le plus souvent, c'est sur un terrain ainsi préparé que se développe l'endocardite infectieuse. L'expérimentation aussi bien que la clinique le prouvent surabondamment. A côté de cette prédisposition locale existe une prédisposition générale qu'il ne faut pas perdre de vue et qui nous explique la prédilection de l'endocardite infectieuse pour les organismes débilités et surmenés : ce n'est que l'application particulière d'une loi générale en pathologie microbienne.

d. *Constatations bactériologiques.* — Il n'existe pas une endocardite infectieuse, mais une série d'endocardites, aussi nombreuses que les divers microbes pathogènes susceptibles de leur donner naissance. Avec Lion nous les diviserons en deux classes :

1° Endocardites déterminées par des bacilles non encore rencontrés dans d'autres affections : bacille de Gilbert et Lion, trois bacilles de Weichselbaum (*griseus*, *rugatus* et *capsulatus*), le bacille immobile et fétide de Fraenkel, un micrococque en zooglées découvert par Perret et Rodet, et inoculé par eux avec succès.

2° Endocardites produites par le microbe spécifique d'une maladie déterminée. Voici les principales :

Les endocardites à microbes pyogènes sont causées par les staphylocoques ou le streptocoque ; ce dernier intervient dans les endocardites qui succèdent à l'érysipèle ou à l'infection puerpérale.

L'endocardite pneumonique accompagne ou suit la pneumonie. Elle n'est pas toujours causée par le pneumocoque ; mais résulte quelquefois d'une infection secondaire par le streptocoque ; à la fois ulcéreuse et végétante, elle s'accompagne souvent de petits abcès formés dans l'épaisseur du muscle cardiaque. — Il existe aussi une endocardite pneumococcique primitive, sans pneumonie.

L'endocardite tuberculeuse peut affecter une marche chronique (R. Tripier), mais le plus souvent c'est dans la granulie qu'on l'observe. Les symptômes cliniques passent le plus généralement inaperçus en raison de l'évolution rapide de la granulie. Cette endocardite granulique, décrite pour la première fois par Perroud en 1875, est une endocardite à bacille de Koch (Cornil) : d'après Weigert, on trouve quelquefois sur la paroi interne des veines pulmonaires un semis de granulations, traces du passage du bacille du poumon au cœur gauche.

Les endocardites des fièvres éruptives, de la diphtérie, de la blennorrhagie, de la dothiénentérie [1], sont encore plus rares.

L'endocardite rhumatismale mérite une place à part, bien que le rhumatisme soit généralement considéré comme une maladie infectieuse.

---

[1] Chacun sait que dans la fièvre typhoïde on ne parvient que rarement à mettre le bacille d'Eberth en évidence dans le sang de la circulation générale.

c. *Expérimentation.* — L'endocardite infectieuse a pu être reproduite expérimentalement chez l'animal par l'injection intra-veineuse de cultures microbiennes ou de débris d'organes con-tenant ces microbes. Netter et Weichselbaum ont ainsi expéri-menté avec succès au moyen du pneumocoque, Gilbert et Lion avec un microbe spécial isolé par eux dans un cas d'endocardite humaine, Perret et Rodet avec des débris d'infarctus pulmo-naires, etc., etc. Mais dans la plupart des cas ces inoculations microbiennes ne réussissent que si un traumatisme valvulaire préalable facilite l'implantation de l'agent pathogène, soit en le faisant pénétrer directement par effraction dans la valvule, soit en créant un point de moindre résistance, soit en provoquant à ce niveau la formation de coagulations sanguines dont la fibrine contient le microbe pathogène dans les mailles de son réticulum. Cette condition essentielle a été réalisée dans les expériences de Rosenbach qui lésait préalablement les valvules au moyen d'un stylet aseptique, et dans celles de Ribbert qui injectait, en même temps que la culture, des débris de moelle de sureau destinés à les traumatiser superficiellement. — La clinique nous a d'ailleurs appris que l'endocardite infectieuse se développait plutôt sur les valvules intéressées déjà par un pro-cessus d'endocardite chronique que sur les valvules saines.

2° Anatomie pathologique. — a. *Anatomie macroscopique.* — L'endocardite infectieuse est végétante ou ulcéreuse ; mais ces lésions sont précédées d'un stade initial dans lequel on ne cons-tate qu'une rougeur vineuse de l'endocarde.

Dans le premier cas, elle se présente sous la forme de *végéta-tions* quelquefois géantes, en général assez analogues à celles de l'endocardite rhumatismale.

Dans le deuxième cas, ces végétations subissent une sorte de nécrose, se désintègrent, sont emportées par le courant sanguin, constituant ainsi des embolies artérielles, et laissent à leur place des ulcérations. Ces *ulcérations* siègent surtout sur le cœur gauche ; au niveau des parois du cœur, elles peuvent produire des dilatations anévrismales ou des anévrismes disséquants ; au niveau du septum on les a vues amener une communication

interventriculaire par perforation ; mais c'est au niveau des *valvules* qu'elles siègent le plus souvent. Les valvules aortiques et
mitrales sont atteintes de préférence : la lésion porte sur leur
surface de contact, au voisinage de leur bord libre. Tantôt elle
aboutit à leur perforation, tantôt l'autre face de la valvule se
laisse simplement distendre sous l'influence de la pression sanguine et il en résulte un *anévrisme valvulaire*, en forme de
cupule ou d'entonnoir, dont les bords déchiquetés et recouverts
de fibrine correspondent à l'ulcération.

L'endocardite ulcéreuse s'attaque aussi aux piliers et aux cordages tendineux dont elle provoque la rupture ou la désinser-
tion ; ils restent alors flottants dans les cavités cardiaques.

b. *Anatomie microscopique*. — La couche qui forme le fond des
ulcérations se compose « de cellules granulo-graisseuses, de granulations graisseuses libres et de pigment sanguin » (HAXOT).
La bouillie qui les remplit est formée « de fibrine, de noyaux
arrondis et ovalaires, de rares éléments fusiformes, de granulations graisseuses très nombreuses et de quelques corps granuleux ».

A la surface des ulcérations et dans leur profondeur on trouve
de nombreux microbes, ainsi que dans les mailles de la couche
fibrineuse qui recouvre la valvule (CORNIL et BABÈS) ; nous les
avons déjà énumérés en étudiant leur rôle pathogénique.

3° Symptômes généraux. — Les endocardites infectieuses
ont les mêmes signes physiques que l'endocardite aiguë rhumatismale : elles n'en diffèrent que par la gravité de leurs symptômes généraux. Variables d'un cas à l'autre avec le microbe
pathogène et le terrain sur lequel il évolue, ils rappellent par
leur intensité diverses maladies infectieuses; aussi décrit-on
une forme typhoïde, une forme pyohémique, une forme méningée.

a. *Forme typhoïde*. — La forme typhoïde débute par des frissons, par une ascension progressive de la température, par de
l'agitation et du délire. Plus tard, la fièvre sans rémissions marquées, atteignant ou dépassant 40°, la prostration, le ballonnement du ventre, la diarrhée, la tuméfaction de la rate, la bron-

chite généralisée en constituent les principaux symptômes et contribuent à égarer le diagnostic. « Dès le troisième ou le quatrième jour, le patient présente une adynamie aussi complète que celle qui est observée au second septénaire d'un typhus grave » (JACCOUD).

b. *Forme pyohémique.* — La forme pyohémique rappelle trait pour trait le tableau symptomatique de l'infection purulente. Elle est caractérisée comme elle par des frissons intenses, par une température à grandes oscillations dont l'exacerbation vespérale s'élève à 40 ou 41°, par une accélération considérable du pouls, par une teinte subictérique des téguments.

En même temps, des embolies septiques et microbiennes vont disséminer l'infection dans tout le système artériel et de là dans tous les organes : du côté de la rate elle se traduit par une tuméfaction douloureuse de cet organe, du côté du foie par le syndrome de l'ictère grave, du côté des reins par des urines sanglantes, rares et albumineuses, du côté du poumon par de la dyspnée et une douleur thoracique intense, du côté des articulations par des abcès articulaires. « Il semble, dit JACCOUD, que le malade s'infecte lui-même secondairement par les produits viciés que ses organes reçoivent de l'endocarde. » — L'état général est encore plus grave que dans la forme précédente ; la langue et les dents sont couvertes de fuliginosités, la prostration est extrême, la peau est couverte de taches purpuriques, le malade est plongé dans la torpeur ou le coma.

c. *Forme méningitique.* — La forme méningitique (OSLER) se traduit par une céphalée intense, du délire ou du coma, de la photophobie, du strabisme, des convulsions et des contractures, de la raideur de la nuque, des vomissements, de l'irrégularité et du ralentissement du pouls.

D'après JACCOUD, la forme typhoïde est habituelle dans l'endocardite à pneumocoques, la forme pyohémique dans celle qui est causée par les agents de la suppuration (le streptocoque surtout).

Tous les symptômes que nous venons d'énumérer et de grouper en trois formes, d'après les principales maladies qu'ils simulent, peuvent se combiner diversement et les formes de transition sont nombreuses ; tout ce qu'on peut dire, c'est qu'ils traduisent seulement une grave infection de l'organisme. Seul l'examen du cœur permet de les rapporter à leur véritable cause : la lésion de l'endocarde. Ce sont ces symptômes cardiaques qu'il nous reste à examiner.

4° Symptômes cardiaques. — L'endocardite infectieuse se révèle par les signes physiques des lésions valvulaires qu'elle entraîne (insuffisances et rétrécisssements), c'est-à-dire par des souffles systoliques ou diastoliques. Ils n'ont ici de remarquable que leur précoce apparition. Les insuffisances valvulaires sont causées par les ulcérations et les pertes de substance consécutives, les rétrécissements par la tuméfaction des valvules : à ces deux facteurs il faut encore ajouter la présence de végétations, quelquefois géantes, qui rétrécissent les orifices ou gênent l'occlusion valvulaire. Le souffle prend souvent un timbre musical et piaulant attribué à la présence des végétations ou de cordages tendineux flottants, que l'ondée sanguine met en vibration sur son passage. Lorsque le processus infectieux est intense et généralisé à tout l'endocarde, on entend des souffles à tous les orifices.

Les battements du cœur sont accélérés. Les végétations ou les caillots, en se détachant, sont emportés par le sang dans les artères et constituent, là où ils s'arrêtent, des *embolies ;* dans le cerveau ces embolies produisent souvent l'hémiplégie, aux membres l'impotence et la gangrène, etc.

Dans quelques cas les troubles fonctionnels du côté du cœur prennent une place tellement prépondérante qu'ils arrivent à constituer une *forme cardiaque*[1], caractérisée par l'angoisse extrême, la douleur précordiale, la dyspnée, les palpitations, l'irrégularité et la petitesse du pouls : c'est une sorte d'asystolie aiguë.

5° Evolution et pronostic. — L'endocardite infectieuse se termine habituellement par la mort. Sa durée varie de quelques jours à quelques semaines. C'est la forme pyohémique qui est la plus grave. La mort survient soit par suite des progrès de

---

[1] André Petit. *Traité de médecine Charcot-Bouchard*, t. V, p. 189.

l'adynamie et de l'infection générale, soit par collapsus cardiaque. Elle peut aussi résulter d'une complication : embolie cérébrale, embolie pulmonaire, aortite ulcéreuse, myocardite.

Lorsque l'endocardite infectieuse guérit, ce qui s'observe quelquefois pour l'endocardite pneumococcique, le sujet reste porteur de lésions valvulaires analogues à celles que laisse l'endocardite rhumatismale.

6° Diagnostic. — Les endocardites infectieuses sont caractérisées : 1° par la gravité de l'état général, qui est celui d'une infection ; 2° par leurs signes cardiaques.

Le premier caractère suffit pour les distinguer de l'endocardite rhumatismale.

Le deuxième permettra de ne pas les confondre avec la fièvre typhoïde, l'infection purulente, la méningite cérébro-spinale, l'ictère grave, la granulie. En présence d'un état infectieux analogue, il faut donc porter son attention du côté du cœur ; ces diverses affections s'accompagnent assez souvent de symptômes cardiaques, mais elles donnent généralement une myocardite et non une endocardite dont les signes stéthoscopiques ne permettent guère l'erreur.

7° Traitement. — Le traitement est celui de l'infection ; il se résume dans les antithermiques, le sulfate de quinine (0,50 à 1 gr.), les toniques, l'alcool, la caféine (1 gr.).

ARTICLE II

PHYSIOLOGIE PATHOLOGIQUE DES LÉSIONS VALVULAIRES

On appelle *rétrécissement* la diminution du calibre d'un orifice. On appelle *insuffisance* la fermeture défectueuse d'une valvule, qui par suite permet le reflux du sang (voy. fig. 29).

Nous rappellerons d'abord brièvement la physiologie normale

des valvules cardiaques, puis nous verrons comment chaque lésion modifie leur fonctionnement.

1° Résumé de physiologie normale. — Apporté à l'oreillette droite par les veines caves, le sang veineux passe, à travers

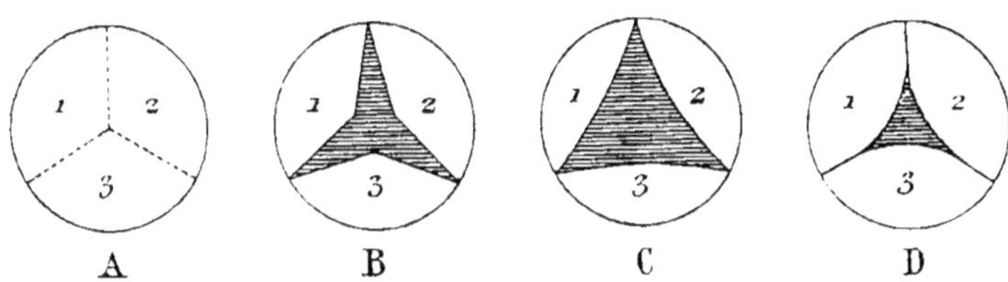

Fig. 29.

Schéma des rétrécissements et insuffisances valvulaires
en prenant pour exemple l'orifice aortique.
1. 2. 3. valvules sigmoïdes.

A. valvules sigmoïdes saines. pendant la diastole. — Les valvules s'accolent parfaitement sous l'influence de la pression aortique. — B. valvules sigmoïdes insuffisantes. vues pendant la diastole. — Les valvules raccourcies ne peuvent arriver au contact réciproque. — C. valvules sigmoïdes saines pendant la systole. — Elles s'écartent parfaitement pour livrer passage à l'ondée ventriculaire. — D. valvules sigmoïdes adhérentes (rétrécissement aortique) pendant la systole. — Elles s'écartent mal et gênent le passage de l'ondée ventriculaire.

la valvule tricuspide, dans le ventricule droit qui le lance dans l'artère pulmonaire : devenu sang artériel dans les capillaires du poumon, les veines pulmonaires le déversent dans l'oreillette gauche, et de là à travers la mitrale dans le ventricule gauche, qui l'envoie par l'aorte dans les artères de la périphérie. — Étudions maintenant le mécanisme de la circulation intracardiaque. — Lorsque le cœur vient de se contracter et entre dans sa période de repos ou *diastole*, le sang veineux s'écoule dans l'oreillette et, à travers la valvule auriculo-ventriculaire ouverte, dans le ventricule ; la contraction de l'oreillette achève la réplétion du ventricule : on la nomme *présystole* ou systole auriculaire. Enfin, le ventricule se contracte à son tour, produisant par sa *systole* le premier bruit cardiaque et il envoie tout son sang dans l'artère correspondante (artère pulmonaire ou aorte) ; la systole achevée, les valvules sigmoïdes (aortiques ou pulmonaires) retombent en produisant un claquement qui constitue le deuxième bruit cardiaque. Entre le premier et le deuxième bruit se place le *petit silence* ; entre le deuxième bruit et le premier de la révolution suivante, se place le *grand silence* (voy. fig. 32).

2° Physiologie pathologique. — Voyons maintenant comment les diverses lésions valvulaires modifient ce schéma :

a. *Insuffisance mitrale*. — Au moment de la systole du ventricule, les valves auriculo-ventriculaires raccourcies sont incapables d'obturer complètement l'orifice mitral ; elles laissent entre elles un intervalle, par où se fait une fuite. — Une partie du sang contenu dans le ventricule, et chassé par sa contraction, ne pénètre pas dans l'aorte, mais reflue dans l'oreillette à travers la fente. En traversant ce passage rétréci, il produit un souffle, évidemment systolique puisque la fuite coïncide avec la contraction du ventricule. Deux conséquences en résultent : 1° l'ondée sanguine aortique est diminuée d'autant ; le pouls est petit et inégal puisque le reflux est d'ailleurs variable ; 2° l'oreillette en diastole reçoit une partie de l'ondée sanguine destinée à l'aorte ; elle a donc un surcroît de travail, et à la longue se laisse distendre et dilater, car la minceur de ses parois ne lui permet pas de s'hypertrophier. Peu à peu tous les départements circulatoires situés en amont subissent le contre-coup de cette gêne circulatoire ; il y a engorgement en amont, stase de la circulation pulmonaire, qui finira par retentir à distance sur son moteur, le cœur *droit*.

b. *Rétrécissement mitral*. — Au moment de la systole auriculaire, le sang ne pénètre qu'avec difficulté dans le ventricule à cause du rétrécissement auriculo-ventriculaire ; en traversant ce passage rétréci, il produit un souffle (souffle présystolique). Le ventricule se remplit mal, et par conséquent ne peut à son tour envoyer dans l'aorte qu'une faible ondée sanguine : la pression aortique est faible. L'oreillette se vide mal, se laisse dilater, gêne par conséquent le dégorgement des veines pulmonaires. Il y a stase dans le poumon (congestion passive), et consécutivement la pression augmente dans l'artère pulmonaire. C'est cette disproportion entre l'augmentation de la pression pulmonaire et la

diminution de la pression aortique qui produit le dédoublement
du deuxième bruit du cœur, car les sigmoïdes aortiques ne
retombent plus en même temps que les sigmoïdes pulmonaires.

c. Rétrécissement aortique. — Le sang chassé dans l'aorte par la

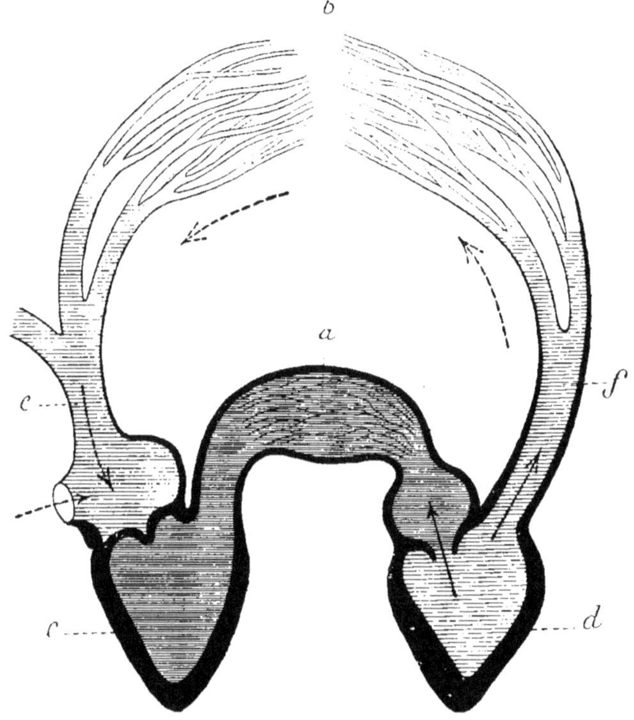

Fig 30.

Schéma de la stase dans l'insuffisance mitrale.

La gêne circulatoire est d'autant plus prononcée que les hachures
horizontales sont plus rapprochées; on voit qu'elle est limitée au
domaine de la circulation pulmonaire (au début de la maladie.

a. capillaires pulmonaires. — *b.* capillaires de la grande circulation.
c. ventricule droit. — *d.* ventricule gauche. — *e*, veines caves. — *f*, aorte.

contraction ventriculaire traverse l'orifice rétréci en produisant
un souffle systolique, rude, râpeux. Ici encore l'ondée aortique
sera faible et le pouls petit. Au sphygmographe on constate que
la ligne d'ascension est oblique, et le sommet de la pulsation

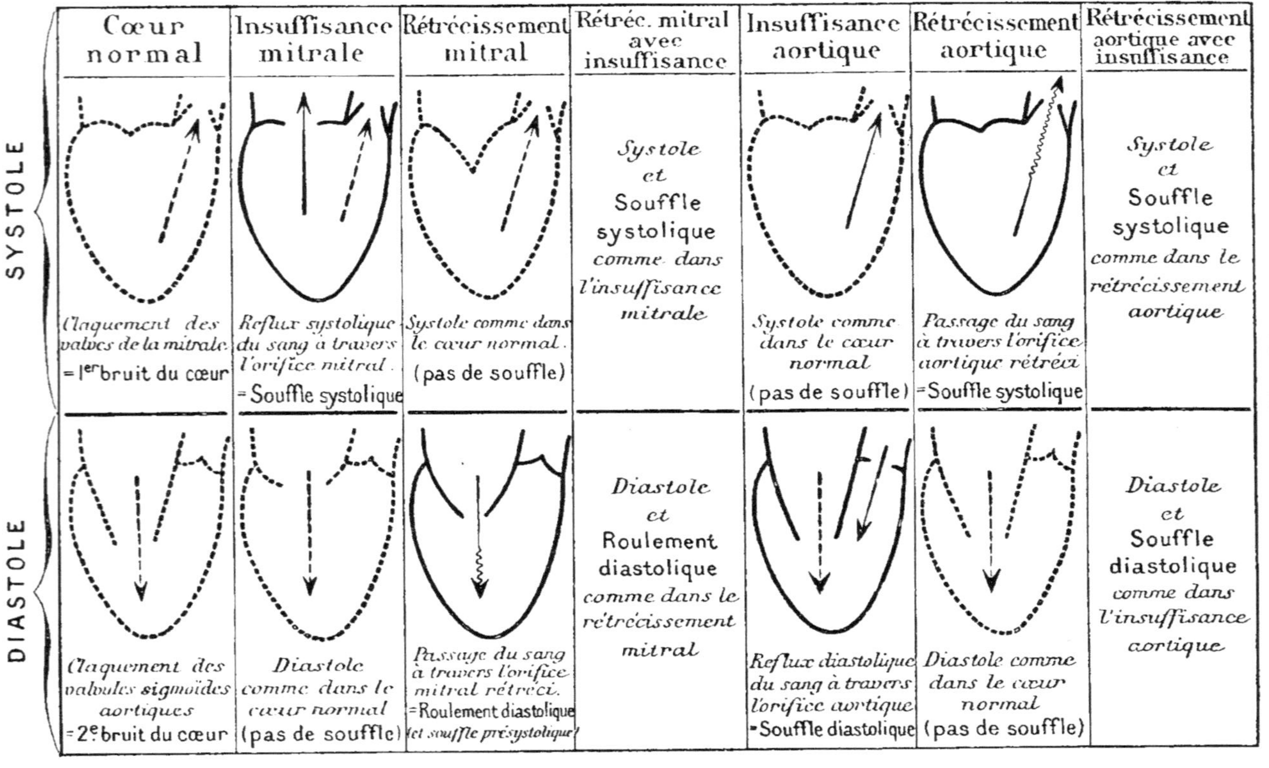

Fig. 31.

Schéma des troubles de la circulation intracardiaque dans les lésions valvulaires du cœur gauche.

arrondi. Le sang ne passe pour ainsi dire qu'à la filière. L'effort du cœur se prolonge. Le ventricule gauche s'hypertrophie.

d. *Insuffisance aortique.* — La systole ventriculaire envoie dans l'aorte une ondée normale; mais, pendant la diastole. quand l'aorte distendue revient sur elle-même en vertu de son élasticité. les sigmoïdes ne peuvent plus se juxtaposer exactement; elles laissent entre elles une fente à travers laquelle une partie du sang aortique retombe dans le ventricule en produisant un souffle; souffle diastolique de la base du cœur.

Conséquences :

1° Ce reflux sanguin, qui se produit ainsi à chaque diastole. fatigue d'autant plus le muscle cardiaque qu'il le surprend pendant son relâchement; le ventricule, en même temps qu'il lutte contre cet excès de travail par son hypertrophie, se laisse dilater surtout dans le sens vertical; la pointe du cœur s'abaisse.

2° Le pouls est bondissant et dépressible. traduisant les brusques alternatives de la pression aortique. Au sphygmographe sa ligne d'ascension est verticale; le sommet de la pulsation n'est pas arrondi, mais terminé par un crochet. Chaque systole, en raison de l'hypertrophie du ventricule gauche, remplit violemment le système artériel. et soulève le doigt qui palpe la radiale, mais à chaque diastole la pression retombe, puisque le point d'appui normalement formé par les sigmoïdes fait défaut : elle n'est pas soutenue.

La facile hypertrophie du ventricule gauche nous explique pourquoi cette lésion valvulaire ne retentit qu'à la longue sur les autres cavités cardiaques.

e. *Insuffisance tricuspide.* — Elle est presque toujours secondaire, et due à l'augmentation de tension dans le domaine de la circulation pulmonaire.

Cette augmentation de la tension sanguine pulmonaire peut résulter elle-même d'une lésion du parenchyme pulmonaire ou n'être que le retentissement d'une lésion mitrale (voy. p. 266). Par suite de cette augmentation de tension. le ventricule droit et la tricuspide se laissent forcer. Une partie de l'ondée ventriculaire s'échappe à travers la valvule insuffisante en produisant un souffle systolique, et la circulation pulmonaire est dégagée d'autant par cette soupape de sûreté ; mais, par contre, une stase intense se produit en amont de l'insuffisance ; la systole ventriculaire se transmet jusqu'aux jugulaires qu'elle soulève (*pouls veineux vrai*), jusqu'aux veines sus-hépatiques (*battements hépatiques*) ; le système vasculaire n'est plus protégé, n'est plus séparé du ventricule par sa valvule, les veines se dilatent, des œdèmes se produisent.

f. *Rétrécissement pulmonaire*. — Pour son souffle systolique, même mode de production que pour celui du rétrécissement aortique. L'anémie pulmonaire est la conséquence de cette lésion.

ARTICLE III

SIGNES PHYSIQUES DES LÉSIONS VALVULAIRES

Ce court chapitre de séméiologie nous paraît devoir beaucoup faciliter la compréhension des articles qui vont suivre, sur les lésions valvulaires en particulier. Nous étudierons successivement les signes fournis par l'examen du cœur (souffles, frémissements, renforcements et dédoublements des bruits du cœur) ; les signes fournis par l'examen des artères ; les signes fournis par l'examen des veines.

§ 1. — SOUFFLES

Les lésions valvulaires (insuffisances et rétrécissements) se manifestent à l'auscultation par des souffles. Leur production est soumise aux mêmes lois physiques que les bruits de souffle en général.

1° Mode de production des souffles. — Pour qu'un souffle se produise dans un milieu liquide, il faut : 1° que le liquide passe d'un point rétréci dans un endroit plus large ; 2° qu'il soit animé d'une vitesse suffisante ; 3° qu'il ait une fluidité suffisante.

Le bruit de souffle n'est pas dû, comme le pensait GENDRIN, au frottement du liquide contre la paroi car elle est séparée du courant par une mince couche de liquide qui reste immobile et adhérent : ce qui produit le souffle, ce sont les vibrations du liquide lui-même. Lorsqu'il passe d'un point rétréci dans un milieu plus large, il se forme une veine fluide sonore (SAVART : ce n'est pas un remous ou tourbillon comme le pensait HEYNSIUS, mais une sorte de cône liquide dont les molécules, agitées de mouvements en différents sens, entrent en vibration.

Des phénomènes absolument analogues se passent au niveau du cœur. Les *rétrécissements* d'orifices réalisent les conditions favorables nécessaires pour la production d'une veine fluide, car le sang pénètre, après les avoir traversés, dans une cavité spacieuse. Envisageons par exemple un orifice auriculo-ventriculaire rétréci (soit l'orifice mitral) : le sang chassé par la contraction de l'oreillette passe à travers le rétrécissement et s'échappe dans la cavité du ventricule où se forme la veine fluide. Son passage sera annoncé par un souffle perceptible à l'auscultation. Les *insuffisances* agissent d'une façon analogue : une valvule qui ferme mal laisse échapper le sang en sens inverse de la direction normale, mais cette ondée sanguine rétrograde ne peut fuir qu'à travers un étroit pertuis, qui constitue pour elle une sorte de rétrécissement; dans une insuffisance mitrale, par exemple, le sang chassé par la contraction du ventricule reflue en partie à travers les deux valves imparfaitement juxtaposées et s'échappe dans la cavité de l'oreillette en formant une veine fluide qui donne naissance à un souffle. Le souffle n'est pas produit par le passage du sang d'un canal large dans un point rétréci, mais tout au contraire d'un canal étroit dans une cavité spacieuse; voilà ce qu'il importe de retenir.

La deuxième condition pour qu'un souffle se produise, c'est que le liquide soit animé d'une vitesse suffisante; or cette vitesse dépend de l'énergie contractile du muscle cardiaque. C'est pour cette raison que les souffles disparaissent souvent dans l'asystolie, quand le cœur est affaibli et épuisé, pour reparaître lorsqu'il a récupéré la force de ses battements.

2° Étude des différents souffles. — Ces lois générales étant posées, étudions en particulier chacun des souffles organiques. Nous les classerons d'après le *temps* de la révolution cardiaque auquel ils se produisent et d'après leur *siège*.

A. SOUFFLES SYSTOLIQUES. — On appelle ainsi ceux qui coïncident avec la systole ou contraction des ventricules; ils remplacent donc le premier bruit et se prolongent un peu dans le petit silence. Pour s'en assurer, il suffit de tenir un doigt sur la radiale ou, mieux encore, sur la carotide en même temps qu'on ausculte; on constate alors que le souffle et la pulsation sont synchrones. On les distingue en souffles systoliques de la pointe du cœur et de la base du cœur. Le stéthoscope est indispensable pour localiser avec précision leur siège, ou foyer maximum.

a. *Souffle systolique de la pointe.* — Le souffle systolique de la pointe du cœur annonce l'insuffisance des valvules auriculo-ventriculaires. Son mécanisme est facile à saisir; le sang contenu dans le ventricule, au lieu de passer tout entier dans l'artère correspondante quand celui-ci se contracte, s'échappe en partie dans l'oreillette à travers la valvule auriculo-ventriculaire mal fermée; d'où veine fluide et souffle.

Mais ce souffle systolique a un *siège* différent, suivant qu'il s'agit du cœur droit ou du cœur gauche.

α. *S'agit-il de la valvule auriculo-ventriculaire gauche*, ou valvule mitrale, le souffle systolique a son maximum à la pointe même du cœur, et il se propage dans la direction de l'aisselle.

β. *S'agit-il de la valvule auriculo-ventriculaire droite* ou valvule tricuspide, le souffle systolique peut s'entendre à la pointe même, mais il a d'ordinaire son maximum dans l'angle formé par l'appendice xiphoïde et les cartilages costaux du côté gauche (foyer tricuspidien) et se propage le long du bord gauche du sternum.

b. *Souffle systolique de la base.* — Le souffle systolique de la base annonce le rétrécissement des orifices artériels de la base du cœur (orifice aortique et orifice pulmonaire). Au moment de la systole, le sang contenu dans le ventricule, au lieu de passer librement dans l'artère qui lui fait suite, ne pénètre qu'avec difficulté entre les valves adhérentes et partiellement soudées au

delà desquelles le vaisseau, avec son calibre normal, constitue
une dilatation relative.

Ce souffle n'est pas en jet de vapeur comme les souffles systo-

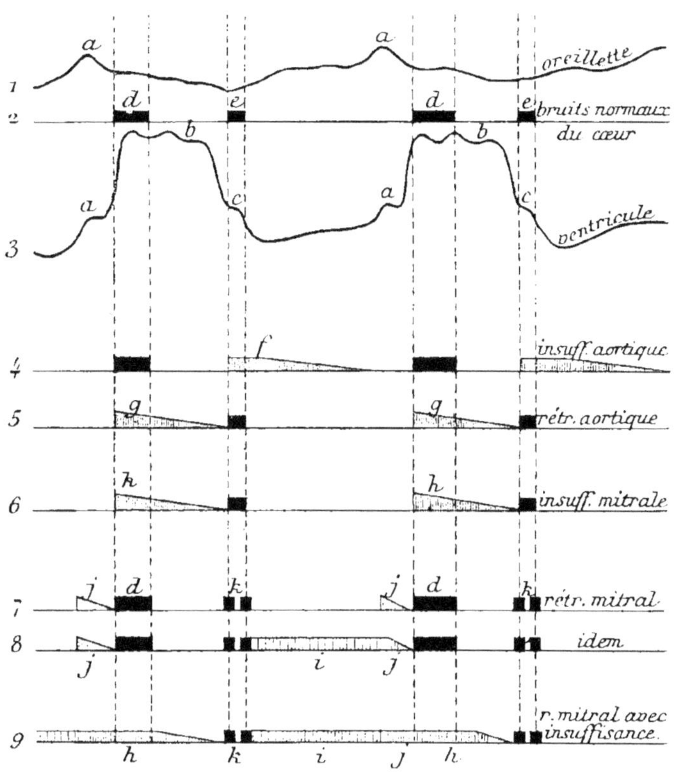

Fig. 32.

Représentation chronologique des bruits normaux
et pathologiques du cœur.

a, systole de l'oreillette. — *b*, systole du ventricule. — *c*, fermeture des valvules
sigmoïdes indiquant le commencement de la diastole. — *d*, 1er bruit du cœur. —
e, 2e bruit du cœur. — *f*, souffle diastolique de l'insuffisance aortique. — *g g*, souffle
systolique du rétrécissement aortique. — *h h*, souffle systolique de l'insuffisance
mitrale. — *i*, roulement diastolique. — *j*, souffle présystolique. — *k*, dédoublement
du 2e bruit.

liques de la pointe ; il est souvent râpeux, à cause des rugosités
qui tapissent le rétrécissement et entrent en vibration aussi bien

que le liquide lui-même. Il s'accompagne ordinairement d'un frémissement cataire perceptible à la main appliquée sur la région précordiale.

α. *S'agit-il de l'orifice aortique*, le souffle a son maximum à

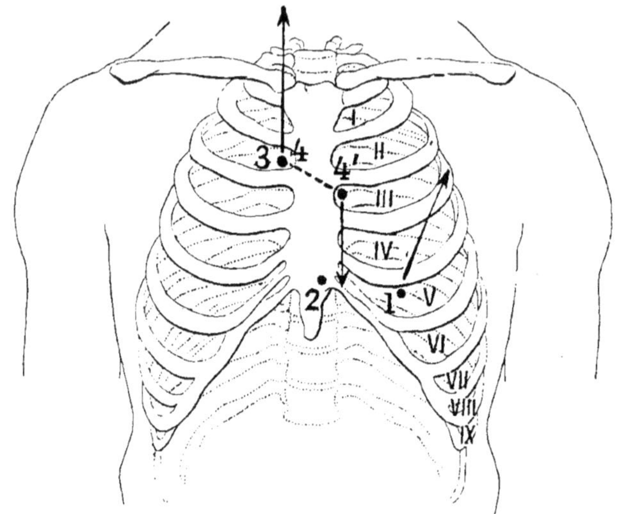

Fig. 33.

Schéma des foyers d'auscultation cardiaque.

1, souffle de l'insuffisance mitrale. — La flèche indique sa propagation vers l'aisselle. — 2, souffle de l'insuffisance tricuspide. — 3, souffle du rétrécissement aortique. — La flèche indique le sens de sa propagation. — 4, 4', souffle de l'insuffisance aortique. — I, II, III, IV, V, VI, VII, espaces intercostaux.

la partie interne du deuxième espace intercostal droit (foyer aortique) et se propage vers la clavicule droite et les vaisseaux du cou.

β. *S'agit-il de l'orifice pulmonaire*, le maximum du souffle correspond à la partie interne du deuxième espace intercostal gauche [1] (foyer de l'artère pulmonaire).

En résumé, un souffle systolique se produit lorsque le ventricule

---

[1] Tous les souffles observés à ce niveau ne sont pas des souffles organiques symptomatiques du rétrécissement de l'artère pulmonaire ; ce point est aussi le siège de prédilection des souffles inorganiques de l'anémie.

en se contractant chasse son contenu à travers un orifice artériel rétréci, ou lorsqu'il en laisse refluer une partie dans l'oreillette, à travers la valvule auriculo-ventriculaire correspondante, insuffisante.

B. Souffles diastoliques. — On appelle ainsi ceux qui coïncident avec le relâchement du ventricule ; ils remplacent ou couvrent donc le second bruit du cœur en se prolongeant plus ou moins dans le grand silence.

a. *Souffle diastolique de la base.* — A la base ce souffle diastolique indique le reflux du sang dans le ventricule, à travers les sigmoïdes mal fermées : c'est un signe d'insuffisance des valvules sigmoïdes.

α. *S'agit-il d'une insuffisance aortique*, il a son maximum à la partie interne du deuxième espace intercostal droit [1] et se propage le long du bord droit du sternum.

β. *S'agit-il d'une insuffisance des sigmoïdes pulmonaires* (lésion excessivement rare), il a son maximum sur le bord gauche du sternum dans le deuxième espace.

b. *Souffle diastolique de la pointe.* — A la pointe le souffle diastolique a une tout autre signification. Il est symptomatique du rétrécissement mitral. Tout le cœur se relâche après la contraction du ventricule et le sang veineux pénètre dans l'oreillette et de là dans le ventricule sous la seule influence de la vis à tergo et de l'élasticité pulmonaire [2]. L'orifice mitral est-il rétréci, une veine fluide se forme dans le ventricule, et un souffle se produit ; mais c'est un souffle doux, à tonalité basse, plutôt un roulement, car l'ondée sanguine ne pénètre que lentement sous l'influence de la pression veineuse qui est elle-même très faible, au lieu d'être brusquement chassée par un

---

[1] On le perçoit aussi très bien dans le troisième espace intercostal gauche.

[2] Les parties du poumon qui entourent le cœur, dilatées et comme aspirées par le vide systolique, reviennent sur elles-mêmes pendant la diastole en vertu de leur élasticité et dilatent le cœur à son tour (FR. FRANCK) ; le cœur produit par ce mécanisme une légère aspiration du sang veineux.

réservoir contractile comme l'oreillette ou le ventricule. Tel est le *roulement diastolique* du rétrécissement mitral [1].

C. SOUFFLE PRÉSYSTOLIQUE. — *Il précède immédiatement la systole ventriculaire et coïncide, par conséquent, avec la contraction de l'oreillette.*

Ce souffle est symptomatique du rétrécissement mitral; le sang chassé par l'oreillette dans le ventricule gauche, à travers l'orifice sténosé, donne lieu à une veine fluide et à un souffle [2].

§ 2. — DÉDOUBLEMENTS ET RENFORCEMENTS DES BRUITS DU CŒUR

Les lésions valvulaires ne se manifestent pas seulement par des souffles, dont nous venons d'étudier le mécanisme et les variétés; elles entraînent encore (voy. p. 266, *Physiologie pathologique*) des modifications profondes de la tension sanguine dans les cavités du cœur, dans les artères, dans le système veineux : une élévation de tension se traduira par un renforcement ou un dédoublement du claquement valvulaire.

a. *Le dédoublement du deuxième bruit* est un bon signe du rétrécissement mitral; son siège est à la base du cœur. Ce dédoublement est permanent [3], non influencé par la respiration. POTAIN

---

[1] Théoriquement ce roulement diastolique doit aussi s'observer dans le *Rétrécissement tricuspidien*, et on l'a vu siéger au niveau de l'appendice xiphoïde, mais dans cette affection, d'ailleurs rare, il y a ordinairement des lésions du cœur gauche, concomitantes et prépondérantes, dont les signes masquent ceux de la lésion du cœur droit.

[2] Compléter cette étude par celle des souffles inorganiques (voy. p. 327.)

[3] Il ne faut pas le confondre avec le dédoublement physiologique du deuxième bruit qu'on perçoit chez beaucoup de sujets sains, à la fin de l'inspiration et au commencement de l'expiration (POTAIN, 1866) : il est alors dû à une modification dans la tension sanguine pulmonaire, rythmée par les mouvements respiratoires et entraînant la chute anticipée des sigmoïdes pulmonaires. Dans l'emphysème, dans les affections gastrohépatiques retentissant sur la circulation

l'attribue à une sorte de vide relatif du ventricule gauche (par suite de la sténose mitrale), qui aspire les sigmoïdes aortiques avant les sigmoïdes pulmonaires.

b. *Le claquement d'ouverture de la mitrale* (POTAIN) s'observe aussi dans le rétrécissement mitral : il est dû à la brusque ouverture, par le sang diastolique, de la mitrale dont les valves sont indurées et sclérosées ; il précède donc immédiatement le roulement diastolique (voy. p. 306).

c. *Le renforcement du deuxième bruit du cœur,* perceptible soit au foyer aortique, soit au foyer pulmonaire, indique l'augmentation de tension dans l'une de ces artères. Or, le rétrécissement mitral à une période avancée de son évolution s'accompagne précisément d'une augmentation de tension dans l'artère pulmonaire, par suite de l'engorgement de la petite circulation.

§ 3. — FRÉMISSEMENTS

L'inspection, la percussion, la palpation renseignent surtout sur l'hypertrophie et la dilatation des cavités cardiaques, beaucoup plus que sur la lésion valvulaire elle-même. Exception doit être faite pour les *frémissements* perceptibles en appliquant la main sur la région précordiale. On les observe surtout lorsque le sang franchit un rétrécissement serré et que l'énergie cardiaque est suffisante. Ils sont dus soit à la vibration de la veine fluide qui se forme à ce niveau, soit à la vibration des parois de l'orifice lui-même. Le frémissement est systolique ou présystolique.

1° Frémissement systolique. — Le frémissement systolique peut siéger à la base ou à la pointe :

a. *A la base,* il est produit par le sang chassé du ventricule dans l'aorte (α) ou dans l'artère pulmonaire (β) (rétrécissement aortique et pulmonaire) ;

pulmonaire et le cœur droit, on constate aussi un dédoublement par chute anticipée des sigmoïdes pulmonaires ; il s'accompagne d'une accentuation du deuxième bruit au foyer de l'artère pulmonaire.

b. *A la pointe*, il accompagne le souffle de l'insuffisance mitrale.

2° Frémissement présystolique. — Le frémissement présystolique a son maximum à la pointe du cœur: il est produit par le passage du sang de l'oreillette dans le ventricule pendant la systole auriculaire dans le rétrécissement mitral.

§ 4. — SIGNES FOURNIS PAR LES ARTÈRES

En rapport immédiat avec le ventricule gauche qui constitue leur origine, les artères fournissent des signes précieux, surtout dans les *lésions du cœur gauche* et des valvules aortiques.

a. *Le pouls petit,* se traduisant au sphygmographe par une

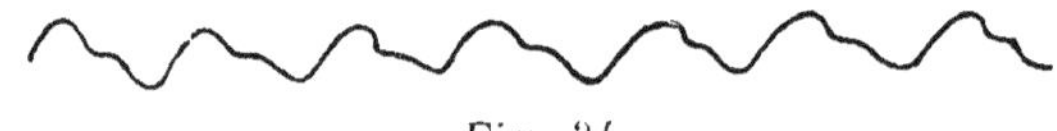

Fig. 34.

Tracé sphygmographique d'un rétrécissement aortique.
(Remarquer sa faible amplitude et l'obliquité de la ligne d'ascension.)

ascension peu élevée et progressive, est un signe de *rétrécissement aortique.*

b. *La pulsation petite, mais à ascension normale,* indique que le sang passe librement dans l'aorte, mais que le ventricule n'a chassé dans celle-ci qu'une faible ondée, parce qu'il se remplit mal lui-même pendant sa diastole; c'est le cas pour le *rétrécissement mitral.*

c. *Le pouls bondissant et dépressible,* désigné sous le nom de *pouls de Corrigan,* qui se révèle au doigt par une expansion forte, mais brève, suivie d'une brusque dépression, et au sphygmographe par une ligne d'ascension très élevée et presque verticale, traduit l'hypertrophie du ventricule gauche et l'*insuffisance des sigmoïdes aortiques;* la systole est énergique, mais à chaque diastole le sang retombe en partie dans le ventricule à travers la valvule béante, d'où brusque dépression.

d. *Le pouls irrégulier* ne traduit pas seulement les irrégularités du cœur, mais aussi les systoles avortées. Lorsque l'ondée sanguine sur laquelle le ventricule se contracte reflue en partie dans l'oreillette au lieu de passer en totalité dans l'aorte et de là dans les artères, elle ne provoque à la radiale qu'un imperceptible soulèvement : ce phénomène se reproduit à fréquents intervalles dans *l'insuffisance mitrale.*

e. *Le pouls capillaire, le double souffle crural de Duroziez* seront décrits à propos de *l'insuffisance aortique.*

§ 5. — Signes fournis par les veines

Les veines sont en rapport direct avec le *cœur droit,* de même que les artères sont directement commandées par le cœur gauche.

1° Leur engorgement et leur dilatation indiquent une gène circulatoire, qui a déjà retenti sur le cœur droit.

2° Le *pouls veineux jugulaire vrai* ou systolique est un excellent signe d'*insuffisance tricuspide;* la contraction ventriculaire droite fait alors sentir ses effets sur le système veineux (voy. son mécanisme, p. 315). Le *faux pouls veineux* ou pouls veineux présystolique a une signification bien moins précise : il traduit seulement l'hypertrophie de l'oreillette droite, notamment dans le rétrécissement mitral, par suite de l'hypertension pulmonaire qu'entraine cette affection.

ARTICLE IV

RÉTRÉCISSEMENT AORTIQUE

La lésion qui constitue le rétrécissement aortique a été décrite par Zenker en 1831.

1° Étiologie. — Le rétrécissement aortique reconnait pour sa cause la plus habituelle une poussée d'endocardite rhumatismale. D'autres fois il coexiste avec des lésions artérielles et relève alors de l'artério-sclérose ou de l'athérome.

2° Anatomie pathologique. — Indépendamment du rétrécissement congénital qui ne siège pas à l'orifice aortique, mais sur le vaisseau lui-même, le rétrécissement aortique comprend deux variétés : le rétrécissement aortique proprement dit et le rétrécissement sous-aortique.

a. *Rétrécissement aortique proprement dit*. — Le rétrécissement aortique proprement dit est constitué par la rétraction de l'anneau fibreux qui supporte les valvules sigmoïdes et par les lésions des valves elles-mêmes; elles sont indurées, boursouflées, partiellement adhérentes entre elles, incrustées de sels calcaires; les nodules d'Arantius sont hypertrophiés.

Des végétations pédiculées ou des anévrismes valvulaires peuvent d'autres fois contribuer à rétrécir l'orifice. Le plus souvent les lésions des valvules et de l'anneau qui les supporte coexistent; il est rare d'observer la lésion isolée de ce dernier.

b. *Rétrécissement sous-aortique*. — Dans le rétrécissement sous-aortique, décrit par VULPIAN en 1868, l'appareil valvulaire est sain; les lésions portent sur la partie du ventricule qui précède immédiatement l'aorte, c'est-à-dire au niveau de la base de la grande valve de la mitrale et sur la partie supérieure de la cloison interventriculaire qui lui fait face. Ce rétrécissement est dû à la propagation d'une endocardite mitrale chronique.

Consécutivement au rétrécissement, on constate un rétrécissement de l'aorte et une hypertrophie du cœur gauche dont voici la cause :

3° Physiologie pathologique. — Le rétrécissement aortique apporte obstacle à la déplétion du ventricule gauche, qui ne peut se vider que lentement dans l'aorte; l'ondée sanguine ne passe pour ainsi dire qu'à la filière : l'aorte se rétrécira donc *par adaptation*, à moins cependant que la résistance de ses parois n'ait été affaiblie par l'athérome et que le vaisseau ne subisse de ce chef une dilatation progressive.

Par suite de l'obstacle apporté à sa déplétion, le ventricule gauche s'hypertrophie de même que l'oreillette gauche; plus tard, lorsque sa résistance est vaincue, il se dilate. L'autopsie montre un cœur gauche énorme et globuleux, dont les cavités droites ne semblent qu'un appendice. A la longue la dilatation du cœur gauche fait des progrès; elle retentit sur la circulation pulmonaire et le cœur droit, aboutissant à l'asystolie ordinaire.

4° Signes physiques. — Ils nous sont fournis par l'examen du cœur et des artères.

A. Cœur. — a. *Inspection*. — Il y a rarement de la voussure.

b. *Palpation*. — La pointe est abaissée : elle bat dans le sixième espace, et sur la ligne mamelonnaire, c'est-à-dire sans déviation

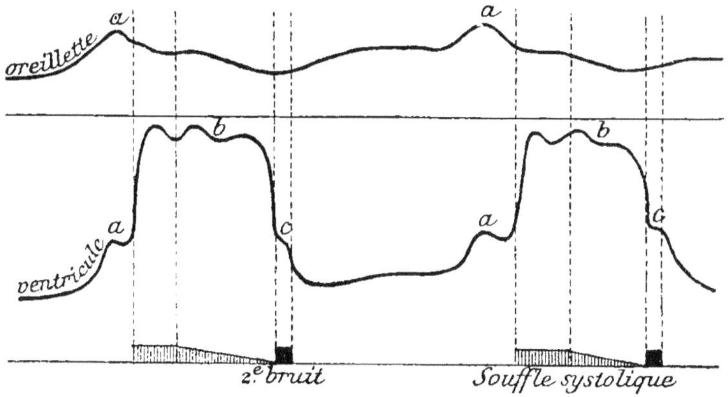

Fig. 35.

Souffle systolique du rétrécissement aortique.

en dehors, ce qui s'explique par la non-dilatation du cœur droit Le choc est intense, traduisant l'hypertrophie du cœur, et cette brusquerie se révèle au cardiographe par une ligne d'ascension presque verticale. Au foyer aortique dans le deuxième espace intercostal droit, on a un frémissement systolique, dû à la vibration des parois indurées de l'orifice rétréci au passage de l'ondée sanguine.

c. *Auscultation*. — Dans le deuxième espace intercostal droit, le long du sternum, souffle systolique intense et rude. Le deuxième bruit du cœur est sourd, à cause des altérations valvulaires et de la faible pression aortique résultant de sa réplétion incomplète.

B. Artères. — Le *pouls* est petit, régulier ; l'impulsion artérielle est faible, mais *prolongée*. Le pouls est souvent ralenti.

Au *sphygmographe* la ligne d'ascension est oblique, le sommet de la pulsation arrondi, la descente également oblique, laissant

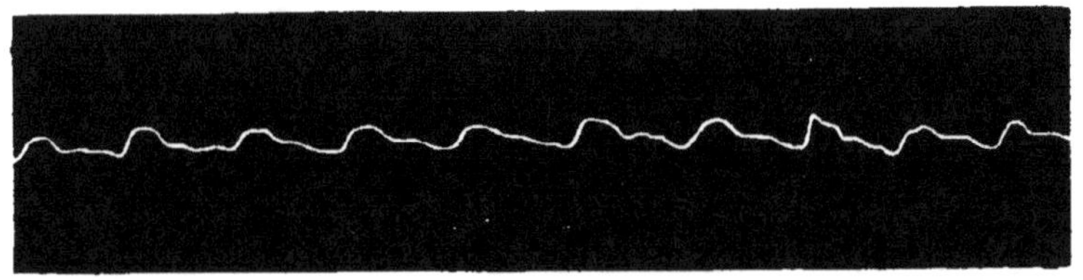

Fig. 36.
Tracé sphygmographique du rétrécissement aortique.

deviner, comme la simple palpation digitale du pouls, l'effort soutenu du ventricule gauche, la lenteur de sa systole.

5° Symptômes fonctionnels. — Ils sont au début très peu inquiétants ; le malade a seulement de la *dyspnée d'effort*, des palpitations, un peu d'angoisse, des battements cardiaques intenses.

Les téguments sont pâles ; il y a une anémie générale, des lipothymies, des accès syncopaux par anémie cérébrale.

6° Marche et pronostic. — A la longue le ventricule se laisse distendre, la dyspnée devient continue, le malade présente tous les signes de l'asystolie.

7° Traitement. — Afin de retarder l'apparition de l'asystolie, le malade évitera les émotions violentes et le surmenage physique. Le régime lacté, les iodures, les bromures, atténueront les accès d'éréthisme cardiaque.

Le lecteur voudra bien se reporter, ainsi que pour le traitement des affections valvulaires qui suivent, au chapitre X, spécialement consacré à leur thérapeutique.

ARTICLE V

INSUFFISANCE AORTIQUE

Cette affection a été isolée par CORRIGAN en 1832, d'où le nom de *maladie de Corrigan*, sous lequel elle est souvent désignée.

1° Etiologie. — L'étiologie de l'insuffisance aortique se distingue par plus d'un point de celle des autres lésions valvulaires. Comme les autres cardiopathies valvulaires, elle est le plus souvent la suite d'une endocardite *rhumatismale*, qui a pu aussi frapper la mitrale. Son origine remonte à une attaque de rhumatisme articulaire aigu.

Souvent elle coexiste plutôt avec des *lésions artérielles* (athérome, anévrisme de l'aorte, etc.). Ses causes sont alors celles de l'artério-sclérose.

On a signalé chez les *tabétiques* l'insuffisance aortique ; elle est due quelquefois à un état fenêtré des valvules sigmoïdes et considérée alors comme une sorte de trouble trophique (GRASSET, TEISSIER).

Les *traumatismes* de la région sternale ou précordiale ont pu, dans quelques cas rares, déterminer une brusque rupture ou déchirure d'une des sigmoïdes ; des lésions antérieures de ces valvules par endocardite ou athérome constituaient, mais non toujours, une cause prédisposante.

2° Anatomie pathologique. — La principale cause d'insuffisance, c'est l'induration et le *raccourcissement des valvules sigmoïdes* par endocardite chronique ou par athérome. Par suite de leur rétraction, elles deviennent incapables de se juxtaposer pour obturer exactement l'orifice aortique. Pour rendre apparente l'insuffisance il suffit de laisser couler un filet d'eau dans l'aorte, sectionnée à 2 centimètres au-dessus des valvules ; on constate alors que le bout cardiaque de l'aorte, au lieu de se remplir peu à peu et de laisser déborder le liquide, le laisse écouler dans le ventricule à travers les sigmoïdes.

Les *autres altérations* sont moins importantes et surtout plus rares : végétations d'endocardite gênant l'affrontement des valves, anévrismes valvulaires, ulcérations, état fenêtré de la valvule résultant de son atrophie et surtout marqué près de son bord libre, dilatation de l'anneau aortique consécutive à la dilatation de l'aorte avec ou sans altérations valvulaires, déchirure d'une valve par traumatisme thoracique, etc.

L'aorte est fréquemment dilatée, ou présente des plaques d'athérome : elle est frappée en somme par un processus identique à celui qui intéresse l'orifice aortique ; on a fait jouer un grand rôle, comme cause adjuvante, à la brusquerie de la systole produisant une sorte de traumatisme continu du vaisseau.

Le *ventricule gauche* s'hypertrophie et s'allonge ; cet allongement se fait presque sans participation du cœur droit, très rapidement intéressé au contraire par contre-coup dans les lésions mitrales. La dilatation du cœur droit est très tardive.

3° Physiologie pathologique. — A l'état normal le rôle de l'aorte est de transformer le mouvement intermittent du cœur en une force continue ; elle doit ce rôle à son élasticité. Pendant la systole cardiaque, elle se laisse dilater et emmagasine une partie de l'effort du ventricule ; pendant la diastole, elle revient sur elle-même, comprime le sang qu'elle contient, et continue, en l'absence de toute contraction cardiaque, à le chasser dans les artères. Mais pour que le sang ainsi comprimé puisse cheminer vers la périphérie, il faut que les valvules aortiques, pendant la diastole, soient parfaitement closes ; sans cela, la rétraction diastolique de l'aorte n'aboutit qu'à faire refluer dans le ventricule relâché une partie du sang qu'elle contient, et la pression, au lieu d'être constante, s'abaisse dans ce vaisseau à chaque diastole, pour ne remonter qu'à la systole suivante. On observe alors de grands écarts entre les maxima et les minima de la pression aortique. Les minima descendent beaucoup au-dessous de la normale à cause du reflux dans le ventricule. Les maxima s'élèvent au-dessus de la normale, par suite de l'hypertrophie ventriculaire. C'est précisément ce qui se produit dans l'insuffisance aortique.

Voici les conséquences de ces brusques alternatives :

Le ventricule gauche se laisse progressivement distendre et d'autant mieux que le reflux le surprend toujours à sa période de relâchement. Il ne peut lutter contre cette distension que par l'hypertrophie : la pointe du cœur s'abaisse.

L'oreillette subit par contre-coup la même dilatation.

La pression artérielle n'étant plus soutenue, mais tout à fait intermittente, le sang chemine avec difficulté dans les réseaux capillaires ; il y a anémie artérielle, pâleur des téguments et surtout anémie cérébrale.

Enfin la circulation du myocarde est, elle-même, défectueuse à cause de la moindre pression dans les artères coronaires. En effet, CHAUVEAU et REBATEL ont démontré que le sang des coronaires ne passe dans les capillaires correspondants que pendant la deuxième partie de la systole, au moment où le muscle cardiaque, en se décontractant, ne comprime plus ces capillaires : pour que son irrigation soit suffisante, il est donc nécessaire que la systole soit soutenue. Tous ces effets sont d'autant plus évidents que le système artériel et les coronaires peuvent présenter des lésions athéromateuses.

4° Symptômes fonctionnels. — Après une attaque de rhumatisme articulaire aigu, le début est le plus souvent insidieux et lent. — Il est brusque dans les déchirures valvulaires par effort ou traumatisme et s'annonce alors par une violente douleur.

La maladie une fois constituée, les signes fonctionnels qui attirent l'attention sont assez différents de ceux qui révèlent les autres cardiopathies.

Les vertiges, les bourdonnements d'oreille, la céphalalgie, les défaillances, les tendances à la syncope sont l'effet de la faible tension sanguine dans les organes et de l'*anémie cérébrale* qui en résulte. Les téguments ont une *pâleur* parfois très accentuée ;

le faciès est tout à fait en opposition avec celui des malades atteints d'affections mitrales.

La dyspnée au moindre effort, les palpitations, l'angoisse, les battements douloureux de la région précordiale sont en partie imputables à l'hypertrophie du cœur. Enfin, les crises d'angine

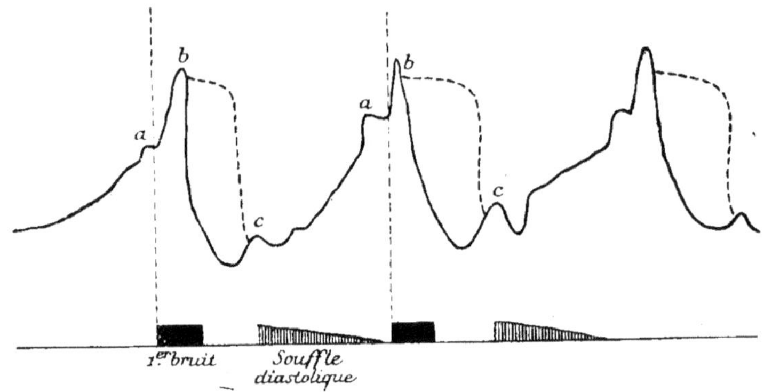

Fig. 37.

Souffle diastolique et forme de la pulsation cardiaque dans l'insuffisance aortique (en partie d'après Chauveau). La courbe pointillée indique la forme de la pulsation cardiaque normale, la courbe en trait plein indique la forme de la pulsation cardiaque prise au cardiographe dans l'insuffisance aortique.

a, systole de l'oreillette. — b, systole du ventricule. — c, clôture des valvules sigmoïdes au début de la diastole.

de poitrine (voy. p. 375) ou la douleur rétrosternale relèvent davantage des lésions concomitantes de l'aorte et des coronaires que de l'insuffisance valvulaire.

5° Signes physiques. — Ils nous sont fournis par l'examen du cœur et des artères.

A. Cœur. — a. *Inspection*. — La voussure de la région précordiale est inconstante.

b. *Palpation*. — La pointe est abaissée sans déviation ; elle bat dans le sixième espace, quelquefois dans le septième, sur la ligne mamelonnaire ou peu en dehors d'elle. Le choc est intense et large, traduisant l'hypertrophie du cœur ; il donne une sensation d'impulsion énergique. BARD appelle *choc en dôme* et considère comme pathognomonique la sensation d'expansion due à la dilatation localisée de la pointe : elle est moins nette dans l'insuffisance aortique d'origine artérielle que dans celle d'origine endocardique: la présence d'une lame pulmonaire précordiale, d'une symphyse cardiaque ou d'une pleurésie gauche peut la faire disparaître.

Le tracé de la contraction cardiaque, pris au cardiographe,

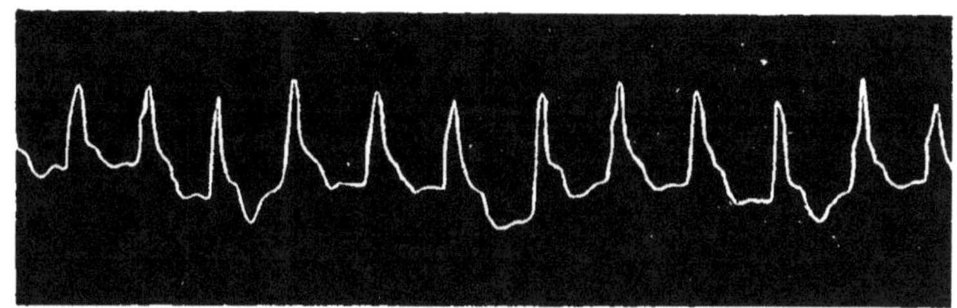

Fig. 38.
Insuffisance aortique. (Tracé cardiographique.)

montre que la systole ventriculaire n'est pas *soutenue ;* ce tracé figure une pointe au lieu d'un plateau avec oscillations (fig. 37 et 38).

c. Auscultation. — On perçoit au foyer aortique, c'est-à-dire dans le deuxième espace intercostal droit, un souffle diastolique: ce souffle commence dans le petit silence, remplace le deuxième bruit, et se termine au début du grand silence en s'atténuant progressivement à mesure que la pression ventriculaire devient égale à la pression aortique. C'est un souffle doux, moelleux, aspiratif, donc bien différent par son timbre du souffle systolique du rétrécissement.

On note quelquefois en même temps un souffle systolique, traduisant à l'oreille la présence d'un rétrécissement concomitant, ou d'un rétrécissement relatif par dilatation de l'aorte, ou simplement le passage du sang sur les rugosités de l'orifice.

B. ARTÈRES. — Les signes d'insuffisance aortique fournis par l'examen de la circulation artérielle ont une très grande importance ; ce sont eux qu'on désigne encore sous le nom de *signes périphériques* par opposition aux signes cardiaques ou centraux.

1° Le *pouls* est *bondissant*, traduisant l'hypertrophie du cœur et les brusques oscillations de la pression aortique ; il est *dépressible*, puisque cette pression ne se maintient pas ; enfin il est régulier : c'est le *pouls de Corrigan*. Au *sphygmographe* la pul-

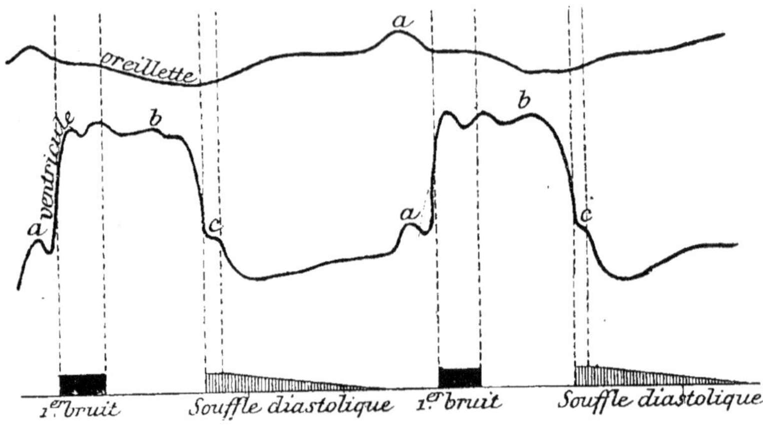

Fig. 39.

Représentation chronologique du souffle diastolique
de l'insuffisance aortique.

sation se compose d'une ligne brusquement ascendante terminée par un crochet auquel fait suite une brusque dépression ; ce qui signifie que l'impulsion est énergique, mais non soutenue. En général les pulsations ont une grande amplitude ; elles peuvent être vraiment géantes (1re ligne de la fig. 40).

2° Les *battements artériels* sont visibles, surtout sur les carotides : à chaque systole les artères, athéromateuses ou non, se déplacent sous la peau par une sorte de mouvement de reptation. On donne à ce phénomène, qui n'est pas d'ailleurs pathognomonique de l'insuffisance aortique, mais s'observe aussi dans les maladies accompagnées d'un éréthisme cardiovasculaire, comme la maladie de Basedow, le nom de *danse des artères*.

3° La *palpation* des gros troncs artériels, tels que la fémorale ou l'axillaire, fait percevoir un *frémissement vibratoire* (SOULIER).

4° A l'*auscultation* des artères on perçoit le *double souffle crural de* Duroziez. Pour l'obtenir il faut placer le pavillon du stéthoscope sur le trajet de l'artère fémorale, au pli de l'aine, et exercer une compression progressive. Chez un sujet normal on entend dans ces conditions un souffle *systolique ;* dans le cas d'insuffisance aortique ce souffle est suivi d'un second, plus bref, *diastolique.*

Le premier souffle est évidemment dû au passage de l'ondée

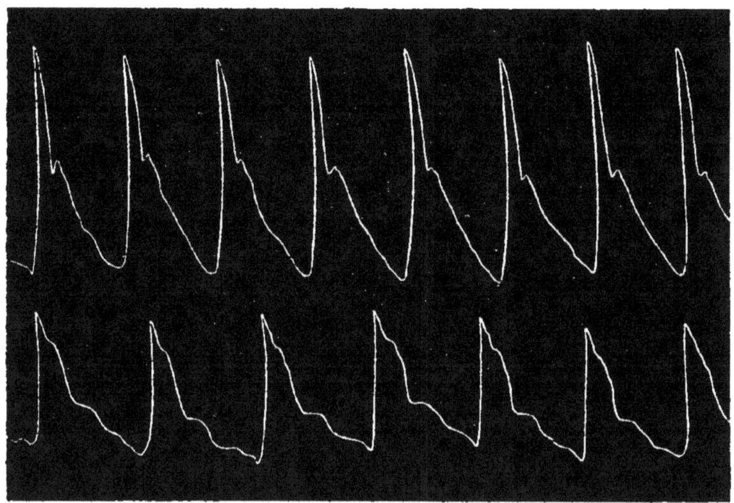

Fig. 40.

Insuffisance aortique. — Deux tracés sphygmographiques. Remarquer l'amplitude des pulsations, l'ascension brusque et la pointe (dite crochet) qui la termine, bien visible sur le 2e tracé.

sanguine chassée par le cœur gauche et comprimée par le stéthoscope qui forme un rétrécissement relatif. Le deuxième a été considéré comme produit par une ondée sanguine rétrograde, retournant des artères vers le cœur pendant la diastole ; mais les tracés de Toussaint et Colrat obtenus en prenant la vitesse du sang au moyen de l'hémodromographe dans des cas d'insuffisance aortique expérimentale, montrent qu'il s'agit de deux ondées sanguines lancées dans la même direction, allant du centre à la périphérie. Ce ne serait qu'une exagération du dicrotisme normal, par suite de la faible tension artérielle ; ce phénomène s'observe d'ailleurs quelquefois dans la chlorose et la dothiénentérie.

5° En auscultant l'artère *sans exercer de pression* avec le stéthoscope, on entend au lieu du double souffle un double claquement artériel : c'est le *doppel-ton* de Traube. A l'auscultation de l'arcade palmaire on entend à chaque systole un bruit sec (*pulsus sonans* de ZIEMSSEN).

6° Le *pouls capillaire* ne fait que traduire les brusques alternatives de la pression sanguine et l'énergie de la contraction

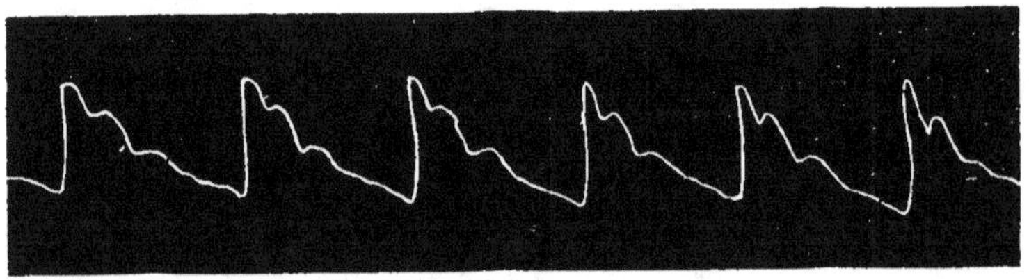

Fig. 41.

Insuffisance et rétrécissement aortiques. (Tracé sphygmo-graphique.)

ventriculaire. Pour le mettre en évidence, il suffit de passer rapidement le doigt sur la peau du front : on constate alors que la rougeur qui en résulte ne présente pas toujours la même teinte, mais qu'au contraire elle se fonce à chaque systole cardiaque et pâlit à chaque diastole. Même phénomène s'observe sur les ongles : on les voit devenir alternativement plus roses et plus pâles : on facilite l'apparition du phénomène en appuyant légèrement sur l'extrémité libre de l'ongle pour comprimer les capillaires sous-jacents (*pouls unguéal*).

D'après FR. FRANK, ces phénomènes n'ont pas une origine purement mécanique ; la pâleur diastolique serait due à un spasme vasculaire rythmé, consécutif à l'excitation du vaisseau par la brusque arrivée de l'ondée sanguine.

7° La *pression artérielle* est très modifiée dans l'insuffisance aortique. Les maxima sont augmentés, ainsi qu'on peut en juger au sphygmomanomètre qui indique 20 cent. de mercure au lieu de 16 ou 17, chiffre de la pression normale ; mais elle est en somme diminuée dans son élément constant, ainsi qu'en témoignent la pâleur des téguments, les vertiges et tous les autres signes d'anémie cérébrale.

6° Insuffisance aortique avec rétrécissement. — Lorsque ces deux lésions coexistent, les symptômes fonctionnels sont à peu près les mêmes, mais les signes physiques varient suivant que c'est le rétrécissement ou l'insuffisance qui prédomine. L'auscultation à la base fait entendre un double souffle, systolique et diastolique.

7° Insuffisance aortique d'origine artérielle. — L'insuffisance aortique que nous venons de décrire dans les pages précédentes est la forme commune, d'origine rhumatismale ou cardiaque ; dans d'autres cas, l'insuffisance aortique succède à des lésions artérielles et s'accompagne d'une dilatation de l'aorte *maladie d'Hodgson*. Le doigt introduit derrière la fourchette sternale sent les battements de l'aorte et la matité transversale de ce vaisseau est élargie. Les signes physiques sont peu différents de ceux déjà décrits, mais les altérations généralisées du système artériel dans tous les organes se traduisent par des accidents un peu spéciaux : dyspnée toxique, œdème pulmonaire aigu, rythme respiratoire de Cheyne-Stokes, ralentissement du pouls, angine de poitrine, etc. Ce n'est que dans ses phases ultimes que cette affection est justiciable du traitement des lésions valvulaires ; l'iodure de potassium, le régime lacté, les vaso-dilatateurs tels que la trinitrine ou le nitrite d'amyle constituent son traitement, dirigé contre les altérations artérielles et l'ischémie des organes (HUCHARD).

8° Évolution et pronostic. — Une insuffisance aortique de degré moyen est compatible avec une longue survie ; en effet, cette affection ne s'accompagne pas, comme les lésions mitrales, d'un précoce retentissement sur la circulation pulmonaire et le cœur droit. L'asystolie est tardive. Il n'en est plus de même dans les larges insuffisances ; elles triomphent beaucoup plus vite de la résistance du muscle cardiaque.

Mais, faible ou prononcée, l'insuffisance aortique a son pronostic assombri par la possibilité de la *mort subite par syncope* (ARAN). Elle a été attribuée soit à une brusque anémie bulbaire, soit à la myocardite (MAURIAC), soit à une irrigation défectueuse des parois du cœur par suite de l'athérome des artères coronaires ; fréquemment, en effet, l'insuffisance aortique se complique de crises d'angine de poitrine dont la terminaison peut être fatale et qu'on attribue généralement à l'obstruction des coronaires.

9° Diagnostic. — L'*hypertrophie du cœur, le souffle diastolique de la base, le pouls de Corrigan. le pouls capillaire, les battements des artères, le double souffle crural de Duroziez*, sont les signes les plus importants de l'insuffisance aortique.

On ne la confondra pas :

a. Avec un *anévrisme* de la crosse de l'aorte qui pourrait s'accompagner des mêmes symptômes subjectifs (angoisse, douleur rétrosternale, palpitations douloureuses, etc.), mais présenterait en outre des symptômes de compression des organes du médiastin (voy. II, p. 413), ou les signes physiques propres à l'anévrisme thoracique (matité, souffle systolique, frémissement cataire, et plus tard expansion rythmée de la poche). — Il ne faut pas oublier que l'anévrisme et l'insuffisance coexistent parfois.

b. Avec un *souffle extracardiaque* qui se modifie par les changements de position, et ne s'accompagne ni de troubles fonctionnels, ni de signes périphériques, ni d'hypertrophie du cœur.

c. Avec un *rétrécissement mitral* lorsque le maximum du souffle diastolique siège à gauche du sternum vers le 4° espace intercostal. Le frémissement présystolique de la pointe établira le diagnostic. Rétrécissement mitral et insuffisance aortique coexistent d'ailleurs assez fréquemment sur le même malade ; dans ces cas la lésion aortique est souvent méconnue car ses signes périphériques font défaut.

10° Traitement. — Les indications thérapeutiques que comporte l'insuffisance aortique sont exposées dans l'article x consacré au traitement des affections valvulaires du cœur.

ARTICLE VI

LÉSIONS DE L'ORIFICE MITRAL

Les lésions de l'orifice mitral se prêtent assez à une description d'ensemble à cause de la grande analogie de leurs symptômes fonctionnels.

§ 1. — ÉTIOLOGIE DES LÉSIONS MITRALES

L'*insuffisance mitrale* reconnaît pour cause la plus fréquente une *endocardite*, et cette endocardite est presque toujours d'origine rhumatismale, c'est-à-dire qu'elle naît au cours d'un rhumatisme articulaire aigu (*loi de* BOUILLAUD). Beaucoup plus rarement l'insuffisance mitrale est d'origine fonctionnelle, c'est-à-dire consécutive à la dilatation et à la fatigue du cœur gauche.

Le *rétrécissement mitral qui accompagne l'insuffisance* reconnaît la même étiologie : une endocardite.

Le *rétrécissement mitral* pur, c'est-à-dire sans insuffisance concomitante, qu'on observe chez les jeunes sujets indemnes de toute atteinte rhumatismale, a une étiologie plus discutée : les auteurs anglais le considèrent comme le résultat d'une endocardite due aux fièvres éruptives de l'enfance. P. TEISSIER[1] le considère comme lié à la tuberculose qu'on trouve fréquemment dans les antécédents de ces malades.

§ 2. — ANATOMIE PATHOLOGIQUE

Rétrécissement et insuffisance peuvent être combinés ou exister isolément.

1° Rétrécissement mitral. — Nous distinguerons les lésions de l'orifice et les lésions secondaires qui en sont la conséquence.

[1] P. TEISSIER. Thèse de Paris. 1893.

a. *Lésions de l'orifice.* — La lésion porte sur les *valves* qui sont rendues rigides par la sclérose et adhèrent entre elles sur une partie de leur bord libre : elles ne permettent qu'un écartement insuffisant. Par leur soudure elles forment quelquefois un entonnoir induré dont le sommet plonge dans le ventricule. Les cordages tendineux sont amincis.

Plus rarement le rétrécissement est produit par une végétation valvulaire qui obstrue partiellement l'orifice. Exceptionnellement il résulte de la rétraction de l'anneau fibreux sur lequel s'insèrent les valves : cette lésion n'est que secondaire ou accessoire.

La sténose de l'orifice entraine : *a*, une diminution de la tension sanguine au-dessous de l'obstacle ; *b*, une augmentation de cette tension avec gêne circulatoire au-dessus de l'obstacle.

b. *Lésions secondaires (modifications des cavités du cœur).* — Le *cœur* dans son ensemble affecte une forme globuleuse et non cylindroïde comme dans l'insuffisance aortique.

1° Le *ventricule gauche* est atrophié et rétracté, l'aorte sténosée, car il y a souvent un certain degré de rétrécissement aortique ou sous-aortique (voy. p. 280) à cause de la contiguïté de cet orifice et de la grande valve de la mitrale, tous deux susceptibles d'être frappés par l'endocardite.

2° L'*oreillette gauche* est hypertrophiée et dilatée : le cœur droit également. L'oreillette gauche et surtout l'auricule contiennent des caillots plus ou moins anciens.

Dans certains cas les caillots de l'oreillette sont très volumineux, et c'est à travers eux que doit passer le sang qui est versé dans le cœur gauche par les veines pulmonaires. Les caillots anciens finissent par présenter à leur centre un ramollissement et laissent échapper des détritus jaunâtres, dus à la désintégration de la fibrine, qu'on prenait autrefois pour une transformation purulente. Ce sont les débris de ces caillots qui, emportés au loin par le torrent circulatoire, vont échouer dans les diverses artères de la circulation générale en constituant des embolies ; ils s'y arrêtent, grossissent par l'apport incessant de nouvelles couches de fibrine au point d'oblitérer complètement des branches artérielles importantes, telles que la sylvienne, la poplitée, la tibiale, etc. Cette oblitération produit le ramollissement cérébral, la gangrène d'un membre, le sphacèle de la peau, etc.

3° La *circulation pulmonaire* est engorgée, le poumon est congestionné ; il offre l'induration brune caractéristique du poumon cardiaque. Les infarctus d'apoplexie pulmonaire n'y sont pas rares.

La congestion rénale, le foie muscade, l'infiltration du tissu cellulaire sous-cutané sont les résultats de la stase dans le domaine de la grande circulation.

2° Insuffisance mitrale. — Ici encore nous distinguerons les lésions de l'orifice et les lésions secondaires :

a. *Lésions de l'orifice* . — A *l'épreuve de l'eau* on constate que la valvule est insuffisante. Voici comment on procède : après avoir ouvert les oreillettes pour avoir directement sous les yeux la face supérieure des valvules aurico-ventriculaires, on fait pénétrer de l'eau sous pression dans le ventricule gauche, soit en le ponctionnant avec un gros trocart, soit plus simplement en insinuant le bec d'un robinet entre les valvules aortiques ; dans ces conditions, les deux valves de la mitrale, au lieu de s'adosser comme normalement et de produire une occlusion parfaite, laissent entre elles un espace libre par lequel s'échappe le liquide.

L'examen direct des valves montre à leur surface des végétations d'endocardite ; de plus, elles sont sclérosées, comme ratatinées.

b. *Lésions secondaires*. — Comme dans le rétrécissement mitral, il y a une dilatation de l'oreillette, mais bien moins prononcée : les caillots sont aussi moins nombreux. Le ventricule gauche est notablement hyperthrophié ; le cœur droit dilaté.

Souvent l'insuffisance mitrale s'accompagne d'un certain degré de rétrécisssement de l'orifice.

§ 3. — PHYSIOLOGIE PATHOLOGIQUE

La conséquence mécanique de ces lésions orificielles est la suivante : dans le rétrécissement mitral, le sang chassé par l'oreillette éprouve une grande difficulté à passer dans le ventricule ; dans l'insuffisance mitrale, le sang chassé par la contraction du ventricule reflue en partie dans l'oreillette gauche. Le résultat est une stase intense dans le système des veines pulmonaires aboutissant à l'oreillette gauche, et cette gêne circulatoire

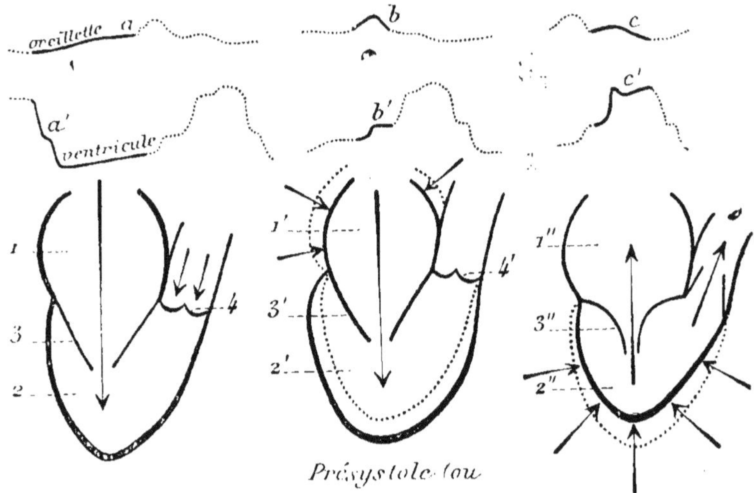

Fig. 42.

Schéma de la révolution cardiaque dans le rétrécissement mitral avec insuffisance.

1, oreillette gauche. — 2, ventricule gauche. — 3, valves de la mitrale.

a, a', tracé de l'oreillette et du ventricule pendant la diastole du cœur. — b, contraction de l'oreillette. — b', soulèvement déterminé sur le tracé du ventricule par la contraction de l'oreillette. — c, soulèvement déterminé sur le tracé de l'oreillette par la contraction du ventricule. — c', contraction du ventricule.

se fait sentir jusque dans le poumon, qui se congestionne passivement. — Telle est la cause des troubles pulmonaires qui constituent les principaux symptômes des lésions mitrales.

Le reflux du sang du ventricule dans l'oreillette (insuffisance mitrale) se traduit par un souffle systolique; le passage du sang de l'oreillette dans le ventricule à travers l'orifice mitral rétréci (sténose mitrale) se traduit par un roulement diastolique, un souffle présystolique et un frémissement appréciable à la palpation. De plus, la sténose mitrale, par suite de la réplétion ventriculaire défectueuse qu'elle produit, entraîne un asynchronisme dans la chute des valvules sigmoïdes, aortiques ou pulmonaires, ce qui produit un dédoublement du deuxième bruit. Telle est l'explication des signes physiques.

A la longue, les lésions mitrales finissent par retentir sur le cœur droit à travers la circulation pulmonaire. Alors se montrent les œdèmes et tous les symptômes de l'asystolie.

§ 4. — Symptomes fonctionnels

Les lésions mitrales peuvent rester longtemps *latentes*, surtout lorsqu'elles sont peu prononcées et que l'énergie du muscle cardiaque *compense* la gêne apportée par la sténose ou l'insuffisance à la circulation. Au bout de quelques mois, ou même de plusieurs années, elles se traduisent par des *palpitations*, par un peu d'*essoufflement*; les malades ont l'haleine courte; puis survient un ensemble de troubles fonctionnels du côté de la circulation pulmonaire et de la grande circulation.

1° Du côté de la circulation pulmonaire. — La *dyspnée* n'est pas continue, du moins au début; elle ne se manifeste qu'à l'occasion des efforts et des mouvements, par exemple lorsque le malade monte des escaliers : c'est la *dyspnée d'effort*. Plus tard cet essoufflement augmente, empêche tout travail. Parfois la dyspnée revêt la forme de crises, d'accès d'étouffement, survenant sans cause apparente et surtout la nuit, d'où le nom d'*asthme cardiaque*, bien que la physionomie clinique de ces crises ne rappelle que de fort loin celle de l'asthme vrai. Enfin la dyspnée devient continue; elle est telle que le malade ne peut se coucher; il reste constamment assis, le dos appuyé sur une pile de coussins.

Cette dyspnée est due pour une grande part à la gêne de la circulation pulmonaire et à la stase qui en résulte. Les capillaires qui tapissent les parois des alvéoles se dilatent et diminuent d'autant la capacité de celui-ci (Traube); ils laissent même transsuder dans la cavité alvéolaire un liquide séreux; ainsi est constitué l'œdème pulmonaire qui se traduit physiquement par la submatité des bases et l'apparition des râles fins à ce niveau. D'après von Basch l'alvéole se dilate par suite du redressement des sinuosités des capillaires gorgés de sang : le poumon augmente donc de volume, et devient rigide. Sa turgescence s'oppose à ses mouvements de retrait et d'expansion : tel serait le mécanisme de la dyspnée par congestion pulmonaire passive.

La dyspnée peut encore reconnaître d'autres causes : bronchite généralisée, insuffisance rénale, dilatation du cœur, hydrothorax, épanchement pleural ; la pleurésie des cardiaques se développe insidieusement sans douleur et sans fièvre ; abondante et persistante elle comprime le cœur malade, aggrave et entretient l'asystolie.

L'*hémoptysie* constitue un accident fréquent qui a presque la valeur d'un symptôme. C'est une hémoptysie peu abondante, qui se répète pendant des semaines et se reproduit souvent. Le sang rendu est d'abord rutilant, puis de plus en plus foncé et noirâtre. Lorsque le malade succombe peu de temps après ces hémoptysies, on trouve dans le poumon des foyers d'épanchement sanguin, noirs, comparables à des truffes ; on leur donne le nom d'*infarctus pulmonaires* (voy. livre IV). Ils sont consécutifs à la rupture d'une artériole, mais la plupart des auteurs admettent que cette rupture est elle-même consécutive à l'oblitération du vaisseau par une embolie partie du cœur droit (GERHARDT).

2° **Du côté de la grande circulation.** — Un *œdème fugace* des malléoles et de chaque côté du tendon d'Achille est pendant longtemps le seul symptôme des affections mitrales ; il se montre le soir, après une journée de marche ou de travail, pour disparaître le matin après le repos de la nuit. A la longue cet œdème s'installe définitivement ; il remonte le long du tibia ; il envahit les cuisses, le prépuce, le scrotum, la paroi abdominale antérieure ; il fait alors partie des symptômes de l'asystolie.

Les *congestions viscérales* : congestion du foie augmenté de volume et douloureux à la pression (*foie cardiaque*), congestion du rein se traduisant par des urines foncées et albumineuses, congestion gastro-intestinale avec anorexie, dyspepsie, diarrhée, pesanteur dans la région de l'estomac, oppression après les repas, etc., peuvent précéder de longtemps l'asystolie. Leur localisation précoce dans tel ou tel viscère reconnaît souvent pour cause une affection antérieure de cet organe constituant une méiopragie fonctionnelle.

§ 5. — SIGNES PHYSIQUES DE L'INSUFFISANCE MITRALE

1° Examen du cœur. — *a. L'inspection* de la région précordiale montre que la pointe du cœur est abaissée et déviée en dehors.

b. La *palpation* confirme cette donnée ; de plus, elle fait sentir quelquefois, mais de façon très inconstante, un frémissement systolique perceptible surtout à la pointe et qu'on peut suivre dans la direction de l'aisselle.

c. La *percussion* montre un élargissement de la matité cardiaque dans le sens transversal : l'anatomie pathologique nous a en effet appris qu'il n'y avait pas allongement du ventricule gauche comme dans l'insuffisance aortique, mais au contraire dilatation globuleuse : d'où cette forme spéciale de la matité et le déplacement de la pointe en bas et en dehors.

d. L'auscultation fait percevoir de l'arythmie cardiaque, sur laquelle nous aurons à revenir, et un souffle. Ce *souffle* est *systolique*, c'est-à-dire coïncide avec la systole ou contraction du ventricule et se prolonge pendant une partie du petit silence : il remplace ordinairement le premier bruit du cœur qui n'est pas toujours complètement supprimé. L'intensité du souffle décroît progressivement, à mesure que se rétablit l'équilibre entre la tension sanguine de l'oreillette et celle du ventricule.

Ce souffle est *en jet de vapeur*, ce qui le définit suffisamment, mais son timbre peut présenter cependant quelques modifications ; il devient piaulant et musical lorsque le reflux de l'ondée sanguine ventriculaire met en vibration un cordage tendineux ; il est grave et doux lorsque l'insuffisance est très prononcée ; il peut manquer enfin dans les cas de large insuffisance coïncidant avec une pression sanguine très basse. Cette absence de souffle s'observe assez souvent dans l'asystolie : on se trouve alors en présence d'une dilatation cardiaque avec tachycardie et arythmie mais sans souffle; ce n'est qu'après quelques jours de repos, lorsque la tension sanguine s'est relevée, que le souffle reparaît.

Le souffle *siège à la pointe* ou du moins c'est là qu'est son maximum.

Si ce maximum se trouve en un point aussi éloigné de la val-

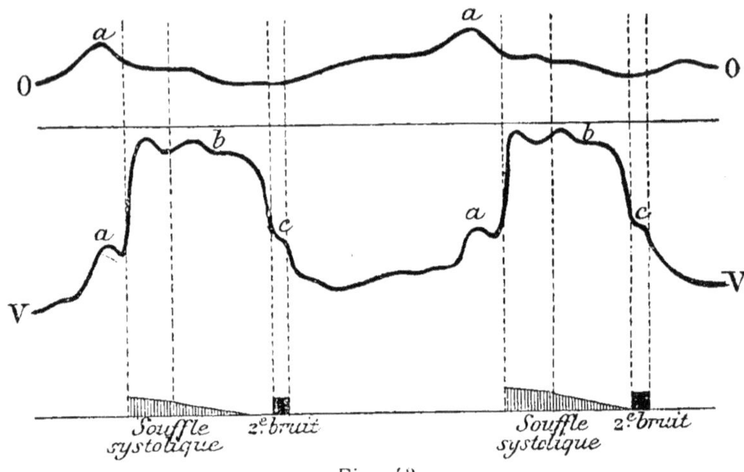

Fig. 43.

Représentation chronologique du souffle systolique de l'insuffisance mitrale.

O, tracé de l'oreillette. — V, tracé du ventricule. — a, systole de l'oreillette. — b, systole du ventricule. — c, fermeture des valvules sigmoïdes au début de la diastole.

vule mitrale, cela tient : 1° à ce que les souffles se propagent bien en sens inverse de l'ondée sanguine (BERGEON); 2° à ce que la pointe du cœur est en contact immédiat avec la paroi costale à travers laquelle se fait la transmission des sons jusqu'à l'oreille.

Le souffle *se propage dans la direction de l'aisselle*, quelquefois même jusque dans l'aisselle (vraisemblablement à cause de la direction des côtes qui transmettent le son); fréquemment on l'entend dans le dos; ce caractère sert à le distinguer du souffle systolique de l'insuffisance tricuspide qui peut avoir son maximum à la pointe et se propager vers l'aisselle, mais jamais dans le dos.

2° **Examen des artères.** — Le pouls est *petit*, à cause du reflux partiel du sang dans l'oreillette, qui diminue d'autant l'ondée sanguine lancée dans l'aorte par le ventricule : 2° il est

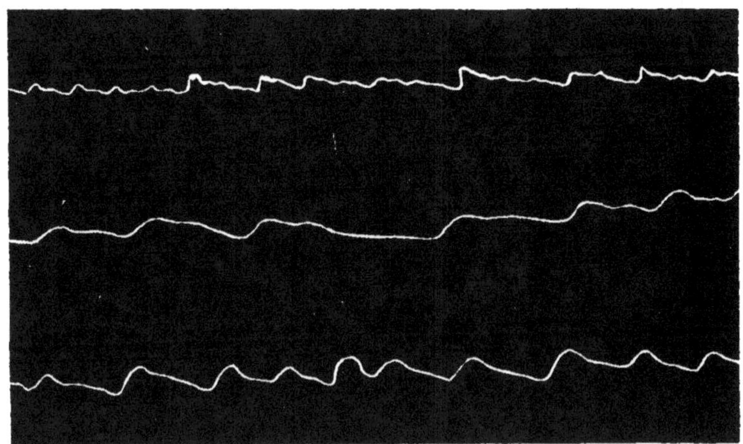

Fig. 44.
Pouls arythmique dans l'insuffisance mitrale.

inégal, parce que le reflux du sang dans l'oreillette n'est pas également considérable à chaque systole ; 3° il est *irrégulier*. Ces

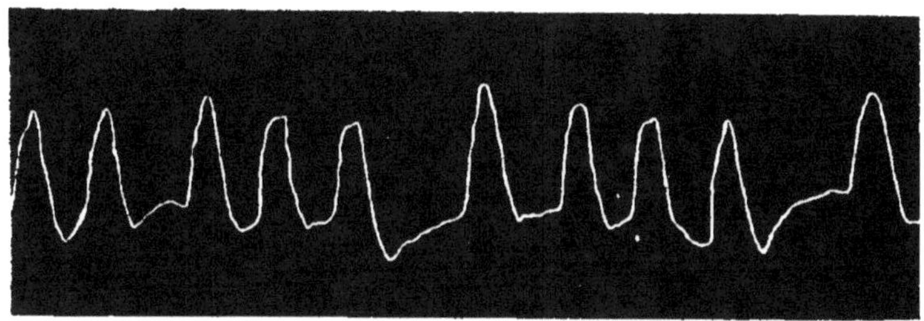

Fig. 45.
Insuffisance mitrale. — Cardiogramme.

irrégularités sont de deux sortes. Le cœur lui-même a des pulsations irrégulières : son arythmie tient à la dégénérescence de la fibre cardiaque ou à une innervation défectueuse : telle est l'*intermittence vraie*. De plus, certaines systoles n'envoient presque pas de sang dans l'aorte, toute l'ondée passe dans l'oreillette, à travers la mitrale insuffisante. La contraction cardiaque est alors perceptible et normale à la palpation et à l'auscultation, mais il n'y a pas de pulsation à la radiale. C'est une intermittence qui n'existe qu'au pouls, *intermittence fausse, faux pas du cœur* (BOUILLAUD), *systole avortée par reflux mitral* (Fr. FRANCK). Le ventricule gauche, qui, dans l'insuffisance mitrale, « partage habituellement son ondée entre l'aorte et l'oreillette, *cède* de temps en temps devant la pression aortique et envoie son contenu dans l'oreillette » (Fr. FRANCK). Ces systoles avortées se produisent donc surtout quand la pression artérielle s'est élevée par une ou plusieurs ondées aortiques suffisamment fortes. Les mouvements respiratoires, par les modifications qu'ils impriment à la tension sanguine dans le domaine de la circulation pulmonaire, jouent un rôle dans cette inégalité du reflux mitral. — Au *cardiographe*, on voit que les systoles avortées ont un sommet arrondi et non un plateau avec oscillations comme les systoles normales; on apprécie également l'arythmie cardiaque. — Au *sphygmographe* on retrouve tous les caractères du pouls, petit, inégal et irrégulier (voy. fig. 44).

3° Examen des veines. — Les jugulaires sont distendues et présentent quelquefois un faux pouls veineux, *présystolique*, qui doit être soigneusement distingué du pouls veineux vrai ou systolique symptomatique de l'insuffisance tricuspide (voy. p. 313).

La face est congestionnée en même temps que cyanosée; les joues et le nez sont sillonnés de petites varicosités : c'est le *facies mitral*, bien différent du facies aortique caractérisé par sa pâleur.

Tous ces symptômes du côté des veines indiquent que la gêne circulatoire a gagné le cœur droit.

§ 6. — SIGNES PHYSIQUES DU RÉTRÉCISSEMENT MITRAL PUR

1° Examen du cœur. — a. *Inspection.* — Elle montre, seulement dans les cas anciens, l'abaissement et la déviation de la pointe en dehors par suite de la dilatation du cœur droit. La *radioscopie* montre une dilatation considérable de l'oreillette gauche.

b. *Percussion*. — Elle indique de même la dilatation du cœur dans le sens transversal.

c. *Palpation*. — La main appliquée sur la région précordiale

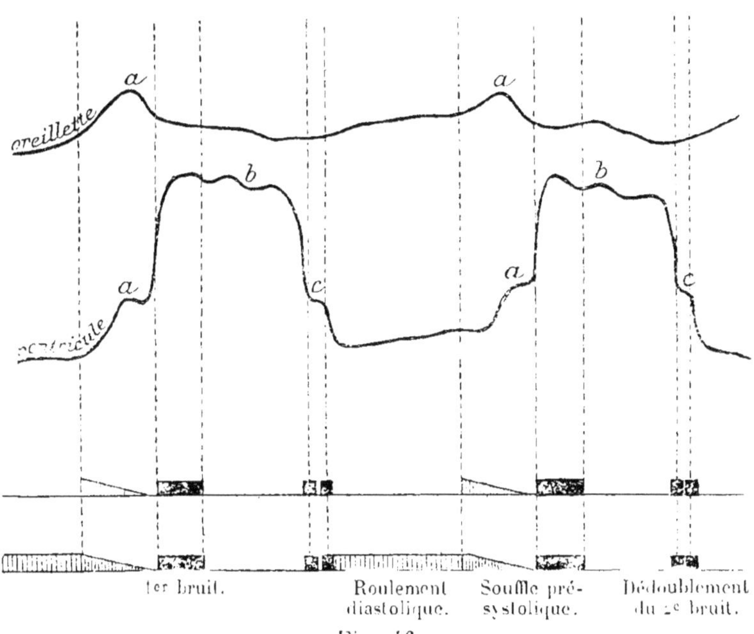

Fig. 46.

Représentation chronologique des bruits du cœur dans le rétrécissement mitral pur.

a, systole de l'oreillette. — *b*, systole du ventricule. — *c*, fermeture des valvules sigmoïdes au début de la diastole.

perçoit un *frémissement présystolique*, qui débute à la fin de la diastole et augmente progressivement jusqu'au début de la systole ventriculaire. C'est un des meilleurs signes du rétrécissement mitral. En effet, le rétrécissement aortique et le rétrécissement de l'artère pulmonaire s'accompagnent d'un frémissement, mais il est systolique et présente son maximum à la base du cœur et non à la pointe. Ce frémissement est dû au passage, à travers l'orifice mitral rétréci, de l'ondée sanguine chassée dans le ventricule par la contraction de l'oreillette. — La palpation fait encore percevoir une dureté anormale du choc cardiaque due à la vibration systolique des valves sclérosées de la mitrale.

d. *Auscultation.* — Le premier bruit persiste, mais il est précédé d'un roulement diastolique et d'un souffle présystolique ; le deuxième bruit est dédoublé. Étudions méthodiquement la révolution cardiaque ainsi modifiée.

1° Le *roulement diastolique* (DUROZIEZ) n'est pas un souffle, à proprement parler, mais une sorte de ronflement prolongé à tonalité basse qui commence un peu après le début de la diastole et se continue jusqu'à ce que le souffle présystolique le remplace ; il est quelquefois perceptible à la main autant qu'à l'oreille ; d'autre part, il manque souvent. Son maximum est à la pointe, mais il se propage du côté de la région axillaire ou de l'épigastre.

Il est produit par le passage du sang à travers l'orifice mitral, dans le ventricule relâché ; l'oreillette n'est pas encore entrée en contraction, le sang s'écoule simplement sous l'influence de la vis à tergo, aussi sa vitesse n'est-elle pas suffisante pour donner naissance à un souffle (voy. p. 270) : il n'y a qu'un simple roulement.

2° Le *souffle présystolique* (GENDRIN), qui lui fait suite, est *bref* et coïncide avec le frémissement présystolique perceptible à la palpation. Il est immédiatement suivi d'un bruit sourd, qui est le claquement de fermeture de la mitrale ou premier bruit normal.

Le souffle présystolique est dû au passage du sang de l'oreillette dans le ventricule, sous l'influence de la systole auriculaire. — En résumé, le passage du sang de l'oreillette dans le ventricule, *silencieux à l'état normal,* se traduit ici par un roulement quand il n'obéit à d'autre force que la *vis à tergo* et l'aspiration cardiaque (diastole), par un souffle quand il est chassé par la contraction de l'oreillette (présystole). Le ralentissement du cœur rend le roulement diastolique plus apparent ; son accélération l'atténue et exagère par contre le souffle présystolique.

3° Le *dédoublement du second bruit du cœur,* découvert par

Bouillaud, se définit de lui-même. Au lieu d'un claquement unique, coïncidant avec la chute des valvules sigmoïdes, l'oreille perçoit deux claquements très rapprochés (*tà-tà* ou *t-là* au lieu de *tà*). C'est à la base du cœur qu'il est le plus facilement perceptible. Les mouvements respiratoires ne l'influencent pas[1].

Il est dû à un défaut d'isochronisme entre la chute des valvules sigmoïdes aortiques et sigmoïdes pulmonaires[2].

Mais quelle est la valvule qui frappe la première ? D'après Potain, la première partie du dédoublement (le premier *tà*) est due à la chute anticipée des sigmoïdes aortiques, par suite de la faible ondée sanguine chassée dans l'aorte par le ventricule insuffisamment rempli du fait de la sténose mitrale ; bien plus, il se produirait dans le ventricule, dès le début de la diastole, une sorte de vide relatif qui aspire les sigmoïdes aortiques. La deuxième partie du bruit dédoublé (le deuxième *tà*) est produite par la chute des valvules pulmonaires, qui, se produisant à sa phase normale, n'est ni anticipée, ni retardée.

Tel est le mécanisme du dédoublement du second bruit pendant les premières périodes du rétrécissement mitral, mais à mesure que la stase pulmonaire s'accentue par suite des progrès de la maladie, la tension augmente dans l'artère pulmonaire et ses sigmoïdes retombent plus vite sous cet excès de pression ; dans ces conditions, le dédoublement arrive à s'atténuer ou à se supprimer ; il peut même arriver un moment, dans les périodes avancées de la maladie, où, sous l'influence de cette cause, les sigmoïdes pulmonaires retombent les premières et le dédoublement reparaît.

La réunion des trois signes que nous venons d'énumérer : roulement diastolique, souffle présystolique, dédoublement du deuxième bruit, constitue le rythme mitral, qu'on peut figurer par l'onomatopée suivante :

ffout, — tata, — rrroû.

---

[1] Voy. p. 276 ce qui a été dit du dédoublement *physiologique* du deuxième bruit.

[2] Nous laissons de côté les anciennes théories, toutes inconciliables avec ce que nous savons de la physiologie normale du cœur.

dont les trois termes correspondent : le premier, au souffle présystolique et au bruit systolique ; le deuxième au dédoublement du second bruit ; le troisième, au roulement diastolique [1].

2° Examen des artères. — Le pouls est brusque, mais de faible amplitude ; au sphygmographe la pulsation est peu élevée, le sommet arrondi, mais la ligne d'ascension est presque verticale. Cette brusquerie et ce peu d'amplitude s'expliquent bien ; en effet, le sang passe librement du ventricule dans l'aorte, mais l'ondée sanguine est peu abondante en raison de la réplétion insuffisante du ventricule du fait de la sténose mitrale.

3° Examen des veines. — A une période avancée de l'affection, lorsque celle-ci a retenti sur le cœur droit, les jugulaires sont dilatées et présentent le phénomène du *faux pouls veineux*. Ce faux pouls veineux est présystolique, c'est-à-dire qu'il précède immédiatement la pulsation artérielle : c'est un phénomène banal qui ne fait que traduire l'hypertrophie de l'oreillette droite et qu'il faut bien se garder de confondre avec le pouls veineux systolique de l'insuffisance tricuspide (voy. p. 313).

§ 7. — SIGNES PHYSIQUES DU RÉTRÉCISSEMENT AVEC INSUFFISANCE

Les signes physiques sont dans ce cas fort variables suivant la prédominance de l'une ou de l'autre lésion. Si l'insuffisance

---

[1] Le *claquement d'ouverture de la mitrale* (POTAIN) constitue un quatrième signe qui vient quelquefois s'ajouter aux trois autres et s'intercaler entre le dédoublement du deuxième bruit et le roulement diastolique. Il modifie donc ainsi l'onomatopée précédente :

ffoût — tata — tac — rroù.

Ce claquement se produit lorsque les valves de la mitrale sont indurées et sclérosées. Lorsqu'il existe et que le dédoublement du deuxième bruit fait défaut on peut le confondre avec ce dédoublement ; on évitera cette erreur en remarquant que ce bruit, d'origine mitrale, siège à la région de la pointe et qu'il est plus éloigné du deuxième bruit que ne le sont entre eux les deux claquements qui constituent le dédoublement classique.

constitue la lésion principale, on perçoit à la pointe un souffle systolique en jet de vapeur, se propageant dans l'aisselle, et un des signes du rétrécissement, par exemple le dédoublement du deuxième bruit ; parfois il est possible de faire apparaître les autres signes de la sténose (roulement diastolique et souffle présystolique) en plaçant le malade dans la *position d'Azoulay*, c'est-à-dire dans le décubitus dorsal, les cuisses fléchies et les bras élevés, de façon à augmenter la tension sanguine.

Si le rétrécissement est très prononcé, ses signes se surajoutent à ceux de l'insuffisance et l'oreille perçoit un souffle prolongé qui débute à la fin de la diastole et couvre toute la présystole et la systole cardiaques ; on lui donne le nom de *souffle prolongé de la pointe*.

Quant aux signes périphériques, ils sont très accentués et produisent une stase considérable.

§ 8. — ÉVOLUTION ET PRONOSTIC DES LÉSIONS MITRALES

Les lésions mitrales aboutissent beaucoup plus rapidement que les lésions aortiques à l'asystolie. Cette asystolie est remarquable par sa prédominance sur la petite circulation, par l'intensité de la cyanose et de la dyspnée. Lorsque le cœur droit cède à son tour, on voit se produire tous les symptômes de l'insuffisance tricuspide (grands œdèmes des membres inférieurs, foie cardiaque, etc.).

Le rétrécissement mitral pur, c'est-à-dire sans insuffisance, tel qu'on l'observe chez les jeunes sujets, a une physionomie bien spéciale. Ses signes physiques sont nets, mais ses symptômes fonctionnels très effacés ou tardifs ; par contre il s'accompagne de troubles généraux du développement, petite taille, corps fluet, système pileux peu développé, larynx et corps thyroïde de petit volume ; cet ensemble est désigné par GILBERT sous le nom de *nanisme mitral*.

[1] GILBERT et RATHERY. *Presse médicale*, 9 et 12 mai 1900.

La *mort* survient par une véritable axphyxie. Dans le rétrécissement mitral la mort par embolie cérébrale s'observe assez souvent. L'embolie de l'artère principale d'un membre se traduit par sa paralysie, par la suppression des battements artériels, et quelquefois par la gangrène.

ARTICLE VII

INSUFFISANCE TRICUSPIDE

L'insuffisance tricuspide est aussi fréquente que sont rares les autres lésions valvulaires du cœur droit.

1° Étiologie. — L'insuffisance tricuspide est organique ou fonctionnelle ; celle-ci est de beaucoup la plus fréquente.

a. *Organique*, elle est causée par une *endocardite* qui a intéressé la valvule. Cette variété est surtout fréquente chez l'enfant (endocardite fœtale) ; elle s'observe cependant chez l'adulte à la suite d'une endocardite rhumatismale ou infectieuse qui prédomine sur le cœur gauche.

b. *Fonctionnelle*, elle succède à la dilatation progressive du ventricule droit ; deux mécanismes expliquent l'insuffisance consécutive à cette dilatation : *a*) les uns depuis GENDRIN, admettent que l'anneau fibreux sur lequel s'insèrent les valves se dilate à son tour, que l'orifice auriculo-ventriculaire se trouve par conséquent agrandi, et que les valves, *inextensibles*, sont impuissantes à assurer son occlusion parfaite ; *b*) les autres, avec POTAIN, font jouer un rôle prépondérant à l'allongement du ventricule. Les piliers qui s'insèrent d'une part près de sa pointe, d'autre part sur les valves de la tricuspide, sont en effet *inextensibles* ; ils ne peuvent par conséquent s'allonger en même temps que le ventricule ; *devenus relativement trop courts*, ils tirent sur les valvules, les abaissent et s'opposent à leur juxtaposition parfaite.

Ces deux mécanismes ne s'excluent pas.

En tout cas, l'insuffisance de la tricuspide étant presque toujours fonctionnelle, rechercher ses causes revient à rechercher les causes de la dilatation du cœur droit. Ces causes sont :

1° *Toutes les cardiopathies :* la gêne circulatoire qu'elles entraînent retentit sur le cœur droit soit directement (rétrécissement de l'artère pulmonaire), soit par l'intermédiaire de la circula-

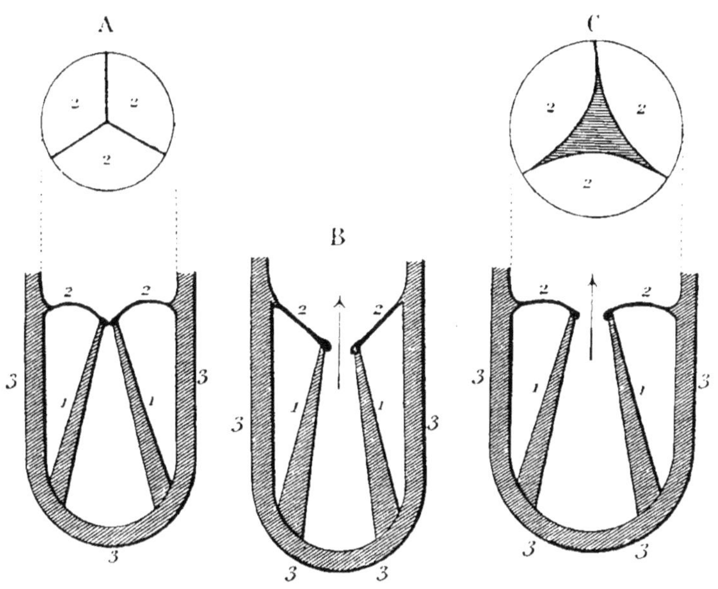

Fig. 47.

Schéma de l'insuffisance fonctionnelle de la tricuspide.
Vue pendant la systole.

A, cœur normal, vu par en haut et en coupe verticale. — B, insuffisance par allongement du ventricule. — C, insuffisance par dilatation du cœur et de l'anneau qui supporte les valvules ; vue par en haut et en coupe verticale.
1, piliers musculaires. — 2, valves. — 3, parois du ventricule.

tion pulmonaire (lésions du cœur gauche). Il est facile de comprendre que ces deux ordres de causes augmentent le travail du ventricule droit et par conséquent amènent, au bout d'un temps plus ou moins long, sa dilatation.

2° *Les affections chroniques du poumon* [1] *:* avant toutes les

[1] GOUBARD. Thèse de Paris, 1865.

autres se placent l'emphysème pulmonaire et la phtisie fibreuse. L'obstruction partielle des vaisseaux pulmonaires dans ces affections augmente en effet le travail du cœur droit, organe moteur de la circulation pulmonaire [1]. Chez de vieux emphysémateux une simple bronchite aiguë suffit pour entraîner l'apparition de l'insuffisance tricuspide.

3° *Les myocardites* : en affaiblissant le ventricule et diminuant sa résistance, elles aboutissent à la dilatation du cœur droit et à l'insuffisance tricuspidienne. Ainsi agissent les infections aiguës, les intoxications, la maladie de Bright, etc.

Toutes ces causes agissent de la même façon, en augmentant le travail du cœur droit. Rétrécissement de l'artère pulmonaire, compression du tronc de cette artère, affections chroniques des poumons, lésions du cœur gauche augmentant par stase la tension dans la circulation pulmonaire, sont autant d'obstacles de plus en plus éloignés, échelonnés sur le trajet que doit parcourir l'ondée sanguine chassée par le ventricule droit.

2° Anatomie pathologique. — Nous avons vu que l'endocardite est exceptionnelle chez l'adulte. Le *cœur droit* est dilaté, ses parois sont amincies : le *cœur gauche* ne participe pas à cette dilatation, à moins qu'il n'y ait une lésion valvulaire de la mitrale ou des sigmoïdes aortiques.

A l'*épreuve de l'eau* (voy. p. 295), la tricuspide se montre insuffisante, mais on peut faire disparaître ou atténuer cette insuffisance en rapprochant la pointe du cœur de la valvule de manière à diminuer la traction exercée sur les valves par les piliers et leurs tendons (POTAIN).

Le *système veineux*, ainsi que l'oreillette droite qui en est l'aboutissant, a subi une dilatation considérable portant sur les veines caves, sur les jugulaires, sur les veines sus-hépatiques.

Tous les organes (foie, reins, cerveau, etc.) sont congestionnés

---

[1] La dilatation du cœur droit peut même succéder, d'après POTAIN et BARIÉ, à un rétrécissement spasmodique des vaisseaux pulmonaires, sous l'influence d'un réflexe parti des viscères abdominaux : ainsi agiraient les affections chroniques du foie, de l'estomac, de l'intestin, et la colique hépatique.

et laissent écouler un sang noir, à la coupe. Le tissu cellulaire est fortement infiltré : il y a des épanchements dans les séreuses (ascite, hydrothorax, hydropéricarde).

3° Physiologie pathologique. — La valvule tricuspide est une barrière interposée entre le cœur et le système veineux de la circulation générale. Vient-elle à céder, l'ondée sanguine du ventricule droit, au lieu de passer dans l'artère pulmonaire, reflue en partie dans l'oreillette en produisant un souffle systolique : la tension sanguine dans l'oreillette augmente, le sang veineux n'y trouve plus un facile écoulement ; une *stase* généralisée se produit dans le système veineux et tous les organes sont gorgés de sang.

La tricuspide constitue encore la soupape de sûreté de la circulation pulmonaire. La tension sanguine dans le poumon augmente-t-elle dans des proportions anormales, par exemple dans le rétrécissement mitral, cette soupape s'ouvre, la tension dans le système pulmonaire est diminuée d'autant, et ainsi se produit une régulation spontanée qui évite l'apoplexie pulmonaire par rupture vasculaire. Mais, malgré ces faits heureux, il ne faut pas exagérer l'importance des effets favorables de l'insuffisance tricuspidienne qui constitue toujours par elle-même une grave complication des cardiopathies et n'est que le prélude de leurs accidents terminaux.

4° Symptômes fonctionnels. — *Ils intéressent à peu près tous les organes* et traduisent la gêne de la circulation veineuse : dyspnée, cyanose de la face, œdèmes, foie volumineux et sensible à la pression avec ou sans teinte subictérique des conjonctives, ascite, urines rares et foncées, anorexie, vomissements ou diarrhée, etc. Nous les étudions en détail à propos de l'*asystolie* dont l'insuffisance tricuspide est la cause la plus ordinaire. La valvule tricuspide, en se laissant forcer, ouvre en effet la porte à toutes les congestions viscérales.

5° Signes physiques. — Ils sont fournis par le cœur, les artères et les veines :

A. Cœur. — L'*inspection* et la *palpation* montrent la déviation de la pointe en dehors ; cette déviation vers l'aisselle, sans abaissement, est caractéristique de la dilatation du cœur droit.

La *percussion* montre l'élargissement transversal de la matité précordiale.

A l'*auscultation* on entend un souffle, systolique comme le souffle de l'insuffisance mitrale, mais plus doux et de siège différent ; *son maximum est d'ordinaire à la région xiphoïdienne dans l'angle formé par le sternum et les derniers cartilages costaux gauches* qui s'insèrent sur lui [1].

B. Artères. — Le pouls radial est petit, mais régulier, à moins qu'il n'y ait coexistence d'une lésion mitrale.

C. Veines. — Par suite de l'insuffisance de la tricuspide, le sang pénètre librement par reflux dans l'oreillette à chaque sys-

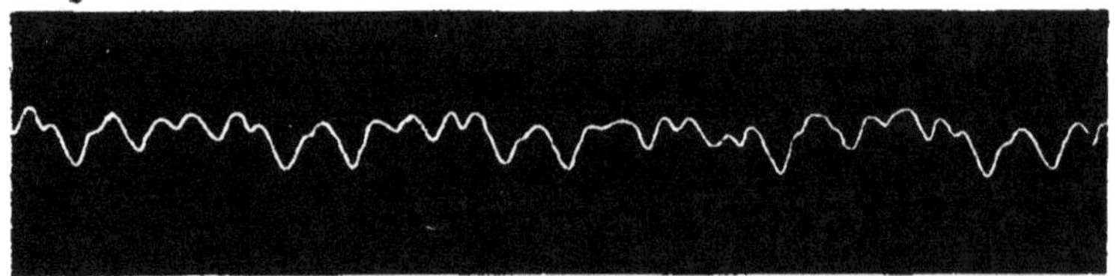

Fig. 48.
Pouls veineux jugulaire.

tole, de telle sorte que les pulsations du ventricule droit sont transmises au système veineux. On donne à ce phénomène le nom de pouls veineux.

a. *Pouls veineux des jugulaires.* — Le pouls veineux des jugulaires est le plus caractéristique. Ce pouls n'est pas, comme le pouls artériel, perceptible à la palpation, mais à l'inspection. Il consiste dans une brusque expansion systolique du vaisseau,

---

[1] Il peut aussi siéger entre l'appendice xiphoïde et la pointe du cœur ou au niveau de la pointe elle-même et se propager vers l'aisselle ; mais, même dans ces cas, on ne le perçoit jamais dans le dos, ce qui le distingue du souffle de l'insuffisance mitrale.

souvent accompagnée d'un souffle constatable à l'auscultation. Il ne faut pas le confondre avec un simple soulèvement de la jugulaire par les vaisseaux artériels sous-jacents : pour cela il suffit de comprimer la carotide à la base du cou de façon à supprimer les pulsations de ce vaisseau.

Le pouls veineux est pendant longtemps précédé d'une simple distension des jugulaires qui traduit la gêne de la circulation veineuse. Pour le rendre très apparent, il suffit de vider la jugu-

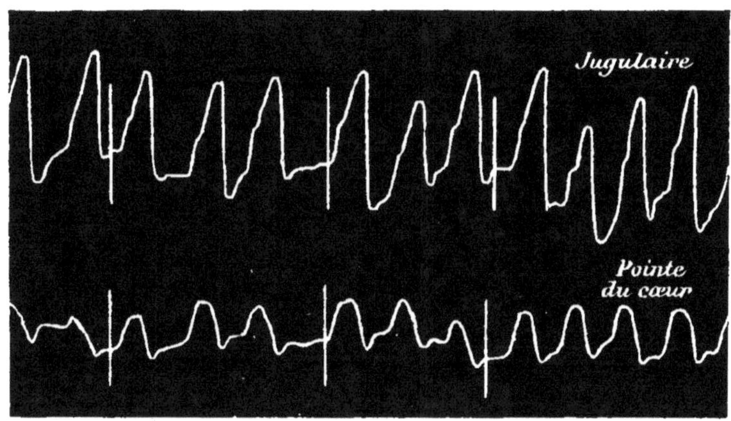

Fig. 49.
Pouls veineux systolique de l'insuffisance tricuspide.

laire du sang qu'elle contient en exerçant une pression avec le doigt, de bas en haut, tout le long de ce tronc veineux ; on voit alors le segment *inférieur* se remplir ; il ne s'agit donc pas d'une réplétion de la veine par un écoulement du sang venu des capillaires, mais d'une ondée sanguine rétrograde venant du cœur droit. On le rend plus apparent en appuyant sur la jugulaire à sa partie supérieure ou moyenne. C'est sur la jugulaire droite qu'on le recherche de préférence.

Étudié *graphiquement* (fig. 48 à 51) au moyen d'un appareil enregistreur, le pouls veineux vrai se montre composé de deux élévations successives : 1º une faible élévation présystolique, et même diastolique (Lépine), due à la contraction de l'oreillette hypertrophiée ; 2° *une forte élévation systolique*, la seule perceptible à l'œil. Cette élévation est synchrone à la pulsation artérielle et au choc de la pointe du cœur, ainsi qu'on peut s'en rendre compte en recueillant simultanément sur un même cylindre enregistreur les tracés du cœur, du pouls et de la jugulaire ; on voit les trois plumes se déplacer en même temps et dans la même direction [1] (fig. 51).

En résumé, la pulsation veineuse systolique, caractéristique de l'insuffisance tricuspide et désignée sous le nom de pouls veineux *vrai*, offre une configuration bien différente de la pulsation artérielle qui lui est synchrone. Son ascension se fait en deux temps : un premier qui correspond à la présystole, un second qui coïncide avec la systole ; la descente se fait sans interruption, en un seul temps [2]. Mais le premier de ces soulèvements n'est guère sensible qu'à l'appareil enregistreur : *cliniquement le pouls veineux vrai est donc systolique.*

Ce caractère permet de le distinguer du *faux pouls veineux* ou pouls veineux de l'oreillette, qui traduit simplement l'hypertrophie de cette cavité sans insuffisance tricuspide, et qui est présystolique. Pour faire cette distinction cliniquement il suffit de palper le pouls radial en même temps qu'on regarde la jugulaire.

Le pouls veineux présystolique s'observe surtout dans le rétrécissement mitral, dans le rétrécissement tricuspidien (Monneret et Fleury), dans la chlorose (Duroziez).

Le pouls veineux systolique est caractéristique de l'insuffisance tricuspide. On l'a vu cependant se produire dans un cas d'insuffisance mitrale avec persistance du trou de Botal (Rosenstein), ce qui s'explique par le reflux du sang du ventricule gauche dans l'oreillette gauche et de là dans l'oreillette droite et les

---

[1] Dans quelques cas exceptionnels il y a deux pulsations veineuses pour une seule pulsation artérielle : cela tient à des contractions bigéminées du cœur dont la deuxième est trop faible pour transmettre une impulsion au système artériel.

[2] La ligne de descente, ordinairement continue, est quelquefois interrompue par un soulèvement attribué à une réflexion diastolique de l'ondée sanguine sur les parois du ventricule droit (Friedreich).

veines. — Par contre, le pouls veineux peut manquer dans l'insuffisance tricuspide, lorsque la tension veineuse est trop considérable et les veines trop dilatées (R. TRIPIER).

Le mécanisme du pouls veineux systolique est le suivant : à
la faveur de l'insuffisance tricuspide, le sang du ventricule passe
en partie dans l'oreillette droite, et il se produit une régurgitation [1] sanguine jusque dans les jugulaires. En effet, le sang veineux ne trouve aucun obstacle qui s'oppose à son impulsion
rétrograde : la valvule qui se trouve à l'embouchure de la veine

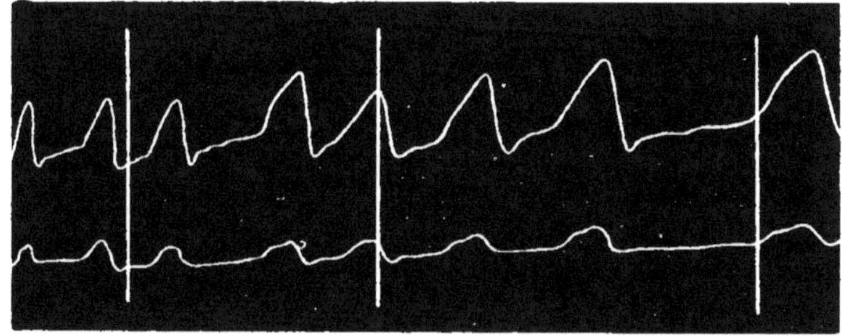

Fig. 50.

Pouls veineux vrai ou systolique.

1re ligne, tracé de la jugulaire ; 2e ligne, pointe du cœur.

cave supérieure dans l'oreillette ne produit qu'une occlusion
incomplète ; quant aux valvules veineuses de la jugulaire elles
s'opposent d'abord à l'ascension du sang veineux, le choc de
l'ondée sanguine sur leur face inférieure peut se traduire par un
claquement systolique BAMBERGER), et le pouls veineux reste
limité au bulbe de la jugulaire où il est difficilement perceptible
et d'ailleurs inconstant ; mais, par suite de la dilatation progressive du vaisseau, elles deviennent rapidement insuffisantes, et
tout le tronc de la veine est animé de pulsations. Le rôle de ces
valvules a même été réduit plus encore ; les uns les considèrent
comme insuffisantes, même à l'état normal ; les autres, comme

[1] Cette régurgitation est niée par certains auteurs qui n'admettent
qu'une élévation de pression comme cause du soulèvement.

R. Tripier, admettent que leur insuffisance, d'ailleurs rare, importe peu à la production du pouls veineux et qu'il se produit aussi bien avec des valvules amenant une occlusion parfaite.

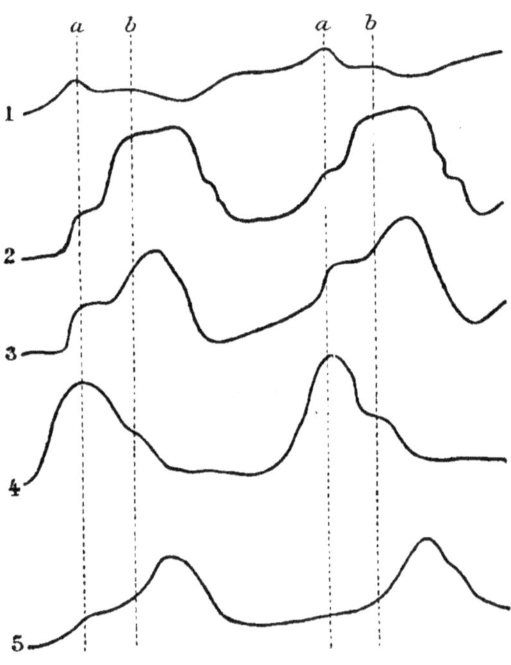

Fig. 51.

Pouls veineux et pouls hépatique.

1, tracé de la pulsation de l'oreillette droite. — 2, tracé de la pulsation du ventricule droit. — 3, tracé du pouls veineux vrai (ventriculaire et systolique). — 4. tracé du faux pouls veineux (auriculaire et présystolique). — 5, tracé du pouls hépatique (systolique donc synchrone au pouls veineux vrai).

a, présystole. — Cette ligne correspond à la systole de l'oreillette, à la première et plus faible élévation du pouls veineux vrai et à la grande élévation du faux pouls veineux.

b, systole. — Cette ligne correspond à la pulsation ventriculaire et à la 2° élévation du pouls veineux vrai.

b. *Pouls hépatique.* — Le pouls hépatique (Mahot) est une variété de pouls veineux, plus précoce même que le pouls veineux jugulaire ; il consiste dans une ondée sanguine rétrograde, partie du ventricule droit et propagée jusqu'au foie par la veine cave inférieure et les veines sus-hépatiques. Il se traduit par une expansion du foie, dont on peut dans quelques cas favorables saisir le bord libre entre le pouce et l'index ou entre les deux mains ; on se rend bien compte alors qu'il s'agit, ici comme pour la jugulaire, non d'un soulèvement de l'organe, mais d'une ampliation totale. La pulsation hépatique est synchrone à la pulsation jugulaire et présente, étudiée graphiquement, une configuration analogue à celle de cette dernière ; son ascension se fait en deux temps.

Indépendamment de ces signes physiques propres à l'insuffisance tricuspide, on peut trouver du côté du cœur ou des vaisseaux les signes d'autres affections valvulaires (insuffisance mitrale, rétrécissement mitral, etc.). Il faut bien se rappeler en effet que l'insuffisance tricuspide est une terminaison habituelle de toutes les cardiopathies et qu'elle vient les compliquer au moment où elles arrivent à la période d'asystolie ; la gêne circulatoire a gagné de proche en proche le cœur droit qui s'est laissé forcer à son tour, ce qui n'empêche pas les autres lésions valvulaires de continuer à se manifester par leurs signes propres.

6° Diagnostic. — On évitera de confondre l'insuffisance tricuspide avec l'insuffisance mitrale ; la localisation différente du souffle, les œdèmes, la régularité du pouls, le pouls veineux, l'absence de rhumatisme dans les antécédents du malade, la constatation d'une affection chronique du poumon caractérisent suffisamment l'insuffisance tricuspide. Mais les deux maladies peuvent coexister quand l'insuffisance mitrale est arrivée à sa période d'asystolie.

L'insuffisance tricuspide une fois découverte, il faut remonter à sa cause et la chercher du côté du myocarde, du péricarde, du cœur gauche et du poumon.

7° Évolution et pronostic. — L'insuffisance tricuspidienne est la plus grave des affections valvulaires du cœur, notamment à cause des lésions viscérales qu'elle entraine. Sous l'influence d'un traitement approprié et du repos, les phénomènes asystoliques disparaissent, le ventricule reprend ses dimensions, mais à propos d'une fatigue, d'une bronchite aiguë, ou même spontanément, sans cause apparente, il se laisse forcer de nouveau et l'insuffisance se reproduit. Après un certain nombre de poussées successives toujours plus graves, la maladie aboutit à la mort.

ARTICLE VIII

RÉTRÉCISSEMENT TRICUSPIDIEN

Le rétrécissement tricuspidien était presque complètement ignoré avant les travaux de Duroziez (1868). Ses caractères cliniques, et ses causes ont été, dans la suite, précisées par Leudet [1] et par Potain.

1° Étiologie. — Le rétrécissement tricuspidien est congénital ou acquis :

a. *Rétrécissement congénital.* — Congénital, il résulte d'une malformation ou d'une endocardite fœtale, et coexiste souvent avec le rétrécissement de l'artère pulmonaire et la perforation des cloisons interauriculaire ou interventriculaire. Il présente les mêmes signes que les autres affections congénitales du cœur (cyanose, déformations des ongles, souffles occupant la plus grande étendue de la région précordiale) ; aussi son diagnostic précis est-il impossible.

b. *Rétrécissement acquis.* — Le rétrécissement tricuspidien acquis a son maximum de fréquence chez la femme, entre vingt et trente ans ; il est presque toujours dû au rhumatisme. Il coexiste habituellement avec un rétrécissement de l'orifice mitral ou d'un autre orifice, mais peut aussi exister isolément. Il est constitué dans la grande majorité des cas par la soudure des bords valvulaires.

2° Symptômes. — Les *principaux symptômes* sont, d'après

---

[1] Leudet, *Essai sur le rétrécissement tricuspidien* Thèse de Paris, 1888.

Leudet, un frémissement localisé à la région tricuspidienne, un soubresaut au deuxième temps, une extension de la matité à droite du sternum, un souffle présystolique, d'ailleurs inconstant, à maximum xiphoïdien. Le pouls veineux, qui est ici présystolique (Monneret et Fleury) manque souvent, mais les jugulaires sont gonflées. La cyanose, l'ascite, l'œdème, le purpura, traduisent l'augmentation de la pression veineuse.

3° Diagnostic et pronostic. — La coexistence d'une autre lésion valvulaire rend le diagnostic difficile. C'est surtout avec le *rétrécissement mitral* qu'il est ordinairement confondu. Il s'en distingue par la douceur, le timbre très sourd de son souffle diastolique, par la localisation xiphoïdienne de ses signes et surtout par la cyanose qu'il détermine.

L'*insuffisance tricuspidienne* s'accompagne de troubles fonctionnels analogues à ceux du rétrécissement tricuspidien, mais les signes d'auscultation diffèrent : et le pouls veineux jugulaire est systolique au lieu d'être présystolique.

Le pronostic est très grave : c'est de toutes les cardiopathies celle qui donne la moins longue survie.

La mort survient par asystolie.

ARTICLE IX

RÉTRÉCISSEMENT ET INSUFFISANCE

DE L'ARTÈRE PULMONAIRE

Le *rétrécissement congénital* de l'artère pulmonaire est fréquemment associé à d'autres malformations cardiaques, notamment à la communication interventriculaire. Pour certains auteurs, il est le résultat d'une endocardite survenue pendant la vie intra-utérine ; pour d'autres, il est attribuable à une anomalie de développement. On trouvera l'exposé de ces symptômes à l'article *maladie bleue*.

Le *rétrécissement acquis*, résultat d'une artérite due à la syphilis ou au rhumatisme, siège en divers points du vaisseau ; rappelons que les branches de l'artère pulmonaire peuvent être comprimées par un anévrisme aortique, par une tumeur du médiastin, etc. Les *symptômes* du rétrécissement sont la dyspnée, l'hypertrophie du ventricule droit, l'apparition d'un souffle systolique à la partie interne du deuxième espace intercostal gauche et d'un *frémissement systolique*, *râpeux*, parfois très intense, à la palpation. Ce rétrécissement constitue une prédisposition importante à la phtisie pulmonaire ; lorsque cette phtisie succède à un anévrisme aortique, elle envahit le poumon gauche, la branche gauche de l'artère pulmonaire étant seule comprimée.

L'insuffisance des valvules pulmonaires, excessivement rare, se traduit par un souffle diastolique occupant le deuxième espace intercostal gauche.

ARTICLE X

THÉRAPEUTIQUE

DES AFFECTIONS VALVULAIRES DU CŒUR

Les affections valvulaires du cœur passent par deux phases bien distinctes. — Dans la première, elles se révèlent seulement par les signes physiques propres à chacune d'elles (souffles, frémissements, etc.), et par quelques troubles fonctionnels plus spécialement en rapport avec chaque lésion ; ainsi l'anémie cérébrale, les tendances à la syncope dans l'insuffisance aortique, l'essoufflement, l'hémoptysie, la cyanose dans le rétrécissement mitral. Dans ces divers cas, il y a bien un défaut dans le fonctionnement des valvules, une sorte de *difformité* cardiaque (HAYEM), mais le muscle cardiaque en rend les effets nuls, grâce à une énergie plus grande de ses contractions ; il s'adapte pour ainsi dire à sa nouvelle tâche ; la *lésion est compensée*. — Dans une deuxième phase le myocarde faiblit *progressivement*, la stase sanguine fait sentir ses effets sur la plupart des organes, d'une façon intermittente d'abord, puis continue, et cette gêne circulatoire finit par aboutir à l'*asystolie*.

Or, le traitement à mettre en œuvre contre les lésions valvulaires est tout à fait différent, suivant que la lésion est ou n'est pas compensée.

1° Période de compensation. — A la période de compensation le traitement des affections valvulaires se résume dans des prescriptions hygiéniques. Les excès de tout ordre doivent être évités, surtout le surmenage musculaire, les ascensions, les courses forcées qui, en imposant au cœur un surcroît de travail, risquent d'amener la rupture de la compensation. Les professions pénibles doivent être absolument interdites. On proscrira le thé, le café, le tabac et généralement toutes les causes susceptibles d'amener de la tachycardie et des palpitations; les émotions, les soucis excessifs, doivent être évités pour les mêmes raisons. S'il y a des palpitations et de l'éréthisme circulatoire, on y remédiera par le bromure de potassium (1 à 2 grammes par jour); on lui préfère souvent le bromure de strontium à cause de l'action nocive de la potasse vis-à-vis de la fibre musculaire cardiaque.

Quelques accidents des cardiopathies valvulaires nécessitent un traitement spécial; ainsi la congestion pulmonaire des mitraux sera traitée par les applications de ventouses sèches sur le thorax, l'hischémie cérébrale des aortiques ou l'angine de poitrine par la trinitrine (III gouttes à 1 p. 100) et le nitrite d'amyle (quelques gouttes en inhalation). Les affections aiguës des voies respiratoires seront soignées dès leur début, à cause de leur fâcheux retentissement sur le cœur droit. Lorsque l'insuffisance aortique coïncide avec des lésions artérielles, le régime lacté intermittent et mitigé, l'iodure de potassium ou de sodium à faibles doses longtemps continuées (1 gramme à 1,50 par jour) sont tout à fait indiqués.

Lorsque la compension faiblit, il faut donner au muscle cardiaque l'énergie qui lui manque et atténuer autant que possible l'obstacle périphérique devant lequel il fléchit. Le repos est un élément indispensable du traitement; de plus c'est à ce moment que les toniques du cœur sont indiqués. Le plus précieux d'entre eux est la *digitale*. On prescrit d'ordinaire 50 à 60 centigrammes de feuilles de digitale, privées de leurs nervures, en infusion ; il est prudent de ne pas continuer cette médication pendant plus de trois jours ; mieux vaut la reprendre au bout de quelques temps, si c'est nécessaire, que de la prolonger. Sous l'influence de

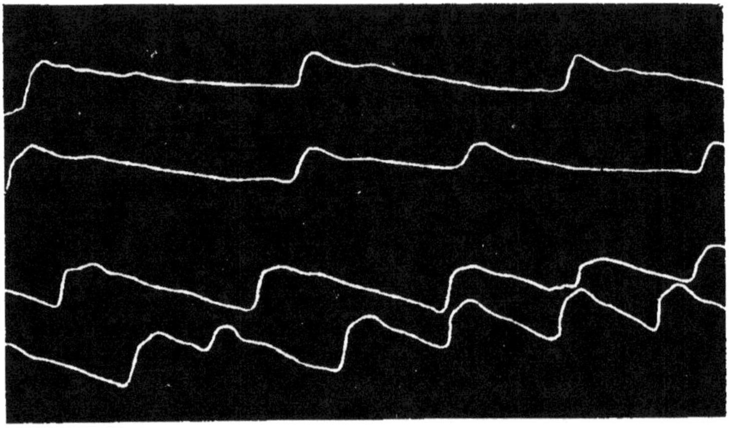

Fig. 52.

Pouls ralenti par la digitale : chez un pneumonique
(deux premières lignes), chez un mitral (deux dernières lignes).

la digitale, les pulsations cardiaques deviennent plus énergiques, elles se ralentissent et se régularisent. En même temps la quantité des urines émises en vingt-quatre heures augmente ; elles deviennent plus claires, leur densité diminue, l'albuminurie s'atténue, les œdèmes disparaissent. Si cette médication était intempestivement continuée, le pouls se ralentirait davantage, puis deviendrait irrégulier et bigéminé ; enfin on verrait se produire une asystolie artificielle créée de toutes pièces par l'intoxication digitalique. La digitale, lorsqu'on veut obtenir des effets rapides, est souvent remplacée par la digitaline cristallisée qu'on donne à la dose de 1 milligramme en une seule fois; on peut répéter cette dose au bout de quelques jours. En résumé, la digitale et ses dérivés relèvent la contractilité cardiaque, ralen-

tissent le cœur pathologiquement accéléré et activent la diurèse ;
le régime lacté en est un adjuvant utile.

Dans l'intervalle de ces menaces d'asystolie, tout travail
pénible doit être évité ; les prescriptions hygiéniques de la première période doivent être rigoureusement observées. C'est à ce
moment que la gymnastique cardiaque proposée par OERTEL
peut trouver son application. On sait que ce mode de traitement
consiste dans un exercice musculaire modéré, mais progressif ;
les malades font des promenades quotidiennes, de moins en
moins courtes, sur des chemins en pente douce dont l'inclinaison
est croissante. Cette *cure de terrain*, doit être très prudemment
surveillée ; elle est à proscrire absolument chez les malades en
imminence d'asystolie, et d'ailleurs c'est chez les obèses à cœur
gras qu'elle trouve son application la plus naturelle Le massage
est souvent indiqué dans les mêmes conditions.

2° Période d'asystolie. — A la période d'*asystolie confirmée*,
c'est encore aux toniques du cœur qu'il faut avoir recours, et on
emploiera d'une façon intermittente la digitale, de préférence à
tous les autres ; elle relève le cœur, le régularise, élève la tension
artérielle grâce à son action sur les petits vaisseaux, provoque
la diurèse et la disparition des œdèmes. La caféine (1 gramme
par jour) qui est un stimulant du cœur et du système nerveux
en même temps qu'un diurétique énergique, mérite aussi d'être
utilisée, surtout pour continuer l'effet de la digitale dont l'emploi ne peut être prolongé sans danger : elle a l'avantage de
pouvoir être donnée en injections sous-cutanées et d'agir ainsi
très rapidement. Malheureusement, après quatre, cinq, six poussées d'asystolie terminées par la guérison, arrive un moment où
la fibre myocardique ne réagit plus à la digitale, probablement
parce que ses lésions sont trop avancées ; on lui substitue alors
le strophantus hispidus, le convallaria, la spartéine, qui donnent
quelquefois des succès passagers. Mais à cette période le danger n'est plus seulement au cœur, la circulation est languissante
partout et chaque organe est malade pour son propre compte :
le médecin doit instituer un traitement symptomatique, qui aide
à l'action de la digitale et lui permet souvent de réussir.

Ainsi les purgatifs drastiques (20 à 30 grammes d'eau-de-vie allemande), le calomel à doses fractionnées (quatre paquets de 20 centigrammes à prendre dans la journée) dont JENDRASSIK a montré les propriétés diurétiques, font disparaitre ou diminuer les grands *œdèmes*. S'ils sont persistants, on peut évacuer la sérosité au moyen des tubes de SOUTHEY, fines canules munies d'un trocart, destinées à opérer le drainage du tissu cellulaire sous-cutané ; il faut les enfoncer suivant une direction parallèle à la surface des téguments (et non perpendiculaire), et adapter à leur extrémité un tube de caoutchouc qui assure l'écoulement du liquide : aseptiquement appliqués et recouverts d'un pansement aussi occlusif que possible, ils sont beaucoup moins dangereux que les mouchetures qui offrent de multiples portes d'entrée à l'infection.

Lorsqu'il y a un engouement très prononcé du cœur droit et une distension veineuse énorme, la saignée générale est quelquefois indiquée.

Contre la *dyspnée*, on luttera par l'application de ventouses sèches. Il faut de plus ausculter soigneusement le thorax pour dépister de bonne heure les épanchements de la plèvre ; cet hydrothorax, même peu abondant, est une cause puissante de dyspnée et sa ponction amène un soulagement notable.

Il est rarement indiqué de ponctionner l'ascite ; le calomel, le régime lacté absolu, les pointes de feu sur l'hypocondre droit, constituent avec la digitale le meilleur traitement du foie cardiaque.

ARTICLE X

MALADIE BLEUE

On appelle ainsi une maladie le plus souvent congénitale, caractérisée par la cyanose et la dyspnée, et reconnaissant pour cause diverses malformations cardiaques dont les plus fréquentes sont le rétrécissement de l'artère pulmonaire et la communication des deux cœurs.

1° Anatomie pathologique et pathogénie. — L'autopsie montre des lésions, variables avec chaque cas, dont les plus fréquentes sont : le rétrécissement de l'artère pulmonaire, la persistance du canal artériel, l'inocclusion de la cloison inter-auriculaire (persistance du trou de Botal) ou interventriculaire. Le rétrécissement aortique est beaucoup plus rare.

Ces lésions ont pour résultat une hématose défectueuse ou le le mélange du sang des deux cœurs. Mais quelle est l'origine de ces malformations cardiaques ? Pour les uns (CRUVEILHIER, GRANCHER) elles sont le résultat d'une *endocardite survenue pendant la vie intra-utérine* : ainsi le rétrécissement de l'artère pulmonaire aurait pour conséquence, en augmentant la tension sanguine dans le ventricule droit, l'inocclusion du trou de Botal ou de la cloison interventriculaire. Pour les autres (ROKITANSKI), il s'agit bien au contraire d'*anomalies par développement défectueux* du cœur; le rétrécissement pulmonaire notamment serait dû au cloisonnement anormal du bulbe artériel, origine commune de l'artère pulmonaire et de l'aorte. — L'étiologie de l'affection est des plus obscures ; on a incriminé le rhumatisme ou diverses maladies infectieuses de la mère pendant la grossesse, la consanguinité, la syphilis, etc. On a vu la cyanose frapper plusieurs membres d'une même famille.

BARD et CURTILLET ont décrit chez l'adulte une cyanose tardive qu'ils attribuent à la réouverture du trou de Botal sous l'influence de lésions pulmonaires augmentant la tension dans la petite circulation et dans le cœur droit.

2° Symptômes. — Ils se distinguent en symptômes fonctionnels et signes physiques :

a. *Symptômes fonctionnels*. — La *cyanose* ou teinte bleuâtre des téguments et des muqueuses est le principal symptôme; elle prédomine à la face et aux extrémités. Le plus souvent elle est précoce et l'enfant naît avec cette teinte asphyxique : les efforts, les émotions, les affections pulmonaires qui produisent une augmentation de tension dans le cœur droit l'exagèrent ou même déterminent son apparition. Elle a été attribuée soit au mélange du sang noir de l'oreillette droite avec le sang rouge de l'oreillette gauche à travers le trou de Botal (GINTRAC), soit au rétrécissement de l'artère pulmonaire qui constitue un obstacle à l'hématose et produit une sorte d'asphyxie lente.

Le *sang* est d'ailleurs parfois fortement modifié. Le nombre des globules rouges est souvent augmenté ; cette *hyperglobulie* peut aller jusqu'à 8 ou 9 000 000 par millimètre cube, au lieu de 5 000 000, chiffre normal (VAQUEZ). L'hémoglobine est aussi augmentée dans de fortes proportions. La densité du sang est accrue comme dans le choléra.

La *dyspnée* est continue, mais s'accroît sous l'influence des mêmes causes que la cyanose ; ces enfants ne peuvent courir comme les autres sans étouffer. Cette dyspnée s'accompagne souvent de palpitations, de convulsions et peut même aboutir à la syncope.

Le *refroidissement* des téguments, surtout aux extrémités, le ralentissement de la nutrition, le développement imparfait du squelette, la faiblesse de l'intelligence, l'apathie, la sommolence sont les résultats de cette lente asphyxie.

Par contre, les œdèmes, l'arythmie et tout le cortège symptomatique de l'asystolie font ordinairement défaut.

b. *Signes physiques.* — Les signes physiques varient avec les malformations cardiaques dont ils sont l'expression[1].

Le rétrécissement de l'artère pulmonaire se traduit par un souffle rude, dans le deuxième espace intercostal gauche, qui se propage vers la clavicule, mais qu'on ne retrouve pas dans les vaisseaux du cou.

La communication interventriculaire se traduit à la palpation par un frémissement cataire et à l'auscultation par un souffle systolique très intense, rude, occupant la partie moyenne de la région précordiale et *ne se propageant pas.*

La communication interauriculaire par persistance du trou de Botal ne se traduit par aucun signe stéthoscopique, vu le peu d'énergie de la systole auriculaire.

En résumé, les signes qui précèdent permettent de diagnostiquer la maladie bleue ; mais le diagnostic exact de la lésion cau-

---

[1] Consulter WEILL, *Maladies du cœur chez les enfants.* Paris, 1895.

sale reste dans la plupart des cas fort obscur, à cause de l'incertitude des signes physiques.

Il ne faut pas confondre la maladie bleue avec la teinte cyanique des téguments qu'on observe dans l'asphyxie de cause pulmonaire, chez les tuberculeux, dans l'asystolie ou le rétrécissement mitral.

3° Évolution et pronostic. — L'asphyxie d'origine cardiaque et la tuberculose pulmonaire sont la terminaison habituelle de la maladie bleue. Chez ces malades, une simple bronchite, par la gène qu'elle apporte à la circulation pulmonaire, peut devenir une complication mortelle. La mort subite par syncope s'observe moins fréquemment. Le pronostic de l'affection est très grave ; mais elle comporte cependant, dans la plupart des cas, une longue survie.

4° Traitement.—Le traitement se résume dans le repos. L'anémie sera combattue par le fer ; les paroxysmes dyspnéiques par les inhalations d'oxygène, les poussées asystoliques par la digitale.

ARTICLE XII

SOUFFLES INORGANIQUES

DE LA RÉGION PRÉCORDIALE

On appelle ainsi les souffles de la région précordiale qui ne résultent ni d'une lésion valvulaire ni d'une insuffisance valvulaire fonctionnelle.

1° Leurs caractères différentiels. — Ils se distinguent des souffles organiques par leur siège, leur rythme, leur timbre, leur tonalité et leur mutabilité (POTAIN).

a. *Siège*. — En effet, les souffles organiques présentent leur maximum de fréquence au foyer aortique (partie interne du deuxième espace intercostal droit) et à la pointe du cœur ; or, dans ces régions, les souffles inorganiques sont rares ou nuls.

On ne les trouve jamais dans la zone de petite matité du cœur (Potain). On les rencontre plutôt *au foyer de l'artère pulmonaire* (partie interne du deuxième espace intercostal gauche), au-dessus de la pointe (région sus-apexienne), en dehors de la pointe (région parapexienne), au niveau de la partie moyenne du ventricule gauche (région préventriculaire gauche) et du ventricule droit (région présternale). C'est dans les *régions préventriculaire gauche et parapexienne* qu'ils sont le plus fréquents ; les souffles organiques ne s'observent pour ainsi dire jamais à ce niveau. Le

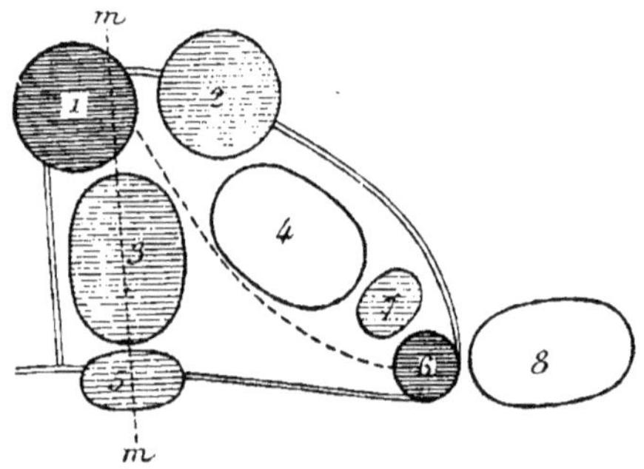

Fig. 53.

Souffles organiques et inorganiques de la région précordiale
(d'après Potain).

1, région préaortique. — 2, région préartériopulmonaire. — 3, région présternale. — 4, région préventriculaire gauche. — 5, région xiphoïdienne. — 6, région apexienne. — 7, région susapexienne. — 8, parapexienne. — *m, m*, ligne médiane.

Au niveau des zones fortement teintées (1, 6) on ne perçoit que des souffles organiques. — Au niveau des zones faiblement teintées (2, 3, 5, 7) on perçoit des souffles organiques et inorganiques. — Au niveau des zones blanches (4, 8) on ne perçoit que des souffles inorganiques.

schéma ci-contre, emprunté à Potain, indique bien la fréquence relative du siège de ces différents souffles (voy. fig. 53).

b. *Rythme* ou *temps*. — Les souffles extracardiaques systoliques ne sont pas absolument superposés au premier bruit du cœur, comme c'est le cas pour les souffles organiques ; ils sont plutôt mésosystoliques, c'est-à-dire occupent le petit silence.

c. *Timbre*. — Ils sont doux, aspiratifs, superficiels (Potain).

d. *Tonalité*. — Elle est moyenne ; la tonalité trop basse ou trop élevée est plutôt le propre des souffles organiques.

c. *Mutabilité*. — L'intensité et quelquefois le siège de ces souffles varient d'un moment à l'autre. Ainsi ils peuvent disparaître quand on fait suspendre la respiration ou asseoir le malade, mais cela n'a rien d'absolu.

En résumé, les souffles extracardiaques se distinguent des souffles organiques par leur siège de prédilection au-devant du ventricule gauche, en dehors de la pointe et au foyer de l'artère pulmonaire, par leur timbre doux et moelleux, par l'absence de frémissement perceptible à la main, par leur mutabilité : ils ne se propagent pas dans une direction donnée comme les organiques : ils meurent sur place.

2° Pathogénie. — Nombre de théories se sont proposées d'expliquer les souffles inorganiques de la région précordiale.

a. *Ceux de la pointe* ont été principalement attribués à des insuffisances fonctionnelles des valvules auriculo-ventriculaires : Parrot incriminait la tricuspide ; Niedermeyer la mitrale. On n'est pas davantage fixé sur le mécanisme de ces insuffisances : pour Skoda, l'inocclusion valvulaire était due à la paralysie des muscles papillaires, empêchant le rapprochement des valves ; pour Bristowe, à l'allongement des ventricules entraînant un tiraillement des piliers qui s'insèrent aux bords libres des valvules.

Ces souffles ont encore été attribués au brisement du sang sur les faisceaux tendineux (Hilton-Fage), au frottement des valvules (Flint), à la circulation du sang dans les coronaires (Skoda), à la contraction du muscle cardiaque produisant le bruit rotatoire musculaire (Laennec).

b. *Ceux de la base* ont été attribués à un état particulier du sang (Bouillaud), à un rétrécissement spasmodique de l'orifice aortique ou de l'orifice pulmonaire (*souffle anémo-spasmodique* de Constantin Paul), à la compression de l'artère pulmonaire par des ganglions ou par le poumon induré, etc.

Pour Potain, dont l'opinion est adoptée en France par beaucoup d'auteurs, les souffles inorganiques sont des souffles extracardiaques ou cardiopulmonaires, c'est-à-dire dus à l'action du cœur sur le poumon. En effet :

1° Ils siègent sur la partie de la région précordiale normalement recouverte par le poumon et n'empiètent pas sur la petite matité ou matité absolue du cœur.

2° Dans quelques cas, le souffle constaté un jour a pu se transformer le lendemain en râles systoliques, sous l'influence d'une affection pulmonaire.

3° Chez le chien où les souffles sont très fréquents, on peut les faire disparaître à volonté en accrochant la lame pulmonaire qui recouvre le cœur ou en injectant de l'air dans la plèvre ; le souffle reparaît quand le poumon reprend sa place.

En somme, le *souffle extracardiaque est un murmure vésiculaire rythmé par l'aspiration cardiaque.* Les conditions favorables à la production de ce phénomène sont les variations du volume du cœur, l'étroitesse du thorax, la symphyse cardiaque ou pleurale, l'excitation cardiaque. Les états pathologiques où il se rencontre le plus souvent sont : le *goitre exophtalmique,* la *chlorose* et les *maladies fébriles.*

On s'accorde à peu près pour reconnaître l'existence de souffles cardiopulmonaires tels que les admet Potain ; mais la plupart des auteurs ne rejettent pas l'existence des souffles anémiques perceptibles au foyer pulmonaire, systoliques, et liés à la déglobulisation du sang. Il importe seulement de ne pas les confondre avec les souffles anémiques des vaisseaux du cou, car les seconds ne sont pas du tout la propagation des premiers, et ils existent fort bien indépendamment les uns des autres. Or, ce sont précisément ces souffles anémiques du cœur qui sont considérés par Potain comme des souffles extracardiaques.

En résumé, on peut classer de la façon suivante les souffles que révèle l'auscultation de la région précordiale :

Souffles cardiaques.	Organiques (par lésion valvulaire). Par insuffisance valvulaire fonctionnelle. Extracardiaques (cardiopulmonaires). Anémiques.

CHAPITRE II

MALADIES DU PÉRICARDE

Les maladies du péricarde comprennent : 1° les péricardites ou inflammation de la séreuse péricardique ; 2° la symphyse cardiaque qui consiste dans l'adhérence des deux feuillets de cette séreuse.

ARTICLE PREMIER

PÉRICARDITES

La péricardite a été décrite pour la première fois par SÉNAC, puis par CORVISART.

1° Etiologie. — Si l'on excepte les cas exceptionnels où la péricardite ne paraît reconnaître d'autre étiologie que le froid ou un traumatisme de la région précordiale (contusion ou plaie pénétrante), on voit qu'elle est presque toujours consécutive à une autre affection. Les maladies infectieuses tiennent le premier rang dans cette étiologie. Ce sont : le *rhumatisme* articulaire aigu, qui se complique parfois de péricardite au cours de la première ou de la deuxième semaine, la tuberculose pleuropulmonaire, la pneumonie, l'érysipèle, la fièvre typhoïde, l'infection puerpérale, la pyohémie, la scarlatine, la variole. Viennent ensuite les intoxications ou les dyscrasies : alcoolisme, mal de Bright et urémie, scorbut.

Lorsque la péricardite s'accompagne d'un épanchement, celui-ci est, ainsi que nous le verrons plus loin, séro-fibrineux, hémorragique ou purulent. Le premier est le plus fréquent et relève surtout du rhumatisme; l'épanchement hémorragique s'observe surtout dans la tuberculose et le scorbut; l'épanchement purulent s'observe dans l'érysipèle, l'infection puerpérale, la variole, etc., mais l'alcoolisme, le surmenage, la cachexie, l'âge avancé constituent à son égard des prédispositions sérieuses.

2° Pathogénie. — Par quel mécanisme agissent les causes énumérées plus haut pour produire la péricardite ? Pour les *péricardites infectieuses*, cela ne soulève aucune difficulté : elles résultent du développement des microbes pathogènes sur la séreuse péricardique; c'est ainsi qu'on a trouvé le bacille d'Eberth dans la péricardite typhique, le bacille de Koch dans la péricardite tuberculeuse, le pneumocoque dans la pneumonie, le streptocoque dans l'érysipèle, etc. ; dans d'autres cas, ce n'est pas le microbe producteur de la lésion causale qu'on met en évidence, mais un autre microbe qui réalise une infection secondaire. Les agents pathogènes sont apportés à la séreuse soit directement par une plaie pénétrante (péricardite traumatique), soit par les vaisseaux sanguins, soit par les lymphatiques qui font communiquer la plèvre et le péricarde (COLRAT). Ce dernier mode de propagation paraît spécial à la péricardite qui vient compliquer les pleurésies et notamment à la péricardite tuberculeuse.

La *péricardite à frigore* est actuellement considérée comme une variété de péricardite infectieuse; le froid n'agirait que comme une cause occasionnelle, réveillant le microbisme latent.

La *péricardite des brightiques* a été l'objet d'interprétations très diverses : on l'a considérée soit comme une localisation de l'œdème brightique, soit comme une péricardite microbienne évoluant sur un terrain préparé par la maladie rénale. En réalité, on n'a jamais pu déceler de microorganismes dans l'épanchement ou les exsudats; il est plus probable qu'il s'agit d'une péricardite produite par les produits toxiques circulant dans l'organisme, aussi KÉRAVAL la nomme-t-il « péricardite urémique ». RENAUT pense que la myocardite brightique n'est pas étrangère à son apparition.

3° Anatomie pathologique. — La péricardite est sèche ou avec épanchement.

Même dans la péricardite sèche l'autopsie montre une petite quantité de liquide citrin : mais, ce qui prédomine, ce sont d'*épaisses fausses membranes* fibrineuses qui tapissent les deux feuillets de la séreuse et leur donnent un aspect mamelonné, tomenteux, dû aux contractions incessantes du cœur. On les a comparés à l'estomac des ruminants ou à deux tartines de beurre accolées, puis brusquement séparées l'une de l'autre. Lorsque la péricardite est partielle, ces fausses membranes siègent surtout vers la base du cœur, à la face antérieure des gros vaisseaux artériels.

Dans la péricardite avec épanchement on constate le même aspect dépoli de la séreuse, la même vascularisation, les mêmes fausses membranes : mais, de plus, la cavité renferme un liquide citrin dans lequel nagent des flocons de fibrine (*épanchement séro-fibrineux*). L'épanchement *hémorragique* est tantôt rosé, tantôt sanguinolent et le microscope y montre une grande quantité de globules rouges ; dans l'épanchement *purulent*, il y a peu ou pas de fibrine, on ne voit que des globules de pus, et l'examen direct ou les cultures mettent en évidence les microbes pyogènes.

Les fibres superficielles du myocarde, qui doublent le péricarde enflammé, présentent diverses lésions dégénératives.

La *péricardite des brightiques* est une péricardite sèche ou avec faible épanchement. La *péricardite tuberculeuse* est souvent hémorragique et quelquefois purulente ; on trouve dans la séreuse de nombreux follicules tuberculeux dus à la prolifération des cellules endothéliales, on en trouve également à la surface externe du péricarde (péricardite externe). Le bacille de Koch peut y être mis en évidence ; WEIGERT l'a retrouvé dans l'épanchement.

4° Symptômes fonctionnels. — La péricardite s'annonce quelquefois par des symptômes fonctionnels qui attirent bruyamment l'attention : frissons, élévation de la température, douleur précordiale intense, angoisse extrême, petitesse du pouls ; mais nombreux sont les cas où elle s'installe insidieusement et demande à être cherchée : au cours des maladies susceptibles de produire la péricardite, du rhumatisme articulaire aigu notamment, il est bon d'ausculter le cœur chaque jour.

a. *Douleur*. — La douleur siège ordinairement dans la région précordiale ; les malades la comparent à une sorte de poids qu'ils ont sur le cœur, ou bien ils ressentent des élancements douloureux. D'autres fois, elle siège à l'épigastre. Les irradiations vers l'épaule gauche ne sont pas rares. Cette douleur peut être provoquée ou augmentée par la pression, moins par la pression de la région précordiale où le péricarde est garanti par le plan costal résistant, que par la pression épigastrique. En raison des rapports qu'affecte le péricarde avec le phrénique, la pression sur le trajet de ce nerf est souvent douloureuse ; on la produit en appuyant avec le doigt au-dessus de l'extrémité interne de la clavicule entre les deux chefs inférieurs du sterno-cléidomastoïdien, là où le nerf phrénique passe au-devant du scalène antérieur ; on peut aussi la provoquer en appuyant sur la partie la plus interne des espaces intercostaux.

b. *Dyspnée*. — La dyspnée existe surtout dans les péricardites avec épanchement ; elle peut s'accompagner d'une sensation de suffocation et d'une anxiété extrême. Elle est ordinairement soulagée, au moins dans le cas d'épanchement moyen, par la position assise, qui a pour résultat de laisser accumuler le liquide dans la partie la plus inférieure du péricarde et de diminuer par conséquent la compression des oreillettes, cause de la plupart des accidents, comme nous le verrons plus loin.

c. *Paralysie du cœur*. — La paralysie du cœur se traduit par la petitesse du pouls, la diminution de l'intensité des contractions cardiaques pouvant aller jusqu'à la syncope. Les causes en sont multiples ; qu'il nous suffise d'indiquer, dès à présent, que le plexus cardiaque, situé à la base du cœur, est de proche en proche intéressé par la propagation de la phlegmasie péricardique ; mais la myocardite concomitante joue aussi son rôle. — La péricardite peut s'accompagner de palpitations et d'arythmie.

d. *Dysphagie*. — La dysphagie est à peu près constante ; dans quelques cas elle devient tellement intense que BOURCERET a pu décrire une *forme dysphagique* ou *hydrophobique* de la péricardite. Cette dysphagie douloureuse s'explique bien par les rapports de contiguïté du péricarde et de l'œsophage.

c. *État général.* — La fièvre est la règle dans les péricardites aiguës. mais son degré, de même que la gravité de l'état général. est fort variable. L'insomnie, le délire, l'agitation sont des phénomènes nerveux fréquents.

5° **Signes physiques.** — Ils sont naturellement différents. suivant que la péricardite est sèche ou avec épanchement.

a. *Inspection.* — Seulement, dans les cas de péricardite avec épanchement il peut y avoir. mais le fait est loin d'être constant. une voussure de la paroi thoracique. Cette dilatation ne porte pas sur *tout* le côté gauche. mais seulement sur la région précordiale. du deuxième au sixième espace intercostal.

b. *Percussion.* — Elle ne fournit de résultats que dans la péricardite avec épanchement. On sait qu'à l'état normal la percussion permet de délimiter une zone de matité absolue, correspondant à la surface cardiaque en rapport direct avec la paroi thoracique, et tout autour d'elle une zone de submatité correspondant aux contours réels du cœur caché derrière les lames pulmonaires. Cette matité figure grossièrement un triangle à base inférieure, dont un côté est parallèle au sternum.

Dans la péricardite avec épanchement la ligne oblique qui limite à gauche la matité cardiaque est déplacée, rejetée en dehors. par suite de l'accroissement du liquide dans les parties déclives, mais tout en conservant sa direction générale oblique. Elle forme un triangle à base inférieure. dont le sommet tronqué correspond aux vaisseaux et qui ne saurait. par conséquent, être confondu avec l'augmentation de la matité qui résulte d'une hypertrophie ou d'une dilatation cardiaque. Dans les épanchements considérables, au delà de 400 grammes, cette zone de matité devient encore plus caractéristique. La ligne oblique dont nous venons de parler. et qui la limite à gauche. est interrompue en un point par une zone de sonorité qui empiète comme une encoche sur l'aire de matité péricardique: c'est *l'encoche de*

Sibson. La matité péricardique est ainsi rétrécie, ce qui lui donne une forme en biscuit. Chez les enfants à thorax étroit l'épanchement péricardique s'accompagne parfois de matité et d'abolition du murmure vésiculaire à la base gauche, au point de simuler une pleurésie ; ces phénomènes pseudo-pleurétiques disparaissent dans la position génu-pectorale (Pins, Perret et Devic).

c. Palpation. — Lorsqu'il y a encore peu de liquide et que les deux feuillets pariétal et viscéral, rugueux et couverts de fausses membranes fibrineuses, sont encore au contact, il en résulte une sorte de frottement rythmé, perceptible à la main appliquée sur la région précordiale. — Lorsque l'épanchement s'est formé on constate : 1° la diminution ou la suppression du choc de la pointe contre la paroi thoracique ; 2° si ce choc est encore perceptible, la discordance entre le point précis où il a lieu et la limite inférieure de la matité : il est aisé de comprendre en effet que le liquide peut descendre bien au-dessous de la pointe du cœur.

d. Auscultation. — *Avant la formation de l'épanchement*, on entend un *bruit de frottement,* rythmé par les contractions cardiaques, tantôt râpeux, tantôt au contraire très doux : on l'a comparé au froissement de la soie, au bruit du cuir neuf, etc., modalités explicables par les différences de consistance des fausses membranes péricardiques. Il devient plus intense dans la station assise qui met le cœur au contact plus immédiat de la paroi thoracique. Ce frottement ne masque pas les bruits du cœur. Il augmente par la pression du stéthoscope et ne correspond pas, comme les souffles pathologiques d'origine endo-cardiaque, à un temps donné de la révolution cardiaque : il est mésosystolique, suit immédiatement le premier bruit du cœur, simulant un *bruit de galop* (Bouillaud).

A une période plus avancée, lorsque l'épanchement se forme et soustrait les deux feuillets au contact, ce frottement disparaît ; il n'est pas rare cependant de le retrouver vers la base du cœur au-dessus du niveau de l'épanchement. — Il reparaît quand le liquide se résorbe. — Ce frottement est à peu près l'unique signe physique de la péricardite sèche.

*Pendant toute la durée de l'épanchement, les bruits du cœur
sont sourds, lointains.* L'apparition d'un bruit de souffle trahit
l'existence d'une endocardite concomitante.

e. *Examen du pouls.* — Il conserve ses caractères normaux et
cette ondée sanguine contraste avec la petitesse du choc cardiaque
masqué par l'épanchement. Quand celui-ci augmente dans de
grandes proportions, il devient petit, dépressible et on observe
enfin le phénomène décrit par Kussmaul sous le nom de *pouls
paradoxal*, fréquent surtout, il est vrai, dans la symphyse du
péricarde ; ce phénomène consiste dans la diminution de l'amplitude du pouls pendant l'inspiration.

f. *Examen des veines.* — Les veines jugulaires sont distendues,
et peuvent présenter des soulèvements isochrones à la contraction auriculaire (*faux pouls veineux*, voy. p. 314). La face est
bouffie, cyanosée, traduisant la gêne de la circulation et de
l'hématose.

Les expériences de Fr. Franck nous expliquent cette petitesse
du pouls et cette turgescence des jugulaires. Lorsqu'on injecte
un liquide sous pression dans le péricarde, sac fibreux qui n'est
pas inextensible, mais ne peut se distendre que lentement
et progressivement, c'est le cœur qui doit supporter cet excès de
pression, et il retentit surtout sur ses parties les moins résistantes, les moins épaisses, c'est-à-dire sur les oreillettes : elles
s'affaissent et s'aplatissent pour ainsi dire sous cet excès de
pression. Ces cavités se remplissant mal, on conçoit qu'il doive
en résulter une stase veineuse en amont, se traduisant par le
gonflement des jugulaires et la congestion passive du poumon ;
d'autre part, la masse du sang chassée dans le ventricule à
chaque systole auriculaire est insuffisante ; l'ondée aortique l'est
également, d'où petitesse du pouls. C'est précisément ce qui se
passe dans la péricardite avec épanchement, c'est aussi ce qui
explique pourquoi ces signes sont moins marqués dans les cas
où l'épanchement a été progressif et a pu mettre en jeu l'exten-
sibilité du sac péricardique.

6° **Formes cliniques.** — La *péricardite purulente*, qui succède à l'infection puerpérale ou aux fièvres éruptives, est remar-

quable par la gravité de ses symptômes : la dyspnée est intense, le faciès pâle et angoissé ; il y a de grandes oscillations de la température, et des phénomènes d'asystolie aiguë très rapidement menaçants à cause de la myocardite infectieuse concomitante. La ponction, en retirant un liquide purulent, lèverait évidemment tous les doutes.

La *péricardite hémorragique* s'accompagne de symptômes analogues : la pâleur de la face, la constatation des autres symptômes d'une maladie hémorragique sont, avec la ponction, les seuls moyens de diagnostiquer la nature de l'épanchement.

La *péricardite des brightiques* est presque toujours une péricardite sèche ou avec peu d'épanchement dont les frottements constituent le principal signe physique.

La *péricardite tuberculeuse* peut passer inaperçue lorsqu'elle ne constitue qu'un épisode de la *granulie* des séreuses. D'autres fois, elle survient au cours d'une tuberculose avérée. D'autres fois enfin, elle revêt les allures d'une péricardite primitive : le début est bruyant, les symptômes fonctionnels très marqués, l'épanchement considérable et *souvent hémorragique* : il s'éternise au lieu de rétrocéder comme dans la péricardite rhumatismale et *laisse très souvent une symphyse.*

La *péricardite à épanchement postérieur* ne se traduit que par des frottements : la matité précordiale n'est pas accrue et le choc du cœur ne fait pas totalement défaut ; les paracentèses restent infructueuses. L'autopsie montre une symphyse des deux feuillets du péricarde au-devant du cœur et un épanchement bridé par des adhérences, en arrière du cœur (LYONNET).

7° Évolution et pronostic. — La péricardite séro-fibrineuse aboutit le plus souvent à la guérison ; la péricardite hémorragique ou purulente est au contraire presque fatalement mortelle.

La guérison s'annonce par la disparition de l'épanchement et l'atténuation progressive des frottements. — La mort survient par *asphyxie* dans une sorte d'asystolie aiguë ; elle peut aussi survenir subitement par *syncope.* Enfin le malade peut aussi succomber aux progrès de l'affection que la péricardite est venue compliquer : mal de Bright, variole, scorbut, etc. Dans un grand nombre de cas, la péricardite, au lieu de guérir en deux ou trois semaines, comme c'est le cas le plus habituel, évolue bien moins rapidement ; l'épanchement s'éternise, ne se résorbe pas ; la péricardite passe à l'état chronique ; elle ne guérira qu'en apparence, en laissant après elle des lésions irrémédiables de la séreuse et du myocarde dont la symphyse cardiaque sera l'aboutissant. Il existe aussi une péricardite chronique d'emblée dont le début est tout à fait insidieux et latent.

8° Diagnostic. — Le *frottement de la péricardite sèche* ne devra pas être confondu avec le *bruit de galop* qui s'accompagne généralement d'hypertrophie du cœur et des signes d'une néphrite chronique, avec les frottements de la *pleurésie sèche* rythmés par la respiration, avec le *souffle* d'une lésion valvulaire ou un souffle extracardiaque.

La *péricardite avec épanchement* ne doit pas être confondue :

a. Avec l'*hypertrophie* ou la *dilatation* du cœur qui s'accompagnent bien comme elle d'une augmentation de la matité, mais de moindre étendue, de forme différente, et sans assourdissement aussi considérable des bruits, ni suppression du choc de la pointe.

b. Avec l'*hydropéricarde*, qui se montre chez les cardiaques asystoliques ou vient compliquer les tumeurs du médiastin ; il offre tous les signes physiques de l'épanchement péricardique, mais ne s'accompagne ni de *frottements*, ni de douleur, ni de fièvre, et les troubles fonctionnels, la dyspnée surtout, sont moins accusés, à cause de son lent développement.

c. Avec l'*hémopéricarde* qui succède brusquement à un traumatisme, à la rupture du cœur ou d'un anévrisme de l'aorte. L'épanchement sanguin est généralement *rapide;* il s'accompagne, outre les signes physiques de la péricardite, de ceux d'une hémorragie interne (pâleur de la face, vertige et syncope).

d. Avec le *pneumopéricarde* ou épanchement de gaz dans la cavité péricardique. Son apparition est brusque et bruyante comme celle du pneumothorax ; la matité précordiale est remplacée par de la sonorité, et l'auscultation fait entendre le *bruit de moulin* ou de roue hydraulique dû à la présence simultanée de liquides ou de gaz continuellement agités par les contractions du cœur dans le sac péricardique. Le pneumopéricarde reconnaît pour cause soit une perforation traumatique, soit la communication de la cavité séreuse avec l'estomac, la plèvre, l'œsophage, une caverne pulmonaire ou un abcès sous-phrénique.

e. Avec un *épanchement pleurétique* ; l'auscultation du poumon, la persistance des bruits du cœur permettent le plus souvent d'éviter cette erreur ; la matité et l'abolition du murmure vésiculaire à la base gauche, observée chez les enfants dans la péricardite et capable de simuler une pleurésie, disparaît dans la position génu-pectorale (PINS, PERRET, DEVIC).

9° Traitement. — Il comprend :

1° La révulsion sur la région précordiale ;

2° L'emploi des toniques cardiaques (digitale, caféine) contre l'asthénie du muscle due à la compression et à la myocardite concomitante ;

3° Le traitement général de l'affection causale dont la péricardite peut n'être qu'une complication (rhumatisme, mal de Bright, etc.) ;

4° L'évacuation du liquide, quand l'épanchement devient mécaniquement dangereux par son abondance. La ponction aspiratrice devra être pratiquée suivant toutes les règles de l'asepsie, « dans le cinquième espace intercostal gauche et à 6 centimètres environ du bord gauche du sternum », d'après DIEULAFOY, car c'est au niveau de cet espace et du précédent que le péricarde atteint son plus grand diamètre transversal et n'est pas recouvert par le poumon gauche ;

5° Dans les cas d'épanchement purulent, si les ponctions répétées n'amènent pas la guérison, on peut être amené à pratiquer l'incision du péricarde.

D'après DELORME et MIGNON[1], cette incision doit être faite au

---

[1] DELORME et MIGNON, *Revue de chirurgie*, 1895.

ras du bord gauche du sternum, dont on suit la face postérieure
en réclinant le cul-de-sac pleural.

ARTICLE II

SYMPHYSE CARDIAQUE

On désigne sous ce nom l'adhérence des deux feuillets de la
séreuse péricardique; mais seulement lorsqu'elle est généralisée
ou étendue. Nous n'avons pas à nous occuper des adhérences
limitées représentant de simples brides.

1° Étiologie. — Les affections du péricarde qui aboutissent à
la symphyse sont avant tout la péricardite aiguë rhumatismale,
dans sa forme douloureuse et plastique ; les fausses membranes
qui tapissent les feuillets de la séreuse s'organisent alors en
tissu fibreux. Diverses péricardites, infectieuses ou non, péricardite à pneumocoques, péricardite des brightiques, etc., peuvent
aussi aboutir à la symphyse. On connaît, depuis CRUVEILHIER, la
symphyse tuberculeuse qui est très commune. LETULLE et
BERNHEIM (1890) ont décrit la symphyse cancéreuse. On l'a
signalée enfin chez les artério-scléreux et les aortiques.

En somme, c'est un aboutissant commun à un certain nombre
d'affections du péricarde, *rhumatisme et tuberculose surtout*.

Il est remarquable que le péricarde, malgré les contractions
incessantes de l'organe qu'il renferme, soit si sujet à la symphyse. Celle-ci, une fois achevée, gêne à son tour les mouvements
du cœur, moins mécaniquement que par les lésions myocardiques qui l'accompagnent ou lui font suite.

2° Anatomie pathologique. — A l'autopsie, le sternum, très
adhérent au feuillet externe ou pariétal du péricarde, est difficile
à enlever. Les languettes pulmonaires sont refoulées latéralement. C'est qu'il y a en même temps *péricardite externe*, c'est-
à-dire épaississement et induration du tissu cellulaire qui double

29.

le feuillet pariétal du péricarde. Quant à la symphyse, c'est-à-dire à l'adhérence des deux feuillets du péricarde, elle est telle qu'on ne réussit presque jamais à les dissocier. Pour dégager le cœur on est obligé de le sculpter à coups de ciseaux en plein tissu fibreux. La cavité virtuelle péricardique a complètement disparu. C'est ce que BOUILLAUD appelait l'ankylose du cœur.

D'autres fois, la symphyse peut devenir le siège d'une véritable calcification (*os du cœur*). On conçoit la gêne que peuvent apporter au fonctionnement du cœur de pareilles modifications.

Les lésions ne sont pas limitées au péricarde. Tout le tissu cellulaire du médiastin antérieur, épaissi et sclérosé, peut y participer (*médiastinite calleuse*). Le myocarde plus ou moins dégénéré est cloisonné par des trousseaux fibreux partis de sa surface qui le pénètrent comme des racines. On a signalé la présence d'anévrismes extra et intracardiaques.

Microscopiquement ces lésions sont constituées par un tissu de sclérose, un tissu fibreux. On peut y trouver des tubercules. Quant au myocarde, on l'a vu présenter tous les modes de dégénérescence, quelquefois la dégénérescence segmentaire.

L'infiltration amyloïde des artérioles a été observée.

Du côté du foie on observe le plus souvent de la congestion passive (*foie cardiaque*) et parfois de la périhépatite : *symphyse péricardo-périhépatique* de GILBERT et GARNIER. Celle-ci, contemporaine de la symphyse cardiaque et non consécutive, peut à son tour se compliquer de cirrhose.

La symphyse tuberculeuse peut s'accompagner d'adénopathie trachéo-bronchique et de cirrhose tuberculeuse (*foie cardio-tuberculeux* d'HUTINEL).

3° Signes physiques. — Il n'est guère de signe pathognomonique de la symphyse cardiaque ; c'est une affection obscure et difficile à diagnostiquer à coup sûr.

a. *Signes fournis par l'examen du cœur.* — A l'*inspection* de la région précordiale on constate que le choc de la pointe est remplacé par un retrait systolique portant sur un ou plusieurs espaces intercostaux. Il peut s'accompagner de retrait du creux épigastrique.

La *palpation* révèle, mais d'une façon très inconstante, un léger frémissement cataire. De plus, la *pointe du cœur ne se déplace pas* par les changements de position du malade, comme cela s'observe normalement : on conçoit qu'elle est fixée par les adhérences péricardiques ; la *percussion* montre aussi cette fixation du cœur, et un agrandissement de la matité précordiale.

A l'*auscultation* les bruits du cœur sont assourdis. FRIEDREICH et JACCOUD ont signalé un souffle diastolique. Il est dû à ce que le sang passe brusquement des veines dans l'oreillette et le ven-

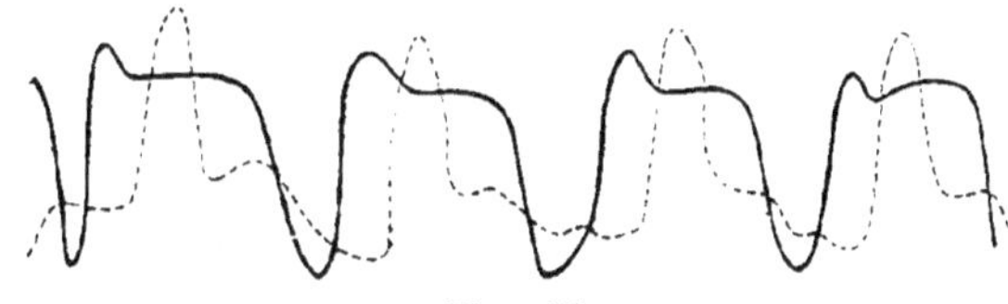

Fig. 54.

Collapsus diastolique des veines du cou (EICHHORST).

En trait plein, le tracé de la veine jugulaire. En trait pointillé la pulsation d'une artère.

tricule, au moment où le cœur, entrant en diastole, est tiraillé de tous côtés et par conséquent dilaté par les adhérences.

La même raison, c'est-à-dire la traction incessamment exercée par les adhérences, rend compte de la systole traînante et de l'asynchronisme des contractions du cœur droit et du cœur gauche, se traduisant par un dédoublement des bruits.

Enfin des insuffisances valvulaires peuvent venir ajouter leurs signes physiques à ceux de la symphyse. Ces insuffisances peuvent relever d'une endocardite ; elles sont alors contemporaines de la péricardite initiale qui a donné naissance à la symphyse et reconnaissent une cause identique (rhumatisme, maladie infectieuse). Plus rarement elles sont consécutives à la symphyse et probablement d'origine fonctionnelle : en effet, le cœur droit, le plus faible, se laisse facilement dilater et l'insuffisance tricuspide en est la conséquence. Exceptionnellement on observe une dilatation isolée des cavités gauches qui entraîne l'insuffisance mitrale et s'explique par des adhérences sternales limitées au cœur gauche. Dans tous ces cas, la distension succède rapidement à l'hypertrophie.

b. *Signes fournis par l'examen de la circulation périphérique.*

1° On trouve fréquemment chez les enfants un développement exagéré des veines sous-cutanées de la région du cœur (*réseau veineux précordial*) ;

2° A chaque diastole les veines jugulaires s'affaissent brusquement : FRIEDREICH a donné à ce phénomène le nom de *collapsus veineux diastolique* (fig. 54) ;

3° Le *gonflement inspiratoire des veines jugulaires*, le pouls veineux vrai ou faux (voy. p. 314), le *pouls paradoxal*, c'est-à-dire la suppression des pulsations radiales dans les inspirations profondes (fig. 27), sont des signes tout à fait inconstants.

L'adhérence des deux feuillets du péricarde serait impuissante à produire la plupart des signes que nous venons d'énumérer : ils relèvent également de l'induration du tissu cellulaire du médiastin, qui double le péricarde et concourt à la production de ces divers phénomènes.

4° Symptômes fonctionnels. — Ce sont les signes ordinaires des affections cardiaques (oppression, dyspnée, palpitations) ; la gène de la circulation fait sentir ses effets sur tous les organes, sur le foie, le rein, le cerveau et surtout sur le poumon où la congestion hypostatique se traduit par de la dyspnée et des râles fixes occupant les bases.

Dans les cas de *symphyse péricardo-péri-hépatique*, on constate, outre les signes cardiaques de la cirrhose, la présence d'un foie gros, dur et lisse, non douloureux, sans battements, sans variations de volume, avec grosse rate et ascite récidivante.

5° Évolution et pronostic. — L'évolution est très lente, mais fatale. La mort peut se produire par divers mécanismes : 1° par celui de la dilatation cardiaque et la maladie présente alors dans ses dernières phases tout le tableau symptomatique de l'asystolie ; 2° elle peut être due à une thrombose cardiaque : 3° la terminaison par angine de poitrine n'est pas rare, qu'il s'agisse d'une angine de poitrine vraie, due au rétrécissement des artères coronaires comprimées par une carapace scléreuse, ou d'une irritation du plexus cardiaque voisin intéressé par contiguïté : 4° BAGINSKY a signalé, chez les enfants, la mort par tuber-

culose miliaire aiguë au cours de la symphyse tuberculeuse.
En règle générale, ce n'est pas la symphyse cardiaque elle-

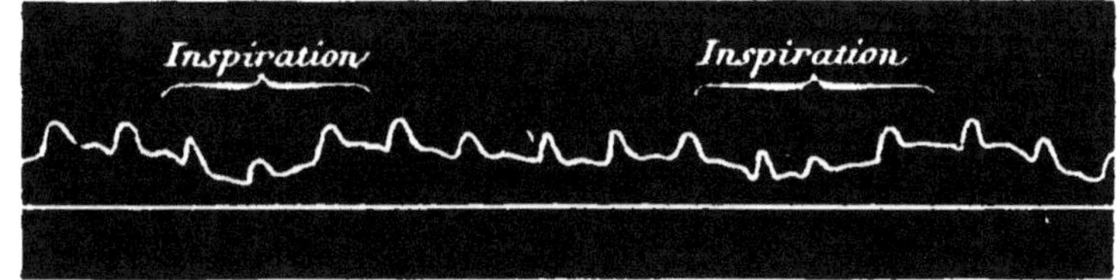

Fig. 55.
Pouls paradoxal.
Le tracé présente des oscillations synchrones aux mouvements respiratoires :
la pression s'abaisse pendant l'inspiration.

même qui constitue le danger, ce sont les lésions myocardiques
concomitantes ou consécutives.

6° Diagnostic. — La symphyse cardiaque est une affection
obscure, d'un diagnostic le plus souvent difficile. Ses principaux
symptômes sont la fixité de la pointe du cœur, l'augmentation
de la matité précordiale et parfois le retrait systolique de la
paroi, la production de poussées d'asystolie chez un sujet encore
jeune avec symptômes de foie cardiaque. Elle se distingue :
1° des cirrhoses hépatiques par l'âge moins avancé des malades
et la prédominance des phénomènes asystoliques ; 2° des affections valvulaires du cœur par l'absence ou le peu d'intensité
des signes d'auscultation, malgré des troubles fonctionnels très
marqués. — Il faut y penser beaucoup plus souvent chez l'enfant que chez l'adulte.

7° Traitement. — On n'a pas grand'chose à en attendre. Traiter d'abord la péricardite initiale par le salicylate de soude (4 à
6 grammes par jour). Appliquer des révulsifs (pointes de feu,
vésicatoires) sur la région précordiale. Éviter les excès de tout
genre, le travail manuel, afin de ménager le plus possible le
myocarde dont l'affaiblissement constitue le plus grand danger.
Enfin traiter, dès qu'elles apparaissent, les manifestations asystoliques par le repos absolu et les toniques du cœur.

CHAPITRE III

MALADIES DU MUSCLE CARDIAQUE

ET DU SYSTÈME NERVEUX DU CŒUR

Nous réunissons dans ce chapitre l'étude des maladies du myocarde et l'étude des troubles nerveux du cœur. Ce rapprochement nous paraît naturel. Il n'est pas basé seulement sur des analogies cliniques, mais encore sur la difficulté qu'on éprouve à préciser ce qui revient à l'élément musculaire, à l'élément vasculaire ou à l'élément nerveux dans les myocardites aiguës, les troubles du rythme ou l'angine de poitrine.

Nous étudierons donc successivement les myocardites aiguës et chroniques, la rupture du cœur, l'hypertrophie et la dilatation de ses cavités, et le syndrome asystolie. Viendront ensuite les troubles du rythme cardiaque, les palpitations et l'angine de poitrine.

ARTICLE PREMIER

MYOCARDITES AIGUËS

On a coutume de décrire isolément une forme suppurée et une forme diffuse de la myocardite aiguë ; la première est très rare, ce qui nous autorise à n'en faire qu'une simple mention.

1º Étiologie. — C'est au cours des maladies infectieuses qu'on les observe ; la notion de leur existence est due à Louis, qui les a signalées pour la première fois dans la fièvre typhoïde ; depuis on les a vues dans la variole, la scarlatine, la rougeole, l'érysipèle, la granulie, la pneumonie, les diverses septicémies, la diphtérie, l'ictère grave, etc. ; elles se manifestent tantôt au cours, tantôt au déclin, ou même dans la convalescence de ces maladies infectieuses. CHANTEMESSE et WIDAL ont trouvé le bacille d'Eberth dans la myocardite typhique.

On peut se demander si elles sont dues aux microbes eux-mêmes ou à leurs toxines : l'existence d'une myocardite aiguë dans la diphtérie dont le microbe, comme on sait, ne pénètre pas dans la circulation, prouve que ces dernières sont suffisantes à elles seules pour produire la lésion. CHARRIN a d'ailleurs pu reproduire quelques-unes des lésions de la myocardite aiguë par injection des produits solubles du bacille pyocyanique. Enfin, une part importante doit être attribuée à l'hyperthermie des maladies infectieuses, surtout lorsqu'elle est longtemps prolongée, comme dans la fièvre typhoïde : c'est à ce facteur qu'on rapportait à peu près exclusivement les myocardites aiguës, avant les doctrines microbiennes.

2° Anatomie pathologique. — Les lésions macroscopiques, souvent absentes, consistent dans l'affaissement du muscle cardiaque qui a perdu sa fermeté et sa coloration normales, pour prendre une teinte rose pâle ou jaunâtre, feuille morte, qui est surtout caractéristique dans la myocardite typhique. En même temps, il est friable et aminci : ses cavités sont dilatées et contiennent de nombreux caillots. Dans la variole, il se forme souvent des hémorragies interstitielles apparaissant comme de petites ecchymoses ; dans les septicémies comme l'infection purulente, on trouve des abcès disséminés ou une infiltration purulente diffuse. En somme l'aspect macroscopique de la myocardite aiguë est fort variable, mais la forme diffuse est la plus commune.

Le microscope montre que les lésions portent sur les fibres musculaires, sur le tissu conjonctif et sur les vaisseaux. La fibre musculaire est plus ou moins dégénérée et déformée ; elle a perdu sa striation transversale et subi la dégénérescence granuleuse ; d'autres fois elle est parsemée de blocs vitreux et réfringents *dégénérescence vitreuse* de Zenker, ou a subi la dissociation segmentaire (Renaut, Landouzy), par suite de la disparition du ciment qui unit entre eux les segments de Weissmann. Ses noyaux sont tuméfiés et proliférés. Le tissu conjonctif est atteint de lésions inflammatoires diffuses : prolifération cellulaire et infiltration leucocytaire abondante allant sur certains points jusqu'à la formation d'abcès microscopiques.

Les vaisseaux du myocarde sont, le plus souvent, atteints d'endartérite oblitérante. En résumé, tous les éléments du myocarde sont atteints ; mais les auteurs diffèrent quant à l'importance attachée à chacune de ces lésions : Virchow considère comme prédominantes les lésions de la fibre musculaire, c'est-à-dire les lésions parenchymateuses, Rabot et Philippe les lésions interstitielles, et H. Martin les lésions vasculaires.

3° Symptômes. — Nous prendrons pour type de cette description la myocardite aiguë de la fièvre typhoïde. A la fin du deuxième septénaire, ou au commencement du troisième, elle se manifeste par de l'*éréthisme circulatoire*, des palpitations, des battements douloureux dans la région précordiale, de la dyspnée. Après ces prodromes apparaissent tous les signes de l'*insuffisance cardiaque*. Le pouls est mou, petit, de plus en plus faible, très dépressible ; l'ondée systolique est brève, le dicrotisme est exagéré, et il y a en même temps de la tachycardie. Parfois se montrent des intermittences : ce sont des intermittences fausses, dues, le plus souvent, à la faiblesse d'une contraction cardiaque, qui ne se transmet pas jusqu'à la radiale. Dans d'autres cas, il se produit une véritable arythmie. La pointe du cœur est abaissée et déviée en dehors : son choc est de moins en moins sensible. Le deuxième bruit aortique disparait à cause de l'affaiblissement de la pression artérielle, qui ne peut plus produire avec force l'abaissement et la tension des valvules sigmoïdes.

Un autre signe important est l'*embryocardie ;* elle consiste dans l'accélération du cœur et la tendance à l'égalisation des deux silences ; de plus, le premier et le deuxième bruit prennent le même timbre ; on a alors à l'auscultation quelque chose qui rappelle les bruits du cœur du fœtus. Enfin, on perçoit aussi des souffles attribués généralement à la dilatation du cœur et à l'insuffisance consécutive des valvules auriculo-ventriculaires.

En même temps, l'état général devient de plus en plus grave ; le malade se cyanose, ses extrémités se refroidissent, l'urine est rare et foncée ; souvent, il survient de la dyspnée ou du délire par congestion cérébrale, la température s'abaisse et la mort survient dans le collapsus ou le coma.

Telle est la *forme cardiaque* de la myocardite typhique : on appelle *forme syncopale* celle où tous ces symptômes sont absents, et où la mort survient presque subitement. Elle est précédée seulement d'un peu d'accélération du pouls, d'affaiblissement du choc cardiaque et de quelques intermittences (HAYEM). La *forme douloureuse* se caractérise par des accès analogues à ceux de l'angine de poitrine : dans un cas de LANDOUZY, ils étaient attribuables à une névrite du plexus cardiaque.

4° Évolution et pronostic. — Les myocardites aiguës comportent toujours un pronostic très grave. La mort survient presque toujours par syncope, soit dans le collapsus, soit brusquement à l'occasion d'un mouvement. D'autres fois, elle se produit par thrombose cardiaque ou par embolies disséminées. Lorsque la myocardite aiguë guérit, elle laisse souvent à sa suite des lésions latentes qui seront plus tard l'origine d'une myocardite chronique (LANDOUZY).

5° Traitement. — Il consiste surtout dans les toniques cardiaques. On donnera de la caféine ; il est plus sûr de l'administrer en injections hypodermiques.

ARTICLE II

MYOCARDITES CHRONIQUES

C'est la sclérose du myocarde qui constitue la lésion dominante des myocardites chroniques. Les travaux de GULL et SUTTON, ceux de H. MARTIN (1881) ont montré l'influence des lésions artérielles sur les altérations dystrophiques du myocarde.

1° Étiologie. — Toutes les causes d'intoxication de l'organisme peuvent donner naissance aux myocardites chroniques. Survenant chez les sujets ayant dépassé l'âge moyen de la vie, elles correspondent aux trois grands groupes de poisons qui menacent l'organisme : les poisons venus du dehors (alcool, plomb, tabac, etc.) ; ceux qui prennent naissance dans l'organisme (goutte, diabète, brightisme) ; ceux enfin qui sont secrétés par les agents microbiens ; en effet si les maladies infectieuses peuvent donner naissance à des myocardites aiguës par une action rapide de bacilles très virulents ou de poisons hypertoxiques, elles peuvent aussi par un processus plus torpide aboutir aux scléroses cardiaques.

2° Anatomie pathologique. — Le cœur est augmenté de volume (de 400 à 1.000 grammes). L'hypertrophie porte surtout sur le ventricule gauche. Sur la table d'autopsie le cœur s'étale rarement ; il est ferme, de couleur jaune-brun, quelquefois feuille morte. A la coupe on voit des îlots plus pâles, parfois blanc nacré, correspondant aux zones dans lesquelles la sclérose est dominante, spécialement sur les piliers valvulaires. Il se déchire facilement et la surface de la rupture laisse voir des cassures irrégulières. Les points qui ont eu à souffrir le plus des oblitérations artérielles sont remarquablement minces.

S'il existe une obstruction complète d'un gros rameau d'une coronaire, le tissu peut être aminci sur une grande étendue, se laisser distendre par le sang et produire l'anévrisme du cœur (HUCHARD et WEBER). L'*athérome des coronaires* est facile à reconnaître si l'on songe à cathétériser ces canaux, car leur orifice aortique peut être indemne. L'aorte elle-même est scléreuse. Les sigmoïdes et fréquemment la valve interne de la mitrale présentent des plaques jaunâtres, dures. On rencontre parfois sur le péricarde des taches nacrées dues aux troubles trophiques qu'il a subis. La sclérose rénale est à peu près constante. Celle de la glande hépatique, jointe à la dilatation veineuse, donne à la coupe l'aspect du foie muscade.

Au *microscope*, les altérations chroniques du myocarde présentent trois états différents. Elles peuvent être parenchyma-

teuses, interstitielles primitivement, et interstitielles secondairement aux lésions artérielles (artério-sclérose du cœur, forme
dystrophique).

a. La *forme parenchymateuse* se rencontre dans la syphilis et
chez les vieillards, elle correspond à la myocardite segmentaire
de LANDOUZY et RENAUT. On observe une rupture des fibres au
niveau des traits scalariformes d'Eberth. Quelques auteurs ne
voient dans ces lésions qu'une altération agonique du cœur.

b. La *myocardite interstitielle primitive* de BARD et PHILIPPE
présente un développement anormal du tissu conjonctif dont les
éléments à différents stades de développement ne correspondent
à aucune systématisation artérielle. Les faisceaux connectifs enve-
loppent les fibres musculaires, plus ou moins riches en éléments
cellulaires, suivant l'activité du processus inflammatoire et suivant l'ancienneté de leur développement. Les lésions vasculaires,
celles des autres organes, si elles existent, dépendent du même
processus inflammatoire interstitiel, qui a présidé à l'évolution
de la sclérose cardiaque.

c. La *myocardite des artério-scléreux* sera plus longuement étudiée ; nous décrirons l'état des artères, celui du tissu conjonctif
néoformé, enfin la cellule musculaire elle-même.

Les *artères* voisines des foyers de sclérose sont atteintes soit
d'endartérite, soit de périartérite et parfois des deux ordres de
lésions. Celles qui traversent les foyers présentent un épaississement fibreux de leur tunique externe formant un manchon
coloré en rose par le picro-carmin. Il est assez difficile de le distinguer de la zone fibreuse qui l'entoure si l'on ne s'attache pas
à suivre la direction concentrique des cellules connectives. L'en-
dartère peut être ou non épaissie. Les lésions caractéristiques de
l'artério-sclérose, rencontrées dans les gros troncs, peuvent être
absentes au niveau de ces artérioles (HUCHARD). La périartérite
n'est qu'une altération due au voisinage d'un foyer de sclérose.

Le *tissu conjonctif* forme des îlots dont la systématisation sera
étudiée à propos de la pathogénie de ces lésions. Il se présente
sous trois états : ou bien il dessine un réticulum délicat dont les
fibrilles entourent des éléments musculaires dissociés et plus ou
moins dégénérés (*état réticulaire*) ; ou bien des bandes de tissu

ayant l'aspect de rubans amorphes possédant de loin en loin des cellules fusiformes, isolent des fibres musculaires contenues dans des logettes (*sclérose molle*) ; ou bien, il existe des plaques de tissu riche en fibres conjonctives formant de grands ilots, au milieu desquels semblent étouffées de rares fibres musculaires tranchant par leur coloration brune (*sclérose dure*).

La *cellule musculaire cardiaque*, avant l'apparition du tissu conjonctif néoformé, prend une coloration plus brune, son noyau est moins net. La striation normale s'atténue et bientôt il se produit une sorte de fissuration transversale (Cornil et Ranvier), accompagnée de dégénérescence granulo-pigmentaire du protoplasma. Lorsqu'elle est à peu près complètement étouffée par la sclérose, la cellule cardiaque est réduite à un bloc brun amorphe, isolé au centre d'un ilot connectif. Plus près de la périphérie de cet ilot on trouve tous les stades d'altération de la fibre cardiaque.

3° Pathogénie. — Les *scléroses du cœur* peuvent se grouper au point de vue pathogénique en trois classes :

a. *Myocardites primitives*. — L'inflammation du tissu conjonctif est la lésion primordiale correspondant à une élection spéciale de l'agent nocif, quel qu'il soit, pour ses éléments. Que la lésion soit périvasculaire (Weber et Blind) parce que le sang chargé de poisons altère d'abord les tissus les plus voisins des vaisseaux, qu'elle soit indépendante de toute lésion vacculaire, comme l'admet Bard, il n'en est pas moins vrai que la nutrition du cœur n'est pas en jeu et que l'inflammation seule est en cause.

b. *Myocardites dystrophiques*. — Chez les artério-scléreux le rétrécissement du calibre des artères diminue la quantité des matériaux nutritifs apportés. La sclérose se développe dans les territoires les moins irrigués. Ce sont les points les plus éloignés de l'artère nourricière qui sont les premiers atteints (sclérose paravasculaire de Weber et Blind).

c. *Cœur cardiaque*. — Comme tous les organes, le cœur peut subir le contre-coup de la stase veineuse chez les asystoliques. Les fibres s'hypertrophient, les faisceaux conjonctifs également.

Outre une énorme dilatation des capillaires entre les fibrilles, on rencontre une sclérose rayonnante qui les dissocie (HUCHARD, WEBER et BLIND).

Les myocardites chroniques parenchymateuses syphilitiques ne méritent pas une étude dans ce chapitre.

La forme segmentaire serait due à une déchéance spéciale de la fibre dans un organisme en hyponutrition.

4° Symptômes. — Ordinairement, au lit d'un malade qui présente un cœur arythmique, en asystolie, sans souffles organiques, on déclare qu'il s'agit d'une myocardite, c'est-à-dire que

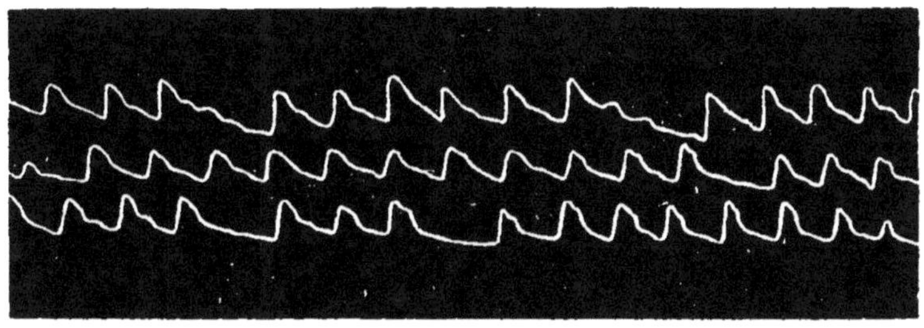

Fig. 56.

Pouls dans la myocardite. — Intermittences vraies.

la sclérose cardiaque est la lésion dominante que présente le sujet. Mais il existe autour de cette altération principale et non toujours primitive un ensemble de troubles viscéraux dont la détermination exacte est de la plus haute importance. Ces groupements de symptômes établissent un certain nombre de types cliniques qu'il faut savoir différencier.

Dès le début, le malade est souvent un cardiaque. Il se plaint de violentes palpitations, d'angoisse précordiale, d'essoufflement. Les bruits du cœur sont vibrants, le choc énergique. L'hypertension artérielle, l'exagération du claquement sigmoïdien, le galop, signalés au début des myocardites, indiquent bien plus souvent une sclérose rénale prédominante. Plus tard la dyspnée s'accentue. Qu'elle dépende de la cardiopathie ou d'une lésion connexe du poumon, elle a pour caractères de survenir au moindre effort, d'exiger ensuite le repos au lit, le malade restant assis, de s'accompagner de violentes palpitations. Il existe un peu d'œdème malléolaire, observé d'abord le soir, puis durant toute la journée ; le foie augmente de volume ; les urines sont rares, chargées en urates, foncées en couleur. L'asystolie est survenue.

L'examen du cœur nous révèle une hypertrophie de l'organe : abaissement de la pointe, augmentation de l'aire de matité précordiale. Le premier bruit est sourd, le second clangoreux. D'après HUCHARD, le véritable signe de l'hypertension artérielle consiste dans un retentissement diastolique de l'aorte en coup de marteau, sorte de renforcement du deuxième bruit.

Il est vrai qu'il est rare de faire une autopsie de malade ayant présenté cet ensemble symptomatique sans trouver de l'athérome aortique. Les souffles sont rares, ils dépendraient d'insuffisances valvulaires fonctionnelles et par conséquent passagères. Le rythme de galop doit faire songer à une lésion rénale.

L'arythmie, pour la majorité des auteurs, est un symptôme tardif, sauf dans quelques formes ; la tachycardie est plus fréquente. Le rythme s'accélère à la moindre émotion, au moindre effort (*pouls instable :* HUCHARD).

La tension du pouls est forte au début, puis elle s'atténue lorsque l'asthénie du cœur se développe.

5° Formes cliniques. — Les malades se présentent sous trois aspects différents : 1° la myocardite interstitielle primitive ; 2° la myocardite asystolique ; 3° la myocardite des artérioscléreux.

a. La *myocardite interstitielle primitive* (BARD et PHILIPPE) a pour signe le plus important l'arythmie, et surtout la production de groupes de battements précipités que BARD a nommés *salves*, intercalés entre des séries de battements plus réguliers. L'affection évolue comme une lésion mitrale et aboutit à l'asystolie.

b. La *forme asystolique* est caractérisée par une dilatation précoce du cœur gauche, puis du cœur droit, avec stase pulmonaire, gros foie, urines rares.

c. La *myocardite des artério-scléreux* comprend une foule de types secondaires suivant les autres localisations prédominantes de l'artério-sclérose. S'il existe une *sclérose rénale*, elle peut aboutir à l'urémie et ses conséquences : œdèmes brightiques, rythme de Cheyne-Stokes, œdème aigu du poumon, hydropisies, etc. Une *sclérose aortique* produit la forme angineuse, douloureuse ; l'oblitération d'une coronaire peut donner naissance à l'anévrisme du cœur ; la sclérose hépatique aboutit au foie cardiaque avec cirrhose, etc.

6° Évolution et pronostic. — Ils varient essentiellement avec le type clinique observé. Suivant les formes, les malades meurent soit en asystoliques, soit en aortiques, soit en urémiques. Après une série de poussées, le cœur ne réagit plus à la digitale et l'issue fatale est inévitable.

7° Diagnostic. — Ce sont surtout les péricardites, les lésions valvulaires, l'hypertrophie rénale qui peuvent être confondues avec les myocardites. Ne pouvant entrer dans le détail de chaque fait, nous recommandons de ne pas trop se fier à l'arythmie pour poser à la légère un diagnostic de myocardite.

8° Traitement. — Établir un *traitement prophylactique* serait vouloir éviter toutes les causes d'intoxication qui nous menacent. Cliniquement il faut distinguer les malades qui évoluent comme des mitraux et sur lesquels la digitale a seule de l'influence, et ceux qui se présentent en aortiques, auxquels l'iodure de potassium ou de sodium, et la trinitrine conviennent mieux. Dans tous les cas, le régime lacté est à recommander.

ARTICLE III

COEUR GRAISSEUX

1° Anatomie pathologique. — Deux types de lésions peuvent être groupés sous cette étiquette.

La *première* correspond à une accumulation de graisse le long des vaisseaux de l'organe. C'est une constatation d'autopsie qui ne se fait guère que chez l'adulte et le vieillard. Le développement de la graisse est parfois tel que les ventricules en sont complètement enveloppés. Leurs parois sont en général molles et flasques. Cette forme n'a pas d'histoire clinique. C'est la surcharge graisseuse du cœur.

La *seconde* ou dégénérescence graisseuse est un trouble de nutrition de la cellule musculaire elle-même. Le tissu est mou, cireux ; sa coloration jaunâtre rappelle celle du foie. A la coupe, il graisse le scalpel et montre des stries plus claires où la graisse prédomine.

C'est ici la fibre musculaire qui se trouve enveloppée de gouttelettes graisseuses, accumulées sous le sarcolemme, formant des travées d'alvéoles réfringents. Plus tard la cellule souffre, elle perd sa striation et dégénère elle-même.

Il est rare que des lésions vasculaires d'artério-sclérose ne coexistent pas avec cette dégénérescence du myocarde.

2° Étiologie et pathogénie. — Les affections inflammatoires de l'endocarde, du myocarde, du péricarde, les artérites cardiaques, les suppurations prolongées, les maladies générales, certains poisons (phosphore, alcool), les maladies de la nutrition, les affections cachectisantes, telles sont les conditions favorisant le développement de la stéatose cardiaque.

3° Symptômes et diagnostic. — Dans bien des cas elle ne présente pas de signes cliniques pouvant la faire soupçonner. Il faudra y songer chez les obèses, les sujets présentant une lésion cachectisante, qui présentent de la dyspnée, de l'arythmie, de la faiblesse des contractions avec dilatation des cavités cardiaques. Les myocardites chroniques peuvent surtout être confondues avec cette affection.

4° Traitement. — Relever la nutrition, instituer un régime contre l'obésité, soutenir le cœur en cas d'insuffisance, telles sont les principales indications que l'on doit remplir pour lutter contre ces lésions bien souvent méconnues.

ARTICLE IV

RUPTURE DU COEUR

La rupture du cœur vient ordinairement compliquer une lésion du myocarde : les abcès, les anévrismes intra-cardiaques, les kystes hydatiques, la dégénérescence graisseuse du myocarde sont autant de causes primordiales. Ce sont les altérations des artères coronaires qui jouent le plus grand rôle ; leur thrombose détermine la mortification d'un territoire déterminé du muscle cardiaque. Le microscope montre que le foyer de rupture a tous les caractères d'un infarctus viscéral : nécrobiose des faisceaux musculaires et du stroma conjonctivo-vasculaire, infiltration leucocytique, etc. (ROBIN et NICOLLE).

« La rupture siège le plus souvent au niveau du ventricule gauche, dans les deux tiers inférieurs de celui-ci, près de la cloison et plutôt à la face antérieure [1]. » L'orifice externe est ordinairement plus grand que l'interne ; les parties malades plongent dans une infiltration hémorragique et le tissu cardiaque est microscopiquement méconnaissable.

Le sang s'écoule dans le péricarde qu'il remplit ; il comprime et aplatit les oreillettes (voy. p. 337, *Épanchement péricardique*).

La rupture est favorisée par un effort, un bain froid qui agit en augmentant la pression sanguine, un vomissement, une quinte de toux, un traumatisme, et quelquefois même une émotion.

Elle se traduit souvent par la mort subite ; mais dans bien des cas il existe une période prodromique de plusieurs heures ou plusieurs jours, caractérisée par une douleur brusque et très vive,

[1] Alb. ROBIN et NICOLLE. *De la rupture du cœur.* Collection Charcot-Debove. Paris, 1895.

des symptômes d'angine de poitrine, de la douleur scapulaire gauche (ROBIN et NICOLLE), des symptômes d'anémie cérébrale (lipothymies, éblouissements, tintements d'oreille, syncope) tous les signes de l'hémorragie interne (pâleur extrême, pouls petit et filiforme), des vomissements violents (LUND) accompagnés de diarrhée et simulant quelquefois le choléra. La mort s'explique soit par l'anémie cérébrale, soit par la compression du pneumogastrique et des plexus nerveux ganglionnaires de la région du cœur.

La rupture isolée d'un pilier musculaire, muscle papillaire, se traduit par une douleur vive, un souffle systolique d'insuffisance auriculo-ventriculaire, de la dépression du pouls, et souvent de la faiblesse et de l'arythmie cardiaques.

ARTICLE V

HYPERTROPHIE ET DILATATION

L'hypertrophie et la dilatation du cœur ne sont pas des entités morbides, mais le résultat de diverses lésions ou de divers troubles cardiaques.

1° Étiologie et pathogénie. — Toutes les fois que le cœur est obligé de fournir un travail plus considérable qu'à l'état normal, soit des contractions plus énergiques (obstacle sur le trajet de l'ondée sanguine), soit des contractions fréquentes, cet excès d'activité finit par aboutir à *l'hypertrophie*. Le muscle cardiaque se comporte ainsi comme n'importe quel muscle de l'économie. Cette hypertrophie du myocarde s'accompagne *généralement* d'un certain degré de dilatation : il y a à la fois élargissement des cavités cardiaques et épaississement de leurs parois ; c'est ce qu'on appelle l'hypertrophie excentrique. Mais l'hypertrophie prime de beaucoup la dilatation. A la longue cependant la résistance du ventricule finit par céder, sa contractilité s'affaiblit et la dilatation devient prépondérante.

La *dilatation* est au contraire primitive et à peu près isolée :
1º lorsque le cœur est soumis à un surmenage aigu qui ne lui
laisse pas le temps de s'hypertrophier, chez les cyclistes, après
une marche ou une course forcée ; on assiste alors à une sorte
de dilatation aiguë du cœur ; 2º lorsque l'obstacle est sur le
trajet de la circulation pulmonaire, ou intéresse d'une façon
quelconque le ventricule droit, qui, en raison de la faible
épaisseur de ses parois, a peu de tendance à s'hypertrophier
et se laisse plutôt dilater (bronchites chroniques, emphysème, etc.).

Ce sont donc des causes analogues et se rattachant plus ou
moins directement à un excès de travail du cœur qui produisent l'hypertrophie ou la dilatation. Étudions-les séparément
pour chaque cœur.

A. Cœur gauche. — Les causes susceptibles de produire l'hypertrophie du ventricule gauche sont :

1º Les *affections rénales* et surtout la néphrite interstitielle
chronique : le mal de Bright provoque l'hypertrophie du cœur
soit par suite de la destruction d'un certain nombre d'artérioles
du rein, ce qui a pour effet de gêner la circulation dans cet organe
(théorie de TRAUBE), soit parce qu'un même processus de sclérose frappe à la fois le rein, tous les vaisseaux de l'économie et
le cœur lui-même, soit enfin parce que les lésions vasculaires
ou la constriction vasculaire généralisée produisent une augmentation de la tension sanguine, qui augmente le travail du
cœur.

Le mal de Bright est la principale cause d'hypertrophie cardiaque (voy. son mécanisme, t. I.

2º Les *altérations vasculaires* : du fait de l'athérome ou de
l'artério-sclérose, l'élasticité et la perméabilité des vaisseaux
sont diminuées, ce qui nécessite une contraction plus énergique
du ventricule gauche ; il ne faut d'ailleurs pas perdre de vue que
ces altérations frappent aussi les vaisseaux du myocarde lui-
même. L'*anévrisme aortique* s'accompagne fréquemment d'hypertrophie du cœur.

3º *Certaines lésions vasculaires* : le rétrécissement aortique, en s'opposant au passage de l'ondée sanguine lancée par le ventricule gauche, l'insuffisance en déterminant le reflux dans le ventricule d'une partie de cette ondée sanguine, lui imposent un surcroît de travail. L'insuffisance mitrale détermine à un moindre degré l'hypertrophie du ventricule ; par contre, il y a hypertrophie excentrique de l'oreillette. Dans le rétrécissement mitral celle-ci subit la même modification, mais le ventricule s'atrophie, diminue de volume.

4° La *tachycardie* ou les *palpitations*, quelle que soit leur cause : abus du thé, du café ou du tabac, névropathie, émotions, chagrins, travaux exagérés, surmenage musculaire, marches forcées répétées, goitre exophtalmique, tachycardie essentielle paroxystique.

5° La *grossesse*, d'après LARCHER, BEAU et DUROZIEZ, provoquerait l'hypertrophie du cœur. CONSTANTIN PAUL est d'avis contraire. Quoi qu'il en soit, elle aggrave les cardiopathies, surtout celles qui étaient déjà mal tolérées.

B. CŒUR DROIT. — Les causes susceptibles de produire la dilatation du cœur droit, avec ou sans hypertrophie, sont :

1° Les *affections chroniques du poumon :* elles agissent surtout en diminuant la perméabilité des vaisseaux pulmonaires et en augmentant ainsi la tension sanguine dans le domaine de la petite circulation, commandée par le ventricule droit. C'est le cas pour l'emphysème, la phtisie fibreuse (BARD), la dilatation des bronches, les scléroses pulmonaires, les bronchites chroniques. Souvent même chez un vieillard on voit des accidents d'asystolie éclater à l'occasion d'une bronchite aiguë.

2° *Certaines affections abdominales* (lithiase biliaire, dilatation de l'estomac, etc.), qui agissent à distance sur le cœur droit, suivant le mécanisme invoqué par POTAIN : il se produit, par suite d'un réflexe parti du foie ou de l'estomac, une vaso-constriction intense des vaisseaux du poumon, qui produit une augmentation de la tension sanguine dans l'artère pulmonaire ; une dilatation aiguë du cœur droit en est la conséquence.

3° Les *lésions de l'orifice pulmonaire :* le rétrécissement surtout.

4° Les *lésions du cœur gauche* : elles finissent en effet par amener en amont une gêne circulatoire qui se propage à travers la circulation pulmonaire jusqu'au cœur droit : celui-ci se laisse alors progressivement dilater.

2° Anatomie pathologique. — Lorsque le cœur est *uniformément hypertrophié*, il garde une forme normale : on ne constate qu'une augmentation de volume et de poids parfois considérable, et une grande épaisseur des parois. Il faut se rappeler que le volume normal du cœur égale à peu près celui du poing fermé et que son poids moyen est de 300 grammes. On donne le nom de *cœur de bœuf* à l'hypertrophie généralisée. L'hypertrophie qui s'accompagne d'un élargissement des cavités est appelée hypertrophie excentrique : celle qui s'accompagne d'un rétrécissement s'appelle hypertrophie concentrique.

L'augmentation de volume du myocarde est due à l'hypertrophie des fibres musculaires déjà existantes, plutôt qu'à leur multiplication ; elle coexiste le plus souvent avec des lésions de myocardite interstitielle prédominant autour des vaisseaux.

Le cœur atteint de *dilatation généralisée* est moins ferme qu'un cœur normal, il s'affaisse sur la table d'autopsie : ses parois sont amincies et flasques, leur coupe montre une sorte de dissociation des fibres musculaires coexistant souvent avec de la surcharge graisseuse.

La *dilatation* ou l'*hypertrophie limitées* modifient la forme générale du cœur ; la dilatation des cavités droites élargit le cœur transversalement ; celle du ventricule gauche allonge le cœur et lui donne une forme cylindrique, celle de l'oreillette gauche, dans le rétrécissement mitral, s'accompagne d'atrophie du ventricule et exagère la forme conique du cœur.

3° Symptômes. — L'*hypertrophie* du cœur s'accompagne d'un accroissement de la matité et souvent d'une voussure notable de la région précordiale. L'énergie de la contraction cardiaque se traduit à la palpation par un choc violent et à la vue par un soulèvement appréciable de la paroi thoracique ; par l'intermédiaire du stéthoscope il se transmet à la tête de l'observateur qui est légèrement ébranlée à chaque systole. La pointe du cœur est abaissée. Les carotides et les artères superficielles comme les temporales, sont animées de battements. A l'auscultation du cœur le premier bruit est très intense: il s'accompagne même d'un éclat métallique (*cliquetis métallique* de LAENNEC); le second bruit, dû au claquement sigmoïdien, est aussi retentissant à cause de l'élévation de la pression artérielle.

Lorsque l'hypertrophie cardiaque est d'origine rénale, les phénomènes stéthoscopiques sont généralement modifiés par l'apparition du *bruit de galop* : le premier bruit du cœur est alors précédé d'un bruit sourd, diastolique, attribué par POTAIN à l'afflux du sang dans le ventricule sclérosé et dilaté; cette succession du bruit diastolique, du premier et du deuxième bruits normaux, produit un rythme à trois temps qui n'est pas sans analogie avec le galop d'un cheval. Le galop est également perceptible à la palpation. Il faut le chercher vers la partie moyenne du ventricule gauche, mais il existe aussi, quoique beaucoup plus rarement, un galop du cœur droit dans les affections qui retentissent sur la circulation pulmonaire.

Les malades atteints d'hypertrophie du cœur perçoivent parfois d'une façon gênante ou douloureuse toutes les pulsations cardiaques: ils les comparent à des coups de marteau frappés derrière le sternum ; ils éprouvent au moindre effort une sensation de tension, de plénitude thoracique avec dyspnée et palpitations, ou une douleur précordiale avec irradiation dans le bras gauche rappelant l'angine de poitrine. Par moments, la congestion céphalique s'accuse par des bouffées de chaleur à la face, des bourdonnements d'oreille, des éblouissements et des vertiges. Ces poussées congestives peuvent être, surtout chez les brightiques, le prélude d'une hémorragie cérébrale.

La *dilatation* du cœur porte surtout sur le ventricule droit; il s'ensuit que le ventricule gauche, participant ou non à la dilatation, est refoulé en dehors; la matité cardiaque est accrue transversalement, la pointe bat à plusieurs centimètres en dehors de la ligne mamelonnaire; on perçoit aussi très nettement des battements épigastriques attribuables au ventricule droit.

Les bruits du cœur sont sourds, mal frappés : la faiblesse du deuxième bruit trahit la diminution de la tension artérielle. Le pouls est filiforme. Lorsque la dilatation est prononcée, elle finit par aboutir à l'insuffisance des valvules auriculo-ventriculaires, surtout de la valvule tricuspide ; le premier bruit est alors couvert par un souffle systolique. La cyanose, la distension des veines, les œdèmes, la congestion du foie, l'ascite, les urines foncées, rares et albumineuses, et tout le cortège symptomatique de l'asystolie sont la conséquence habituelle de la dilatation cardiaque.

4° Évolution et pronostic. — L'*hypertrophie* cardiaque aboutit après des années, à la dilatation et à l'asystolie. Le pronostic est intimement subordonné à l'affection causale (lésion valvulaire, mal de Bright, etc.) ; il est encore assombri dans ce dernier cas par la possibilité de l'hémorragie cérébrale. La *dilatation* du cœur droit comporte un pronostic grave, à cause de l'imminence de l'asystolie ; elle aggrave aussi beaucoup le pronostic des affections aiguës des voies respiratoires, surtout chez les vieillards.

5° Diagnostic. — Est-il possible de distinguer la dilatation de l'hypertrophie cardiaque ? Dans une certaine mesure, lorsque la pointe est très déviée à gauche, lorsque l'impulsion cardiaque est d'une grande énergie, lorsque les bruits sont intenses et le pouls tendu, il est logique de supposer que le cœur est hypertrophié. L'abaissement de la pointe, l'irrégularité et la mollesse du choc précordial révèlent la dilatation des ventricules. Mais il ne faut pas oublier qu'un cœur hypertrophié peut se dilater secondairement, qu'un brightique par exemple est susceptible de succomber en asystolie.

Les *épanchements péricardiques* peuvent, grâce aux phénomènes asystoliques, à l'assourdissement des bruits, à la disparition du choc du cœur, simuler la dilatation, mais la matité est beaucoup plus étendue et présente la forme d'un triangle à base inférieure.

Il ne suffit pas de découvrir la dilatation ou l'hypertrophie du cœur; ces altérations ont encore une valeur diagnostique considérable en mettant sur la piste d'une insuffisance aortique, d'une néphrite, d'une affection pulmonaire, gastrique ou hépatique, qui constitue leur véritable cause.

6° Traitement. — Le repos, la suppression des soucis, des travaux pénibles et de tous les excitants cardiaques (thé, café, tabac, etc.), constituent le meilleur traitement de l'hypertrophie et de la dilatation. Il faudra y joindre l'emploi des sédatifs longtemps continué (bromure de potassium ou de strontium, 1 ou 2 grammes par jour), si l'hypertrophie s'accompagne de tachycardie ou de palpitations. La dilatation et les phénomènes asystoliques qui en dérivent nécessitent au contraire l'emploi des toniques du cœur (digitale et caféine). Le régime lacté constitue un adjuvant utile, surtout lorsque la lésion cardiaque est subordonnée au mal de Bright, à l'artério-sclérose ou à des troubles digestifs.

ARTICLE VI

ASYSTOLIE

Le terme asystolie ne signifie pas « absence de systoles », comme son étymologie semblerait l'indiquer; il désigne seulement la *phase ultime* des affections cardiaques où, par suite de l'affaiblissement progressif du myocarde, les contractions du cœur sont devenues tout à fait insuffisantes.

1° Étiologie. — L'asystolie n'est pas seulement l'aboutissant des *lésions valvulaires* : la *péricardite*, les *myocardites chroniques*, les *affections bronchopulmonaires* qui retentissent sur le cœur droit (phtisie fibreuse, emphysème, bronchites chroniques), le *surmenage* du cœur et le surmenage musculaire en général, la *tachycardie* essentielle paroxystique et la tachycardie de la *maladie de Basedow*, sont ses causes habituelles. Le *mal de Bright*,

qui s'accompagne d'abord d'hypertension artérielle, finit aussi
par aboutir à l'hypotension et souvent à l'asystolie. Certaines
maladies infectieuses, telles que la fièvre typhoïde ou la pneumonie, sont susceptibles de réaliser une sorte d'asystolie
aiguë, le plus souvent par le mécanisme de la myocardite
aiguë.

L'action de ces diverses causes est favorisée par quelques circonstances accessoires qui déterminent brusquement l'apparition
des accidents, d'où leur nom de *causes occasionnelles* : un excès
de travail, une marche forcée, une bronchite aiguë, en augmentant momentanément le travail du cœur déjà au-dessous de sa
tâche, provoquent et hâtent l'éclosion de l'attaque d'asystolie.
Le repos et les toniques du cœur suffisent généralement pour
conjurer le péril en rétablissant l'équilibre circulatoire, jusqu'au
moment où, après des semaines ou des mois, il est de nouveau
rompu sous l'influence d'une cause occasionnelle.

La faiblesse du cœur n'est donc pas l'unique facteur de l'asystolie : il faut tenir grand compte des résistances périphériques
qu'il a à surmonter, des altérations des petits vaisseaux, notamment des vaisseaux cardiaques. Les attaques d'asystolie au
cours des lésions valvulaires coïncideraient presque toujours,
d'après BARD, avec une nouvelle poussée d'endocardite ; aussi
serait-il abusif de leur reconnaître une origine purement
mécanique.

2° **Anatomie pathologique.** — A l'autopsie d'un asystolique,
on trouve le cœur, surtout le cœur droit, *dilaté* et rempli de
caillots très foncés. Tout le système veineux est également gorgé
de sang. Les divers organes, foie, rein, rate, cerveau, sont très
congestionnés ; on trouve du liquide dans le péritoine et souvent
dans les plèvres (ascite et hydrothorax). Ces lésions sont décrites
ailleurs en détail (voy. *Foie* et *Rein cardiaques*). Au microscope
le cœur montre généralement des lésions de myocardite aiguë ou
chronique.

3° **Symptômes.** — La symptomatologie de l'asystolie n'est pas
uniforme ; ses localisations ou plutôt sa *prédominance* dans tel

ou tel organe, suivant les aptitudes pathologiques antérieures de celui-ci, en rendent l'expression clinique fort variable. Voici les symptômes les plus constants :

1° Les *battements du cœur* sont affaiblis, accélérés et souvent irréguliers; à l'auscultation les deux bruits sont sourds, le premier peut être remplacé par un souffle systolique, indice d'une insuffisance auriculo-ventriculaire fonctionnelle; on trouve enfin tous les signes physiques de la dilatation cardiaque.

2° Le *pouls*, également accéléré et souvent arythmique, est tantôt filiforme, tantôt bien perceptible, mais mou, sans tension.

3° Les *veines* sont au contraire distendues, saillantes sous la peau. Les jugulaires sont gorgées de sang et présentent parfois des mouvements rythmiques (*pouls veineux*), indices de l'insuffisance tricuspide.

4° Le *tissu cellulaire* est infiltré par la sérosité que laissent transsuder les vaisseaux; l'*œdème* ne se limite plus aux malléoles; il envahit la totalité des membres inférieurs, le scrotum et le prépuce, la paroi abdominale et même thoracique. C'est un œdème dur qui garde un instant l'empreinte du doigt sous forme de godet; la simple pression du stéthoscope sur le thorax en vue de l'auscultation, laisse pendant quelques minutes des empreintes circulaires de même origine.

5° Les *séreuses* sont également envahies par cette transsudation, qui produit l'ascite et l'hydrothorax. On donne à cette hydropisie généralisée le nom d'*anasarque*.

6° Les *divers organes* subissent aussi le contre-coup de cette stase sanguine; le foie, augmenté de volume, dépasse le rebord costal; il est douloureux à la pression et les téguments présentent une teinte subictérique; la rate est hypertrophiée; la congestion rénale se traduit par des urines rares, foncées, riches en albumine; la partie inférieure des poumons perd sa sonorité normale (même en l'absence d'hydrothorax), en même temps que l'auscultation fait entendre de nombreux râles muqueux; la stase dans les centres nerveux se traduit par l'assoupissement, le délire ou le coma; le type respiratoire de CHEYNE-STOKES (t. I, p. 724) s'observe parfois, notamment chez les cardiaques artério-scléreux. Achard et Lévi[1] ont observé chez les cardiaques asystoliques des paralysies passagères, ne dépassant pas quelques jours : paralysie faciale, hémiplégie, hémiplégie alterne. A l'autopsie, on constatait dans les régions correspondantes de l'écorce cérébrale motrice un peu d'œdème ou de congestion.

7° L'*hématose* est profondément troublée par le ralentissement de la circulation; surtout par la congestion pulmonaire et l'hydrothorax; le sang obtenu par piqûre est noir et comme asphyxique; la face et les lèvres sont *cyanosées*; le malade, en proie à une *dyspnée* intense, étouffe dès qu'il se couche, il passe ses nuits assis ou le dos appuyé sur une pile de coussins. Du fait de cette asphyxie progressive, de l'insuffiance des fonctions du foie et de la dépuration urinaire, il se produit une grave intoxication de l'organisme : c'est la *cachexie cardiaque* qui présente autant d'importance que les phénomènes purement mécaniques (Jaccoud).

Les symptômes que nous venons d'énumérer peuvent se rencontrer tous réunis chez le même malade, mais leur ordre d'apparition et de succession est tout à fait différent, suivant les cas : cela est vrai notamment pour le foie cardiaque qui, chez un alcoolique ou un paludéen, peut devancer de longtemps les autres manifestations de l'asystolie; de tels malades font leur asystolie dans le foie, un autre la fera dans le poumon, un autre dans le rein, etc. : ce n'est qu'à la longue que le tableau clinique finit par se compléter.

4° Évolution. — L'asystolie procède par poussées; elles cèdent d'abord en quelques jours ou quelques semaines à un traitement approprié, puis deviennent de plus en plus fréquentes et de plus en plus prolongées; les membres inférieurs prennent, en raison de l'œdème, un aspect difforme et éléphantiasique; en certains points la peau s'excorie ou s'ulcère et ces solutions de continuité dans des tissus à vitalité amoindrie et toujours ouverts à l'infection peuvent devenir le point de départ d'un érysipèle. La mort

---

[1] Achard et Lévi. *Soc. méd. des hôp.*, 8 octobre 1897.

survient par *asphyxie*, par syncope, par urémie ou du fait d'une complication (érysipèle ou bronchopneumonie).

5° Traitement. — Le traitement est étudié article X, page 320.

ARTICLE VII

TROUBLES DU RYTHME CARDIAQUE

Le cœur est soumis à deux influences nerveuses antagonistes : 1° celles des fibres nerveuses d'arrêt contenues dans le tronc du pneumogastrique, nerf modérateur du cœur, qui prend son origine dans le bulbe ; 2° celle des fibres accélératrices contenues dans des rameaux du grand sympathique dont l'origine se trouve dans la moelle cervicale et la partie supérieure de la moelle dorsale. De l'équilibre de ces deux forces antagonistes résulte le rythme normal du cœur (65 à 75 pulsations par minute). L'une d'elles vient-elle au contraire à prédominer, les mouvements du cœur s'accélèrent ou se ralentissent : dans le premier cas, il y a *tachycardie*, dans le second *bradycardie* ou ralentissement.

Or les centres accélérateurs et modérateurs du cœur peuvent être excités soit directement, soit par voie réflexe.

Nous ne ferons que résumer dans deux tableaux synoptiques les principales causes de tachycardie et de ralentissement du pouls, car leur description appartient, ainsi que celle de l'arythmie, à la pathologie générale ; mais nous étudierons en détail le *pouls lent permanent* et la *tachycardie essentielle paroxystique*, qui constituent de véritables entités morbides.

§ 1. — RALENTISSEMENT DU POULS

Le ralentissement du pouls ou bradycardie (de βραδύς, *lent*) est permanent ou transitoire. Permanent, il constitue un syndrome que nous étudierons à part. Transitoire il est beaucoup moins accentué (50 à 60 pulsations à la minute) et dépend des causes suivantes :

| | | *État puerpéral.* |
| | | *Convalescence.* |

Transitoire.
- Infections et intoxications.
  - *Ictère*, mal de Bright (rare).
  - Blennorrhagie (Arnozan).
  - Rhumatisme articulaire aigu.
  - Maladies infectieuses graves dans quelques cas (diphtérie).
- Affections nerveuses.
  - *Compression cérébrale* (tumeurs, hémorragies, méningites, commotion cérébrale).
  - Traumatismes de la colonne cervicale.
  - Névralgies ou affections viscérales douloureuses.

Permanent.
- Congénital.
- Acquis.

En somme, le ralentissement du pouls reconnaît presque dans tous les cas une origine bulbaire : que ce centre nerveux soit primitivement lésé (athérome) ou troublé dans son fonctionnement (infections, intoxications), excité à distance par voie réflexe (névralgies, etc.), comprimé directement (tumeurs, exostoses) ou par l'intermédiaire du liquide céphalo-rachidien conformément aux expériences de Duret (méningites, traumatismes cérébraux).

§ 2. — Pouls lent permanent

Le pouls lent permanent [1] est encore appelé *maladie de Stokes-Adams*, du nom de deux auteurs qui l'ont décrit (Adams, 1827).

1° Étiologie. — D'abord considéré par ses auteurs comme lié à la dégénérescence graisseuse du myocarde, ce syndrome reconnaît plutôt une origine bulbaire (Charcot) ; s'il se rencontre chez des cardiaques artério-scléreux, c'est à cause de l'artériosclérose *bulbaire*, aboutissant à l'ischémie de ce centre nerveux et à une irritation constante des origines du pneumogastrique, nerf modérateur du cœur.

[1] Consulter : Vaquez. *Gaz. hebd.*, 1890, p. 38. — Comby. *Sem. méd.*, 1892, p. 265. — Figuet. Th. Lyon, 1882.

Les lésions cardiaques sont en effet inconstantes, et très souvent au contraire on trouve des lésions bulbaires (rétrécissement du trou occipital, compression du bulbe par traumatismes ou arthrites des vertèbres). Le pouls lent permanent peut encore survenir à la suite des névralgies, de la sciatique, des intoxications, de l'ictère, des maladies infectieuses; mais ces dernières causes produisent plus ordinairement une bradycardie transitoire. — Le pouls lent permanent ne s'observe presque que chez des vieillards.

2° Symptomatologie. — Trois ordres de symptômes caractérisent le pouls lent permanent : le ralentissement du pouls, les syncopes, les attaques épileptiformes.

a. *Ralentissement du pouls*. — Il est considérable : il oscille entre 30 et 40 pulsations à la minute; mais peut tomber beaucoup plus bas : dans un cas de POTAIN il battait à 24, et une température de 40°,2 ne le fit pas monter au-dessus de 29. Au moment des attaques syncopales on l'a vu tomber à 8 pulsations par minute.

L'auscultation du cœur ne révèle parfois rien de particulier. Dans d'autres cas, elle fait entendre dans l'intervalle des pulsations, un bruit sourd, considéré comme une systole avortée et bornée à la simple contraction des oreillettes (STOKES, TRIPIER); ces battements intercalaires se traduisent sur le tracé du pouls radial par un très léger soulèvement, et quelquefois sont aussi perceptibles au niveau des jugulaires (pouls veineux). L'arythmie est rare.

Ce ralentissement de la circulation coïncide avec un abaissement de la température, qui ne dépasse pas 37°, avec de la dyspnée et quelquefois du refroidissement des extrémités.

b. *Syncopes*. — L'anémie cérébrale produit d'abord des éblouissements et des vertiges, plus tard, la syncope complète avec perte de connaissance pouvant aboutir à un coma prolongé.

c. *Attaques épileptiformes*. — Elles succèdent à la syncope, ou au coma ou bien se montrent primitivement. Pour R. TRIPIER, le pouls lent permanent est une manifestation de l'épilepsie.

Pour DEBOVE, GINGEOT, COMBY, la syncope et les attaques épileptiformes sont des manifestations urémiques; la quantité des urines et leur teneur en urée sont en effet diminuées et ces symptômes s'amendent ou disparaissent quand on augmente la diurèse.

La maladie *évolue lentement;* sa durée est de trois ans en moyenne; elle comporte un pronostic grave à cause de la mort subite par syncope qui la termine quelquefois.

Il ne faut pas confondre le pouls lent permanent pathologique : 1° avec le ralentissement transitoire du pouls; 2° avec le pouls lent permanent congénital qui coexiste, il est vrai, avec des crises d'épilepsie; 3° avec le pouls bigéminé caractérisé par l'alternance d'une pulsation forte et d'une pulsation faible, celle-ci pouvant passer inaperçue.

3° Traitement. — Basé sur les données pathogéniques exposées plus haut, il consiste à combattre l'ischémie bulbaire par les médicaments vaso-dilatateurs, surtout au moment des crises syncopales : inhalations de nitrite d'amyle, trinitrine à l'intérieur (trois gouttes de la solution au centième) ; dans l'intervalle des crises on aura recours à l'iodure de sodium longtemps continué et au régime lacté.

§ 3. — TACHYCARDIE [1]

Les diverses variétés de tachycardie sont classées, d'après leur cause dans le tableau suivant :

A. Tachycardies symptomatiques.	T. physiologique	Enfance. Vieillesse. Ménopause. Efforts. Repas.
	T. de cause générale . .	Fièvre. — Infections. Convalescence. Anémies. Cachexies (KLIPPEL).
	T. d'origine toxique.	Nicotine. Digitale. Atropine.

[1] Consulter : MERKLEN. *Examen et séméiotique du cœur.* Collection Léauté. — LARCENA. Th. de Paris, 1891.

1. Tachycardies symptomatiques (Suite).

T. par trouble circulatoire. .
- Cœur forcé.
- Affections valvulaires.
- Myocardites aiguës.
- Myocardites chroniques.
- Artério-sclérose (Huchard).
- Mal de Bright à son début (Bouveret).

T. d'origine nerveuse.

réflexe . . .
- Maladies du foie et de l'intestin (Potain).
- Rein mobile.
- Péritonite par perforation.
- Extirpation du larynx.

dans les névroses.
- Hystérie.
- Neurasthénie.
- Maladie de Bassedow.

par lésion des nerfs.
- Adénopathie trachéobronchique.
- Paralysie glosso-labiée.

par lésion des centres.
- Compression du bulbe.
- Tabes.
- Sclérose latérale amyotrophique.
- Lésions cérébrales.

2. Tachycardie paroxystique essentielle.

En somme, les maladies infectieuses sont, avec quelques maladies nerveuses, les principales causes de la tachycardie.

§ 4. — Tachycardie paroxystique essentielle

Les tachycardies que nous venons d'énumérer sont les unes continues, les autres intermittentes ou paroxystiques. Parmi ces dernières il en est une à laquelle il est impossible d'assigner une cause certaine; aussi Bouveret, qui l'a le premier décrite, propose-t-il le nom de tachycardie paroxystique *essentielle* [1]. Est-elle due à la parésie du pneumogastrique (nerf modérateur du cœur), à l'excitation du sympathique (accélérateur)? On l'ignore. Peut-être résulte-t-elle du concours de ces deux influences; tout

[1] Bouveret. *Revue de médecine*, 1889. — Janicot. Th. de Paris, 1891. — Larcena. *Id.*

ce qu'on peut dire jusqu'à présent, c'est que c'est une *névrose bulbaire* (DEBOVE, HUCHARD).

1° Description. — Elle survient sous forme d'accès durant des heures, des jours, des semaines, caractérisés par les symptômes suivants :

a. *Pouls*. — Il monte brusquement à 200 pulsations à la minute et même au-dessus de ce chiffre. Il est petit, quelquefois à peine perceptible ; la tension artérielle est très faible, vraisemblablement parce que le cœur, en raison de la rapidité de ses battements, n'a pas le temps de se remplir et se contracte presque à vide. Il n'est toutefois pas impossible que cette hypotension reconnaisse des causes accessoires, par exemple une influence vaso-motrice.

b. *Examen du cœur*. — En raison de la rapidité des battements, la *palpation* de la région précordiale ne fait sentir qu'une sorte de vibration ou d'ébranlement, parfois perceptible à la vue. — A la *percussion* le cœur paraît dilaté surtout dans la région des oreillettes. — A l'*auscultation* on entend un léger souffle systolique, signe d'insuffisance *fonctionnelle* des valvules auriculo-ventriculaires.

c. *Troubles circulatoires*. — Ils se traduisent par de la pâleur, des vertiges, un léger œdème des jambes, de la dyspnée, de la congestion des viscères abdominaux, une diminution de la quantité des urines. Tous ces symptômes dérivent de la faible tension artérielle et de la gêne de la circulation,

2° Évolution. — L'accès disparaît aussi brusquement qu'il est venu, généralement au bout de quelques heures ou de quelques jours, mais pour revenir après un intervalle plus ou moins prolongé (des mois ou des années). A mesure que la maladie devient plus ancienne, les accès se prolongent et se rapprochent; ils s'accompagnent de symptômes d'asystolie, dont les troubles circulatoires énumérés plus haut n'étaient qu'une ébauche. C'est après un certain nombre d'accès que la mort survient par asystolie. Une autre terminaison est la mort subite.

La tachycardie essentielle ne se présente pas toujours sous

forme d'accès : JANICOT a observé un cas dans lequel elle a duré cinq mois sans interruption, pour aboutir à l'asystolie terminale; il ne s'agissait donc plus d'une tachycardie paroxystique.

3º Traitement. — Il consiste à prévenir le retour des accès en évitant toute excitation du cœur par les efforts, le surmenage, l'abus du thé, du tabac ou du café. Contre l'accès lui-même on ne peut employer que les médicaments nervins (morphine, belladone, bromure, antipyrine) et la faradisation du pneumogastrique.

ARTICLE VIII

PALPITATIONS

On désigne ainsi des battements du cœur énergiques et précipités survenant par accès.

1º Étiologie. — Les palpitations constituent un symptôme commun à la plupart des maladies du cœur et même à d'autres affections nerveuses et viscérales.

Les lésions valvulaires du cœur, la péricardite, la myocardite et l'endocardite, l'hypertrophie du cœur, s'accompagnent de palpitations.

La neurasthénie, le goitre exophtalmique, la chlorose, l'abus du tabac, du café, du thé et de toutes les boissons excitantes, les émotions, les soucis et les chagrins, le surmenage musculaire, la croissance rapide les produisent aussi.

Enfin dans les affections chroniques du foie ou de l'estomac, pendant les digestions pénibles, etc., il survient des palpitations d'origine réflexe.

2º Symptômes et traitement. — Les palpitations ne consistent pas seulement dans une accélération et une augmentation d'énergie des contractions cardiaques; il faut de plus que ces contractions exagérées soient perçues par le malade. La sensation de gêne qui en résulte va jusqu'à l'étouffement et s'accompagne parfois d'une vive douleur précordiale.

Le traitement consiste dans l'emploi du bromure de potassium ou de strontium, dans l'application d'un sachet de glace sur la région précordiale et enfin dans l'administration de la digitale s'il y a en même temps une accélération notable du pouls sans hypertrophie du cœur. Il faut ensuite s'attacher à rechercher et à traiter la cause des palpitations : on évitera toutes les causes occasionnelles capables de les rappeler (émotions, exercices physiques violents, etc.).

ARTICLE IX

ANGINE DE POITRINE

L'angine de poitrine a été décrite pour la première fois par ROUGNON et par HEBERDEN(1768).

1° Description de l'accès. — L'angine de poitrine a le plus souvent un début brusque, sans prodromes. Elle s'annonce par une vive douleur rétrosternale, par une sensation de constriction thoracique et par une angoisse inexprimable.

La *douleur* a son maximum dans la région précordiale ; elle est très vive. Le malade la compare à une griffe qui le déchire ou à un étau qui le comprime : il se sent transpercé d'avant en arrière ou éprouve un barrement transversal d'un mamelon à l'autre (FOTHERGILL).

Elle *s'irradie* dans toute la moitié gauche du thorax et vers le membre supérieur gauche jusque dans le petit doigt et l'annulaire ; parfois même c'est dans les doigts que débute la douleur, et c'est de là qu'elle remonte peu à peu vers la poitrine et le cœur à la façon d'une aura. Les irradiations vers l'épaule, le testicule, l'épigastre, le diaphragme, les mâchoires, la nuque, le pharynx, etc., sont bien moins fréquentes.

Une *angoisse* indicible (*angor pectoris*), une sensation de mort imminente, accompagne la douleur ; le malade reste pâle et immobile.

Les *battements du cœur* sont peu modifiés, sauf lorsque l'angine de poitrine accompagne une cardiopathie chronique. Les mouvements respiratoires s'effectuent sans difficulté.

La mort peut survenir pendant un violent accès, cependant le plus souvent l'accès cesse après quelques minutes. La *terminaison* est alors annoncée par divers phénomènes, par des éructations, de la toux et une expectoration muqueuse, par quelques inspirations lentes et profondes, des fourmillements dans les doigts, du gonflement des testicules, un impérieux besoin d'uriner, etc.

Ces phénomènes, qui marquent la fin de l'accès, sont aussi variables que l'accès lui-même ; sa physionomie clinique change totalement d'un malade à l'autre, bien que la douleur et ses irradiations, l'angoisse, la marche paroxystique de l'affection en constituent les principaux traits.

Il est toutefois des formes frustes dans lesquelles la douleur manque et où l'angoisse précordiale et l'oppression existent seules.

2° Diagnostic. — Le caractère paroxystique des accès et la sensation de mort imminente, sont deux traits caractéristiques de l'angine de poitrine.

On ne confondra pas l'angine de poitrine avec la névralgie intercostale ou cervico-brachiale (points douloureux à la pression, absence du caractère paroxystique), avec la névralgie du phrénique (douleur à la pression des espaces intercostaux tout le long du sternum).

Les diverses affections qui se compliquent d'une dyspnée angoissante, ne seront pas non plus confondues avec l'angine de poitrine ; celle-ci ne s'accompagne pas de modifications des mouvements respiratoires.

3° Étiologie. — Le plus souvent, l'angine de poitrine dérive des mêmes causes que les *altérations vasculaires* en général ; l'alcoolisme, la syphilis, l'arthritisme en sont les facteurs les plus habituels.

D'autres fois, l'angine de poitrine reconnait une étiologie différente. Elle sera, par exemple, une manifestation d'une *affection nerveuse*, comme le tabes, l'hystérie (CHARCOT), la maladie de Basedow (MARIE), la neurasthénie, l'épilepsie dont TROUSSEAU la considérait comme une forme larvée. Elle peut être due à une *intoxication* (angine tabagique), à une *affection diathésique* : diabète (VERGELY), brightisme (DIEULAFOY), rhumatisme. On a vu des accès angineux chez les goutteux et LECORCHÉ les a vus alterner avec les accès de goutte.

Enfin l'angine de poitrine peut encore reconnaître une *origine réflexe*, c'est-à-dire dépendre d'affections organiques du foie, de l'estomac, de l'utérus, etc. Le plus souvent il s'agit de formes bénignes, quelquefois même de troubles cardiaques assez éloignés par leur symptomatologie et vraisemblablement par leur mécanisme de la forme classique de l'angor pectoris : par exemple, une oppression vague, des palpitations, de l'arythmie dont POTAIN, TEISSIER nous ont fait connaitre le mécanisme.

4° Anatomie pathologique. — Les lésions constatées peuvent porter : 1° sur le cœur ou ses vaisseaux ; 2° sur le plexus cardiaque.

a. *Lésions du cœur et des vaisseaux.* — Les lésions du cœur et des vaisseaux sont de beaucoup les plus fréquentes ; elles peuvent porter sur le myocarde plus ou moins dégénéré, sur l'endocarde, caractérisées alors surtout par de l'insuffisance aortique, sur le péricarde dont les feuillets viscéral et pariétal sont devenus adhérents, entrainant ainsi la disparition de la cavité péricardique (symphyse cardiaque). L'aorte présente fréquemment des plaques d'athérome, de la dilatation, etc. Mais la lésion la plus importante, considérée comme caractéristique de l'angine de poitrine vraie, c'est le *rétrécissement des artères coronaires*, entrainant consécutivement l'ischémie du muscle cardiaque qu'elles sont destinées à irriguer.

Exceptionnellement le rétrécissement occupe l'origine même des artères coronaires, le point où elles naissent de l'aorte, et se trouve alors réalisé par deux petites plaques d'athérome aortique (comme c'était le cas dans une observation de POTAIN).

Dans la généralité des cas, les altérations portent sur le trajet même de ces petits vaisseaux (artério-sclérose, athérome, etc.). Ils sont sinueux, à parois rigides, et présentent une diminution de leur calibre.

b. *Lésions des plexus nerveux.* — Les lésions du plexus nerveux, très nettement démontrées, sont beaucoup moins fréquentes. Elles intéressent le plexus cardiaque et les nerfs qui y aboutissent, le pneumogastrique notamment, sur une étendue variable. Il ne s'agit pas ordinairement d'une affection primitive du plexus nerveux; mais, comme l'a démontré LANCEREAUX, d'une lésion qui a son point de départ dans la tunique externe de l'aorte épaissie, (péricardite, fluxion rhumatismale, etc.), et qui gagne de proche en proche le plexus nerveux qui lui est accolé. Cette infiltration, caractérisée au microscope par la prolifération des cellules rondes, étouffe pour ainsi dire les éléments nerveux, en amenant par compression leur dégénérescence.

5° Pathogénie. — En somme, parmi les lésions révélées à l'autopsie, deux sont à retenir surtout : le rétrécissement des coronaires et la névrite du plexus cardiaque. Elles sont d'ailleurs la base des théories pathogéniques.

a. *Théorie vasculaire.* — L'angine de poitrine est due au rétrécissement des artères coronaires. Nous venons de voir quelle était la fréquence de leurs lésions.

Le rétrécissement des deux artères coronaires, artères nourricières du cœur, ne permettant plus qu'un apport sanguin insuffisant, doit aboutir à l'ischémie du myocarde, à sa nutrition insuffisante. Mais on comprend bien qu'en raison de la variabilité du travail qu'il a à produire, le muscle cardiaque n'a pas toujours les mêmes besoins. Telle quantité de sang, qui pendant le repos est largement suffisante, cessera de l'être dès que se produit le moindre effort, dès que naît le moindre obstacle à la circulation.

On comprend ainsi pourquoi c'est à l'occasion d'une fatigue, d'un effort, d'une émotion, après un repas copieux, qu'éclate l'accès d'angine de poitrine, par un mécanisme analogue à celui de la claudication intermittente par rétrécissement des artères iliaques (POTAIN).

La douleur, l'angoisse qui l'accompagne dépendraient de cette ischémie brusque, qui irrite les terminaisons nerveuses dans le muscle cardiaque, irritation qui, se répercutant sur le centre du pneumogastrique, peut produire par voie réflexe l'arrêt définitif du cœur en diastole.

On objecte à cette théorie :

1° Les cas d'angine de poitrine où l'autopsie n'a révélé aucune altération des coronaires, à quoi les partisans de la théorie répondent que dans ce cas le syndrome relève d'un rétrécissement spasmodique et non plus organique : par exemple, sous l'influence de la nicotine, dont Cl. BERNARD a montré les propriétés vaso-constrictives, ou encore dans certains états névropathiques réalisant ainsi une *ischémie fonctionnelle* du myocarde.

2° Les cas de rétrécissement des coronaires sans angine de poitrine ; mais dans ces cas il s'agit plutôt de lésions partielles n'entraînant l'ischémie que dans un territoire restreint du myocarde, de lésions des coronaires sans rétrécissement, ou de lésions compensées par leur unilatéralité, l'autre coronaire exerçant la suppléance.

b. *Théorie nerveuse.* — L'angine de poitrine est due à la névrite du plexus cardiaque. Cette interprétation est basée sur les autopsies qui ont montré à LANCEREAUX, PETER, etc., des lésions du plexus. Elles dérivent d'une artérite aiguë ou chronique ayant amené la lésion du plexus par contiguïté, ou bien elles sont primitives. S'agit-il d'une névrite, l'angine de poitrine peut aboutir à la mort ; s'agit-il au contraire d'une simple névralgie du plexus, elle se traduit cliniquement par une forme bénigne (angines de poitrine réflexes, nerveuses, toxiques). Les connexions du plexus cardiaque nous expliquent comment sa névrite peut produire tous les phénomènes de l'angor, notamment la dyspnée, la douleur cardiaque, ses irradiations à distance (anastomoses avec le phrénique, le plexus cervical, etc.), et l'arrêt du cœur, enfin le spasme des coronaires. Tout ce complexus symptomatique a été expérimentalement réalisé par Fr. FRANCK en produisant des excitations de la face interne de l'aorte. Malheureusement cette névrite du plexus cardiaque a été assez rarement constatée, surtout isolément et sans lésion des coronaires.

Il est d'ailleurs irrationnel d'assigner à l'angine de poitrine une pathogénie toujours identique. Il est fort vraisemblable, comme l'admet HUCHARD, que les cardialgies, les fausses angines, dérivent d'une simple névralgie du plexus cardiaque. Quant à la véritable angine, celle dont on meurt, elle résulterait de l'oblitération des artères coronaires. Il n'est pas impossible que certains symptômes, comme la douleur et les irradiations, relèvent de la lésion du plexus.

6° **Pronostic**. — Il est toujours grave, surtout dans le cas de lésion organique du cœur et de l'aorte : un accès peut alors se terminer par une syncope mortelle.

7° **Traitement**. — Le traitement diffère pendant les accès et dans leur intervalle.

a. *Pendant l'accès*, il faut faire respirer au malade quelques gouttes de nitrite d'amyle versées sur un mouchoir ou sur une assiette : ce médicament agit comme vaso-dilatateur ; une injection sous-cutanée de 1 centigramme de morphine amène une sédation marquée des phénomènes douloureux.

b. *Dans l'intervalle des accès*, et pour prévenir leur retour, on a recours à la trinitrine (III gouttes par jour de la solution au centième), à l'iodure de potassium ou de sodium longtemps continué à faibles doses (0,50 à 1 gramme). Le tabac, le café, l'alcool, les fatigues et les excès de table doivent être soigneusement évités. Le régime lacté mitigé constitue un adjuvant utile.

CHAPITRE IV

MALADIES DES VAISSEAUX

Les maladies des vaisseaux comprennent :

1° Les maladies des artères en général ;

2° Les maladies de l'aorte ;

3° Les maladies des veines en général ;

4° La *phlegmatia alba dolens*.

Nous décrirons, après les maladies des artères et des veines, les tumeurs du médiastin, à cause de leur symptomatologie, qui se rapproche beaucoup de celle de l'anévrysme aortique.

ARTICLE PREMIER

ARTÉRITES AIGUËS

Nous réunissons sous ce titre l'étude des aortites aiguës et des artérites aiguës périphériques. Leur description clinique seule diffère.

1° Étiologie et pathogénie. — Les artérites aiguës primitives, c'est-à-dire celles qui ne dépendent pas d'un traumatisme, d'une embolie artérielle ou de la propagation d'une lésion de voisinage sont des *artérites infectieuses*. C'est au cours des maladies générales infectieuses qu'on les rencontre ; au cours de la variole à la période d'éruption ou plus rarement de suppuration (BROUARDEL) ; dans la variole hémorragique ; dans la dothiénentérie (TAUPIN, GROS d'Angoulême) ; dans la diphtérie (MARTIN) ; dans l'érysipèle (SELTER) ; dans le rhumatisme articulaire aigu

(G. de Mussy). Dans les cas de septicémie puerpérale, Turner a vu des ulcérations de l'aorte. L'artérite de l'influenza a été signalée par Leyden et Guttman, par Bondet, Gangolphe, etc. Enfin, certains artérites syphilitiques peuvent avoir une marche aigue.

a. *Constatations bactériologiques.* — Le pneumocoque a été vu par Cuzzaniti, le bacillus anthracis par Oliver, le bacille d'Eberth par Rattone, le bacille de Koch par Flexner, le streptocoque par Boinet.

Ces agents pathogènes agissent directement par leur présence ou par leurs produits solubles. Mais l'artérite n'est pas forcément causée par le microbe qui a produit l'affection primitive : il peut s'agir, d'autres fois, d'une infection secondaire ; ainsi dans un cas de thrombose artérielle chez un tuberculeux observée par Vaquez, on n'a pas trouvé dans les tuniques artérielles le bacille de Koch, mais le streptocoque.

b. *Expérimentation.* — Les artérites infectieuses aiguës ont pu être reproduites expérimentalement ; ces expériences ont porté surtout sur l'aorte, mais sont applicables à la pathogénie des autres artérites.

Gilbert et Lion[1], après avoir traumatisé la membrane interne de l'aorte au moyen d'une tige de fer aseptique, injectent dans une veine une culture de bacille d'Eberth et constatent, en sacrifiant l'animal huit jours après, que l'aorte présente sur sa face interne des végétations analogues à celles de l'endocardite ou des aortites aiguës.

Thérèse[2], en injectant dans les veines des cultures complètes ou *filtrées* de colibacille, de bacille de Löffler, de streptocoque ou de staphylocoque doré, a pu provoquer la formation de lésions prédominant autour des vasa vasorum. La présence des toxines séparées de leurs microbes producteurs est donc parfois susceptible de produire l'artérite aiguë.

Crocq[3], de Bruxelles, a pu également reproduire l'aortite aiguë

---

[1] Gilbert et Lion. *Artérites infectieuses expérimentales.* Soc. biologie, 1889.

[2] Thérèse, Thèse de Paris 1893.

[3] Crocq. *Arch. de méd. expér.,* octobre 1894.

en associant le traumatisme et l'infection, qui n'agissent guère isolément.

En somme, ici comme pour les endocardites aiguës, une des premières conditions de réussite de cette expérience est le traumatisme préalable de la paroi vasculaire, destiné à provoquer la localisation des agents infectieux introduits dans le torrent circulatoire. Nous verrons d'ailleurs, en étudiant l'anatomie pathologique, que les artérites aiguës se greffent fréquemment sur des lésions anciennes des artères dont on peut retrouver la trace à l'autopsie. GILBERT et LION sont cependant arrivés à produire directement l'aortite chez le lapin, sans traumatisme préalable, par inoculation d'un microbe spécial, découvert par eux dans un cas d'endocardite chez l'homme.

2° Anatomie pathologique. — Quel que soit le vaisseau intéressé, il se distingue par sa dilatation, sa friabilité et l'augmentation d'épaisseur de ses parois. Au niveau de l'aorte, la lésion est constituée à son début par l'apparition de *plaques gélatiniformes*. Ces plaques, d'étendue variable, agminées ou isolées, forment à la surface interne du vaisseau un relief appréciable à l'œil et au toucher. Leur consistance est molle; elles sont translucides comme la gelée et leur imbibition par la matière colorante du sang leur donne une teinte rosée. Dans les cas récents, elles forment parfois à la surface interne du vaisseau des groupes de taches rosées surélevées dont l'aspect rappelle celui d'une éruption d'urticaire. Leur dégénérescence graisseuse est très précoce; elles constituent une lésion d'athérome qui n'a pas le temps d'évoluer. Elles ne tardent pas à se couvrir de végétations fibrineuses dont la présence est un gros danger, car ces coagulations sanguines, constamment battues par le courant sanguin, pourront aller former au loin des embolies disséminées.

Histologiquement, la plaque gélatiniforme est constituée par un épaississement de la tunique interne; cette tunique est infiltrée par des cellules rondes en séries parallèles, séparées de la lumière du vaisseau par une mince couche, restée à peu près normale.

Le microscope montre aussi des lésions prédominantes au

niveau des vasa vasorum. Ce sont eux qui, par les lésions d'endartérite qu'ils présentent, et par le rétrécissement ou l'oblitération qui en sont la conséquence, jouent le principal rôle dans la production des plaques gélatiniformes.

Sur les vaisseaux de moyen et de petit calibre, comme les artères des membres et celles des organes viscéraux, les lésions de l'artérite aiguë peuvent aboutir à l'oblitération, après un rétrécissement concentrique de la lumière du vaisseau et la formation d'un thrombus.

D'autres fois, la lésion est localisée à un point restreint de la circonférence du vaisseau (*artérite pariétale*), de telle sorte que les phénomènes d'obstruction sont très atténués.

3° Symptomatologie. — Nous n'aurons en vue que les artérites des membres et les aortites; ailleurs, les symptômes cliniques de l'artérite aiguë se confondent avec les symptômes des maladies des organes auxquels ces artères se distribuent.

a. *Artères des membres.* — Prenons pour exemple l'artérite typhique.

Elle se produit ordinairement dans la convalescence de la dothiénentérie et frappe plus souvent les artères des membres inférieurs, de préférence la tibiale postérieure droite. Son début s'annonce par une douleur progressive exagérée par la marche, la station debout, la pression localisée. On met facilement en évidence un point douloureux en arrière de la malléole interne.

En même temps, le vaisseau devient plus apparent et même présente à chaque systole des battements d'une amplitude exagérée, contrastant avec la diminution locale de la tension sanguine, qu'on peut directement constater au sphygmomanomètre : ces battements exagérés traduisent la paralysie du vaisseau, la perte de son élasticité. Dans une deuxième phase, la tension sanguine et l'amplitude des battements artériels diminuent parallèlement jusqu'à l'abolition : c'est que l'obstruction artérielle est constituée. La palpation ne révèle plus alors sur le trajet du vaisseau que la présence d'un cordon induré. Les effets de l'oblitération ne se font pas attendre; elle se traduit par un gonflement modéré du membre, par l'abaissement de la température locale, et enfin par la gangrène. Débutant par l'extrémité du membre, elle remonte plus ou moins haut : sèche, elle aboutit à la momification ; humide, elle se complique de septicémie.

b. *Aorte.* — Le *début* est ordinairement lent. Quelquefois brusque, il s'annonce par des douleurs, une sensation de constriction rétrosternale, de barre, de brûlure ou d'oppression indéfinissable. Il peut simuler l'asthme, ou encore s'accompagner de palpitations douloureuses que les malades comparent à des coups de marteau frappés derrière le sternum. Ces sensations douloureuses s'accompagnent de dyspnée, de toux sèche, quinteuse, dont Fr. Franck a montré l'origine réflexe. Quand il y a des infarctus pulmonaires, les quintes peuvent être suivies du rejet de crachats hémoptoïques. Il y a quelquefois de la dysphagie douloureuse ou des vomissements réflexes. Le faciès est pâle et angoissé.

Les carotides battent violemment. Les deux pouls radiaux sont parfois inégaux. La dilatation de l'aorte se traduit par l'élargissement de sa matité et l'élévation de la sous-clavière droite qui dépasse quelquefois alors le bord supérieur de la clavicule. Au cœur, le deuxième bruit est dédoublé ; ou bien, il y a un souffle diastolique à la base. Le premier bruit est prolongé.

On note enfin quelquefois des signes de péricardite sèche de la base, c'est-à-dire un frottement variant d'intensité suivant la pression exercée par le stéthoscope ou les changements de position du malade.

L'état général offre assez d'analogies avec celui des endocardites infectieuses.

La *mort* peut avoir lieu : *a*) par aggravation de l'état général et des phénomènes infectieux ; *b*) par asystolie quand il y a des lésions d'endocardite concomitante ; *c*) au milieu du complexus symptomatique de l'angine de poitrine quand les lésions se propagent à l'ouverture des coronaires ; *d*) elle peut être due encore à une complication telle que la névrite du plexus cardiaque (Peter, Lancereaux), la névrite du récurrent, l'œdème pulmonaire (Huchard) et des embolies dont le siège fait la gravité.

4° Diagnostic. — On ne confondra pas l'artérite aiguë des membres avec la phlébite dans laquelle les pulsations sont conservées et qui s'accompagne d'un œdème beaucoup plus prononcé, avec l'embolie qui débute brusquement sans prodromes ; enfin avec les abcès sous-périostés de la dothiénentérie.

La gravité du pronostic n'est pas seulement immédiate ; en raison du passage des lésions à la chronicité, le malade peut succomber, bien des années après, à des accidents d'angine de poitrine ou à la rupture de l'aorte.

5° Traitement. — Il se résume dans le traitement de l'infection générale, dans le repos et dans l'éloignement de toutes les causes susceptibles d'élever la tension artérielle.

ARTICLE II

ARTÉRITES CHRONIQUES

Ce court chapitre contient surtout des notions d'étiologie et d'anatomie pathologique générales : l'aortite chronique, en raison de ses importants symptômes cliniques, mérite un chapitre spécial.

1° Étiologie. — Les artérites chroniques peuvent dépendre d'une maladie infectieuse : c'est le cas pour les artérites syphilitiques ou tuberculeuses et pour celles qui se manifestent longtemps après la fièvre typhoïde (LANDOUZY et SIREDEY) ; mais la plupart d'entre elles reconnaissent une origine toxique. Cette intoxication peut être d'origine externe (alcoolisme, saturnisme, tabagisme) ou d'origine interne (goutte, diabète, sénilité, surmenage, etc.). PETER appelait l'athérome « la rouille de la vie. » Le rôle de ces intoxications ou auto-intoxications a été diversement compris. Pour les uns, les substances toxiques circulant dans l'organisme vont léser directement la paroi artérielle ; pour d'autres, elles déterminent d'abord un spasme des vaisseaux périphériques avec élévation de la tension artérielle : la lésion organique ne serait que consécutive.

2° Anatomie pathologique. — Parmi les artérites chroniques nous étudierons l'athérome, l'artério-sclérose, l'artérite syphilitique, l'artérite tuberculeuse et la dégénérescence amyloïde.

a. *Athérome*. — L'athérome se localise surtout au niveau des coudes et des courbures des artères, à leurs points de bifurcation et lorsqu'elles sont en contact avec un plan osseux (lois de PETER). Sur l'aorte il occupe surtout la crosse et la partie terminale du vaisseau, au voisinage de sa bifurcation. L'aorte athéromateuse est parfois transformée en un tube rigide et dilaté, irrégulièrement bosselé ; si on l'ouvre, on voit sa surface interne parsemée de plaques jaunâtres qui contiennent une bouillie (ἀθήρα, bouillie), mélange composé de cholestérine, de graisse et d'acides gras : ce sont les *plaques athéromateuses*. Elles subissent diverses évolutions. Lorsque leur contenu s'échappe, il va former des embolies dans tous les organes : la cavité est rapidement envahie par le sang qui lui communique une teinte ocreuse ; ou bien ce contenu se calcifie, et la plaque athéromateuse est remplacée par une *plaque calcaire*, analogue à une coquille d'œuf : dans certains cas, l'aorte est comme pavée de ces plaques. On a décrit de même des plaques chondroïdes et même des plaques osseuses.

Les lésions de l'athérome siègent dans la tunique interne, à la limite de celle-ci et de la tunique moyenne qui disparaît en partie. Les artères de moyen ou de petit calibre sont également très modifiées par l'athérome : elles s'indurent et deviennent irrégulièrement rétrécies.

Qu'est ce que l'athérome ? Pour LANCEREAUX, il n'est que consécutif à l'artérite aiguë et la plaque athéromateuse n'est qu'une métamorphose de la plaque gélatiniforme (voy. p. 383) ; pour H. MARTIN, c'est une dégénérescence consécutive à l'endartérite oblitérante des vasa vasorum, qui compromet la nutrition de la paroi artérielle.

b. *Artériosclérose*. — L'artériosclérose est une malformation fibreuse de la paroi des artérioles. Depuis GULL et SUTTON, qui l'ont décrite sous le nom d'*arteriocapillary fibrosis*, on s'est habitué à la considérer comme la cause des lésions scléreuses des divers organes et principalement du cœur et du rein ; soit que la sclérose partie de la paroi artérielle s'étende de proche en proche et gagne le parenchyme de l'organe (*sclérose périvasculaire*), soit que la lésion des artérioles en entravant la circulation et la nutrition de l'organe finisse par provoquer sa dégénérescence et sa sclérose (*sclérose dystrophique*) ; dans ce dernier cas, ce sont les régions les plus éloignées des vaisseaux qui souffrent le plus de l'ischémie et sont les premières lésées, contrairement à ce qui se passe dans la sclérose périvasculaire. Cette théorie ne doit pas être généralisée ; on conçoit en effet qu'une même cause, le saturnisme par exemple, puisse léser à la fois le parenchyme rénal et ses artères : ces deux ordres de lésions peuvent évoluer parallèlement sans que les unes soient sous la dépendance des autres. On a vu plus haut que certains auteurs faisaient dépendre l'athérome de l'artériosclérose des vasa vasorum, mais il faut ajouter qu'il n'y a pas un rapport forcé entre les lésions des grosses artères et celles des artérioles ; ces dernières pourront être saines chez un malade dont la radiale est très indurée.

c. *Artérite syphilitique*. — L'artérite syphilitique affecte une prédilection marquée pour les vaisseaux de la base du cerveau, surtout pour les sylviennes et les vertébrales ; mais les artères des membres n'en sont pas toujours exemptes et on admet depuis WELCH, que la plupart des anévrismes de l'aorte ont une origine syphilitique. D'après HEUBNER, l'artérite syphilitique débute par une endartérite ; d'après LANCEREAUX, au contraire, par une périartérite ; l'oblitération artérielle qui résulte de cette lésion, probablement mixte et diffuse, n'est pas toujours circulaire, mais peut former une sorte de bourgeon pariétal qui ne fait que restreindre le calibre du vaisseau.

d. *Artérite tuberculeuse*. — L'artérite tuberculeuse revêt un aspect nodulaire dû au dépôt des tubercules dans la paroi artérielle. Elle est surtout fréquente dans les poumons tuberculeux et au niveau des cavernes où elle donne naissance aux anévrysmes dont la rupture détermine une hémoptysie foudroyante (anévrismes de RASMÜSSEN).

e. *Dégénérescence amyloïde*. — La dégénérescence amyloïde atteint surtout les artères viscérales : son étude sera faite avec

celle du foie amyloïde et du rein amyloïde. Signalons encore
la *dégénérescence graisseuse* et la *dégénérescence hyaline* des
artères.

3° Symptomatologie. — L'athérome artériel se traduit par
des modifications appréciables des artères périphériques : la radiale est sinueuse, rigide, elle roule sous le doigt au lieu de se

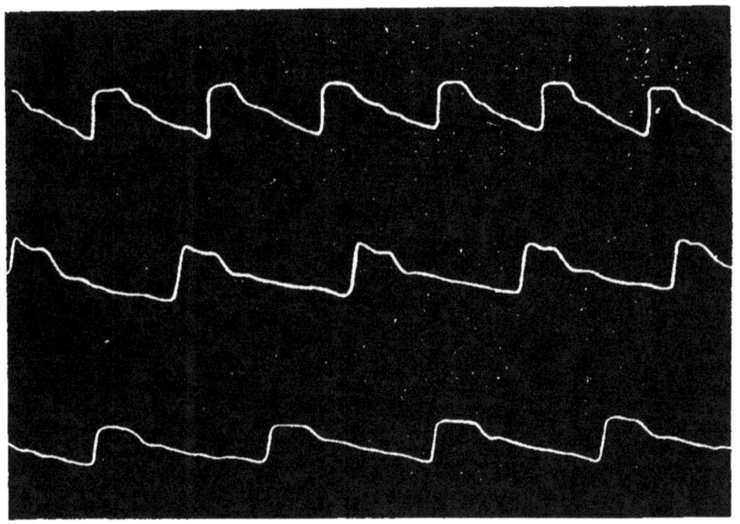

Fig. 57.
Pouls athéromateux.
(Le sommet de la pulsation est remplacé par un plateau.)

laisser aplatir comme une artère normale ; les nodosités qu'elle
présente l'ont fait comparer à une trachée d'oiseau. Ses sinuosités sont appréciables à la vue ; elles s'allongent à chaque systole et l'œil peut suivre à travers la peau cette sorte de reptation
artérielle.

L'humérale présente des modifications analogues ; la temporale est saillante et sinueuse.

Le *tracé sphygmographique* du pouls radial est caractéristique ;
le sommet arrondi de la pulsation est remplacé ici par un pla-

teau horizontal par suite de la perte de l'élasticité artérielle (fig. 57). La pression artérielle est augmentée.

L'oblitération des artères du cerveau produit le ramollissement cérébral ; incomplète, elle se manifeste seulement par des accidents vertigineux (vertige des artérioscléreux). L'oblitération incomplète des artères des membres donne naissance à la sensation de doigt mort, surtout dans le petit doigt, à des crampes et à la *claudication intermittente*. Voici en quoi consiste ce dernier phénomène : pendant la marche se produit brusquement une crampe douloureuse d'un des membres inférieurs avec impotence fonctionnelle absolue ; on suppose que l'irrigation sanguine, suffisante à l'état de repos, devient insuffisante pendant le travail musculaire. L'oblitération complète produit une gangrène localisée, entrainant la chute d'un orteil, par exemple.

Enfin, dans les divers parenchymes, l'artériosclérose se traduit par des symptômes variables avec chaque organe : symptômes de la néphrite interstitielle, des cardiopathies artérielles, etc.

4° Traitement. — Il se résume dans le régime lacté et l'administration prolongée de l'iodure de potassium ou de sodium,

ARTICLE III

AORTITE CHRONIQUE

L'étiologie de l'aortite chronique a été exposée au chapitre précédent ; ici nous aurons seulement en vue ses symptômes ses formes cliniques et son traitement.

1° Symptomatologie[1]. — L'aortite chronique débute insidieusement par l'un quelconque des troubles fonctionuels que nous allons énumérer.

A. Signes fonctionnels. — Ce sont pour la plupart des phéno-

---

[1] Consultez Bureau. Thèse de Paris, 1894.

mènes traduisant l'irritation de la membrane interne de l'aorte ou des filets nerveux du plexus cardiaque.

a. *Douleur*. — Elle affecte plusieurs types : palpitations douloureuses, douleur rétrosternale comme dans l'angine de poitrine, avec sensation de mort imminente et irradiations vers le membre supérieur gauche ; d'autres fois, irradiations épigastriques, constriction laryngée, etc. Ces douleurs surviennent par accès et s'accompagnent d'accès d'oppression.

L'aorte est douloureuse à la pression, si on appuie le doigt sur le deuxième espace intercostal droit.

b. *Troubles respiratoires*. — Les malades présentent des accès de toux ou de dyspnée. Tantôt c'est une dyspnée d'effort qui peut relever pour une part de lésions valvulaires concomitantes, tantôt la dyspnée survient sous forme d'accès simulant ceux des asthmatiques (*pseudo-asthme aortique*). Ils surviennent de préférence la nuit : le malade est réveillé en sursaut, peu de temps après s'être endormi, par une dyspnée subite et intense. Il n'y a ni signes stéthoscopiques, ni obstacle à l'entrée de l'air dans la poitrine. La crise dure environ un quart d'heure et se calme progressivement, sans que sa terminaison soit marquée par le rejet de mucosités, comme dans l'asthme vrai.

L'origine réflexe de ces accès dyspnéiques est démontrée par les expériences de Fr. Franck. En produisant chez les animaux des excitations plus ou moins intenses de la surface interne de l'aorte, on provoque des troubles respiratoires variant depuis l'arrêt complet des mouvements du thorax jusqu'à un simple trouble de leur rythme, ainsi accéléré ou ralenti. Le ralentissement s'accompagne d'une amplitude exagérée des mouvements du thorax avec spasme des bronches et des vaisseaux pulmonaires ; le tableau clinique de l'asthme est donc partiellement reproduit.

Enfin dans d'autres cas les accès dyspnéiques durent beaucoup plus longtemps et s'accompagnent d'une expectoration spumeuse et rosée ; l'auscultation fait entendre partout des bouffées de râles crépitants. Il s'agit alors d'une poussée d'*œdème pulmonaire* aigu (voy. livre IV).

c. *Troubles digestifs*. — Les digestions sont pénibles, parfois interrompues par des vomissements.

Indépendamment de ces symptômes les malades éprouvent, surtout lorsqu'ils passent de la position couchée ou assise à la station debout, des étourdissements et des vertiges causés en partie par l'insuffisance aortique ou par des lésions des artères encéphaliques, probablement aussi par des troubles réflexes de l'innervation vasomotrice.

B. Signes physiques. — L'*inspection* montre des battements exagérés des artères du cou. Il existe de plus dans la région sus-claviculaire un empâtement qui tient à la fois de l'œdème et du lipome (*pseudo-lipomes sus-claviculaires* de Potain). L'examen aux *Rayons* X montre que l'ombre de l'aorte est uniformément élargie.

A la *palpation* on sent la pointe abaissée ; le cœur hypertrophié bat avec force. Le pouls est tendu. L'*aorte* est accessible au doigt enfoncé dans sa direction au-dessus et en arrière de la fourchette sternale ; ses battements sont nettement perceptibles. Enfin, par suite de la dilatation aortique, la *sous-clavière* droite, qui affleure à l'état normal le bord supérieur de la clavicule, le dépasse ici notablement, et on sent ses pulsations à 1 ou 2 centimètres au-dessus (Faure. *Arch. gén. de méd.*, 1874).

A la *percussion*, la matité aortique est élargie ; elle dépasse le bord droit du sternum. Elle ne peut être confondue avec la matité d'une tumeur quelconque du médiastin à cause de sa forme spéciale comparée par Potain à un casque.

A l'*auscultation*, le premier bruit est souvent dédoublé.

Le second bruit présente au foyer aortique un éclat anormal ; il est remplacé par un souffle diastolique s'il y a insuffisance des sigmoïdes aortiques.

2° **Évolution**. — La mort survient soit dans l'asystolie par suite des lésions valvulaires concomitantes, soit au milieu des symptômes de l'angine de poitrine. Quelquefois la mort subite résulte d'une rupture de l'aorte (Brouardel).

3° **Traitement**. — C'est d'abord celui des cardiopathies chroniques : l'iodure de sodium à faibles doses et le régime lacté mitigé en constituent la principale indication. Il faut ajouter les révulsifs, les émissions sanguines, le traitement des accès d'angine de poitrine (morphine, nitrite d'amyle, trinitrine) et celui de l'asystolie (voy. p. 323), quand ils sont indiqués.

L'alcoolisme, le surmenage physique et cérébral seront soigneusement interdits.

ARTICLE IV

ANÉVRISMES DE L'AORTE

L'anévrisme ou anévrysme aortique (άνευρύνειν, *dilater*) est une dilatation localisée de l'aorte.

1° Étiologie. — Les causes de l'anévrisme de l'aorte sont toutes celles qui affaiblissent la résistance de la paroi de l'aorte ; elles se confondent donc avec les causes des aortites aiguës ou chroniques (maladies infectieuses, paludisme, etc.). Il existe une certaine indépendance entre l'anévrisme et l'athérome aortique. Une part importante doit être attribuée à la *syphilis*, qui apparaît comme cause directe de l'anévrisme dans un certain nombre de cas. Les professions pénibles, le surmenage, les efforts répétés, les émotions et les chagrins sont autant de causes adjuvantes.

2° Anatomie pathologique. — L'anévrisme aortique, le plus souvent unique, est caractérisé par une dilatation localisée de ce vaisseau. Elle intéresse surtout sa portion ascendante et la crosse aortique, beaucoup plus rarement la portion descendante ou la portion abdominale. Cette dilatation est tantôt *fusiforme*, tantôt *sacciforme* (c'est-à-dire latérale et formant un sac appendu à la paroi vasculaire), tantôt enfin hémisphérique ou *cupuliforme*. On appelle anévrisme *disséquant* celui qui est formé par l'épanchement sanguin entre la tunique interne perforée et la tunique moyenne ; anévrisme faux ou *diffus*, l'épanchement sanguin dans le tissu cellulaire qui entoure l'aorte : cette dernière variété est toujours consécutive à un anévrisme proprement dit ou à une rupture de l'aorte. Les symptômes que nous exposerons plus loin visent uniquement les trois premières variétés.

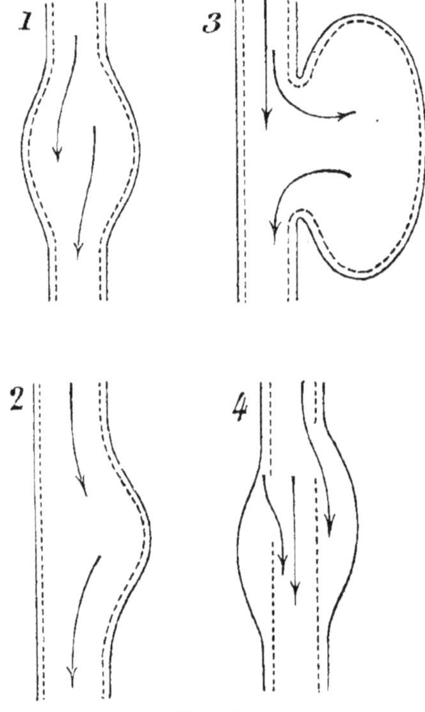

Fig. 58.

1, anévrisme fusiforme. — 2, cupuliforme. — 3, sacciforme. — 4, disséquant.

L'anévrisme détermine des *modifications profondes des organes voisins,* auxquels il adhère d'abord, et qu'il finit par user et détruire : ces altérations nous expliquent comment l'anévrisme finit par s'ouvrir au dehors en perforant les os de la paroi thoracique, ou par communiquer avec une cavité splanchnique telle que la plèvre, les bronches, la trachée ou l'œsophage. — Il coexiste souvent avec une insuffisance aortique.

La paroi de l'anévrisme est formée par les *trois* tuniques artérielles. mais très modifiées : le microscope ne montre que des couches de cellules plates « séparées par une substance vaguement fibrillaire » (CORNIL et RANVIER). Les *fibres élastiques* qui entrent dans la constitution de la tunique moyenne et *forment l'élément résistant de la charpente artérielle ont ici disparu* : on ne les retrouve qu'aux extrémités du sac. Ceci nous explique très simplement la formation de l'anévrisme ; il résulte d'une altération limitée de la paroi artérielle qui intéresse surtout la tunique moyenne, la plus résistante. Malheureusement cette lésion primitive, point de départ de l'anévrisme, est encore bien mal connue : LANCEREAUX la considère comme une aortite en plaques ; tout ce qu'on sait, c'est qu'elle est distincte de l'athérome : il est remarquable en effet de voir habituellement l'anévrisme coïncider avec une intégrité relative du reste du système artériel.

La cavité de l'anévrisme est tapissée de caillots fibrineux stratifiés ; ils constituent un processus de guérison spontanée qui demeure presque toujours incomplet.

3° Symptômes. — L'anévrisme de l'aorte se révèle par deux sortes de symptômes : les uns, qui sont plus bruyants, qui attirent l'attention, sont des *signes de compression* : ils indiquent le développement d'une tumeur dans le médiastin et traduisent la souffrance des organes contenus dans cette cavité. Les autres, *signes physiques*, ordinairement moins apparents, demandent à être méthodiquement recherchés par le clinicien ; ils indiquent que cette tumeur est un anévrisme.

Signes de compression et signes physiques peuvent exister isolément, bien que ceux-ci soient ordinairement plus tardifs.

A. SIGNES DE COMPRESSION. — Tous les organes situés dans le médiastin peuvent être comprimés, et, pour ne rien oublier, il faudrait tous les énumérer (voy. le tableau ci-dessous) ; mais il nous paraît plus conforme à la clinique d'étudier successivement les principaux troubles qui résultent de leur compression : 1° troubles de la sensibilité (la douleur) ; 2° troubles de la phonation (la dysphonie); 3° troubles respiratoires (la dyspnée); 4° troubles de la déglutition œsophagienne (la dysphagie); 5° troubles circulatoires; 6° troubles pupillaires (myosis ou mydriase).

TABLEAU SYNOPTIQUE DES PRINCIPALES COMPRESSIONS
DANS L'ANÉVRISME DE L'AORTE THORACIQUE

	Des nerfs spinaux.	Névralgies intercostales. Douleurs rachidiennes. Douleurs dans le bras et la main.
Nerveuses . . .	*Du plexus cardia-que*	Angine de poitrine. Douleur précordiale.
	Du phrénique . . .	Douleur diaphragmatique et à la pression sur le trajet du nerf phrénique. Hoquet. Paralysie du diaphragme.
	Du pneumogastri-que ou d'un récur-rent.	Paralysie de la corde vo-cale gauche (dyspho-nie). Spasme unilatéral ou bi-latéral (dyspnée).
	Du sympathique. . . .	Inégalité pupillaire.
Vasculaires. . .		*De l'artère pulmonaire* (développement de la tu-berculose dans le poumon gauche). *De la veine cave supérieure* (cyanose, œdème de la face).
Splanchniques .		*Trachéale.* Dyspnée avec cornage. *Bronchique.* Dyspnée moindre ; souffle bronchique ou obscurité du murmure vésiculaire du côté correspondant. *Œsophagienne.* Dysphagie.

a. *Troubles de la sensibilité.* — La compression des nerfs rachidiens se traduit par des névralgies intercostales, par des douleurs irradiées dans le bras, l'avant-bras, la main et surtout le long du nerf cubital. Celle du phrénique se traduit par la douleur tout le long du trajet de ce nerf et vers les attaches du diaphragme. La compression du plexus cardiaque donne nais-sance à tout le complexus symptomatique de l'angine de poitrine : douleur précordiale intense, pongitive, angoissante, irradiations dans le membre supérieur gauche, sensation de mort imminente. Parfois enfin surviennent des accès de palpitations douloureuses.

b. *Troubles de la phonation*. — Fréquemment un anévrisme aortique se traduit à son début, en l'absence de tout autre symptôme, par de la dysphonie : 1° *tantôt il s'agit d'une élévation anormale de la tonalité*, due à la tension spasmodique d'une des cordes vocales ; elles ne sont *pas toutes deux accordées pour le même ton*, d'où cette voix discordante, fausse et criarde, qui offense l'oreille : c'est la *voix bitonale* (JACCOUD). Le laryngoscope fait en effet constater que l'un des rubans vocaux, le gauche, est immobilisé en contracture sur la ligne médiane de la glotte, tandis que l'autre a conservé tous ses mouvements, se rapproche pendant la phonation, s'écarte pendant la respiration ; 2° *tantôt la voix est enrouée* : il peut même y avoir aphonie complète. C'est que l'une des deux cordes vocales est paralysée. Le laryngoscope la montre dans la position dite cadavérique, c'est-à-dire immobilisée dans une situation intermédiaire à l'abduction (position respiratoire) et à l'adduction (position phonatoire). Lorsque le malade essaie d'émettre un son, elle ne se juxtapose plus à sa congénère ; la glotte ne peut se fermer et il reste entre ses lèvres un espace béant par où s'écoule, sans vibrations, l'air chassé par le thorax.

Mais cette aphonie complète ne persiste pas, car par un phénomène de suppléance la corde vocale saine présente dans ses mouvements une amplitude exagérée, dépasse la ligne médiane et vient s'affronter avec la corde vocale saine. Aussi est-il fréquent de voir un simple enrouement succéder à l'aphonie absolue.

c. *Troubles de la respiration*. — La dyspnée est intermittente ou continue :

1° Continue, elle est due à la compression de la trachée ou d'une grosse bronche. Dans ce dernier cas, l'auscultation fait percevoir une différence entre les deux côtés de la poitrine, au point de vue de l'intensité du murmure vésiculaire ; il est affaibli ou même aboli par suite de la compression bronchique, la sonorité restant normale.

Notons en passant que, sans compression des voies respiratoires, ces malades peuvent avoir *l'haleine courte*, du fait de la paralysie d'une corde vocale, parce que la glotte, constamment béante, ne peut plus retenir l'air pendant l'effort.

2° Paroxystique, elle relève d'une cause nerveuse : ce sont ou bien des accès analogues à l'accès d'asthme et attribuables à la compression du pneumogastrique, ou bien des accès de dyspnée laryngée, par spasme de la glotte, venant compliquer une paralysie ou une contracture déjà existantes. Les deux cordes vocales se juxtaposent : l'air inspiratoire, ne pénétrant dans le thorax qu'à grand'peine, les fait vibrer et produit un *cornage* intense ; les yeux sont saillants, la face cyanosée, l'asphyxie est imminente et quelquefois le malade tombe sans connaissance.

Quel est le mécanisme de ces accès effrayants ?

Comment une lésion qui n'intéressait qu'un seul récurrent (puisqu'elle ne se traduisait que par une paralysie unilatérale) peut-elle produire un spasme bilatéral de la glotte ? La plupart des faits de ce genre s'expliquent à l'autopsie soit par une lésion méconnue de l'autre récurrent, soit par la compression du pneumogastrique dont les filets centripètes, irrités, déterminent par voie réflexe un spasme bilatéral. D'autres admettent, avec KRISHABER, que la fermeture spasmodique de la glotte est due à la contracture du muscle aryténoïdien transverse, muscle impair, qui se contracte sous l'influence de l'un ou de l'autre des récurrents et agit sur les deux moitiés de la glotte.

d. *Troubles de la déglutition.* — Ils portent surtout sur la déglutition œsophagienne et sont dus soit à la compression de l'œsophage par l'anévrisme, soit à celle des filets récurrentiels qui innervent en partie ce conduit.

Les malades éprouvent une gêne rétrosternale ; ils ont la sensation d'un obstacle au passage des aliments, et les rejettent peu de temps après la déglutition.

Le cathétérisme, toujours dangereux en pareil cas, fait sentir un obstacle siégeant au niveau de la crosse de l'aorte.

e. *Troubles circulatoires.* — La compression de la veine cave supérieure se traduit par l'œdème et la cyanose de la face ; les membres supérieurs et le thorax sont également œdématiés, les veines du cou sont variqueuses.

f. *Troubles pupillaires*. — Les pupilles sont inégales : la compression du grand sympathique détermine du côté correspondant la mydriase ou le myosis.

B. Signes physiques. — a. *Inspection*. — Elle montre la *voussure* de la paroi thoracique, variable d'ailleurs avec le siège de l'anévrisme : à droite du sternum dans le deuxième ou le troisième espace, s'il s'agit d'une dilatation de l'aorte ascendante ; au niveau de la fourchette sternale, si l'anévrisme porte sur la crosse ; en arrière sur le côté gauche de la colonne vertébrale, dans certains cas d'anévrisme de l'aorte descendante. Cette saillie n'est pas uniforme, mais parfois hérissée de bosselures secondaires ; elle présente rarement des battements appréciables à l'œil, mais on peut les mettre en évidence au moyen d'un petit index de papier qui les amplifie. C'est seulement lorsque l'anévrisme est très développé vers l'extérieur et soulève la paroi thoracique qu'il est perceptible à la simple inspection. Pour voir les battements, il ne faut pas l'examiner de face, mais obliquement, à jour frisant. Enfin, quand la poche anévrismale fait une saillie considérable, on peut voir la peau parsemée de veinosités, amincie, usée, luisante, et donnant l'impression d'une perforation imminente. — L'examen aux *rayons* X peut montrer l'élargissement de l'ombre aortique et les battements de l'anévrisme alors que le diagnostic est encore très incertain.

b. *Palpation*. — En appliquant la paume de la main sur la tumeur on sent les *battements* de la tumeur anévrismale ; ce sont des battements *systoliques*, c'est-à-dire isochrones aux pulsations cardiaques, mais bien distincts de ceux de la pointe ; il y a deux centres de battements, comme s'il y avait deux cœurs dans la poitrine (Stokes). Les battements ne répondent pas à un simple soulèvement de la tumeur, mais à son *expansion* en masse. Si l'on place sur elle les deux doigts légèrement rapprochés l'un de l'autre, les mouvements dont elle est animée non seulement soulèvent les doigts, mais encore les écartent un peu (Tripier et Devic).

Ces battements sont affaiblis quand l'anévrisme est profond ou en grande partie oblitéré par d'épaisses couches fibrineuses; au contraire, quand l'anévrisme est superficiel, que le sang pénètre librement dans sa cavité, on perçoit des battements doubles, mais toujours systoliques. Pour Franck, ces battements doubles ne font que traduire deux phases de la systole cardiaque. — Les tracés cardiographiques mettent en évidence un troisième battement, diastolique, correspondant à l'occlusion des sigmoïdes.

Le *frémissement cataire*, ainsi appelé par Laennec, à cause de son analogie avec la sensation que perçoit la main appliquée sur le dos d'un chat qui ronronne, est une vibration rude, une sorte de *thrill*, perceptible au niveau de l'anévrisme et quelquefois dans une zone assez étendue.

c. *Percussion*. — La percussion donne des renseignements précieux quand on ne peut ni voir ni palper la dilatation de l'aorte à cause de sa profondeur, mais la matité obtenue ne diffère en rien de celle que donne n'importe quelle tumeur du médiastin.

d. *Auscultation*. — L'auscultation de l'anévrisme fait entendre deux claquements assez semblables aux bruits normaux du cœur : le premier est dû à l'expansion de la poche, le second est attribué par quelques auteurs à l'occlusion des valvules sigmoïdes.

Ces claquements sont souvent remplacés par deux souffles qui ont aussi leur maximum au niveau même de l'anévrisme; le souffle systolique est dû à la formation d'une veine fluide, par pénétration du sang dans la poche anévrismale; le souffle diastolique est dû soit au reflux du sang dans la poche, soit à une insuffisance concomitante des valvules aortiques; enfin, lorsque l'anévrisme communique avec l'oreillette ou la veine cave supérieure, il s'accompagne d'un souffle continu avec renforcement systolique (Tripier).

e. *Examen du pouls*. — Le *pouls* est à la fois retardé et affaibli à moins que la poche anévrismale ne soit en grande partie comblée par des caillots stratifiés ou que l'élasticité des artères ne soit très diminuée par l'athérome. Ce retard et cet affaiblissement du pouls sont généralisés à tout le système artériel si la dilatation anévrismale siège sur l'aorte ascendante ; au contraire il est évident que les artères nées en amont de l'anévrisme conservent des pulsations normales ; ainsi le retard du pouls n'existera qu'à la radiale gauche si l'anévrisme occupe la crosse et que sur les fémorales s'il occupe l'aorte descendante, après l'origine de la sous-clavière gauche. La pathogénie du retard et de l'affaiblissement est très simple et due à une cause purement physique : l'interposition d'un réservoir *élastique* sur le trajet de l'ondée sanguine. Il a pu être reproduit expérimentalement par MAREY au moyen d'un système de tubes en caoutchouc sur le trajet desquels on place une ampoule élastique.

f. *Secousses trachéales.* — La trachée et le larynx sont quelquefois animés de secousses exactement isochrones aux contractions cardiaques. Pour les mettre en évidence, il faut commander au malade de renverser la tête en arrière et appliquer l'index au-dessous du cartilage cricoïde, comme si on voulait le soulever [1] : le doigt sent alors à chaque systole un abaissement du larynx, comme si la trachée était attirée dans le thorax. Ce phénomène s'explique bien par les rapports intimes de la bronche gauche avec la crosse aortique qui passe au-dessus d'elle ; à chacune de ses expansions systoliques la poche anévrismale exerce une sorte de traction sur l'arbre trachéobronchique (*signe* d'Oliver).

4° Physiologie pathologique. — L'anévrisme une fois formé, il est assez facile d'expliquer la plupart de ses symptômes. Il constitue une poche élastique que l'ondée sanguine doit d'abord distendre avant de se propager aux artères périphériques. Ainsi s'explique le retard généralisé du pouls lorsque l'anévrisme occupe l'aorte ascendante et le retard du pouls radial *gauche* lorsque l'anévrisme siège sur la crosse, c'est-à-dire après la naissance du tronc brachiocéphalique dans lequel l'ondée sanguine arrive avec sa vitesse normale. Enfin le retard du pouls

---

[1] On peut encore saisir la cricoïde entre le pouce et l'index, ou écarter le larynx de la ligne médiane par une pression latérale.

radial droit peut exister seul lorsque la dilatation porte sur l'origine du tronc brachiocéphalique. La pénétration de l'ondée sanguine dans la brusque dilatation formée par l'anévrisme se traduit souvent par un bruit de souffle, en vertu du principe de la veine fluide (voy. p. 270) ; l'expansion de la poche se traduit à l'auscultation par un claquement et, de plus, elle est directement perceptible à la palpation. Quant aux symptômes fonctionnels, ils dérivent presque tous de la compression des organes ou des nerfs voisins par la poche de plus en plus dilatée.

5° Évolution et pronostic. — L'anévrisme aortique est susceptible de guérir, mais cette guérison est exceptionnelle ; dans l'immense majorité des cas, il tend à s'accroître, à comprimer et user lentement les organes voisins.

La *compression* des voies respiratoires amène souvent la mort par asphyxie ; la compression des veines caves produit une congestion cérébrale qui finit par devenir mortelle ; enfin la compression de l'artère pulmonaire (branche gauche) paraît être la principale cause de la tuberculose qui vient compliquer l'anévrisme dans un quart des cas environ et atteint surtout le poumon gauche.

La *rupture* de l'anévrisme est une cause fréquente de mort, et souvent de mort subite. Il s'ouvre soit à la peau, qui devient rouge et luisante, amincie, puis présente une eschare, soit dans la profondeur du thorax, dans le médiastin, la plèvre, l'œsophage, etc. L'ouverture dans la trachée se traduit soit par une hémoptysie foudroyante, soit par une série de petites hémoptysies dont la répétition simule celles de la tuberculose pulmonaire ; à l'examen laryngoscopique on peut alors quelquefois apercevoir dans la profondeur de la trachée une masse rouge foncé, animée de battements ; au bout de quelques jours finit par se produire l'hémorragie foudroyante. La rupture dans la veine cave ou l'oreillette produit un anévrisme artérioveineux.

La durée de l'affection peut se prolonger pendant plusieurs années, mais le pronostic peut être considéré le plus souvent comme fatal, et impose dans tous les cas un renoncement absolu à la vie active.

6° Diagnostic. — Il consiste à reconnaitre la présence de l'anévrisme et à préciser son siège.

a. *Diagnostic de l'anévrisme.* — L'anévrisme de l'aorte peut être confondu :

1° *Avec la plupart des tumeurs du médiastin* : cancer, adénopathie trachéobronchique, etc. (voy. p. 412) ;

2° *Avec la tuberculose pulmonaire,* diagnostic d'autant plus difficile que les deux maladies peuvent coïncider : en cas de doute, il faut donc rechercher les signes physiques de l'anévrisme ;

3° *Avec les pleurésies pulsatiles* (voy. livre IV) : ici encore il faut rechercher les signes physiques de l'anévrisme ; quant à ceux de la pleurésie, ils sont faciles à constater.

b. *Diagnostic du siège.* — 1° L'anévrisme de l'aorte ascendante fait saillie sur le bord droit du sternum dans le deuxième ou troisième espace intercostal ; il s'accompagne d'un retard général du pouls sur la systole cardiaque. La principale compression est celle de la veine cave supérieure (congestion de la face).

2° L'anévrisme de la crosse produit au plus haut degré les troubles laryngés déjà décrits et imputables à la compression du récurrent. Les secousses trachéales (voy. p. 401) appartiennent aussi surtout à cette variété et le pouls radial gauche retarde sur le droit. Cet anévrisme vient faire saillie au niveau ou au voisinage de la fourchette sternale; mais lorsque la dilatation n'intéresse que la concavité de la crosse, cette saillie ne se produit pas, et, pendant fort longtemps l'anévrisme ne se traduit que par les symptômes de compression du récurrent : c'est l'anévrisme *à type récurrent.*

3° L'anévrisme de l'aorte descendante vient faire saillie en arrière sur le côté gauche de la colonne vertébrale; ses principaux symptômes sont la dyspnée avec cornage par compression trachéale, et ceux de la compression de la bronche gauche produisant du souffle et une série de signes cavitaires de ce côté.

7° Traitement. — Il consiste dans l'administration prolongée de l'iodure de potassium à dose quotidienne de 1 ou 2 grammes, et dans la suppression de toutes les causes susceptibles d'augmenter la tension artérielle : travail, efforts, émotions, etc. Le malade sera condamné au repos le plus absolu.

On a essayé de diverses façons d'obtenir la coagulation du sang dans la poche anévrismale et par suite l'oblitération de celle-ci : l'électrolyse, l'introduction de corps étrangers (ressorts de montre, fils métalliques) dans l'anévrisme ont été employés dans ce but. LANCEREAUX vient de conseiller les injections sous-cutanées de sérum gélatiné à 2 p. 100, se basant sur les propriétés coagulatrices de la gélatine. Il injecte tous les huit ou dix jours 100 centimètres cubes de sérum artificiel (chlorure de sodium à 7 p. 1000 par exemple) additionné de 2 grammes de gélatine. Une douzaine d'injections seraient nécessaires. HUCHARD croit prudent de diminuer de moitié le volume de chaque injection et sa teneur en gélatine.

8° Anévrisme de l'aorte abdominale. — Il intéresse le plus souvent l'aorte vers l'origine du tronc cœliaque. Ses principaux signes sont la douleur abdominale, la faiblesse des membres inférieurs et les battements de la région épigastrique. L'auscultation fait alors entendre un souffle unique. Le pouls des fémorales retarde sur le pouls radial. Cet anévrisme finit par aboutir à la rupture, le plus souvent dans le tissu cellulaire sous-péritonéal, en déterminant les symptômes d'une abondante hémorragie interne (pâleur de la face, pouls filiforme, syncope). La communication avec la veine cave inférieure produit un anévrisme artérioveineux.

9° Anévrisme artérioveineux [1]. — Il est toujours consécutif à la rupture d'un anévrisme dans une cavité veineuse du voisinage ; le plus souvent, c'est l'aorte thoracique qui est en cause et la communication s'établit avec l'artère pulmonaire, la veine cave supérieure, l'oreillette droite ou même le ventricule ; plus rarement l'aorte abdominale et la veine cave inférieure sont en

[1] TRIPIER, Thèse de Paris. 1864.

communication. Les symptômes sont ceux d'une compression veineuse (par l'anévrisme) déjà plus ou moins ancienne ; puis tout d'un coup, le malade est pris d'une dyspnée intense, les téguments correspondant au territoire de la veine comprimée se cyanosent et sont parcourus de varicosités veineuses ; ces signes annoncent l'ouverture de l'anévrisme dans la veine. L'auscultation fait alors entendre un souffle continu à redoublement systolique.

ARTICLE V

PHLÉBITES EN GÉNÉRAL

La phlébite (de φλέψ, φλεβός *veine*) est l'inflammation d'une veine.

1° Étiologie et pathogénie. — Elle peut se produire :

a. *Par l'infection directe* d'une veine ou d'un réseau veineux ; c'est le cas pour les phlébites traumatiques, pour la phlébite du sinus latéral dans la carie du rocher, pour la phlébite des veines utérines consécutive à l'accouchement ; l'examen du caillot montre dans ce dernier cas les streptocoques agents de l'infection puerpérale.

b. *Dans toutes les maladies infectieuses* : fièvre typhoïde, grippe, pneumonie, rhumatisme articulaire aigu, blennorrhagie, tuberculose aiguë, etc. Orth, Weigert ont vu des tubercules sur l'endoveine des veines pulmonaires, dans la phtisie. Le bacille d'Eberth a été mis en évidence dans la fièvre typhoïde, le pneumocoque dans la pneumonie, sur les parois veineuses. Il ne faut pas croire cependant que le microbe spécifique de la maladie soit toujours et seul en cause. Souvent la phlébite est due à une infection secondaire ; on ne trouve au niveau de la lésion que des staphylocoques et des streptocoques.

c. *Dans les maladies diathésiques :* goutte, rhumatisme, syphilis, cachexie (surtout la cachexie cancéreuse), artériosclérose. Bouchard a signalé la phlébite dans la dilatation de l'estomac.

Elle est assez fréquente dans la chlorose. — Comme certaines de ces maladies dérivent d'une auto-intoxication, par exemple la goutte et le diabète, on peut se demander s'il n'existe pas des phlébites toxiques, à côté des phlébites infectieuses de cause locale ou générale. La question est encore discutée : toutefois, dans bien des cas de ce genre, la cause immédiate de la phlébite n'est pas la diathèse elle-même, mais une infection microbienne surajoutée.

2° Anatomie pathologique. — Elle comprend deux éléments : les lésions de la paroi veineuse et le caillot qui l'obstrue.

a. *Caillot.* — Le caillot est constitué par des feuillets de fibrine superposés qui indiquent qu'il s'est formé par une série de stratifications successives ; dans leur intervalle sont des couches de globules rouges. A son centre le caillot est quelquefois ramolli ou puriforme ; il est généralement allongé, oblitérant la veine dans une assez grande étendue et présente deux extrémités : l'extrémité périphérique est nettement cruorique, l'extrémité dirigée vers le cœur fibrineuse, effilée, et quelquefois même s'effrite, donnant ainsi naissance à des embolies.

b. *Lésions de la paroi veineuse.* — La paroi veineuse a perdu son endothélium. L'endoveine bourgeonne et ces prolongements de tissu conjonctif pénètrent en tous sens le caillot qu'ils finissent par transformer en tissu fibreux ; l'oblitération de la lumière vasculaire est alors définitive. Mais souvent cette *organisation* du caillot n'est qu'incomplète ou même n'est qu'ébauchée ; les parties du caillot intermédiaires aux travées fibreuses néoformées se désagrègent : il en résulte un tissu caverneux dont les lacunes communiquent entre elles et la circulation veineuse se trouve plus ou moins parfaitement rétablie.

c. *Quelle est, de la formation du caillot et de la lésion de la veine, la première en date ?* — Maintenant se pose une question importante. De ces deux sortes de lésions, lésion de la paroi veineuse, formation d'un caillot qui obstrue le vaisseau, quelle est la première en date ?

Pour Broussais, Cruveilhier, Davis, la lésion de la veine, son inflammation (phlébite), était le fait primitif ; ce n'est que secondairement que le sang se coagulait au contact de la paroi veineuse altérée.

Bouchut et surtout Virchow, se basant sur l'étude des cas de thrombose dans les cachexies (thrombose marastique), admirent au contraire que dans certaines conditions le sang devenait plus coagulable (état nommé *inopexie*), qu'un thrombus se formait de préférence au niveau des points les plus déclives ou bien là où la circulation se trouvait ralentie, et que l'inflammation de la veine était consécutive à ce thrombus dont le contact irritait sa paroi.

Actuellement, une série de constatations bactériologiques et de recherches expérimentales imposent un retour aux idées de Cruveilhier et de Broussais. L'influence de la paroi veineuse sur la coagulation est indiscutable; celle-ci est favorisée par le grattage de la veine ou sa piqûre. Zahn a montré que ces légers traumatismes produisent une altération du ciment intercellulaire de l'endothélium et il a pu voir la coagulation se produire sous ses yeux consécutivement à cette lésion de l'endoveine et dans son voisinage immédiat : il se forme d'abord un petit *caillot blanc* composé de globules blancs et de fibrine ; les hématoblastes y prennent, d'après Hayem, une part prépondérante.

Dans les thromboses des cachectiques (tuberculeux, cancéreux) sur lesquelles s'appuyait principalement la théorie de Virchow, Vaquez a mis en évidence dans l'endoveine le bacille de Koch, ou d'autres microbes agents d'infections secondaires. Dans les phlébites des accouchées, Widal a découvert le streptocoque. La pathogénie des thromboses infectieuses, aussi bien que celle des thromboses marastiques se trouve donc élucidée; la lésion de la paroi veineuse paraît devoir être considérée comme le fait primitif.

3° **Symptomatologie**. — Elle varie nécessairement avec la veine intéressée, bien que les symptômes d'obstruction, c'est-à-dire la gêne de la circulation veineuse, tiennent toujours la première place dans le tableau clinique. La pyléphlébite (phlébite de la veine porte) sera décrite à propos des affections du foie (voy. I, 612) ; la phlébite du sinus caverneux, remarquable par ses symptômes oculaires, et celle du sinus latéral, ordinairement consécutive à la carie du rocher causée par les suppurations de l'oreille moyenne, trouvent place dans les traités de pathologie externe. Nous ne nous occuperons, après ces notions générales d'anatomie pathologique et de pathogénie, que de la *phlegmatia alba dolens* ou phlébite des membres, dite spontanée, c'est-à-dire non traumatique.

ARTICLE VI

PHLEGMATIA ALBA DOLENS

On désigne sous ce nom « une variété de thrombose veineuse spontanée, *localisée sur les extrémités périphériques* [1] ». C'est la phlébite des membres, surtout inférieurs.

1° Étiologie. — Ses causes sont celles des phlébites en général ; mais d'une part l'état puerpéral, les fibromes utérins, les curetages et cautérisations de l'utérus (*causes locales*), d'autre part les *cachexies* tuberculeuse et cancéreuse, la chlorose, les cardiopathies, les convalescences prolongées (*causes générales*) jouent un rôle prépondérant.

2° Symptomatologie. — Le début ordinairement insidieux s'annonce par une simple douleur, alors que les signes objectifs manquent encore complètement, et par une élévation de la température générale ; cette *période préoblitérante* (VAQUEZ) ne dépasse guère trois à quatre jours. Au bout de ce temps apparaissent peu à peu les signes caractéristiques : le tableau clinique se complète.

a. *Douleur*. — La douleur, accompagnée de fourmillements et d'engourdissement dans l'extrémité du membre intéressé, est spontanée et augmentée par les mouvements et surtout par la

---

[1] VINAY, Art. *Phlegmatia alba dolens*, dans le Dict. de méd. et de chir. pratiques.

pression sur le trajet de la veine (au niveau du pli inguinal, du creux poplité ou du mollet pour le membre inférieur). Très intense au début, elle fait progressivement place à une simple sensation de pesanteur ou de tension.

b. *OEdème.* — L'œdème est le plus souvent brusque dans son apparition et rapide dans son extension : il commence par l'extrémité du membre et remonte progressivement vers sa racine. C'est un œdème blanc (par opposition à la rougeur des œdèmes inflammatoires), lisse ; la peau est tendue et ne garde guère l'empreinte du doigt. La dilatation du réseau veineux sous-cutané (rétablissement de la circulation de retour par voie collatérale) dessine sur la peau des marbrures bleuâtres. Les taches purpuriques sont rares (LÉPINE).

c. *État de la veine.* — La veine oblitérée est perceptible à la palpation, comme un cordon dur, noueux ; cette palpation doit être pratiquée avec précaution, car elle est douloureuse, et peut fragmenter le caillot, qui deviendrait ainsi la source d'embolies pulmonaires.

d. *Troubles nerveux.* — Les troubles nerveux consistent dans :

1° L'impotence fonctionnelle du membre, inexplicable par la douleur seule ;

2° L'hyperesthésie, l'anesthésie ou l'hypoesthésie des téguments sur le trajet des troncs nerveux ;

3° L'atrophie musculaire consécutive, parfois très prononcée, avec attitudes vicieuses ;

4° Certains troubles vasomoteurs produisant l'élévation (DAMASCHINO), puis l'abaissement de la température locale ;

5° Des troubles trophiques du côté des cartilages (POLLOSSON) ou de la peau, qui desquame et s'épaissit. L'hydarthrose du genou n'est pas rare. KLIPPEL attribue tous ces troubles nerveux à l'irritation des nerfs par l'œdème qui les infiltre. La stase sanguine dans les vaisseaux veineux des nerfs (QUÉNU) doit aussi y jouer son rôle.

e. *État général.* — L'état général, dans les cachexies, reste souvent sans modifications; dans les infections il est quelquefois fort grave. Chez les chlorotiques, les tuberculeux, et d'ailleurs dans la plupart des cas, on observe dès le début de la phlébite une élévation de la température de 1° ou 2°, qui ne reconnaît certainement pas d'autre cause (VAQUEZ).

3° Formes cliniques. — Outre cette forme la plus commune, on distingue la forme latente et la forme infectieuse.

La *forme latente*, observée surtout chez les cachectiques, n'a quelquefois d'autres symptômes que la douleur, sans œdème et sans cordon veineux. Il est même des cas où la phlébite ne se révèle par aucun symptôme : une embolie pulmonaire mortelle est sa première manifestation.

La *forme infectieuse* s'accompagne d'une température élevée, d'un état général grave, d'abcès de voisinage et d'endocardite.

4° Évolution, complications. — D'une veine fémorale, la phlébite peut passer à celle du côté opposé, si le caillot remonte jusqu'à l'abouchement des deux iliaques dans la veine cave inférieure. La phlébite disparaît graduellement dans les cas favorables : la douleur cède la première, l'œdème diminue, la motricité du membre revient peu à peu ; mais longtemps encore on perçoit au creux poplité ou dans l'aisselle le cordon dur formé par la veine oblitérée. D'autres fois elle laisse après elle un œdème chronique ; les veines sous-cutanées restent dilatées, la peau épaissie, ou même éléphantiasique. Des douleurs reviennent périodiquement, surtout au moment des règles ; la force musculaire est diminuée et l'atrophie est directement constatable.

Mais, bien avant la terminaison, peuvent survenir des *complications locales* (phlegmon périveineux, sphacèle ou gangrène, érysipèle, lymphangite, etc.), ou des *complications à distance* dont la plus redoutable est l'*embolie pulmonaire*. Voici quelle est la pathogénie de cet accident : le caillot s'étendant de proche en proche, en aval de l'oblitération, une de ses extrémités finit par atteindre le point de réunion du vaisseau avec une autre veine. Cette extrémité est alors incessamment battue par le courant sanguin : détachée en totalité, elle constitue un embolus volumineux qui, transporté par la veine cave au cœur droit et de là à l'artère pulmonaire, provoquera une mort rapide ou subite par oblitération en masse : au contraire, si elle s'émiette petit à petit, elle déterminera des embolies multiples dans les diverses branches de l'artère pulmonaire : d'où la production d'*infarctus* (p. 112).

5° Diagnostic. — Les *œdèmes* des cachectiques se reconnaissent à leur indolence, à leur bilatéralité et à l'absence de cordon veineux induré.

La *phlébite variqueuse* superficielle reste limitée à quelques veines de petit calibre, et l'œdème est peu marqué.

L'*oblitération artérielle* par embolie se reconnait à son début brusque, à l'absence de cordon veineux, à l'absence des pulsations artérielles, à l'abaissement très sensible de la température du membre au-dessous du point oblitéré, au faible degré ou à l'absence de l'œdème.

6° Traitement. — Il se résume dans l'*immobilisation* du membre : toute friction sur le trajet de la veine doit être évitée comme très dangereuse puisqu'elle peut produire une embolie pulmonaire.

La fièvre et la douleur réclament leur traitement symptomatique (antipyrine, liniments calmants, tels que l'onguent belladone, applications d'eau chaude, enveloppement ouaté). Au bout de trente ou quarante jours seulement, il faut pratiquer le massage du membre et permettre les mouvements pour prévenir l'atrophie.

ARTICLE VII

TUMEURS DU MÉDIASTIN

Limité en arrière par la colonne vertébrale, en avant par le sternum et latéralement par les poumons, le médiastin contient le cœur, les gros vaisseaux artériels et veineux, la trachée, les bronches, l'œsophage, les nerfs pneumogastriques et grand sympathique; aussi ses tumeurs, susceptibles de com-

primer ces divers organes, ont-elles une extrême importance
clinique.

1° Etiologie, anatomie pathologique. — Les tumeurs qui
se développent dans le médiastin sont : 1° des hypertrophies
ganglionnaires ou adénopathies ; 2° des tumeurs malignes nées
sur place ou dans les organes voisins ; 3° quelques tumeurs
bénignes.

L'anévrisme de l'aorte thoracique, en raison de sa nature et
de ses signes physiques spéciaux, est décrit avec les maladies
des vaisseaux.

a. Les *ganglions lymphatiques* du médiastin se groupent sous
la forme de chaines qui côtoient la trachée et les bronches
qu'elles accompagnent jusqu'au hile du poumon. BARÉTY distingue trois groupes de ganglions, un groupe prétrachéobronchique
droit et gauche, un groupe sous-bronchique situé à la face inférieure des bronches, et enfin des ganglions interbronchiqués
occupant les divisions successives des bronches. Les maladies
aiguës ou chroniques des bronches et du poumon (bronchite
postrubéolique, coqueluche, bronchopneumonie ou pneumonie,
mais avant tout la tuberculose pulmonaire) sont susceptibles,
surtout chez les enfants, de déterminer l'engorgement de ces
ganglions et tous les symptômes de l'*adénopathie trachéobronchique*. Les ganglions isolés ou agglomérés par la périadénite
forment une masse caséeuse, adhérant aux organes voisins,
susceptible de vider son contenu dans une bronche et de donner
ainsi naissance à une caverne ganglionnaire. Ces ganglions peuvent aussi être envahis par la dégénérescence cancéreuse ou par
la lymphadénie.

b. Le *cancer du thymus*, celui de l'*œsophage* ou du *hile du poumon*
sont autant de tumeurs malignes du médiastin ; ces deux derniers s'accompagnent d'ailleurs d'un envahissement ganglionnaire considérable.

c. L'*hyperthrophie du thymus*, sa reviviscence dans l'acromégalie, des kystes dermoïdes, des lipomes, des lobules aberrants du
corps thyroïde anormalement développés constituent les principales tumeurs bénignes du médiastin.

2° Symptomes. — Les symptômes fonctionnels sont les premiers en date; les signes physiques sont plus tardivement perceptibles.

A. SYMPTÔMES FONCTIONNELS. — La *douleur rétrosternale* est un symptôme souvent très précoce et qui peut devancer tous les autres. Ceux que nous allons maintenant énumérer sont le résultat de la *compression* des principaux organes du médiastin : vaisseaux, nerfs, voies aériennes, etc.

a. La *compression de la veine cave supérieure* se traduit par la *cyanose* de la face et de la partie supérieure du thorax; les paupières sont bouffies, les lèvres violacées, le malade se plaint de céphalalgie, d'éblouissements et de vertiges; la peau du thorax et de l'abdomen se recouvre d'un *réseau veineux* dû au développement de la circulation collatérale complémentaire. La circulation se rétablit en effet entre la veine cave supérieure obstruée et la veine cave inférieure par l'intermédiaire de l'épigastrique, de la mammaire interne et des veines de la paroi abdominale.

b. La *compression des veines* pulmonaires produit l'hydrothorax, celle de la grande azygos un hydrothorax limité à la plèvre droite.

c. La *compression de la trachée* se traduit par une dyspnée continue avec cornage inspiratoire, augmentée par les mouvements et les efforts.

d. La *compression d'une bronche* se traduit par la diminution du murmure vésiculaire dans le poumon correspondant, et l'apparition d'un souffle au niveau du hile du poumon entre le bord spinal de l'omoplate et la colonne vertébrale (*souffle interscapulovertébral* de GUÉNEAU DE MUSSY).

e. La *compression des nerfs* s'annonce par des symptômes variés : celle du pneumogastrique par des accès de suffocation, de la tachycardie et une toux quinteuse, coqueluchoïde; celle du récurrent par le spasme glottique ou la paralysie d'une corde vocale, reconnaissable à la raucité de la voix et à l'examen laryngoscopique; celle du plexus cardiaque par l'angine de poitrine; celle du phrénique par le hoquet; celle du sympathique par le myosis ou l'inégalité pupillaire.

35.

f. La *compression de l'œsophage* produit la dysphagie.

B. SIGNES PHYSIQUES. — La symptomatologie se borne souvent à ces symptômes de compression.

La *percussion* révèle en même temps une matité perceptible surtout en avant, au niveau du manche du sternum.

L'*auscultation* au moyen du stéthoscope placé au niveau du manubrium sternal fait entendre, dans l'adénopathie trachéo-bronchique, un souffle veineux si on a soin de renverser fortement en arrière la tête de l'enfant : le souffle disparait à mesure qu'on ramène la tête dans sa position normale. SMITH donne ce signe comme très précoce. Il serait dû à la compression de la veine innominée gauche par les ganglions hypertrophiés que la trachée entraine en haut avec elle dans l'hyperextension de la tête.

La *radioscopie* montre un élargissement de l'ombre projetée normalement par le médiastin sur l'écran fluorescent, comme dans le cas de dilatation de l'aorte, avec cette différence que « l'ombre ganglionnaire se reconnait à la forme irrégulière, festonnée, polycyclique de son contour et qu'elle est remarquable par sa fixité, tandis que l'ombre aortique est reconnaissable surtout à ses mouvements rythmiques d'expansion ». (BÉCLÈRE.)

Dans le cas de tumeur maligne on ne tarde pas à percevoir une *voussure* appréciable ; la première pièce du sternum est soulevée et comme disloquée ; en enfonçant le doigt au-dessus et en arrière de la fourchette sternale on sent les battements de l'aorte refoulée ou les bosselures de la tumeur qui tend à se faire jour vers l'ouverture supérieure du thorax.

La *mort* survient par asphyxie, ou consécutivement à l'ulcération d'un gros vaisseau dans les cas de tumeurs malignes. La mort subite survient par syncope.

3° Diagnostic. — Tels sont les signes physiques et fonctionnels dont la constatation permet d'affirmer la présence d'une tumeur quelconque dans le médiastin. Pour préciser son *siège* on se guidera sur la prédominance de tel ou tel symptôme de compression : ainsi la dysphagie, les troubles pupillaires indiquent que le médiastin postérieur est en cause; l'œdème de la face, le développement précoce d'une circulation veineuse collatérale sous la peau du thorax avec troubles respiratoires et nerveux consécutifs indiquent que le médiastin antérieur a été d'abord intéressé : c'est le cas habituel pour les tumeurs du thymus.

La *nature de la tumeur* est quelquefois difficile à déterminer :

L'*adénopathie trachéobronchique* survient chez les enfants, après une maladie infectieuse ou une affection de l'appareil respiratoire ; l'auscultation fait souvent reconnaître des signes de tuberculose pulmonaire.

La *lymphadénie* se reconnaît à la présence d'autres masses ganglionnaires au cou, aux aines, dans les aisselles, à la coexistence fréquente de leucocythémie et d'hypertrophie de la rate.

Le *cancer de l'œsophage* est une maladie de l'âge mûr ou de la vieillesse ; la dysphagie en est le *premier* symptôme et par le cathétérisme de l'œsophage on ramène sur le talon de la sonde du sang ou des débris de cancer reconnaissables à l'examen microscopique.

Le diagnostic de *kyste dermoïde* ou d'*hypertrophie du thymus* est très obscur et ne peut être fait que par exclusion : l'extrême lenteur d'évolution et la précocité des symptômes de compression vasculaire sont en faveur de ces affections.

Le soulèvement du sternum et la présence de ganglions indurés sus-claviculaires annoncent une *tumeur maligne*.

Les *abcès du médiastin* ont un développement plus rapide, souvent accompagné d'élévation de la température.

L'*anévrisme de l'aorte thoracique* se reconnaît aux battements, au souffle et à ses divers caractères stéthoscopiques.

La *péricardite* avec épanchement peut simuler d'assez loin les tumeurs du médiastin : la matité triangulaire dans la région précordiale et l'assourdissement des bruits du cœur ne permettent guère la confusion.

4° Traitement. — Dans l'immense majorité des cas, il est purement symptomatique ; on peut quelquefois remédier à la dyspnée par la trachéotomie lorsque la compression ne siège pas trop bas ; en cas de dysphagie absolue, on doit recourir à la sonde œsophagienne. Un goitre plongeant, qui se comporte en somme comme une tumeur de la partie supérieure du médiastin, est justiciable de la thyroïdectomie ou de l'exothyropexie. L'adénopathie trachéobronchique nécessite un traitement spécial ; contre les accès dyspnéiques et la toux quinteuse : antipyrine, belladone, bromure de potassium, bromoforme, application d'une éponge chaude sur le cou ; contre la lésion ganglionnaire elle-même : révulsion, iodure de potassium, créosote.

LIVRE IV

MALADIES DU SANG
ET DES ORGANES HÉMATOPOÏÉTIQUES

Après un chapitre de généralités sur la classification des anémies et leurs symptômes, nous étudierons la chlorose, l'anémie pernicieuse, la lymphadénie et la leucocythémie, et les leucocytoses. Nous décrirons ensuite le purpura et le scorbut.

ARTICLE PREMIER

DES ANÉMIES EN GÉNÉRAL

Sous ce nom (α privatif, αἷμα, sang) on ne désigne pas une diminution de la masse du sang, mais une diminution du nombre des globules rouges, accompagnée ou non d'une diminution du chiffre de l'hémoglobine qu'ils contiennent.

1° Classification et causes. — On divise les anémies en deux grandes classes : anémies primitives et anémies symptomatiques.

a. *Anémies primitives.* — Les anémies primitives ou essentielles (chlorose, anémie dite pernicieuse progressive, leucocythémie) seront étudiées en autant de chapitres séparés.

b. *Anémies symptomatiques.* — Les anémies symptomatiques ont pour principales causes :

1° Les *hémorragies*, quelle que soit leur cause : traumatismes, opérations chirurgicales, accouchement, fibromes utérins, ankylostome duodénal, ulcère de l'estomac ou du duodénum, épistaxis, melœnas, etc.

La tension sanguine se rétablit rapidement, car le sang emprunte ses éléments liquides aux autres tissus, mais les globules rouges reviennent beaucoup plus lentement à leur chiffre normal.

Il y a lieu de distinguer l'hémorragie *unique* et abondante, des hémorragies faibles mais fréquemment *répétées ;* ces dernières sont les plus anémiantes. Par des saignées répétées HAYEM a pu produire chez les chiens une anémie qui avait tous les caractères hématologiques de la chlorose.

2° Les *infections aiguës :* fièvre typhoïde, érysipèle, pneumonie, rhumatisme articulaire. A leur période d'état le nombre des globules rouges est normal, mais d'après HAYEM le nombre des hématoblastes est diminué, ce qui indique que l'hématopoïèse est entravée. Plus tard les globules rouges sont diminués de nombre à leur tour (anémie) et pauvres en hémoglobine, mais les hématoblastes sont nombreux : ce sont eux qui sont chargés de la rénovation sanguine. Cette anémie des maladies aiguës est imputable à l'inanition, à l'autophagie et à la fièvre ; en effet, c'est *après* les infections, au moment où la température baisse, qu'on voit se produire la *crise hématoblastique*, destinée à la reproduction des globules.

3° Les *infections chroniques :* syphilis, tuberculose, impaludisme. L'anémie des paludéens est due à l'action particulière de l'hématozoaire de Laveran qui s'accole directement au globule sanguin et produit le pigment noir. La destruction globulaire est quelquefois à ce point intense qu'on a pu dire que chaque accès de fièvre intermittente équivalait à une saignée.

4° Le *cancer :* le cancer viscéral surtout (estomac, foie, intestin) entraine une anémie intense, souvent accompagnée de leucocytose.

5° Les *maladies organiques diverses :* cardiopathies, cirrhoses, mal de Bright, affections du tube digestif.

6° Les *parasites intestinaux :* bothriocéphale, ankylostome. Ils entraînent l'anémie et quelquefois même le syndrome anémie pernicieuse, l'un par l'inanition qu'il détermine, l'autre par les hémorragies répétées.

7º Les *intoxications* : l'oxyde de carbone s'attaque au globule rouge en produisant l'hémoglobine oxycarbonée, combinaison trop stable et par conséquent impropre à la respiration des tissus ; le plomb s'attaque au sérum dont l'altération retentit secondairement sur les globules rouges. L'hydrogène sulfuré, le sulfure de carbone, la morphine, produisent aussi des altérations globulaires.

Les causes que nous venons d'énumérer agissent sur les éléments du sang de différentes façons : les unes déterminent l'inanition du sujet (parasites intestinaux), les autres opèrent directement une soustraction de la masse sanguine (hémorragies) ou troublent l'hématopoïèse (cancer, maladies aiguës). Certains agents pathogènes altèrent le globule sanguin (oxyde de carbone, hématozoaire du paludisme), d'autres attaquent d'abord le sérum : nous avons dit que c'était le cas pour le plomb. Cette notion éclaire peut-être la pathogénie de la chlorose, car des globules sains se dissolvent dans le sérum des chlorotiques.

2º Symptômes généraux. — Le sang n'est pas seulement un tissu qui a des aptitudes pathologiques spéciales : il constitue encore le « milieu intérieur » dans lequel sont plongés tous les éléments ; ses altérations doivent donc retentir sur tous les organes.

L'anémie est caractérisée par les symptômes suivants :

a. *Pâleur de la peau et des muqueuses.*

b. *Troubles nerveux :* faiblesse générale, vertiges, lipothymies, éblouissements, caractère irritable, bourdonnements d'oreille, mouches volantes[1], céphalée, névralgies, hoquet, bâillements.

c. *Troubles digestifs :* appétit capricieux, anorexie, dilatation de l'estomac ou du côlon, hypochlorhydrie, constipation.

d. *Modifications de la respiration :* dyspnée, essoufflement facile.

e. *Modifications de la circulation :* pouls accéléré à 80 ou 100, bondissant et dépressible, traduisant une faible tension san-

____

[1] Une hémorragie abondante (saignée, hématémèse), déterminant une anémie aiguë, peut produire une amaurose quelquefois définitive.

guine, intermittences du pouls par adipose du cœur, hémorragies, souffles cardiaques et vasculaires ; ces souffles sont plus rares dans les anémies symptomatiques que dans la chlorose, à cause de la diminution de la masse du sang.

f. *Modifications des urines :* elles sont pâles, assez abondantes, contiennent beaucoup d'urée, peu de phosphates, et par contre de l'urohématine, résultat de la destruction globulaire.

3° Examen du sang. — Le sang obtenu par la simple piqûre du bout du doigt est *pâle*.

Sa *densité* est diminuée ; au lieu de 1060, elle oscille entre 1035 et 1045 (LYONNET).

Les *globules rouges* sont diminués de nombre : à côté des globules normaux on trouve des globules nains de 4 à 5 μ (millièmes de millimètre) au lieu de 7 μ ; dans les anémies intenses on trouve aussi des globules géants de 14 μ, des globules déformés (poïkilocytes), des globules nucléés ; enfin des globules amincis, noueux, qu'on a pu confondre avec des parasites.

Les *hématoblastes* augmentés de nombre dans les anémies légères ou passagères, sont diminués dans les autres (HAYEM).

Les modifications des *leucocytes* sont accessoires.

Il n'y a pas à tenir compte seulement du nombre des globules rouges, mais encore de leur *teneur en hémoglobine* et du rapport de ces deux quantités.

Le sang normal de l'homme contient environ 13 à 14 p. 100 d'*hémoglobine*, qu'on peut doser par les méthodes coloriscopiques (appareils de MALASSEZ, de MISCHER, etc.) ; il contient par litre 65 centigrammes de *fer* (existant dans l'hémoglobine) qu'on peut doser cliniquement au moyen de l'appareil de JOLLES. Dans les anémies le chiffre de l'hémoglobine et celui du fer s'abaissent plus ou moins, mais, chose remarquable, leur abaissement ne reste pas rigoureusement parallèle, parce que la teneur de l'hémoglobine humaine en fer n'est pas toujours la même (BARD, MALLET).

HAYEM désigne par N le nombre des globules rouges contenus dans un millimètre cube de sang (5 millions à l'état normal), par R la richesse globulaire, c'est-à-dire la richesse du millimètre cube de sang en hémoglobine, par G la valeur globulaire, rapport de ces deux quantités, c'est-à-dire la quantité d'hémoglobine contenue dans chaque globule.

Le nombre des globules (N) s'obtient par leur numération directe ; la richesse globulaire (R), s'obtient par la comparaison de la teinte du sang, préalablement dilué, avec des étalons appropriés ou à l'aide de l'hémoglobinimètre.

La valeur globulaire s'obtient en divisant R par N $\left(G = \dfrac{R}{N} \right)$.

4° Degré de l'anémie. — Hayem a d'après ces données proposé la classification suivante des anémies.

Anémie légère	N = 3 à 5 000 000	R = 3 à 5 000 000[1]	G = 0,65 à 1
Anémie moyenne	N = 3 à 4 000 000	R = 2 à 3 000 000	G = 0,70 à 0,50
Anémie intense	N = 1 à 3 000 000	R = 1 à 2 000 000	G = 0,40 à 1
Anémie extrême	N = 1 000 000 ou moins.	R = 500 000 à 1 000 000	G = 1 ou plus.

ARTICLE II

CHLOROSE

La chlorose (de χλωρός, *vert*) débute surtout chez les jeunes filles à l'époque de la puberté ; on l'observe cependant quelquefois chez les garçons.

1° Symptômes. — La chlorose est caractérisée par la pâleur *cireuse* de la face : elle présente même parfois des tons verdâtres qui ont valu son nom à la maladie.

Elle s'accompagne de tous les troubles fonctionnels des anémies : haleine courte, essoufflement, dyspnée au moindre effort. L'appétit est capricieux et les fonctions gastriques sont ordinairement troublées. Les règles sont à peu près nulles ou au contraire très abondantes. La fièvre est fréquente (H. Mollière, Leclerc).

[1] C'est-à-dire que la richesse en hémoglobine du millimètre cube de ce sang correspond à celle que donnerait 1 millimètre cube de sang contenant 3 ou 4 millions de globules normaux.

a. *Examen du sang.* — Le sang retiré par la piqûre du bout du doigt est pâle. Le nombre des globules rouges est diminué ; il tombe à 4 000 000, et bien au-dessous dans les chloroses graves. L'hémoglobine subit une diminution encore plus notable ; il en résulte une diminution de la richesse en hémoglobine de chaque globule en particulier ; c'est-à-dire une *diminution de la valeur globulaire*.

Les hématoblastes sont en proportion normale, mais il y a une grande quantité de globules jeunes et de globules nains, ce qui semble montrer qu'il s'agit d'une évolution défectueuse des globules sanguins. Le sérum des chlorotiques dissout les globules rouges normaux (MARAGLIANO et CASTELLINO).

b. *Examen du cœur.* — Dans la chlorose très prononcée, des souffles sont répartis sur toute la région précordiale ; dans les cas moins intenses, ils prédominent en certains points déterminés :

1° Au *foyer pulmonaire* on a un souffle doux systolique ;

2° Au *foyer aortique*, même souffle, mais plus rarement. Ces souffles sont musicaux ; ils ont un timbre harmonique particulier ;

3° A *la pointe*, ou plutôt un peu au-dessus d'elle, dans le quatrième espace intercostal gauche (zone susapexienne), on entend un souffle doux, qui n'est pas franchement systolique et que POTAIN considère comme un souffle cardiopulmonaire.

c. *Examen des veines.* — Si on applique le pouce sur la région sus-claviculaire droite, on sent un thrill entre les deux chefs inférieurs du sterno-cléido-mastoïdien, au niveau de la jugulaire interne. Au stéthoscope en appuyant légèrement on entend un souffle ronflant, musical, comparé au bruit du rouet ou au *ronron* du chat. Ce souffle est continu et non intermittent comme celui des artères qui ne se produit que pendant la systole, mais il a un renforcement systolique. En auscultant la jugulaire externe sur le corps du sterno-cléido-mastoïdien on a un bruit plus musical encore, de timbre plus élevé, comparé au vol d'une mouche (*bruit de mouche*).

A quoi sont dus ces signes cardiovasculaires de la chlorose ? On a essayé de les expliquer par deux hypothèses : les modifications du liquide sanguin, et les modifications des parois vasculaires. L'altération du sang ne peut tout expliquer, car ces souffles ne s'observent pas dans toutes les anémies. On a invoqué aussi le spasme des vaisseaux ou des orifices du cœur, et enfin l'éréthisme circulatoire. Cette susceptibilité du système vaso-moteur dans la chlorose est encore prouvée par la *dermographie*. Si on passe rapidement le doigt sur les téguments d'une chlorotique, au bout de quelques secondes apparaît une ligne rouge due à la dilatation des vaisseaux cutanés.

d. *Examen de l'appareil respiratoire*. — L'auscultation révèle quelquefois au sommet des poumons une obscurité respiratoire plus ou moins marquée.

e. *Examen de l'appareil digestif*. — Nous avons déjà signalé les troubles de l'appétit. L'estomac est dilaté dans les deux tiers des cas. Hayem a montré qu'il s'agissait tantôt d'hyperpepsie, c'est-à-dire d'augmentation de l'acide chlorhydrique libre et combiné, tantôt d'hypopepsie.

f. *Examen de la rate*. — Chvostek, Clément ont signalé l'*hypertrophie de la rate*. — L'urée, les phosphates, les chlorures de l'urine sont diminués. Dans les cas graves Hayem a vu apparaître l'urobiline et l'urohématine annonçant une destruction globulaire intense.

2° Anatomie pathologique et pathogénie. — Nous venons de voir quelles sont les lésions du sang : ce sont les plus importantes. Celles des organes le sont beaucoup moins.

Rokitanski, Virchow ont signalé l'étroitesse, l'*aplasie* du système artériel. L'aorte est très rétrécie, se rapprochant des dimensions d'une fémorale normale ; elle est élastique, amincie ; les origines des intercostales sont irrégulières. Bouillaud a signalé la faible épaisseur des parois veineuses.

Les organes génitaux sont peu développés.

Lancereaux et Besançon ont décrit l'aplasie rénale artérielle.

En somme ce développement insuffisant portant surtout sur l'appareil circulatoire a fait considérer la chlorose comme due à une hypoplasie vasculaire. Malheureusement ces lésions organiques ne sont pas constantes, elles le sont beaucoup moins que les lésions sanguines. Nous avons vu que celles-ci paraissent correspondre, à l'inverse des autres anémies, à une évolution défectueuse du globule sanguin. Cette hypoplasie sanguine peut s'accompagner ou non d'hypoplasie vasculaire : on sait que le sang et les vaisseaux dérivent à l'origine d'un même tissu.

Mais les difficultés renaissent quand il s'agit de préciser les causes mêmes de cette hypoplasie. La tuberculose est souvent relevée dans les antécédents héréditaires des chlorotiques (HANOT et GILBERT). On peut se demander si elle n'agit pas directement sur les vaisseaux et sur le sang, comme elle agit sur le cœur pour produire le rétrécissement mitral pur, maladie de développement (voy. p. 293). La chlorose serait donc de ce chef une maladie infectieuse. La fréquence de la fièvre, les thromboses veineuses ont été citées à l'appui de cette théorie; elles peuvent s'expliquer autrement.

3° Diagnostic. — On ne confondra pas la chlorose avec le teint pâle des cachectiques, avec l'anémie pernicieuse progressive qui s'accompagne d'une augmentation de la valeur globulaire, avec la leucocythémie. La confusion avec la tuberculose pulmonaire au début, ou l'ulcère de l'estomac, sera évitée par l'auscultation et la recherche des troubles gastriques; elle est quelquefois difficile à éviter.

4° Traitement. — Il consiste dans les ferrugineux (0,60 à 0,80 de protoxalate de fer). Souvent il faut leur adjoindre l'acide chlorhydrique pour suppléer à l'insuffisance des fonctions gastriques (V gouttes dans un demi-verre d'eau).

ARTICLE III

ANÉMIE PERNICIEUSE PROGRESSIVE

Les anémies graves étaient connues depuis le commencement du siècle; c'est BIERMER qui a reconnu, en 1868, les caractères de l'anémie pernicieuse progressive ou anémie essentielle.

1° Étiologie et pathogénie. — L'alimentation insuffisante, les excès de fatigue, la grossesse et la lactation sont les causes ordinaires de l'anémie pernicieuse progressive : ces deux dernières nous expliquent sa plus grande fréquence chez les femmes.

FRANKENHAUSER, PÉTRONE et d'autres auteurs ont mis en évidence dans le sang des bâtonnets qu'on a considérés comme des microbes pathogènes. Dans un certain nombre de cas, il ne s'agissait en réalité que de globules rouges déformés (*pseudoparasites* de HAYEM).

2° Symptômes. — L'anémie pernicieuse s'accompagne de tous les symptômes des *anémies intenses* : pâleur extrême, perte des forces, lipothymies, troubles nerveux, anorexie, fièvre et palpitations.

Des hémorragies se produisent dans la plupart des organes : purpura, stomatorrhagies, épistaxis, hématémèses, hémorragies rétiniennes.

Le *sang* obtenu par la piqûre du bout du doigt est très pâle et le microscope y montre les modifications suivantes. Le nombre des globules rouges est très diminué : l'hémoglobine l'est aussi, mais dans des proportions moins considérables, de telle sorte que le rapport de ces deux quantités devient supérieur ou tout au moins

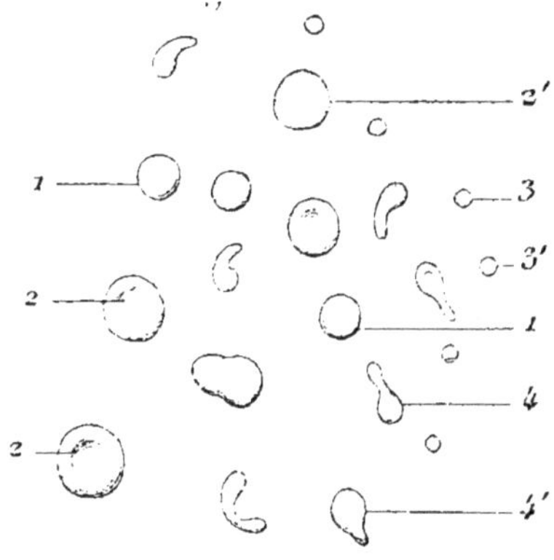

Fig. 59.

Globules sanguins dans l'anémie pernicieuse progressive.

1. globules rouges normaux. — 2. globules géants (macrocytes). — 3. globules nains (microcytes). — 4. globules déformés, étirés en marteau, en raquette, etc. (poïkilocytes).

égal à l'unité. La valeur globulaire, c'est-à-dire la richesse de chaque globule rouge en hémoglobine, comparée à celle d'un globule normal, est de 1 ou de 1,2.

Les globules rouges ne sont pas seulement diminués de nombre ; ils présentent aussi des altérations remarquables : on trouve des globules géants, des globules nains, des globules déformés en bâtonnets, en raquette, en marteau (poïkilocytose). Enfin le nombre des hématoblastes est diminué.

Cette dernière constatation est importante au point de vue de la pathogénie de l'affection : elle montre bien qu'il s'agit d'un trouble de l'hématopoïèse, c'est-à-dire d'un trouble de la production des globules et non d'un trouble de leur évolution ultérieure.

L'anémie pernicieuse progressive n'est pas fatalement mortelle, bien qu'elle le soit cependant dans la plupart des cas. La mort survient au bout de quelques mois ou d'une année, au milieu des symptômes d'une adynamie progressive, avec œdème des membres inférieurs et hémorragies multiples.

3º Anatomie pathologique. — Outre les modifications du sang décrites avec la symptomatologie, l'autopsie montre des altérations organiques nombreuses.

L'estomac et l'intestin sont atrophiés (FENWICK) ; leurs glandes sont très diminuées, leurs parois sont d'une minceur extrême : on a signalé la disparition des plexus nerveux d'Auerbach et de Meissner. — Le foie et les autres viscères sont pâles et parsemés d'hémorragies. La moelle osseuse est rouge et paraît en pleine activité, peut-être parce qu'elle exerce un rôle de suppléance vis-à-vis des autres organes hématopoïétiques. — La moelle épinière présente des altérations dégénératives de la substance blanche, surtout au niveau des cordons postérieurs.

4º Diagnostic. — Lorsqu'on se trouve en présence d'une anémie grave, il convient d'en rechercher la cause avant de porter le diagnostic d'*anémie essentielle;* un cancer de l'estomac ou de l'intestin, un ulcère de l'estomac avec hémorragies répétées et passant inaperçues, l'ankylostomasie duodénale peuvent produire autant d'anémies *symptomatiques* d'un degré parfois extrême. Ces affections se reconnaîtront à leurs signes propres : l'ankylostomasie à la présence des œufs des parasites dans les selles. Enfin l'examen du sang pourra rendre des services, puisque l'augmentation de la valeur globulaire est spéciale à l'anémie pernicieuse progressive [1].

5° Traitement. — Il se résume dans le repos, les toniques, de meilleures conditions hygiéniques, le fer et surtout l'arsenic.

ARTICLE IV

LEUCOCYTOSES

On désigne sous ce nom une augmentation modérée du nombre des globules blancs ou leucocytes.

La leucocytose et la leucocythémie diffèrent déjà par le nombre des globules. On admet qu'il y a leucocytose lorsque le nombre de globules blancs s'élève de 10 à 30 000. Il faut qu'il atteigne 70 000 pour qu'on diagnostique une leucocythémie.

1° Leucocytes à l'état normal. — L'adulte bien portant a en moyenne un globule blanc pour 6 à 700 globules rouges, ce qui fait environ 6 à 8 000 leucocytes pour un millimètre cube de sang.

a. *Différentes variétés de leucocytes.* — Il ne faut pas envisager seulement le nombre brut des globules blancs, mais la proportion de leurs diverses variétés. On distingue : 1° les *lymphocytes*, globules de petite taille 6 à 8 μ, dont le noyau vivement coloré par le bleu de méthylène est couvert d'un mince vernis protoplasmique ; 2° les leucocytes *mononucléaires*, éléments plus volumineux, mais de taille variable, à noyau unique, rond, ovalaire, ou un peu incurvé, entouré d'un protoplasma abondant ; 3° les leucocytes *polynucléaires* ou *à noyau polymorphe*, éléments volumineux dont le protoplasma renferme un noyau de forme bizarre, contourné en boudin, échancré en trèfle, etc., de façon à figurer des noyaux multiples, en réalité réunis le plus souvent par un mince filament.

[1] Mousset. *Revue de médecine*, 1891. — Collet. *5e Congrès français de Médecine*, Lille, 1899.

b. *Granulations des leucocytes.* — Il y a encore à tenir compte
des granulations qui parsèment le protoplasma de certains globules blancs.

EHRLICH classe les granulations en : 1° *Granulations éosinophiles*
(ou granulations α) ainsi nommées à cause de leur affinité pour

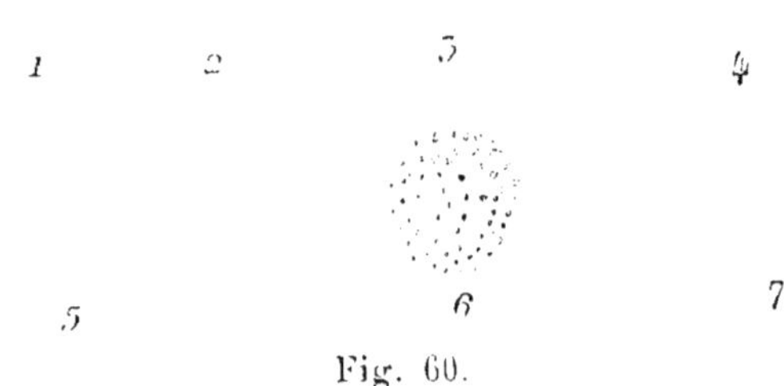

Fig. 60.

Diverses variétés de leucocytes du sang normal.

1. Lymphocyte. — 2. 3. mononucléaires. — 4. polynucléaire ou leucocyte à noyau
polymorphe. — 5. polynucléaire à granulations ε ou neutrophiles. — 6. polynucléaire
à granulations α éosinophiles. — 7. mastzelle ou leucocyte à granulations γ basophiles.

l'éosine qui les teint en rouge vif ; les granulations indulinophiles
ou granulations β ne sont qu'une modification des précédentes :
les unes et les autres sont encore appelées *acidophiles*.

2° *Granulations basophiles* qui fixent les couleurs basiques
telles que le bleu de méthylène ; les unes (γ) grosses et peu nombreuses déforment les contours de la cellule qui les contient et
que les auteurs allemands appellent *mastzelle ;* les autres (δ)
sont beaucoup plus fines.

3° *Granulations neutrophiles* ou ε, colorées par le réactif dit
triacide d'Ehrlich. C'est ce que résume le tableau suivant :

$$
\text{Granulations}
\begin{cases}
\text{acidophiles} & \begin{cases} \text{éosinophiles.} \dots \dots \dots & (\alpha) \\ \text{indulinophiles.} \dots \dots \dots & (\beta) \end{cases} \\
\text{basophiles} & \begin{cases} \text{volumineuses.} \dots \dots \dots & (\gamma) \\ \text{fines.} \dots \dots \dots \dots & (\delta) \end{cases} \\
\text{neutrophiles} \dots \dots \dots \dots \dots & (\varepsilon)
\end{cases}
$$

En pratique, *nous n'avons à nous occuper que des granulations
neutrophiles et éosinophiles.*

A l'état normal les polynucléaires sont les seuls dont le protoplasma renferme des granulations.

Il s'agit surtout de granulations neutrophiles : il n'y a guère que 1 à 2 p. 100 de polynucléaires éosinophiles, mais dans certains cas pathologiques, dans les affections parasitaires ou cutanées surtout, les éosinophiles augmentent dans des proportions considérables : cet état constitue l'*éosinophilie*.

c. Formule leucocytaire normale. — La formule leucocytaire ou proportion respective des variétés de leucocytes est la suivante à l'état normal. Sur 100 leucocytes on compte :

Mononucléaires et lymphocytes	33
Polynucléaires	65
Éosinophiles	1 à 2

Dans la leucocytose ces proportions peuvent être modifiées : le terme leucocytose englobe donc des variétés fort différentes : il peut s'agir de *polynucléose* (ce qui est le cas le plus fréquent), de *mononucléose*, de *lymphocytose*, ou enfin d'*éosinophilie*.

On n'est pas absolument fixé sur l'origine des divers leucocytes : toutefois EHRLICH pense que les lymphocytes proviennent des ganglions et les polynucléaires de la moelle des os.

Les leucocytes se multiplient peu dans le courant sanguin, mais plutôt dans certains organes, tels que la rate, les ganglions, le tissu lymphoïde, la moelle osseuse, ce qui explique la tuméfaction aiguë de la rate ou les adénites régionales qui accompagnent les leucocytoses.

2· Classification des leucocytoses. — Nous avons à envisager :

a. Une *leucocytose physiologique* chez les nouveau-nés, chez les femmes enceintes, pendant la lactation, pendant la digestion. Fait intéressant, cette leucocytose de la digestion ou leucocytose alimentaire qui consiste dans une augmentation des globules blancs de 20 à 40 p. 100 manque le plus souvent dans le cancer de l'estomac.

b. Des *leucocytoses artificielles* ou *toxiques* : comme celle qui succède à l'application d'un vésicatoire, à l'injection sous-cutanée d'essence de térébenthine. Parmi les substances toxiques ou médicamenteuses susceptibles d'augmenter le nombre des leucocytes, il faut citer le venin des serpents, la pilocarpine, les amers, les toniques, la peptone, enfin des substances aromatiques, telles que les huiles éthérées, le fenouil, l'anis, la menthe, le poivre, etc. Le camphre et l'iodure de potassium augmentent les éosinophiles.

c. Une leucocytose dans *certaines affections générales :* goutte, scorbut, cancers. La leucocytose cancéreuse, parfois très précoce, a été bien étudiée par Hayem et Alexandre et observée surtout dans la sarcomatose généralisée ; mais on la trouve aussi dans les cancers épithéliaux et notamment dans les cancers ulcérés. Je rappelle que la leucocytose digestive manque généralement dans le cancer de l'estomac, ce qui peut servir à son diagnostic.

d. Une leucocytose dans les *maladies infectieuses* ou *parasitaires,* qu'il nous reste à étudier en détail.

3° Leucocytoses dans les maladies infectieuses. — La leucocytose peut porter avec prédilection sur les polynucléaires ou les mononucléaires.

a. *Polynucléoses.* — Les leucocytoses avec prédominance des polynucléaires sont les plus nombreuses ; c'est le cas pour les abcès chauds, le phlegmon, les septicémies, la pneumonie, l'érysipèle, la diphtérie, le rhumatisme articulaire aigu, les angines, la scarlatine, la rage.

La leucocytose de la *pneumonie* se manifeste dès le frisson, et se maintient au-dessus de 20 000 pendant toute la durée de la maladie. Elle présente des poussées, moins en rapport avec la température qu'avec l'extension des lésions pulmonaires. A la défervescence elle cesse brusquement, ou bien lentement si la chute de la température se fait en lysis. En même temps les éosinophiles qui avaient disparu reviennent dans le sang. Les polynucléaires entrent en moyenne pour 85 p. 100 dans cette leucocytose ; dans les cas d'hépatisation grise leur chiffre atteint jusqu'à 95 p. 100 ; par contre, dans les formes typhiques la leucocytose peut manquer.

La leucocytose de l'*érysipèle* offre des traits communs avec la précédente : même nombre moyen des leucocytes. même chute à la défervescence. même réascension en cas de rechute et cela avant tout phénomène clinique'. même signification fâcheuse d'un excès des polynucléaires lorsqu'ils dépassent par exemple 90 p. 100.

La leucocytose de la *diphtérie*. surtout marquée dans les diphtéries compliquées. peut cependant manquer totalement dans des diphtéries mortelles. ce qui parait indiquer une absence de réaction de la part de l'organisme.

La leucocytose de la *rage* est une polynucléose à peu près exclusive 98 p. 100. d'après COURMONT et LESIEUR'.

b. *Mononucléoses*. — Les leucocytoses avec prédominance des mononucléaires. sont celles de la coqueluche, des oreillons et de la variole. Toutefois il ne faut pas oublier que les mononucléaires sont beaucoup plus fréquents chez l'enfant que chez l'adulte.

Dans les *oreillons* (SACQUÉPÉE on constate une leucocytose modérée portant sur les mononucléaires et les lymphocytes : peu ou pas de participation des polynucléaires. Par contre. l'apparition de l'orchite ourlienne laisse intacts les mononucléaires. mais provoque une augmentation considérable des polynucléaires[1].

Dans la *variole* la leucocytose est de 10 à 20 000 : elle augmente au début de la pustulation. pour atteindre alors 15 et même 40 000. et baisser progressivement ensuite : elle remonte en cas de complications suppurées et ne baisse que lentement après la chute des croûtes. C'est une mononucléose (J. COURMONT. ROGER) : les mononucléaires représentent en effet 60 p. 100 des leucocytes. et on constate des mononucléaires à granulations, ce qui n'existe jamais dans le sang normal: ce sont des granulations neutrophiles surtout. accessoirement des mononucléaires à granulations éosinophiles et basophiles. Par contre. les polynucléaires neutrophiles, qui sont de beaucoup les leucocytes les plus nombreux dans le sang normal. sont ici diminués. Cette mononucléose existe dès l'éruption, et même dès le rash qui la

' SACQUÉPÉE. *Archives de médecine expérimentale*, Janvier 1902.

précède quelquefois ; elle précède donc les pustules, d'ailleurs elle existe dans les formes anormales même quand les pustules et les vésicules font défaut.

Dans la *variole hémorragique* la formule leucocytaire est la même : de plus il y a une augmentation considérable des mononucléaires granuleux, en particulier des neutrophiles, et une diminution considérable des polynucléaires qui tombent jusqu'à 20 p. 100.

Les complications de la période d'état n'influencent pas la leucocytose ; celles de la convalescence déterminent l'augmentation des polynucléaires.

c. Signification et valeur pronostique. — La leucocytose au cours d'une maladie infectieuse est un des témoins de la lutte de l'organisme contre l'infection : une leucocytose moyenne montre que l'organisme se défend et indique une forme morbide de gravité moyenne. De même, dans la diphtérie, dans la pneumonie, la diminution des polynucléaires est d'une signification fâcheuse : elle indique que l'organisme réagit mal. Mais d'autre part, une hyperleucocytose excessive, au cours de la pneumonie, de l'érysipèle, ou de la scarlatine, est d'un pronostic fâcheux.

4° Éosinophilie. — Les polynucléaires à granulations éosinophiles sont surtout caractéristiques des affections cutanées, de la lèpre, de l'asthme et des *affections parasitaires* : ainsi les oxyures, les ascarides, les tænias, l'ankylostome duodénal, la bilharzia, la ladrerie. Les éosinophiles ont pu atteindre 68 p. 100 du nombre total des leucocytes dans certains cas de trichinose. Dans la filariose il y a éosinophilie et parfois légère augmentation de l'ensemble des leucocytes : cette augmentation est encore plus prononcée la nuit quand les filaires circulent dans le sang. L'éosinophilie des kystes hydatiques (7 p. 100 en moyenne) a, lorsqu'on la constate, une grande importance pour le diagnostic, mais elle peut manquer ; on a pu la reproduire par injection de liquide hydatique.

5° Valeur diagnostique. — La valeur diagnostique de l'étude des leucocytes est considérable. Ainsi elle permet d'attribuer à un néoplasme profond une cachexie inexpliquée, de dépister une suppuration profonde, de distinguer le paludisme (où les leucocytes sont diminuées), d'autres maladies fébriles qu'il peut simuler.

Dans la fièvre typhoïde les variations leucocytaires sont peu marquées ; les éosinophiles, d'abord absents, augmentent à la défervescence.

La mononucléose servira dans les cas douteux à distinguer la variole des autres fièvres éruptives ou des purpuras.

L'éosinophilie empêchera de confondre les kystes hydatiques avec les autres tumeurs.

ARTICLE V

LYMPHADÉNIE ET LEUCOCYTHÉMIE

La lymphadénie est l'hypergénèse des éléments lymphatiques dans les organes lymphoïdes surtout (rate, ganglions, moelle osseuse, etc.). La leucocythémie est une augmentation considérable des globules blancs du sang. La lymphadénie peut exister avec ou sans leucocythémie : dans le premier cas elle est dite leucémique, dans le second, aleucémique.

1º Historique. — Hodgkin (1832) avait signalé l'existence de polyadénites généralisées coexistant avec une grosse rate. Des faits semblables étaient restés sans signification jusqu'au jour où Bennett, puis Virchow (1841), découvrirent l'altération du sang qu'ils appelèrent *leucocythémie* ou *leucémie* (λευκός, *blanc*; αἷμα, *sang*), et que ce dernier auteur montra caractérisée par une multiplication exagérée des globules blancs. On reconnut bientôt que la leucémie n'est qu'un symptôme secondaire et que les lésions des organes lymphatiques, rate ou ganglions, sont la véritable cause de la maladie.

On ne tarda cependant pas à s'apercevoir qu'il existait des

hypertrophies ganglionnaires sans altération du sang : ce sont ces cas que Trousseau (1856) rangea sous la dénomination d'adénie. Des cas d'hypertrophie splénique et ganglionnaire sans leucémie furent également observés (Billroth, Cohnheim, Wunderlich). Ce dernier auteur reconnaît que les cas de leucémie, et ceux d'adénie ou lymphadénie aleucémique, ne diffèrent que par un point accessoire et que l'adénie n'est peut-être qu'un premier degré de l'affection.

Nous savons aujourd'hui qu'il y a des adénies qui évoluent jusqu'à la fin sans leucémie. Cornil et Ranvier démontrèrent dans tous ces cas l'identité de structure histologique. Enfin Jaccoud eut le mérite de réunir tous ces faits sous le nom de diathèse lymphogène, qu'il y ait ou non leucocythémie et que la prolifération des éléments lymphatiques porte sur le foie, la moelle des os, les ganglions, etc. Bien plus, l'hypertrophie isolée de la rate peut exister sans leucocythémie, constituant alors l'affection décrite par Debove et Brühl sous le nom de *spléno-mégalie primitive*, affection qui, il est vrai, se complique le plus souvent, à la longue, de leucocythémie. Von Jacksch, Luzet ont décrit chez les nourrissons une lymphadénie splénique qui ne s'accompagne que d'une leucocytose modérée.

Il est, par contre, des cas de *leucémie aiguë* où on ne trouve ni hypertrophie de la rate, ni ganglions.

2° Étiologie. — Parmi les causes incriminées les unes sont assez banales : ce sont toutes les causes de débilitation, fatigues, émotions, surmenage, alcoolisme, etc. Verneuil croyait à l'influence combinée de la scrofule et de l'arthritisme. L'influence de la grossesse ou de la puerpéralité est nettement démontrée par quelques observations.

Les maladies infectieuses générales sont incriminées d'une façon plus précise. On sait combien facilement elles retentissent sur le système lymphatique : rate et ganglions. Il n'est pas impossible qu'elles puissent dans certains cas laisser après elles une hypertrophie permanente qui continuera à évoluer pour son propre compte.

Enfin l'infection locale joue un rôle plus net encore. L'adénie débute le plus souvent par un ganglion rétromaxillaire, dépendant lui-même de lésions cutanées, nasales. buccales, dentaires. amygdaliennes ou auriculaires. Puis tout d'un coup, l'adénite se généralise : il y a une *explosion de tumeurs* suivant la pittoresque expression de TROUSSEAU. Cette explosion peut être favorisée par un traumatisme local, par exemple par l'ablation des amygdales ou des ganglions, par l'avulsion d'une dent. etc.

3° Pathogénie. — La nature de la lymphadénie et de la leucocythémie est une question encore pleine d'obscurité.

Quelques-unes des considérations étiologiques citées plus haut font penser à une origine infectieuse. au moins dans bien des cas. Ainsi les lésions banales souvent observées au niveau des orifices du nez. des conduits auditifs, etc., éveillent l'idée d'une porte d'entrée.

On trouve d'autres arguments dans la marche et les symptômes de l'affection : la fièvre qui accompagne les poussées ganglionnaires, l'influence du traumatisme sur la généralisation, la régression possible de certaines tumeurs ganglionnaires, l'acuité de certaines formes et leur généralisation rapide, l'albuminurie souvent notée. la cachexie terminale caractérisée par des hémorragies abondantes hématémèses et mélænas, purpura, hématurie). par une diarrhée incoercible, des sueurs profuses. etc., tout cela est en faveur de l'hypothèse d'une maladie infectieuse. Il est vrai que la plupart de ces arguments ont été à peu près uniquement fournis par l'étude des cas de lymphadénie ganglionnaire.

On ne s'est pas contenté de ces présomptions et on a cherché des preuves directes.

On a trouvé dans les ganglions ou dans le sang des leucocythémiques divers parasites. dont quelques-uns ont pu être isolés et cultivés.

CARDARELLI a trouvé dans deux cas de lymphadénie splénique un bacille analogue au bacille d'Eberth. KELSCH et VAILLARD ont décrit un microbe spécial dans le sang et les ganglions. PAWLOWSKI a trouvé dans sept cas de lymphadénie un microbe qu'il considère comme spécifique.

Beaucoup plus souvent les microbes trouvés sont des agents déjà connus et classés en bactériologie : le staphylocoque blanc ou doré (Roux et Lannois), des streptocoques, le pneumocoque, le bacille de Koch.

On a été moins heureux dans les tentatives de reproduction expérimentale de la maladie par inoculation des bacilles constatés. Delbet est le seul qui soit arrivé à produire des hypertrophies ganglionnaires généralisées par l'inoculation au chien d'un agent pathogène trouvé dans le sang d'une femme qui succomba bientôt aux progrès d'une lymphadénie généralisée à forme surtout splénique.

Que faut-il conclure de ces résultats? — A la constatation des agents vulgaires de la suppuration, on a objecté que ces agents n'étaient pas producteurs de la maladie, mais ne constituaient qu'une infection secondaire de l'organisme. Cette objection ne saurait être généralisée à tous les cas, d'autant que les microbes de la suppuration avaient ici perdu leurs caractères habituels ; leur virulence était atténuée, leurs qualités modifiées.

Mais, de ce que la lymphadénie, avec ou sans leucémie, est une affection souvent infectieuse, on ne saurait conclure que c'est une affection spécifique, relevant toujours d'un même microbe. La multiplicité des agents pathogènes constatés va absolument à l'encontre de cette manière de voir.

Il serait, de même, téméraire, de soutenir que tous les cas de lymphadénie ont une origine identique, toujours infectieuse.

3° Anatomie pathologique. — La lymphadénie est anatomiquement caractérisée par une hypergenèse des éléments lymphatiques : 1° dans le sang ; 2° dans les organes lymphoïdes ; 3° en dehors d'eux.

a. Les altérations du sang, d'ailleurs complexes, puisqu'elles ne comprennent pas uniquement l'augmentation des globules blancs, seront étudiées avec les symptômes, car elles sont constatables pendant la vie.

b. La prolifération du tissu lymphatique dans les organes lymphoïdes peut être constatée dans la *rate* dont la charpente fibreuse, la pulpe et les corpuscules de Malpighi participent à l'hypertrophie, dans les *ganglions*, dans la *moelle des os* qui peut se présenter sous deux aspects, la variété rouge et la variété pyoïde, dans les *amygdales*, enfin dans l'*intestin* : l'énorme développement de son tissu réticulé finit par aboutir à la production de tumeurs ulcérées (lymphadénie intestinale).

c. Le tissu lymphoïde se développe enfin dans les organes qui en sont normalement privés (*hétérotopie*), dans le foie, dans les reins, dans les méninges, dans la peau : on désigne sous le nom de *mycosis fongoïde* les tumeurs ulcérées de la lymphadénie cutanée.

Histologiquement le tissu lymphoïde garde ici sa structure habituelle : c'est un tissu réticulé, formé d'une charpente fibrillaire délicate dont les mailles sont occupées par des globules blancs qui peuvent en être chassés au pinceau.

Indépendamment de ces lésions pour ainsi dire spécifiques, les organes sont pâles, ils participent à l'anémie générale, et présentent souvent des hémorragies interstitielles ; elles sont formées surtout de leucocytes, d'où leur nom d'*infarctus blancs*.

4° Symptômes. — La maladie débute avec toutes les apparences de l'anémie ; d'autres fois ce sont les altérations ganglionnaires qui appellent l'attention. Il y a autant de formes cliniques que de localisations anatomiques ; la lymphadénie sera par exemple uniquement splénique, ou uniquement ganglionnaire, ou intestinale, ou cutanée, ou à la fois splénique et ganglionnaire. Une série d'intermédiaires peuvent s'observer. *Enfin il y aura ou non les modifications du sang qui constituent la leucocythémie.*

A. EXAMEN DU SANG. — Il a un aspect violacé ou encore lactescent, blanchâtre, qui l'a fait comparer à du pus. De plus si, dans un petit tube de verre, on ajoute une goutte de sang normal à vingt gouttes d'eau pure ou distillée les hématies se dissolvent et le liquide devient rouge et *transparent* : il devient au contraire *opalescent*, s'il s'agit de sang leucémique (SABRAZÈS[1]), à cause des globules blancs restés en suspension.

[1] SABRAZÈS. *Société de biologie*, 1901.

a. Globules blancs. — A l'état normal on compte en moyenne 7 000 globules blancs par millimètre cube de sang ; dans la leucocythémie ce chiffre s'élève jusqu'à 500 000 ; les globules blancs paraissent même parfois plus nombreux que les rouges.

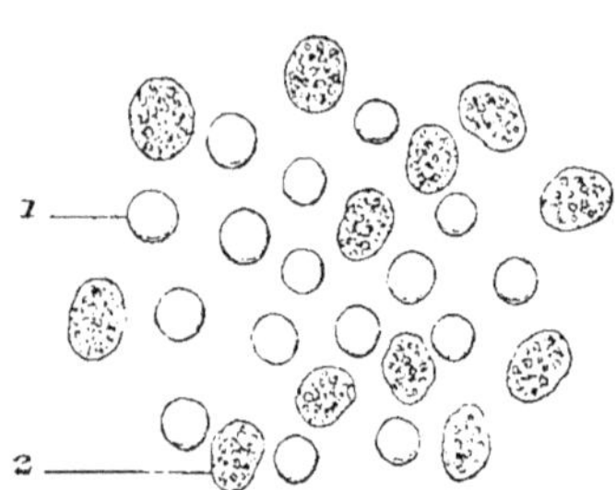

Fig. 61.

Sang dans la leucocythémie.

1, globules rouges. — 2, globules blancs.

L'augmentation de nombre des globules blancs ne porte pas toujours sur la même variété de globules. Quand il n'y a que de l'hypertrophie ganglionnaire, sans hypertrophie splénique, avec ou sans gros foie, on ne trouve ordinairement dans le sang que des *lymphocytes*, c'est-à-dire de petits globules constitués presque uniquement par leur noyau recouvert d'une mince couche de protoplasma sans granulations. Même constatation dans les cas de leucémie aiguë.

Les cellules médullaires ou *myélocytes*, qui n'existent pas dans le sang à l'état normal, se rencontrent en abondance dans la leucocythémie. Elles sont reconnaissables à leur grand noyau pauvre en chromatine, à leur protoplasma abondant, sans mouvements amiboïdes, à leurs granulations neutrophiles. Par contre les polynucléaires, caractéristiques des leucocytoses, sont peu augmentés. Il semble que la moelle déverse dans le torrent circulatoire des globules imparfaits. Ces globules ont leurs mouvements amiboïdes très diminués, ce qui vient à l'appui de la théorie qui les considère comme ayant une faible vitalité.

On a distingué deux types de leucocythémie : le type lymphocytaire et le type myélogène. Dans le type lymphocytaire l'augmentation porte sur les lymphocytes ; dans le type myélogène on voit apparaître les myélocytes, c'est-à-dire les mononucléaires à granulations dont nous venons de parler (et de plus des normoblastes ou globules rouges nucléés). Il est rare que ces types existent à l'état de pureté. En réalité, la leucocy-

thémie est presque toujours d'un type mixte, c'est-à-dire qu'il
y a augmentation des lymphocytes et apparition des myélocytes.

Enfin fréquemment il y a augmentation du nombre des leucocytes à *granulations éosinophiles*.

Une affection aiguë, comme la grippe, peut passagèrement diminuer le nombre des globules blancs (MULLER, KOWACZ), dimi-

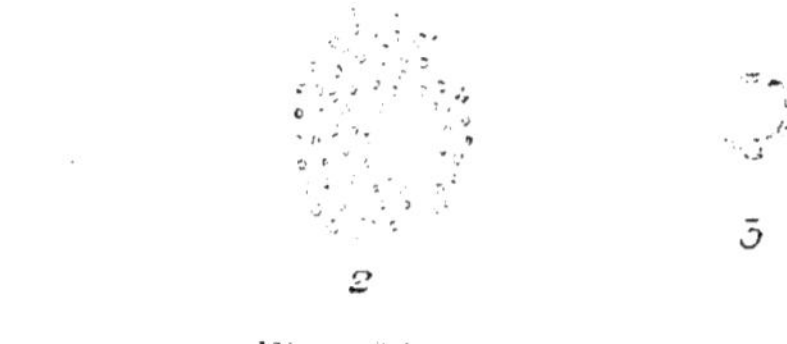

1   2

3

Fig. 62.

Éléments anormaux du sang leucémique.

1, mononucléaire à granulations neutrophiles. — 2, mononucléaire à granulations
éosinophiles. — 3, globule rouge nucléé.

nution qui porterait seulement sur les globules à un seul noyau.

b. *Globules rouges*. — Leur nombre est toujours diminué. La
leucocythémie s'accompagne donc d'anémie. De plus les hématies sont souvent déformées, ou présentent des vacuoles.

On voit apparaître des *globules rouges à noyau*, mais seulement quand la moelle osseuse est intéressée, dans les formes
liénomédullaires.

La *valeur globulaire*, c'est-à-dire la richesse des globules en
hémoglobine, est généralement diminuée.

c. *Hématoblastes*. — Les plaquettes de BIZOZZERO (hématoblastes de HAYEM) sont augmentées de nombre.

On a encore mis en évidence dans le sang des cristaux de
CHARCOT-LEYDEN (voy. p. 95), et des microbes auxquels on a
fait jouer un rôle pathogénique. Le sang est moins riche en
albumine que normalement; son alcalinité est diminuée ; il est
presque neutre, et devient rapidement acide après la mort.

B. ÉTAT DES ORGANES. — a. L'*hypertrophie de la rate* est facilement appréciable à la percussion et même à la simple palpation ;
son extrémité inférieure descend souvent jusque dans la fosse

iliaque pendant que son bord interne, tranchant, dont on sent les incisures, atteint ou dépasse l'ombilic : elle forme ainsi une masse énorme qui occupe toute la moitié gauche de l'abdomen.

b. L'*hypertrophie ganglionnaire* est surtout marquée sur les parties latérales du cou, où elle forme à la longue des masses énormes, bosselées, qui, vues de face, donnent au malade un aspect difforme ; on la constate aussi dans les aines, dans les aisselles. Ces ganglions sont indolents et ne se fusionnent pas pour suppurer. L'hypertrophie des ganglions médiastinaux ou mésentériques, peut amener de graves symptômes de compression de la trachée, des bronches, des récurrents, et des vaisseaux de l'abdomen, se traduisant par la dyspnée et l'ascite.

c. L'*hypertrophie du foie*, plus rare, s'apprécie facilement à la percussion et à la palpation ; c'est une hypertrophie uniforme, atteignant également tous les lobes.

d. L'*envahissement de la moelle des os* s'accuse par des douleurs spontanées sur le trajet des os longs, et quelquefois par des douleurs à la percussion du sternum.

e. Les *amygdales* sont souvent hypertrophiées. La bouche, le pharynx sont le siège d'ulcérations hémorragiques, qui rendent la déglutition douloureuse (*pharyngite leucémique* de Mosler).

C. Hémorragies. — Les hémorragies, observées dans la moitié des cas, sont souvent très graves. L'épistaxis, la pleurésie hémorragique, sont des causes puissantes d'anémie. On observe encore des hémorragies vésicales[1] (Lépine), des hémorragies rétiniennes ou labyrinthiques (Politzer) qui entraînent l'amaurose ou la surdité. Ces hémorragies sont attribuées à l'obstruction des vaisseaux par les globules blancs, mais les altérations du sang et des parois vasculaires doivent jouer un grand rôle dans leur production.

D. État général. — La leucémie s'accompagne de tous les caractères d'une *anémie profonde*; perte des forces, essouffle-

---

[1] Chez une malade de Lépine, des hémorragies vésicales dues à une très petite ulcération sur un fond leucémique finirent par entraîner la mort.

ment au moindre effort, anorexie, souffles vasculaires, *pâleur*, amaigrissement progressif, etc.

La *fièvre* survient par périodes, mais sans obéir à un type défini : on ne sait s'il faut lui attribuer une origine toxique (poisons de la série xanthique) ou une origine infectieuse en rapport avec les constatations énumérées plus haut.

E. EXAMEN DES URINES. — Elles sont très acides, contenant parfois des quantités énormes *d'acide urique* (4 à 5 grammes en vingt-quatre heures, au lieu de 0,50 à 0,60, chiffre normal). En dehors de ces décharges d'acide urique, l'urine en contient 1 gramme à 1gr.50.

Il y a de même une uricémie notable.

Les *corps xanthiques* (xanthine, hypoxanthine) sont très augmentés. Au lieu de 0,02 par jour, chiffre normal, on en trouve de 3 à 10 fois plus.

Il n'y a pas toujours parallélisme entre l'augmentation de l'acide urique et celle des corps uroxanthiques, mais quelquefois au contraire une sorte de balancement. Ce qu'on peut dire, c'est que les corps uroxanthiques sont augmentés dans leur totalité. Or, ils dérivent de la nucléine, qui existe dans les noyaux des globules blancs (HORBACZEWSKY) et leur augmentation est en rapport avec sa destruction exagérée, comme le prouvent les cas où l'on voit l'augmentation de l'acide urique coïncider avec la diminution des globules blancs.

On n'est pas fixé sur le lieu de cette destruction : en tout cas, le foie et la rate ne paraissent pas en être le théâtre, car ces organes ne sont pas plus riches en xanthine dans la leucocythémie qu'à l'état normal. L'*urée* est diminuée. La glycosurie ne s'observe pas.

5° Évolution et pronostic. — L'augmentation de tous les symptômes de l'anémie, l'amaigrissement et la pâleur extrême, la diarrhée, les œdèmes, la fièvre, les hémorragies profuses et généralisées constituent la *cachexie leucémique*.

Le malade succombe aux progrès de cette cachexie, dans l'épuisement et le marasme ; la terminaison peut être hâtée par la diarrhée ou les hémorragies multiples. Quelquefois la mort est beaucoup plus précoce (hémorragie foudroyante ou asphyxie).

La maladie dure de une à quelques années.

6° Traitement. — L'arsenic est ordinairement employé (liqueur de Fowler, X gouttes au moins). Le traitement opothérapique par le corps thyroïde, la moelle de bœuf ou l'extrait de rate a été récemment essayé et aurait donné quelques succès relatifs.

ARTICLE VI

PURPURA

Le purpura est constitué par l'apparition de petites taches hémorragiques disséminées sur la peau, auxquelles s'adjoignent souvent des hémorragies des muqueuses.

Le purpura n'est donc pas une maladie, mais un syndrome qui se montre au cours d'états pathologiques très divers : intoxications, maladies nerveuses, asystolie, mal de Bright, maladies infectieuses, etc. Parfois cependant on ne peut le rattacher à aucune de ces causes : aussi admet-on, à côté des purpuras symptomatiques, un purpura essentiel, désigné encore sous le nom de maladie de WERLHOF (1775) ; ce groupe qui comprend surtout des purpuras infectieux subit un démembrement progressif.

1° Symptomatologie générale. — Les *taches purpuriques* disséminées sur la peau sont d'abord rouges, vineuses, puis violettes et enfin vertes : elles disparaissent au bout d'une semaine environ après avoir passé par ces teintes successives. Leur contour est arrondi ; elles forment au-dessus de la surface cutanée un relief à peine sensible, mais ne s'effacent pas par la pression comme les taches rosées lenticulaires. Elles peuvent être quelquefois confluentes, formant ainsi par leur réunion de larges taches ecchymotiques.

L'hémorragie cutanée suffit à caractériser le purpura (*purpura simplex*) ; mais souvent elle ne reste pas isolée, surtout dans les purpuras infectieux : il vient s'y adjoindre des hémorragies des muqueuses (épistaxis, stomatorragie, hématémèse, hémoptysie, melœna), des hémorragies viscérales et des hémorragies des séreuses. La pâleur de la face, l'anémie cérébrale, les vertiges, une faiblesse extrême, sont en partie la conséquence de ces hémorragies multiples (*purpura hemorragica*).

Quant aux altérations de l'état général, elles sont nécessairement variables avec l'affection dont le purpura n'est qu'une manifestation. C'est dans les purpuras infectieux qu'elles atteignent leur maximum d'intensité.

2° Anatomie pathologique. — Au niveau de la *tache* purpurique les vaisseaux offrent des lésions d'endo et de périartérite ; des globules sanguins sont épanchés tout autour d'eux.

Le *sang* présente des altérations inconstantes : hypoalbuminose, hypoglobulie, macrocythémie, etc.

Les *viscères*, le foie, le rein, la rate, sont d'une pâleur extrême.

La rupture des vaisseaux capillaires splanchniques ou cutanés qui produit le purpura résulte donc d'altérations sanguines et vasculaires. La plupart des causes énumérées plus haut : troubles trophiques, infections, intoxications, cachexies agissent soit sur le sang, soit sur les vaisseaux ; ils ne font que participer au trouble général de la nutrition, à la *dyscrasie*. La lésion vasculaire peut encore être consécutive à une obstruction par embolie microbienne.

3° Étiologie, diverses variétés de purpura. — Le purpura reconnaît les causes suivantes :

a. *Les affections du système nerveux :* tabes, myélites, compression de la moelle, hystérie. — On conçoit que les troubles trophiques et vaso-moteurs, si communs dans ces affections, puissent, par leur combinaison, donner naissance à ce purpura *myelopathique*.

b. *Les affections chroniques du cœur* et des vaisseaux, les compressions veineuses. — Elles produisent des taches purpuriques qu'on a trop facilement attribuées à la stase sanguine ; les altérations du sang et des vaisseaux jouent un grand rôle dans leur production.

c. *Les cachexies* et les maladies chroniques : mal de Bright, tuberculose, cirrhoses (*purpura cachectique*).

d. *Les maladies du sang* (anémie pernicieuse, leucocythémie).

Elles agissent surtout par altération du sang et des vaisseaux.

On fait toutefois jouer un grand rôle à l'obstruction des capillaires cutanés par les globules blancs dans la leucocythémie.

e. *Certaines intoxications* ou certains médicaments : phosphore, morphine, copahu, belladone.

f. *Les infections.* — Elles constituent une des principales causes du purpura. Cette classe des *purpuras infectieux* s'accroît constamment. Elle comprend, en effet : 1° les fièvres éruptives hémorragiques, dont nous n'avons pas à nous occuper ici (voy. *Variole et Rougeole hémorragiques, Rash*, etc.) : 2° le purpura rhumatismal ou péliose rhumatismale : l'apparition des taches est alors accompagnée d'œdème des membres inférieurs, de douleurs articulaires et musculaires : il ne s'agit pas de rhumatisme articulaire aigu, mais d'un pseudo-rhumatisme infectieux ; 3° la *maladie de Werlhof* : cette maladie a en effet des allures franchement infectieuses : elle s'accompagne de courbature, de fièvre, d'albuminurie, et surtout d'hémorragies viscérales diverses, quelquefois mortelles par leur abondance ; ce sont, par ordre de fréquence, des hémorragies nasales, buccales, intestinales, rénales, gastriques et pulmonaires. Sur la peau se forment de vastes ecchymoses ou des bulles remplies d'un liquide sanglant. La face prend une pâleur cadavérique, cireuse, les malléoles s'œdématient, la faiblesse devient extrême. Cette maladie survient parfois sous forme épidémique ou dans la convalescence des maladies aiguës. C'est un cadre d'attente dont on a déjà distrait la *péliose rhumatismale* et les purpuras suivants dont le microbe est connu ; 4° les purpuras dont l'agent microbien a été isolé : ce sont des maladies infectieuses hémorragiques produites tantôt par un microbe particulier (*monas hemorragica*) de KLEBS ; *bacillus purpuræ hemorragicæ* de LETZERICH ; divers autres

microbes décrits par Martin de Gimard[1], Tizzoni. etc.) ; tantôt
par un microbe déjà connu. Ainsi Hlava, de Prague, a décrit un
purpura à staphylocoques, succédant à des angines ; Claisse[2], un
purpura à pneumocoques avec endocardite et embolies microbiennes ; Hanot et Luzet[3], un purpura à streptocoques chez une
femme enceinte (le sang de la mère, le sang et les organes du
fœtus contenaient le streptocoque ; dans un cas semblable de
Dohrn, l'enfant naquit avec des taches purpuriques) ; Lannois et
Courmont[4], un purpura à streptocoques localisés dans les ganglions.

Dans ces différents cas, il s'agit d'une infection pneumococcique, streptococcique ou staphylococcique qui s'est compliquée
d'hémorragies et de purpura.

4° Pathogénie. — Les faits qui précèdent permettent de reconnaître aux purpuras une origine *trophique* (maladies nerveuses),
mécanique (asystolie), *toxique* (médicaments, autointoxications,
cachexies) et *infectieuse* ; les purpuras infectieux ne forment
peut-être qu'une sous-classe des toxiques, si l'on admet que les
microbes n'agissent, en pareil cas, que par leurs produits solubles. Comme les autres purpuras, ils ne sont qu'un symptôme,
qu'une manifestation de la maladie générale qui leur donne
naissance ; mais, lorsque cette infection est innomée ou mal
classée et que les hémorragies viscérales ou cutanées prennent
une place prépondérante dans le tableau clinique, le purpura
quitte le rang de symptôme pour s'élever à celui de maladie.

5° Évolution et pronostic. — Les purpuras infectieux seuls
ont une gravité qui leur est propre : l'intensité des hémorragies
viscérales aggrave beaucoup le pronostic. Les malades succombent, dans un tiers des cas, au milieu de symptômes typhoïdes

[1] Martin de Gimard, *Des purpuras infectieux primitifs*. Thèse de
Paris. 1888.
[2] Claisse. *Purpura à pneumocoques*. Arch. de méd. exp.. 1891.
[3] Hanot et Luzet. *Purpura à streptocoques*. Arch. méd. exp., 1891.
[4] Lannois et Courmont. *Note sur un cas de purpura infectieux*.
Arch. de méd. exp.. 1891.

et dans une adynamie profonde. La mort est d'autres fois causée par les hémorragies : elle survient dans une syncope. La durée de la maladie est de une à cinq semaines ; mais elle peut se prolonger pendant des mois avec des rémissions et des rechutes.

6° Traitement. — Chez les cardiaques, les brightiques, les anémiques, etc., il faut instituer d'abord le traitement de la maladie causale. Dans tous les cas on donnera des toniques et une alimentation reconstituante ; on combattra la fièvre et les douleurs ; on luttera contre les hémorragies par les divers astringents : l'eau de Rabel (3 gr.), la limonade citrique, le perchlorure de fer (V gouttes dans un demi-verre d'eau sucrée) ; par l'ergotine (1 gr.) ; enfin par le traitement propre à chaque hémorragie viscérale (tamponnement, glace, etc.).

ARTICLE VII

SCORBUT

Le scorbut (de l'esclavon *scorb*, maladie, selon les uns, ou du danois *scorbeck*, ulcère à la bouche, selon les autres) est une maladie chronique, cachectisante, non fébrile, liée à des altérations du sang.

1° Étiologie. — Le scorbut reconnaît pour causes les mauvaises conditions hygiéniques : c'est dans les longues traversées, dans les villes assiégées, dans les armées en campagne insuffisamment pourvues qu'il fait son apparition. On a incriminé surtout dans ces différents cas l'absence de légumes frais et l'abus des salaisons.

2° Symptômes. — Le scorbut *débute* par une anémie et une adynamie progressives : les malades perdent leurs forces en même temps que leur teint devient livide ou cireux. Cette période de dénutrition s'accompagne de douleurs vives dans les muscles et les articulations.

La *deuxième période* est marquée par une augmentation de la cachexie et par l'apparition des symptômes buccaux et des hémorragies. Les gencives se tuméfient, puis s'ulcèrent : elles deviennent fongueuses et saignantes : la muqueuse buccale est parsemée de vésicules sanguinolentes : la mastication devient impossible ou très douloureuse. En même temps ou peu après, la peau se couvre de taches purpuriques à la base des poils, et de larges ecchymoses. Aux membres inférieurs, où ces ecchymoses sont le plus abondantes, l'infiltration sanguine produit un œdème induré, de teinte livide ou noirâtre.

Il se fait dans les muscles des hémorragies interstitielles avec infiltration étendue et rupture des faisceaux musculaires ; sous la peau, l'épanchement sanguin amène la production de bosses sanguines violettes puis noirâtres qui finissent par s'ulcérer : ces *ulcères scorbutiques* fongueux donnent lieu à un suintement sanguin continuel, et parfois à d'abondantes hémorragies. Le sang s'écoule aussi par les gencives et par les muqueuses.

La *troisième période* est marquée par l'augmentation de tous ces symptômes : l'anémie et l'affaiblissement sont alors extrêmes, les hémorragies en nappe se répètent au moindre contact : les dents, déchaussées, tombent ; les gencives disparaissent et la nécrose gagne le rebord alvéolaire des maxillaires. Les douleurs des muscles et des articulations deviennent très vives ; elles s'accompagnent de douleurs thoraciques et de dyspnée : il y a même des disjonctions des épiphyses ou des cartilages costaux, se traduisant par des craquements à chaque mouvement un peu brusque. Le malade a des défaillances et des syncopes : l'une d'elles finit par l'emporter, à moins qu'il ne succombe aux progrès de l'adynamie, avec de grands œdèmes et de la diarrhée sanguinolente, ou à quelque complication viscérale (pleurésie, péricardite ou hémorragie interne). Cette troisième période est devenue rare ; il suffit, le plus souvent, de mettre le malade dans de meilleures conditions hygiéniques et d'instituer un traitement approprié pour voir la guérison survenir lentement.

3° Diagnostic. — Les principaux symptômes du scorbut sont : les *ulcérations* et les *hémorragies gingivales*, les *infiltra-*

tions sanguines de la peau et des muscles, les *ulcères scorbutiques*. Toutefois, dans certaines épidémies, les hémorragies font défaut : dans d'autres, elles constituent toute la maladie, les altérations fongueuses des gencives n'existant pas. Ces symptômes surviennent dans des conditions étiologiques bien déterminées et sont précédés d'une période d'affaiblissement progressif.

On ne confondra pas le scorbut :

a. *Avec le purpura* : absence de la période prodromique et de l'étiologie spéciale au scorbut, début et marche rapides, fièvre assez fréquente, absence d'ulcères et de stomatite fongueuse.

b. *Avec la lymphadénie* : tuméfaction de la rate et des ganglions, leucocythémie habituelle.

c. *Avec l'hémophilie*, qui est une prédisposition *permanente* aux hémorragies : la piqûre d'un doigt, l'avulsion d'une dent donnent lieu à des hémorragies inquiétantes ; elle se développe le plus souvent dans l'enfance et persiste indéfiniment, tandis que le scorbut et le purpura ne constituent qu'un état passager.

4° Traitement. — Le *traitement prophylactique* consiste avant tout dans une alimentation convenable : eau de bonne qualité, viandes fraîches, fruits et végétaux frais.

Le *traitement curatif* consiste à remettre les malades dans les conditions hygiéniques indiquées ci-dessus. Contre la stomatite, employer localement le jus de citron, l'alcool, le chlorate de potasse (4/120) et faire des attouchements des gencives avec une solution peu étendue d'acide chlorhydrique. — Alimentation reconstituante. — Contre les hémorragies : eau de Rabel, perchlorure de fer (XX gouttes dans plusieurs verres d'eau sucrée); ergotine (1 gr. par jour).

ARTICLE VIII

SPLÉNOMÉGALIE

La splénomégalie est l'augmentation de volume de la rate, quelle que soit sa cause.

1° Étiologie. — L'augmentation de volume de la rate s'observe dans des conditions très diverses.

a. *Maladies infectieuses.* — Parmi elles l'impaludisme et le typhus récurrent occupent la première place ; dans l'impaludisme chronique on observe souvent une rate énorme. L'hématozoaire de LAVERAN et le spirille d'OBERMEÏER qui sont les parasites de ces deux affections ont pour habitat normal le parenchyme splénique d'où ils sortent pour passer dans le sang au moment des accès. La rate est encore grosse, mais à un moindre degré, dans la dothiénentérie, dans la granulie, dans le typhus exanthématique, dans la syphilis héréditaire dont elle constitue un bon signe. La splénomégalie a moins d'importance dans les fièvres éruptives, la diphtérie, le choléra, les septicémies, les endocardites, etc. Pour toutes ces maladies infectieuses, l'hypertrophie de la rate est sans doute en rapport avec le rôle qu'elle joue dans la défense de l'organisme en tant qu'organe hématopoïétique : par l'abondante production de globules blancs elle concourt notamment à la phagocytose.

b. *Maladies du sang.* — La leucocythémie s'accompagne d'une hypertrophie le plus souvent énorme de la rate ; cette hypertrophie est moins prononcée dans la pseudoleucémie infantile, moins encore dans l'anémie pernicieuse. On l'a signalée dans la chlorose à un faible degré (CHVOSTEK).

La *splénomégalie primitive* de DEBOVE et BRÜHL s'accompagne d'une forte diminution des hématies.

c. *Maladies du cœur et du foie.* — Toutes les cardiopathies aboutissant à une longue asystolie sont capables de produire l'hypertrophie de la rate, mais c'est surtout lorsqu'elles s'accompagnent du foie cardiaque. La splénomégalie est un des signes les plus constants des cirrhoses et de la pyléphlébite. Il est certain que la stase veineuse dans le système porte joue dans ces différents cas le plus grand rôle, mais on comprend aussi que l'intoxication qui agit sur le foie pour produire la cirrhose soit également susceptible d'agir directement sur le parenchyme splénique.

d. *Tumeurs et abcès de la rate.* — L'hypertrophie splénique peut enfin être indépendante de toute autre affection, c'est le cas pour l'épithélioma primitif de la rate (GAUCHER), pour les cancers, les kystes de cet organe. Les infarctus d'origine embolique et les abcès s'accompagnent d'une augmentation de volume modérée, mais généralement douloureuse. Dans la dégénérescence amyloïde l'hypertrophie n'est pas constante.

2° Symptômes et valeur diagnostique. — Dans les cas où elle est énorme la rate envahit toute la moitié gauche de l'abdomen qu'elle déforme, elle dépasse même l'ombilic et peut atteindre la crête iliaque; c'est ce qu'on observe souvent dans l'impaludisme ou la leucocythémie. Dans la plupart des cas il n'en est pas ainsi : la rate est simplement *accessible* à la palpation qui la fait sentir au-dessous du rebord costal gauche qu'elle dépasse plus ou moins. On sent son bord interne tranchant avec les échancrures caractéristiques. Enfin nombreux sont les cas où elle n'est perceptible qu'à la *percussion* ; il faut la chercher entre la 9ᵉ et la 11ᵉ côte au-dessous de la partie moyenne d'un triangle dont le sommet correspondrait à l'épine iliaque et dont la base serait formée par une ligne réunissant l'aisselle et le mamelon. L'*auscultation* de la rate hypertrophiée fait souvent entendre des frottements dus à la périsplénite et un souffle vasculaire. La rate hypertrophiée est souvent douloureuse à la pression ou même spontanément avec irradiation vers l'épaule gauche et le long du phrénique.

La mégalosplénie une fois constatée, il reste à déterminer sa cause :

1° Si la rate est *énorme* il faut penser immédiatement au paludisme (cachexie, accès de fièvre concomitants ou antérieurs, pigmentation), ou à la leucocythémie (examen des ganglions et surtout du sang). Ces deux affections exclues, il peut s'agir d'un épithélioma primitif, de la tuberculose de la rate[1], ou de la splénomégalie primitive de DEBOVE : dans ce dernier cas il y a diminution des hématies et de l'hémoglobine.

2° Une hypertrophie *modérée* et *chronique* laisse le champ

---

[1] COLLET et L. GALLAVARDIN, *Tuberculose de la rate*. Archives de médecine expérimentale. 1901.

ouvert aux hypothèses précédentes, de plus il faut examiner le cœur et le foie, voir s'il y a de l'ascite. Lorsqu'en face d'un gros foie, on hésite entre un cancer et une cirrhose, l'hypertrophie de la rate impose ce dernier diagnostic. Enfin il faut toujours examiner le sang car la mégalosplénie peut être symptomatique d'une des anémies énumérées plus haut. Chez les enfants, rechercher les stigmates de la syphilis héréditaire.

3° Une hypertrophie au cours d'une *maladie aiguë* doit faire penser à un accès de fièvre paludéenne et dans certains pays, au typhus récurrent. Ces deux affections exclues, songer de préférence à la dothiénentérie, à la tuberculose miliaire aiguë, aux endocardites infectieuses. La ponction de la rate dans des cas douteux peut montrer l'hématozoaire de LAVERAN ou le bacille d'EBERTH : en la pratiquant pendant que le diaphragme est immobilisé en inspiration, on ne court pas le risque de déchirer le parenchyme splénique ; le séro-diagnostic est d'ailleurs un moyen bien préférable. Constatée peu de temps après une attaque d'apoplexie, une grosse rate douloureuse impose, en dehors des pays à malaria, le diagnostic d'embolie cérébrale, surtout s'il y a en même temps de l'hématurie : il s'agit d'infarctus emboliques disséminés dans les divers organes.

Il ne faut pas confondre l'hypertrophie de la rate avec son déplacement (rate mobile).

LIVRE VII

MALADIES INFECTIEUSES ET PARASITAIRES

Sous le nom de maladies infectieuses on ne désigne pas seulement celles dont l'agent pathogène a été isolé, mais encore celles qui par leurs allures, se rapprochent absolument des maladies microbiennes, bien que leur microbe soit encore à trouver. On réserve le nom de maladies parasitaires à celles qui sont produites soit par des parasites animaux, soit par des champignons.

Nous décrirons dans un premier chapitre les fièvres éruptives, parce qu'elles forment une famille morbide toute naturelle. Le second chapitre comprendra les autres maladies infectieuses propres à l'homme ; le troisième les maladies infectieuses communes à l'homme et aux animaux ; le quatrième les maladies parasitaires.

CHAPITRE PREMIER

FIÈVRES ÉRUPTIVES

Les fièvres éruptives sont des maladies infectieuses, dont le microbe nous est encore inconnu, et qui sont caractérisées, outre leurs symptômes généraux, par l'apparition d'un exanthème ou éruption cutanée. Ce sont la scarlatine, la rougeole, la rubéole, la variole et la varicelle. Nous ne parlerons de la rubéole qu'incidemment à propos du diagnostic de la rougeole.

— Enfin, immédiatement après la variole nous étudierons la vaccine.

ARTICLE PREMIER

SCARLATINE

Confondue depuis l'antiquité avec les autres fièvres éruptives, la scarlatine a été décrite pour la première fois comme maladie isolée par SENNERT (1654), et bien étudiée par SYDENHAM qui lui a donné son nom.

1° Étiologie. — Surtout fréquente dans la seconde enfance, de trois à huit ans, la scarlatine s'observe aussi chez l'adulte. Sa principale cause est la contagion qui peut se faire directement ou par l'intermédiaire d'objets contaminés. C'est pendant la période de desquamation que la scarlatine est le plus contagieuse, parce que les squames desséchées sont disséminées un peu partout, et peuvent pénétrer avec les poussières, dans les voies respiratoires de ceux qui approchent les scarlatineux. On a cité un certain nombre de cas où la scarlatine avait succédé à une opération chirurgicale qui n'avait fait probablement qu'ouvrir une porte d'entrée au virus. La nature de ce virus ou contage nous est inconnue.

La récidive est exceptionnelle.

La fréquence et la gravité de la scarlatine en Angleterre sont des faits bien connus.

2° Anatomie pathologique. — L'autopsie montre une congestion et une tuméfaction intense de tout le tissu lymphatique de l'économie ; la base de la langue et le pharynx, riches en tissu réticulé, la rate, les ganglions mésentériques, les plaques de Peyer, les ganglions cervicaux sont congestionnés et tuméfiés.

Le rein, presque toujours congestionné, présente assez souvent des lésions de néphrite aiguë, cause de la mort. C'est une

néphrite mixte dans laquelle prédominent cependant les phénomènes de congestion, d'œdème et de diapédèse.

On trouve quelquefois des abcès disséminés, des épanchements purulents de la plèvre ou du péricarde dont nous parlerons à propos des complications.

Les lésions cutanées consistent surtout dans une congestion
intense.

L'agent pathogène de la scarlatine est encore inconnu, bien
qu'on ait quelquefois mis en évidence dans le sang diverses
bactéries (COZE et FELTZ, KLEIN). Plus récemment on a incriminé le streptocoque qu'on trouve dans le pharynx et qui produit l'angine scarlatineuse : un certain nombre de complications paraissent en tout cas devoir lui être imputées.

3° Symptômes. — La période *d'incubation* de la scarlatine est
très courte : elle varie de un à quatre jours et en tout cas ne
dépasse qu'exceptionnellement une semaine.

a. *Période d'invasion*. — L'invasion s'annonce par des frissons,
une élévation brusque de la température aux environs de 40°,
de l'accélération du pouls, des nausées, des vomissements, de
l'agitation, de la céphalalgie, et de la douleur à la déglutition :
dès cette période l'examen de la gorge montre une rougeur diffuse. La période d'invasion est très courte ; l'éruption se montre
le lendemain ou le jour même.

b. *Période d'éruption*. — L'éruption débute sur le cou, le thorax
et le ventre ; puis elle se généralise. Elle est formée de plaques
rouge vif, non saillantes, souvent confluentes au point de former
un érythème diffus sur lequel se détachent des points plus foncés, violacés : c'est aux plis articulaires, à l'aine, au pli du
coude, qu'elle est le plus marquée : aussi est-ce là qu'il faut la
chercher lorsqu'elle est encore peu apparente. Sur la face il y a
de larges bandes rouges, comme la marque d'un soufflet. — En
même temps la *langue* desquame et devient d'un *rouge vif*,
l'appétit est nul, le malade est agité, la température se maintient
élevée autour de 40° ou continue à augmenter légèrement, les
urines sont souvent un peu albumineuses, la douleur à la déglutition est de plus en plus prononcée : l'examen du *pharynx*

montre, outre la rougeur diffuse de la gorge, un gonflement des amygdales dont les cryptes laissent sourdre des exsudats blanchâtres ; l'engorgement des *ganglions* de l'angle de la mâchoire est précoce, la sécrétion salivaire est augmentée. L'angine évolue en trois ou quatre jours et se termine habituellement par la résolution.

L'éruption, après s'être progressivement formée et avoir pris une teinte pourprée, s'atténue au bout de quatre ou cinq jours

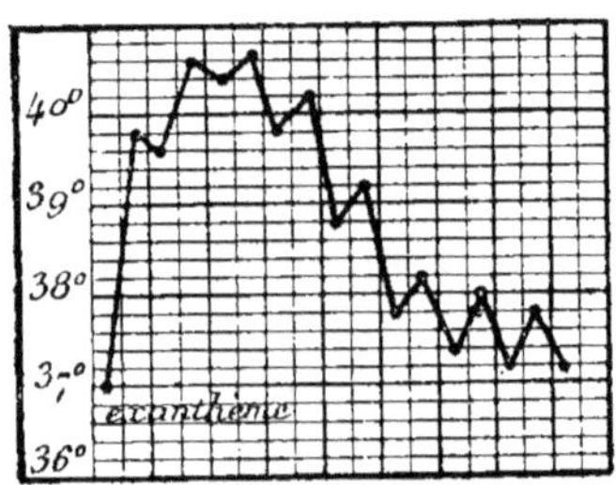

Fig. 63.

Marche de la température dans une scarlatine sans complications.

et disparaît rapidement en même temps que la température baisse.

c. *Période de desquamation*, — Elle suit la disparition de l'exanthème et offre la même marche que l'éruption : c'est par le tronc qu'elle commence. Elle se fait par petites squames, sauf au niveau des mains et des pieds, où se détachent de vastes lambeaux d'épiderme, parfois en doigts de gant. Au-dessous apparaît le nouvel épiderme d'abord rosé, mais qui ne tarde pas à prendre la teinte normale des téguments. L'épithélium du pharynx et de la langue se renouvelle également. — La desquamation est rarement suivie ou interrompue par une rechute, c'est-à-dire une réapparition de l'exanthème.

4° Anomalies dans les symptômes. — *L'exanthème* perd quelquefois les caractères de l'éruption scarlatineuse pour prendre un aspect boutonneux, vésiculeux, pétéchial ou s'accompagner de démangeaisons. Dans quelques rares cas il paraît manquer complètement et on ne reconnait la scarlatine qu'à sa desquamation : celle-ci à son tour peut faire défaut.

L'*angine* manque aussi quelquefois ; SANNÉ l'a vue remplacée par de la stomatite.

La *fièvre* peut être totalement absente, et cependant ces scarlatines frustes sont susceptibles de donner naissance par contagion à de véritables scarlatines. Dans d'autres cas la température atteint un degré élevé (*formes hyperthermiques*). Les cas où l'exanthème et la fièvre manquent simultanément constituent la forme latente de GRAVES et de TROUSSEAU : on conçoit que la notion d'une épidémie ou l'apparition d'une complication en rendent seules le diagnostic facile.

Ces diverses scarlatines anormales peuvent mériter le nom de scarlatines frustes puisqu'il manque un ou plusieurs des principaux symptômes. Les complications que nous allons maintenant énumérer peuvent par leur intensité contribuer à égarer le diagnostic et constituer ainsi de véritables anomalies.

5· **Scarlatines malignes.** — On les divise en formes gastro-intestinales et formes nerveuses. Les premières se caractérisent par de la gastro-entérite, des vomissements, de la diarrhée ou de la dysenterie : elles simulent assez bien, lorsque l'éruption est mal dessinée, un embarras gastrique grave. — Les secondes s'accompagnent de phénomènes nerveux intenses. La *forme foudroyante* débute brusquement, sans prodromes ; la température monte à 41, 42° et même au delà ; le délire, les convulsions, le coma, conduisent rapidement à la mort : celle-ci peut survenir en quarante-huit heures, onze heures (TROUSSEAU), en quelques instants (BAGINSKY), avant que l'éruption se soit manifestée. De pareils faits, assez fréquents en Angleterre, s'observent exceptionnellement en France.

On observe encore la forme *algide* ou syncopale (WOOD et KENNEDY), la forme *ataxo-adynamique* caractérisée par la langue rôtie et fuligineuse, le délire, la prostration extrême, les irrégularités de la température, la dyspnée nerveuse d'origine bulbaire. Tantôt ces graves phénomènes nerveux emportent le malade avant l'éruption, tantôt ils ne se montrent qu'après elle (*formes tardives*).

La scarlatine est quelquefois *hémorragique* : au moment de l'éruption la peau se couvre de pétéchies ; en même temps se produisent des saignements de nez et de l'hématurie.

6° Complications. — Les principales sont : les angines graves, la néphrite, le rhumatisme, les inflammations des séreuses, les suppurations.

a. *Angine.* — L'angine est un symptôme habituel de la scarlatine la plus normale, mais dans certains cas elle revêt une gravité toute particulière : la déglutition est très douloureuse, la gorge est tapissée d'un épais enduit pultacé, ou même de fausses membranes rappelant celles de la diphtérie, mais plus grisâtres, sales, et comme enchatonnées par un gonflement de la muqueuse tout autour d'elles : les ganglions de l'angle de la mâchoire sont engorgés, l'haleine est fétide, mais il n'y a jamais ou presque *jamais de croup* consécutif, ce que Trousseau exprimait en disant que la scarlatine n'aime pas le larynx. — Parfois cette angine revêt une forme maligne ou septique : la température atteint ou dépasse 40°, la fétidité de l'haleine devient extrême, les fausses membranes, enlevées au pinceau, laissent au-dessous d'elles une ulcération saignante ; il y a du jetage nasal, des épistaxis, de la conjonctivite.

Malgré la gravité de ces symptômes, cette angine *précoce*, qui survient dès les premiers jours de la scarlatine, n'est pas de la diphtérie (Trousseau) : dans les fausses membranes on met en évidence le streptocoque[1] associé ou non au coli-bacille, mais jamais le bacille de Löffler (Bourges). — Il en est tout autrement de l'angine pseudo-membraneuse *tardive*, qui survient dans la convalescence de la scarlatine, après la desquamation et la chute de la température ; elle constitue bien une diphtérie greffée sur la scarlatine, ainsi que le montre l'examen bactériologique.

Une forme d'angine non moins grave peut encore se montrer dans la scarlatine : *l'angine gangreneuse.* Elle s'accompagne de fétidité de l'haleine, d'une adénopathie énorme (*bubon scarlatineux*), et d'un état général très alarmant ; elle est très souvent mortelle.

---

[1] On peut aussi le retirer par ponction de la profondeur de l'amygdale (Lemoine).

L'ulcération des gros vaisseaux du cou, l'œdème et l'infiltration purulente sus-glottique, une otite suppurée interminable sont la conséquence trop fréquente de ces angines. Il n'est même pas impossible que l'angine normale soit la cause d'une série de complications de la scarlatine, telles que le rhumatisme, les abcès, la péricardite purulente, etc., qu'on rattache à une infection secondaire.

b. *Néphrite*. — La néphrite ne doit pas être confondue avec l'albuminurie qui accompagne l'éruption et que Gubler attribuait à la congestion du rein ; elle survient au contraire pendant la période de desquamation ou après elle.

C'est une complication très fréquente et d'un pronostic grave, soit immédiatement, soit au point de vue de ses conséquences éloignées. Le refroidissement paraît être sa cause occasionnelle la plus active. Des douleurs dans la région des reins avec élévation de la température, des urines sanglantes et albumineuses, la diminution de la quantité d'urine qui va parfois jusqu'à l'*anurie* complète, l'apparition brusque d'une anasarque généralisée, avec ascite et hydrothorax, sont ses principaux symptômes. Ses modalités cliniques sont d'ailleurs variables : tantôt elle s'installe insidieusement, ne se révélant que par une légère bouffissure des paupières le matin au réveil, ou un peu d'œdème des malléoles, tantôt elle s'annonce brusquement par l'anurie ou l'hématurie. En tout cas il faut examiner systématiquement de temps à autre l'urine des scarlatineux afin d'instituer un traitement aussi précoce que possible. Cette néphrite peut emporter le malade en quelques jours au milieu d'accidents urémiques, ou entraîner la mort par œdème glottique ou pulmonaire ; dans les cas où elle paraît guérir elle devient fréquemment le point de départ d'un mal de Bright chronique. On l'attribue soit à la suppression des fonctions de la peau, consécutive à l'exanthème, soit à l'élimination de l'agent infectieux encore inconnu de la scarlatine.

L'anurie, l'hématurie ou l'anasarque, signes ordinaires de la néphrite, peuvent exister isolément dans quelques cas de scarlatine, en l'absence de tout autre symptôme de néphrite.

c. *Rhumatisme*. — Le rhumatisme scarlatin n'offre pas d'habitude l'intensité ni la généralisation du rhumatisme articulaire aigu, et sa durée ne dépasse guère dix ou quinze jours ; parfois cependant il passe à la suppuration. PÉTER le considérait comme un réveil de la diathèse rhumatismale sous l'influence de la scarlatine ; d'autres pensent qu'il est bien un effet direct de celle-ci. Les cas où il passe à la suppuration, ce qui ne s'observe pas dans le rhumatisme articulaire aigu, viennent bien à l'appui de cette dernière opinion : il s'agit probablement d'un pseudo-rhumatisme infectieux.

d. Lésions des séreuses. — Les séreuses viscérales sont intéressées beaucoup plus rarement par la scarlatine : l'endocardite, la pleurésie, la méningite, la péritonite, ont été observées ; la péricardite, plutôt purulente ou hémorragique que séreuse, comporte un pronostic à peu près fatal.

e. Suppurations. — Les suppurations les plus fréquentes sont : les bubons du cou, le phlegmon péripharyngien, les abcès sous-cutanés et surtout l'otite. Cette dernière est la plus tenace avec celles de la tuberculose et de la diphtérie : elle aboutit souvent à la nécrose des osselets et du rocher et peut devenir à son tour une cause de méningite purulente. Les épanchements purulents des séreuses ont été signalés plus haut.

Des gangrènes diverses, de la stomatite et de la glossite, des paralysies, des embolies constituent des complications exceptionnelles.

7° Pronostic. — Le pronostic de la scarlatine doit toujours être réservé. En effet, indépendamment des formes malignes qui offrent une gravité immédiate, l'affection peut devenir mortelle, même tardivement, même pendant la convalescence, par suite d'une des complications qui viennent d'être énumérées. Nous avons signalé la possibilité d'une néphrite chronique succédant à la néphrite aiguë.

La gravité de l'affection est très variable suivant les épidémies et suivant les races ; ainsi les scarlatines malignes sont beaucoup plus fréquentes en Angleterre.

8° Diagnostic. — La scarlatine est caractérisée par son début brusque, par l'angine, par la rougeur vive de la langue, par la desquamation tardive des téguments. Elle ne sera donc pas confondue :

a. *Avec une angine* simple ou avec la diphtérie : l'éruption tranchera le diagnostic ;

b. *Avec le rash* de la variole, qui s'accompagne de rachialgie intense et de vomissements et ne fait que précéder l'apparition des pustules.

c. *Avec le typhus exanthématique.*

d. *Avec les éruptions médicamenteuses :* on se rappellera à ce propos que l'intoxication par l'atropine est la seule à donner des manifestations pharyngées.

9° Traitement et prophylaxie. — Régime lacté. Éviter tout refroidissement. Les formes malignes, avec hyperthermie, sont justiciables des bains froids et des toniques généraux. Chaque complication doit être traitée dès son apparition, la néphrite notamment par les purgatifs drastiques et les ventouses sèches ou scarifiées sur la région lombaire.

Il est bon de pratiquer l'antisepsie de la gorge, des fosses nasales et du pharynx nasal au moyen de gargarismes antiseptiques (acide salicylique, 3 gr. ; saccharine, 0gr.50 ; eau bouillie, 1 000 gr.) et de pulvérisations. — L'isolement est de rigueur. Comme les squames sont très contagieuses, il est indiqué, lorsque la desquamation est en pleine activité, de pratiquer des onctions de la peau avec de la vaseline boriquée, ou tout au moins aseptique, et de donner ensuite un bain qui enlève les squames en bloc. Des lavages soigneux de la peau et des cheveux avec une solution antiseptique (sublimé à 1 p. 1 000) rempliront le même but. On considère la période dangereuse au point de vue de la contagion comme durant quarante jours. Les objets ayant servi au malade doivent être stérilisés.

ARTICLE II

ROUGEOLE

La rougeole est une maladie infectieuse, spécifique, épidémique et contagieuse, caractérisée cliniquement par une éruption spéciale occupant les muqueuses et la peau. — Confondue depuis les médecins arabes avec la variole et la scarlatine, la rougeole en a été nettement distinguée par SYDENHAM (1669) et par BORSIERI.

1° Étiologie. — C'est certainement la plus commune des fièvres éruptives, au moins dans nos régions; peu de sujets y échappent, et sa fréquence ne subit aucunement l'influence du sexe.

Rare dans les premiers mois de la vie, elle devient surtout fréquente de 3 à 10 ans : mais comme le remarque fort justement COMBY, si les adultes échappent souvent à ses atteintes, cela tient moins à une immunité conférée par l'âge, qu'à celle acquise par une première atteinte dans l'enfance.

On a longtemps admis en effet, presque sans conteste, que la rougeole *ne récidivait pas ;* des travaux plus récents ont démontré que c'est là une proposition générale, mais qui admettrait une moyenne de 7 exceptions pour 100 (TROJANOWSKI). Les récidives alors sont dues, soit au terrain, le malade étant plus apte à la réinfection, soit à une virulence particulière du milieu épidémique dans lequel il se trouve.

Le mécanisme de la contagion a été surtout précisé par les recherches de LOOKE, de WILLAN et de GRANCHER; elles ont démontré la virulence de la sécrétion catarrhale des muqueuses, par opposition à l'innocuité presque absolue des écailles furfuracées de la peau. L'atmosphère ne semble jouer qu'un rôle peu important dans la contagion de l'affection : presque toujours il s'agit de contagion directe ; elle se fait par le contact même du malade, ou à son voisinage, mais alors dans un rayon très restreint. Quelques mètres de distance, un écran suffisent pour l'empêcher. Quant à la contagion indirecte, elle ne s'exerce que par les objets ayant eu *depuis peu* contact avec le malade atteint : SÉVESTRE, BARD, GRANCHER croient au peu de persistance de vitalité du germe morbilleux hors du sujet infecté, et pensent que, pour que l'objet intermédiaire soit dangereux, il faut que son contact avec le rougeoleux ne remonte pas à plus de deux ou trois heures, d'où l'inutilité de la désinfection des objets et des locaux.

La rougeole est contagieuse avant l'éruption ; elle l'est surtout au moment où le catarrhe oculo-nasal est très accusé ; ce catarrhe terminé, la contagion n'est plus à craindre et il est inutile d'isoler le malade pendant la desquamation.

2° Bactériologie. — Tout montre dans l'étude étiologique de la rougeole que l'on se trouve en présence d'une maladie nettement infectieuse : aussi a-t-on depuis longtemps recherché son agent microbien.

Les travaux de COZE et FELTZ, puis de CANON et PIELICKE ont montré, dans le sang des rougeoleux et dans leurs sécrétions muqueuses, un bacille que BARBIER serait même parvenu à cultiver. Mais ces résultats devront être confirmés.

Mentionnons encore avec BOULLOCHE l'abondance des staphylocoques et des streptocoques dans la bouche et au niveau de la conjonctive des rougeoleux, et l'importance de ces microbes dans les infections secondaires.

3° Anatomie pathologique. — La plupart des lésions de la rougeole simple étant très fugaces n'ont, pour ainsi dire, pas d'anatomie pathologique.

On sait cependant qu'histologiquement les éléments éruptifs de la *peau* sont constitués par une hyperémie à laquelle s'ajoutent l'infiltration leucocytique et même quelques foyers de nécrose cellulaire par dégénérescence colloïde, ainsi que l'a démontré CATRIN dans la rougeole boutonneuse.

Les lésions des *muqueuses* sont une simple inflammation catarrhale avec desquamation épithéliale, surtout bien étudiée par COYNE au niveau du larynx. On a noté encore une diminution des hématies pendant la période fébrile (DEMME), et des altérations vasculaires dans les formes malignes. Quant aux lésions *viscérales*, ce sont toutes des manifestations secondaires, extra-morbilleuses, telles que la broncho-pneumonie que souvent l'on constate à l'autopsie de sujets morts par suite de la rougeole.

4° Symptômes. — On distingue dans l'évolution clinique de la rougeole, trois périodes principales : l'invasion, l'éruption et la desquamation.

Elle est précédée d'une période d'incubation dont la durée doit être estimée à neuf ou dix jours. Cette période d'incubation est en général absolument latente : les malaises qu'on peut y rencontrer n'ont aucune valeur diagnostique ; les quelques faits de rash qui ont été signalés sont fort rares. Bolognini a cependant mentionné, à ce moment, avant la fièvre de l'invasion, un symptôme particulier qui aurait une grande importance : c'est un frottement péritonéal spécial, dû probablement à un énan-

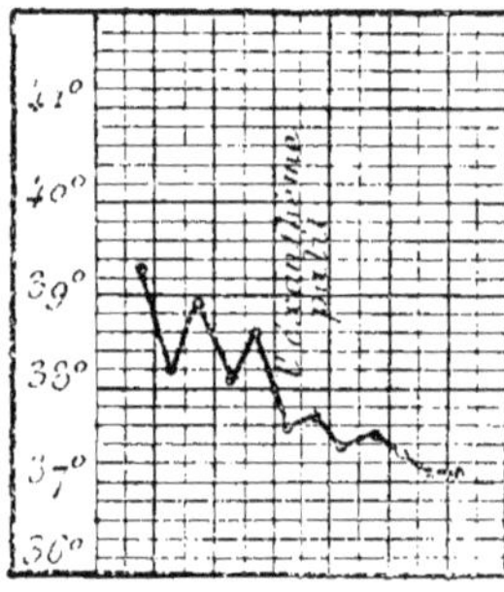

Fig. 64.

Marche de la température
dans la rougeole.

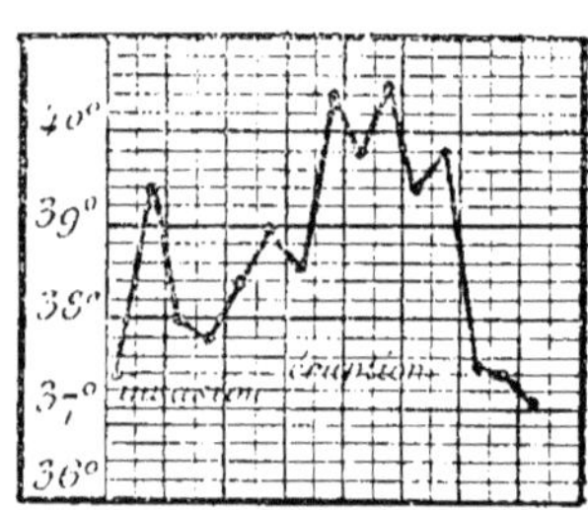

Fig. 65.

Rougeole arrivée à l'hôpital
en pleine éruption.

thème morbilleux péritonéal fugace, mais qui serait le premier signe révélateur de la pyrexie.

a. *Période d'invasion.* — Deux symptômes essentiels marquent l'invasion de la rougeole : ce sont la *fièvre* et l'*inflammation des muqueuses* oculaire, nasale et laryngée (*énanthèmes*).

La durée de l'invasion est ici beaucoup plus longue que dans toutes les autres fièvres éruptives : elle est, en effet, en moyenne de trois à quatre jours; elle peut cependant quelquefois manquer complètement.

La fièvre atteint ordinairement 39°; elle baisse en général au second ou au troisième jour, pour reparaître intense au moment de l'éruption.

Le catarrhe des muqueuses est le symptôme le plus pathognomonique de la période d'invasion : il se manifeste du côté du nez par du coryza et de l'enchifrènement, du côté des yeux par du larmoiement et de la photophobie, du côté du larynx et des bronches par une toux férine et parfois des accès de laryngite striduleuse, du côté de la bouche par un érythème pointillé du palais et par une stomatite érythématopultacée assez fréquente d'après COMBY, du côté de l'oreille moyenne par un certain degré d'otite signalée par BEZOLD, du côté de l'intestin enfin par de la diarrhée (TROUSSEAU). L'érythème pointillé du palais serait précédé, d'après KOPLIK, de taches blanc bleuâtre, fugaces, sur la muqueuse des joues; ce signe existerait dès le premier ou le second jour de la maladie.

b. *Période d'éruption.* — L'exanthème caractéristique de la rougeole qui suit rapidement la série des énanthèmes précédents, commence par la face où il est constitué par de petites macules très légèrement papuleuses, rosées, douces au toucher et comme veloutées. Cette éruption qui laisse généralement, entre ses éléments constitutifs, de grands intervalles de peau saine envahit de haut en bas tout le corps en quarante-huit heures environ : elle peut être légèrement modifiée de type, devenant quelquefois boutonneuse, miliaire ou même ecchymotique. Sa durée est en général éphémère : elle pâlit rapidement, en 4 ou 5 jours, en même temps que la température, qui était restée élevée pendant toute sa durée, tombe assez brusquement.

c. *Période de desquamation.* — C'est le premier signe de la convalescence; comme l'éruption, elle commence à la face et progresse de haut en bas. Elle est ici du type furfuracé, c'est-à-dire par fines écailles bien différentes des larges lambeaux de la scarlatine. L'état général s'amende rapidement, et du quinzième au vingtième jour de la maladie tout est terminé.

Tel est le type de la rougeole normale; mais elle peut être modifiée soit dans son allure générale (ce sont les anomalies); soit par des manifestations pathologiques surajoutées (ce sont les complications).

5° Anomalies.— La rougeole type peut être aggravée ou au contraire atténuée : nous avons donc à décrire des formes bénignes et des formes malignes.

Les *rougeoles bénignes* sont les cas abortifs où tous les symptômes disparaissent rapidement, et les cas frustes où un symptôme important fait défaut, comme par exemple l'éruption cutanée elle-même.

Les *rougeoles malignes* comprennent : 1° la forme hémorragique dont l'éruption devient rapidement purpurique au niveau et en dehors des papules morbilleuses : ce caractère la distingue de la rougeole ecchymotique dont les hémorragies cutanées se font simplement au niveau des taches morbilleuses et qui d'ailleurs ne s'accompagnent pas d'hémorragies des muqueuses; 2° la forme hyperthermique et ataxo-adynamique, à allure de fièvre typhoïde, et avec dyspnée souvent extrême qui aboutit à la mort par asphyxie; 3° certaines formes où l'éruption ne se fait pas ou se fait à peine.

Les rougeoles à éruption prolongée, durant une semaine et plus, n'offrent pas de gravité spéciale. Comme dernière anomalie, signalons les *rougeoles secondaires* qui se développent sur un terrain d'ailleurs malade ou affaibli, ce qui en aggrave singulièrement le pronostic.

6° Complications.

— Les complications de la rougeole sont des plus importantes à connaître : car elles contribuent beaucoup à aggraver le pronostic d'une maladie le plus souvent bénigne.

Elles dépendent avant tout du terrain, du jeune âge, et comme l'a démontré GRANCHER, du milieu, surtout de l'hospitalisation qui en somme est mauvaise pour les rougeoleux. Elles sont pour la plupart le résultat d'une infection secondaire ; ainsi la broncho-pneumonie est due au staphylocoque, au streptocoque, au pneumo-bacille de FRIEDLÆNDER, mais surtout au *pneumocoque*, qui est tantôt l'hôte habituel de notre cavité buccale (auto-infection), tantôt apporté du dehors (hétéro-infection).

L'*appareil respiratoire* est surtout le siège de ces complications : on y voit apparaître la *laryngite* qui peut se manifester par de véritables accès striduleux, l'*adénopathie trachéo-bronchique* et surtout la *broncho-pneumonie* qui est certainement la plus grave des complications de la rougeole. Le froid, le jeune âge, l'affaiblissement de l'organisme et surtout l'encombrement sont ses causes les plus habituelles. Elle se manifeste ici par ses symptômes ordinaires : élévation de la température, accélération extrême des mouvements respiratoires avec battements des ailes du nez, cyanose de la face, et à l'auscultation pluie de râles sibilants, crépitants et sous-crépitants fins. La mortalité atteint 30 ou 40 p. 100. La pâleur ou la disparition de l'éruption (TROUSSEAU), une température de 40 à 41° persistant pendant deux ou trois jours (DESPINE et PICOT), une dyspnée intense, sont des signes de fâcheux augure.

Enfin, parfois la *pneumonie* franche, la diphtérie, et plus fréquemment la tuberculose peuvent se greffer sur la rougeole. Cette tuberculose dite post-rubéolique était quelquefois antérieure à la rougeole, mais a subi du chef de cette infection un rapide développement.

L'*appareil digestif* offre surtout des *stomatites* ulcéro-membraneuses et quelques cas d'*entérites* avec diarrhée rebelle. Le *noma* est une complication des plus redoutables. Du côté des *organes des sens*, on a signalé la fréquence des *conjonctivites*, et celle des *otites* moyennes, parfois assez graves. Le *cœur* n'est presque jamais intéressé; il en est de même du *système nerveux* où l'école anglaise a cependant mentionné plus d'une complication médullaire ou méningée. On a enfin signalé des *cystites*, quelquefois avec gangrène, et de rares *néphrites*.

7° **Diagnostic**. — Reconnaître une rougeole bien typique est en général chose relativement facile en pleine période d'exanthème, quoiqu'il y ait cependant, comme nous le verrons, plus d'une éruption qui puisse la simuler. Mais ce qu'il faudrait au point de vue prophylactique, c'est dépister la rougeole *avant toute manifestation cutanée*, c'est-à-dire au moment où elle est surtout dangereuse. Or c'est là un point très délicat, sinon même souvent impossible à élucider : l'inflammation oculo-nasale ressemble trop, en thèse générale, à celle d'un coryza banal pour qu'elle puisse permettre de se prononcer, sauf si l'on est en milieu essentiellement infecté; aussi devra-t-on surtout, avec Sevestre et Comby, se baser sur l'examen attentif de la gorge de son petit malade, particulièrement sur cet érythème palatin dont la rougeur pointillée est parfois si pathognomonique. Si elle existe avec du catarrhe oculo-nasal, si elle s'accompagne de diarrhée et si enfin la température, après avoir atteint 39°,5 ou 40°, montre une légère rémission au deuxième ou troisième jour, le diagnostic de rougeole s'impose presque. Et l'éruption va le lendemain ou le surlendemain venir lever tous les doutes.

Cette *éruption* elle-même est-elle cependant vraiment pathognomonique ? Non, assurément : toute une série d'*érythèmes morbilliformes* peuvent de près ou de loin la simuler.

La *rubéole*, dont l'éruption est souvent polymorphe, formée d'éléments plus étendus et plus persistants que ceux de la rougeole, est presque toujours apyrétique, elle ne présente ni catarrhe oculo-nasal, ni exanthème buccal, mais au contraire une adénopathie souvent remarquablement intense.

Cette même absence de catarrhe et de fièvre caractérise les *roséoles saisonnières* et la *roséole syphilitique* qui pourraient simuler la rougeole.

L'*antipyrine* et le *chloral* peuvent donner des éruptions médicamenteuses que l'on confondrait avec la rougeole si l'on ne savait que, dans le premier de ces cas, les éléments sont volumineux et toujours dépourvus de saillies, et que dans le second, ils respectent en général la face. Les anamnestiques suffiraient d'ailleurs à faire le diagnostic, de même que dans le cas d'érythèmes ayant apparu à la suite d'*injections sérothérapiques*.

La *suette miliaire* ne se distingue de la rougeole que par l'abondance de la sudation et les vésicules qu'elle produit.

Quant à la *scarlatine*, on la reconnaîtra en général aisément par les caractères de son angine, et les caractères de son éruption débutant par le tronc, et laissant entre ses larges plaques peu d'intervalle de peau saine. Enfin l'*urticaire* se diagnostiquera par son prurit et sa boursouflure, et le *rash morbilliforme* de la variole par son étendue limitée respectant souvent la face et par la présence simultanée d'autres éléments polymorphes.

8° Pronostic. — On regarde trop souvent à tort la rougeole comme une maladie essentiellement bénigne; son pronostic toutefois n'est vraiment grave que dans la première enfance, avant l'âge de deux ans, où la mortalité dans les statistiques hospitalières varie entre 30 et 60 p. 100. Plus tard elle devient au contraire bien plus bénigne. En tout cas, on peut presque dire, si l'on excepte les formes hémorragique et ataxo-adynamique, qu'elle n'est jamais grave que par ses complications.

9° Prophylaxie et traitement. — Malgré son extrême importance, la *prophylaxie* de la rougeole est rarement efficace, vu la difficulté de faire le diagnostic avant que la contagion ait pu atteindre l'entourage. On devra isoler un enfant atteint de rougeole, et cet isolement devra être aussi absolu que possible jusqu'à la fin de la période d'éruption, qui est également la fin de la période de contagion.

A l'hôpital, à cause de la contagion des complications, il serait à désirer que l'on pût pratiquer l'isolement individuel des rougeoleux; si c'est impossible il leur faut au moins des salles où ils soient aussi peu nombreux que possible. En tout cas, les broncho-pneumonies devront toujours être placées à part.

La rougeole simple, évoluant spontanément vers la guérison, ne réclame aucun *traitement*. Cependant, certains auteurs ont montré que les bains chauds, deux fois par jour, avaient une influence très favorable sur la marche de la maladie et diminuaient la tendance aux complications. Il sera toujours utile d'en donner au moins quelques-uns. De plus, l'on devra veiller au lavage soigné et répété, avec de l'eau boriquée, des orifices naturels touchés par l'énanthème, et de toutes les cavités accessibles : les chances d'infections secondaires seront ainsi atténuées.

L'alimentation devra être tonique, mais légère : lait, thé, un peu de vin généreux.

Dans les cas d'hyperthermie, les bains froids à 20° ont rendu de grands services : c'est également à eux que l'on pourrait avoir recours dans la broncho-pneumonie, quoique quelques bains tièdes soient en général mieux supportés ; mais le plus souvent alors toute thérapeutique est malheureusement impuissante.

ARTICLE III

VARIOLE

Bien que les épidémies de variole soient fort anciennes, cette maladie a été surtout bien décrite par Sydenham et par Morton.

1° Microbiologie. — Le microbe de la variole n'est pas encore connu d'une façon certaine. Guttmann, Auché. Le Dantec ont trouvé soit dans le sang, soit dans les pustules, des staphylocoques ou des streptocoques qui constituent certainement une infection secondaire, mais peuvent jouer un rôle dans la genèse des complications. Plus récemment Roger et Weill ont décrit dans la pustule variolique des corpuscules spéciaux qu'ils ont cultivés en séries dans du sang non coagulé. Dans le pus coloré par le bleu de Löffler ces corpuscules se distinguent par leur coloration intense beaucoup plus foncée que celle des noyaux cellulaires. Arrondis ou ovalaires ils mesurent un peu moins de 2 μ (c'est-à-dire le quart du diamètre d'un globule rouge). La plupart d'entre eux sont libres ; quelques-uns sont contenus dans l'intérieur des grands leucocytes mononucléaires dont il sera question plus loin. Ces corpuscules se rencontrent dès le début de l'éruption : on peut les trouver dans les papules ; dans la pustule ils existent à côté des microbes pyogènes vulgaires. On les trouve aussi dans le sang, mais plus nombreux dans les formes graves et surtout dans les formes hémorragiques ; dans celles-ci l'urine les renferme en cas d'hématurie, et l'autopsie les montre dans la rate et la moelle osseuse. L'inoculation au lapin de leurs cultures produit les mêmes accidents que l'inoculation du pus variolique, mais non

---

[1] Roger et Weill. *Presse médicale*, 1900. Roger. *Les maladies infectieuses*, Paris, 1902.

la variole même : l'animal succombe en trois semaines ; il ne présente qu'exceptionnellement des papules croûteuses, mais sa moelle osseuse est rouge et elle prolifère, ses leucocytes présentent les modifications que nous décrirons plus loin comme caractéristiques de la variole et son sang contient en abondance les corpuscules varioliques. Ces corpuscules, aperçus déjà par RENAUT, LŒFF, L. PFEIFFER et GUARNIERI, pourraient bien être le véritable parasite de la variole, à moins qu'ils ne représentent une transformation spéciale des noyaux leucocytaires sous l'influence d'un parasite inconnu.

2° Étiologie. — La variole peut survenir à tout âge, en toute saison et dans tous les climats ; elle est cependant plus fréquente chez les jeunes sujets. C'est une maladie contagieuse qui sévit souvent sous la forme épidémique. La propagation par l'air est douteuse : il s'agit en réalité d'une contagion immédiate, ou médiate, c'est-à-dire par l'intermédiaire des objets. La contagion a lieu surtout à la période de suppuration et de dessiccation. D'après ROGER les varioleux sont dangereux pendant quarante jours au moins. Les formes ambulatoires sont particulièrement dangereuses au point de vue de la contagion.

Une première atteinte ne confère pas forcément l'immunité : la maladie récidive, dit-on, dans 1/50° des cas. La variole est inoculable et se communique de la mère au fœtus ; dans ce dernier cas tantôt l'enfant naît couvert de pustules, tantôt elles ne se développent qu'au bout de quelques jours.

3° Symptômes. — On divise l'évolution de la variole en quatre périodes : d'invasion, d'éruption, de suppuration et de dessiccation. Elle est précédée d'une période d'incubation variant de quinze à vingt jours.

a. *Période d'invasion*. — La maladie s'annonce par de violents frissons, avec une élévation de température allant jusqu'à 40°, par de la céphalalgie, une grande courbature, des douleurs lombaires atroces (*rachialgie*), des nausées, des vomissements.

Cette période d'invasion dure deux ou trois jours.

b. *Période d'éruption*. — L'éruption est quelquefois précédée d'un exanthème diffus, érythémateux, rappelant celui de la rougeole ou de la scarlatine, et prédominant au ventre et sur les cuisses, auquel on donne le nom de *rash*; lorsqu'il est purpurique. il annonce en général une variole hémorragique.

L'éruption proprement dite débute par la face, surtout sur les

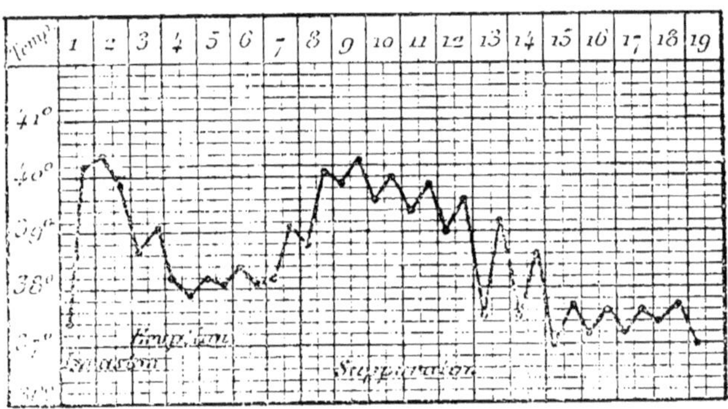

Fig. 66.

Marche de la température dans la variole.

lèvres et le menton, puis elle envahit successivement le tronc et les membres ; elle est constituée à cette période par des taches rouges avec une petite élevure centrale (*papules varioliques*) ; au bout de deux ou trois jours cette papule fait place à une petite vésicule remplie de liquide et déprimée en ombilic à son centre. En même temps la peau se tuméfie, surtout là où elle est doublée par un tissu cellulaire lâche : les paupières sont bouffies.

Tantôt les papules et les vésicules qui leur font suite sont disséminées (*variole discrète*) ; tantôt elles sont très rapprochées au point de se confondre par leurs bords et de devenir confluentes (*variole cohérente*) ; toute la face est alors recouverte d'une pellicule blanchâtre.

Les muqueuses ne sont pas à l'abri de cette éruption, mais elle ne présente pas les mêmes caractères que sur la peau : une multitude de petites saillies dures et blanchâtres envahissent la bouche, le palais, le pharynx, le larynx; leur présence se traduit

par de la salivation, de la douleur à la déglutition, de la toux
et de la raucité de la voix ; en même temps la température se
maintient à 40°, pour ne subir une rémission que lorsque l'éruption est terminée ; il n'est pas rare d'observer du délire.

c. *Période de suppuration.* — Au début du second septénaire la
maladie entre dans la troisième période ou de suppuration. Les
vésicules se remplissent d'un liquide purulent (*pustules varioliques*), les papules de la gorge font place à de petites ulcérations souvent recouvertes d'un exsudat pseudo-membraneux, la
tuméfaction de la peau augmente, notamment à la face ; la dysphagie, la salivation, les troubles de la voix persistent comme
précédemment et la température, qui était tombée après l'éruption, remonte à 40° et au delà. Dans les cas graves elle peut
s'élever au-dessus de 41°. C'est à cette période que surviennent
la plupart des complications viscérales.

d. *Période de dessiccation.* — Au bout d'une semaine environ,
les pustules se vident de leur contenu ou bien elles s'affaissent,
se rident en provoquant de vives démangeaisons et ne laissent
plus après elles qu'une croûte grisâtre qui finit par tomber spontanément dans le cours de la troisième semaine. La lésion du
derme sous-jacent se traduit par de petites cicatrices déprimées
punctiformes, qui persistent indéfiniment comme des stigmates
de la maladie.

Les ulcérations de la gorge se cicatrisent sans laisser de traces.

4° **Formes cliniques**. — Ce sont toutes des varioles graves,
à l'exception de la varioloïde.

A. VARIOLOÏDE. — Sous ce nom on désigne soit les formes
légères de la variole (KAPOSI), soit une variole normale qui n'aboutit pas à la suppuration.

B. VARIOLE NORMALE OU MALIGNE. — Dans ce cas l'invasion
de la maladie est régulière et s'annonce par les symptômes
habituels, mais l'éruption se fait mal, par poussées successives
et tardivement. Elle est comme avortée, en même temps qu'apparaissent des symptômes généraux très graves : délire ou coma,

dyspnée, anurie, qui emportent le malade au bout de quelques jours.

C. Variole confluente. — Nous en avons déjà dit quelques mots à propos de la variole commune.

Son début est très bruyant : il s'annonce par une rachialgie intense, une fièvre élevée, du délire, de la dyspnée, des vomissements, de la diarrhée, un rash généralisé. L'éruption est *d'emblée confluente* : toutes les papules se touchent ; les téguments sont rouges, tuméfiés et douloureux, parsemés d'élevures rappelant la peau de chagrin, puis apparaissent les pustules également confluentes, la face se recouvre d'un masque grisâtre qu'on a comparé à du papier mouillé. La dessiccation et la cicatrisation sont plus lentes que dans les formes discrètes. Bien avant cette période la maladie peut être terminée par une complication : broncho-pneumonie, gangrène pulmonaire, myocardite, laryngite variolique, septicémie, pyohémie, abcès multiples. C'est là une des formes les plus graves de la variole.

D. Variole cohérente. — *Isolées au début* de l'éruption, les pustules se réunissent, surtout à la face, à la période de suppuration, et forment des îlots purulents.

Cette forme est plus grave que la variole discrète et s'accompagne souvent d'abcès multiples qui retardent ou compromettent la guérison.

E. Variole hémorragique. — La variole hémorragique est intéressante à cause de sa haute gravité.

a. *Étiologie.* — Les cas de variole hémorragique peuvent se montrer au cours de n'importe quelle épidémie variolique, mais elle est particulièrement fréquente dans certaines épidémies. — Le surmenage, l'encombrement, la misère physiologique, l'alcoolisme, les affections du foie figurent parmi ses principales causes. Elle atteint de préférence les sujets non revaccinés et son maximum de fréquence est entre vingt et quarante ans. La grossesse n'est pas une cause de variole hémorragique, mais augmente la gravité de l'affection, car l'avortement est à peu près fatal. — La *pathogénie* de cette maladie est très obscure : on conçoit bien comment l'alcoolisme ou les affections hépatiques peuvent produire des altérations vasculaires, mais l'action des autres causes reste inexpliquée.

Quoi qu'il en soit la variole hémorragique annonce toujours une intoxication profonde de l'organisme.

b. *Symptômes.* — La variole peut être hémorragique d'emblée ou n'acquérir ce caractère qu'à la période d'éruption ou de suppuration.

1º La période d'incubation est abrégée : au lieu de dix-huit ou vingt jours, elle n'en dure que dix ou douze et parfois moins. L'invasion de la maladie est annoncée par une rachialgie intense avec douleur dans les membres inférieurs, puis apparaît le rash, tantôt hypérémique, tantôt hémorragique : dans le premier cas, il ne présente pas la teinte rouge clair qu'il offre dans les varioles discrètes : il est de coloration vineuse foncée, surtout vers les plis articulaires, aux aines, aux aisselles ; dans le second cas, il affecte la forme de fines taches purpuriques disséminées sur un fond congestionné : on les a comparées à des piqûres de puce. Exceptionnellement le rash est généralisé à la totalité des téguments. Cette *variole hémorragique d'emblée* est la plus grave : elle peut tuer le malade avant l'éruption ; la fièvre s'élève au-dessus de 40°, les phénomènes nerveux, la dyspnée, l'anxiété sont intenses et il se produit des hémorragies viscérales abondantes (hématuries, métrorragies, épistaxis, etc.).

2º Dans d'autres cas, l'éruption a le temps de paraître, mais elle se montre dès son début avec des caractères particuliers : les vésico-pustules sont hémorragiques et ordinairement très nombreuses. La fièvre ne diminue pas au moment où l'éruption se produit, la mort survient vers le 10º jour, sans que l'éruption passe à la suppuration. Cette forme s'accompagne comme la précédente d'hémorragies viscérales multiples ; mais elle est moins fatalement mortelle.

3º Enfin dans une troisième catégorie de cas, l'éruption se produit avec ses caractères normaux, mais elle devient secondairement hémorragique, au moment où les pustules devraient passer à la suppuration ou même à la dessiccation (*variole hémorragique tardive*). Les hémorragies viscérales sont alors exceptionnelles

Ainsi donc à toutes ses périodes la variole peut être ou devenir hémorragique ; et son pronostic est d'autant plus grave que les caractères hémorragiques sont plus précoces.

La variole hémorragique s'accompagne, surtout, lorsqu'elle est précoce, de phénomènes nerveux très graves, délire, angoisse et dyspnée, comme les formes ataxo-adynamiques des autres maladies infectieuses.

La petitesse et l'irrégularité du pouls, la douleur et l'angoisse précordiales, l'état syncopal, les symptômes d'angine de poitrine sont l'expression clinique de la myocardite et de l'aortite aiguës. Les *hémorragies* sont de siège très varié : épistaxis, ecchymose sous-conjonctivale ou palpébrale de signification très fâcheuse, hématurie, hémoptysie, hématémèse et melœna, hémorragie de la délivrance : la grossesse se termine toujours en effet par l'avortement.

c. Pronostic. — La variole hémorragique, d'un *pronostic* toujours très fâcheux puisqu'on ne compte en moyenne que 40 p. 100 de guérisons, est d'autant plus grave que les hémorragies sont plus précoces. La débilitation antérieure du malade et la grossesse aggravent encore le pronostic. La mort peut survenir par le fait des hémorragies viscérales, ou des complications cardiaques ; mais le plus souvent, surtout dans la variole hémorragique d'emblée, elle résulte de la profonde intoxication de l'organisme. L'anatomie pathologique montre, indépendamment des lésions viscérales, une infiltration des vésico-pustules par les globules rouges et une dilatation évidente des vaisseaux du derme.

d. Diagnostic. — Le diagnostic doit être fait avec toutes les maladies hémorragiques s'accompagnant de fièvre (purpura, scorbut).

5° Complications. — Outre ses cicatrices indélébiles, la variole laisse souvent après elle des opacités de la cornée, ou une perforation de la cornée avec hernie de l'iris et formation d'un staphylome opaque, une otite moyenne purulente, des abcès disséminés, etc. La variole constitue de plus une prédisposition importante à la tuberculose pulmonaire (JOFFROY et LANDOUZY).

Les *complications immédiates* sont, indépendamment des phénomènes nerveux ou des symptômes généraux graves qui caractérisent les varioles malignes : l'avortement presque toujours mortel et les hémorragies (hématurie, épistaxis, métrorragie, etc.). — La laryngite variolique dont l'intensité nécessite parfois la trachéotomie, la broncho-pneumonie, la néphrite, l'aortite et la myocardite (BROUARDEL) [1], la myélite aiguë (HOBBS) et diverses paralysies, les suppurations (abcès disséminés, péricardite, pleurésie, arthrites purulentes) sont au contraire des complications de la période de suppuration : on voit que ce sont les plus nombreuses.

6° Pronostic. — La variole est une maladie fort grave : la mort survient environ dans 1 8 des cas ; mais dans certaines épidémies le taux de la mortalité peut même doubler. La *confluence* de l'éruption, son *affaissement subit*, l'*augmentation* et la *persistance de la fièvre* après l'éruption, l'*avortement*, l'*hémorragie*, le *collapsus*, les *convulsions*, le *délire*, surtout *précoce*, sont des symptômes du plus fâcheux augure.

La maladie est également plus grave chez les vieillards, chez les débilités et chez les *femmes enceintes* : dans ce dernier cas elle entraine très souvent l'avortement ou l'accouchement prématuré, et la mort en est la conséquence habituelle.

La *mort*, dans les premières périodes, est le fait de la profonde intoxication de l'organisme ; dans les dernières périodes de la maladie, elle est plutôt attribuable aux infections secondaires. Dans le premier cas, les malades succombent par hémorragie, par syncope, ou au milieu de symptômes ataxo-adynamiques ; dans le second, ils sont asphyxiés par la laryngite, emportés par une broncho-pneumonie ou une péricardite purulente, ou bien ils succombent à des suppurations étendues ou prolongées.

L'*avortement* est une puissante cause de mort surtout par les hémorragies qu'il détermine et par la septicémie puerpérale dont il peut être l'origine. Il se produit surtout après le 3° mois.

7° Diagnostic. — Les principaux symptômes de la variole

[1] BROUARDEL. Arch. gén. de médecine, 1874.

sont : la *fièvre intense* dès le début, la *céphalalgie*, les *nausées*, les *douleurs lombaires intenses*, survenant chez un *sujet non vacciné*. L'apparition de l'éruption lève tous les doutes.

On ne confondra pas la variole :

1° Lorsqu'elle débute par un *rash*, avec la *scarlatine* reconnaissable à une angine habituelle ;

2° Avec la *rougeole boutonneuse*, qui s'accompagne de coryza, de conjonctivite et de toux :

3° Avec l'*acné* pustuleuse ou l'impétigo (absence d'ombilication et de symptômes généraux graves) ;

4° Avec la *varicelle* (voy. p. 483) :

5° Avec une *méningite*, qui débute comme la variole par la fièvre, la céphalalgie et les vomissements : la confusion n'est possible qu'avant l'éruption.

La notion d'une épidémie de variole est d'un grand secours pour le diagnostic.

L'examen du sang peut rendre des services ; il montre dès le début une augmentation considérable des globules blancs mononucléés (J. COURMONT) ; voir page 431.

Cette constatation a une grande valeur diagnostique, car la leucocytose de la scarlatine est une polynucléose, et celle du début de la rougeole est faible ou nulle.

8° Anatomie pathologique. — Les lésions portent sur la peau et les viscères.

a. *Lésions cutanées.* — Dès le 4e jour, le derme devient par places le siège d'une congestion intense et ses vaisseaux se dilatent, puis leurs parois livrent passage à une grande quantité de globules blancs. Ces vaisseaux sont altérés : ce qui le prouve, c'est qu'ils ne tiennent pas l'injection.

En même temps que s'opère cette diapédèse active, les cellules dentelées du corps muqueux de Malpighi se tuméfient et se vident de leur contenu ; ainsi se forme une cavité remplie de sérosité, de débris cellulaires, de globules rouges et blancs, cloisonnée par des filaments qui ne sont autres que les restes des filaments unitifs des cellules du corps muqueux. L'ombilication proviendrait de ce que ce processus est moins actif au centre qu'à la périphérie.

Après cette période de *prépustulation* (RENAUT), la vésicule est envahie par les globules blancs venus des vaisseaux du derme par diapédèse ; l'infiltration par les cellules rondes envahit aussi le chorion où elle laisse des traces indélébiles. Ainsi se constitue un petit abcès dont la voûte est formée par l'épiderme qui résiste. Dans la variole hémorragique la vésicule n'est pas infiltrée par des globules blancs, mais par des hématies.

Cette pustule variolique finit par s'affaisser, la pellicule qui la recouvre se dessèche et disparaît ; la couche génératrice du corps muqueux de Malpighi redonne des cellules normales, à moins que le chorion n'ait été intéressé, auquel cas il se forme une cicatrice fibreuse, déprimée.

Les lésions des *muqueuses* se couvrent d'exsudats diphtéroïdes qui leur donnent une teinte blanchâtre.

b. *Lésions viscérales*. — Parmi les lésions viscérales une des plus importantes est la myocardite : le muscle cardiaque, couleur feuille morte, a perdu sa consistance normale : les fibres musculaires, quelquefois dissociées par des foyers hémorragiques, présentent toutes les lésions de la myocardite aiguë. La néphrite est fréquente. La myélite, les névrites périphériques (JOFFROY) s'observent rarement. Dans les varioles graves, le sang est noirâtre, les globules rouges sont déformés, la quantité d'hémoglobine diminue. BROUARDEL a montré que la capacité respiratoire du sang était diminuée de moitié.

9° Traitement. — Le traitement préventif consiste dans la vaccination. La revaccination s'impose à plus forte raison en temps d'épidémie, car l'immunité conférée par le vaccin n'est pas indéfinie.

La variole une fois déclarée, il faut se borner à administrer des toniques généraux (alcool, acétate d'ammoniaque) et à prescrire la diète lactée. Contre l'hyperthermie, on luttera par les grands bains tièdes, à 30 ou 32° (VINAY), et par les divers antithermiques (antipyrine 4 gr. ; quinine 1 gr. à 1 gr.,50). On a préco-

nisé aussi à l'intérieur l'acide phénique (1 gr. à 1gr,50 par jour),
le sirop d'éther, les opiacés (Du Castel). Pour atténuer, autant
que possible, la suppuration des pustules, Talamon emploie des
pulvérisations de sublimé (en solution au 1/100e dans un mélange
d'alcool et d'éther) et des bains tièdes au sublimé ; Finsen a
proposé de ne laisser pénétrer dans la chambre des varioleux
que de la lumière rouge, parce qu'elle est privée de rayons chimiques, lesquels activent la diapédèse.

Contre les hémorragies, on luttera par l'ergotine (1 à
2 gr. par jour), l'eau de Rabel, le perchlorure de fer, le tamponnement.

ARTICLE IV

VACCINE

Jenner, en 1796, remarqua que ceux qui, en soignant les
vaches, avaient été atteints du cow-pox, ne contractaient jamais
la variole : il essaya alors d'inoculer le cow-pox ou vaccine
dans le but de préserver de la variole. Telle est l'origine de la
vaccination.

1° Technique, description. — On utilise trois sortes de vaccin : *a.* le *vaccin humain* ou *vaccin jennérien* ; *b.* le *vaccin animal* entretenu sur les veaux dans les instituts vaccinaux ; *c.* le
variolo-vaccin : ce dernier résulte de l'inoculation de la variole humaine à des vaches ; après plusieurs générations le
virus se transforme et devient un vaccin capable d'immuniser
l'homme contre la variole. Cette pratique n'a pas prévalu en
France.

Pour recueillir le vaccin, il suffit d'ouvrir la pustule vaccinale et de râcler son contenu, composé de leucocytes et de
lymphe vaccinale ; on l'inocule ensuite directement au sujet
qu'on se propose de vacciner en le déposant sur la peau après
grattage de l'épiderme, ponction ou scarification. La vaccination de bras à bras a l'inconvénient d'exposer à la transmission
de la syphilis ou de la tuberculose, aussi l'usage du vaccin de

génisse s'est-il rapidement généralisé. On peut inoculer immédiatement le contenu des pustules du veau, recueilli par raclage, ou le conserver aseptiquement dans des tubes fermés : lorsqu'on veut s'en servir, il suffit de briser le tube, et, si le vaccin est sec, de le mélanger avec un peu de glycérine.

Au bout de trois jours, on voit se développer au point inoculé une tache rouge qui se surélève, devient successivement papule, vésicule, vésico-pustule, et constitue à la fin de la première semaine une vésico-pustule, ombiliquée, c'est-à-dire déprimée en son centre, et contenant un liquide purulent. Cette pustule est entourée d'une zone rougeâtre ; puis elle se dessèche : la dessiccation est complète deux semaines après l'inoculation. L'évolution de la vaccine s'accompagne d'une fièvre modérée, d'un peu d'agitation, de malaise général et d'engorgement des ganglions axillaires.

La vaccination confère contre la variole une immunité de durée variable comprenant au moins une dizaine d'années, mais il est prudent, en temps d'épidémie, de pratiquer la revaccination, sans préjudice pour celle qui est obligatoire à l'école et à l'armée.

2° **Variétés.** — Chez l'adulte, la vaccine ne produit qu'une réaction à peine appréciable ; surtout si le sujet a déjà été vacciné dans son enfance.

La *vaccine sans éruption*, ou vaccine latente, consiste dans l'apparition des phénomènes généraux, fièvre, agitation, insomnie, sans production de vésico-pustules : elles peuvent se produire après une seconde vaccination. Ces faits sont très rares chez l'homme ; mais SYDENHAM, CHAUVEAU ont pu les observer sur la génisse après inoculation dans le tissu cellulaire sous-cutané : on obtient alors l'immunité contre le cow-pox avec un léger engorgement ganglionnaire, mais sans pustules.

La *vaccine généralisée* s'observe surtout chez les enfants qui, en suçant leurs pustules, s'infectent par le tube digestif : elle s'accompagne d'une réaction ordinairement plus intense, mais l'inoculation ne laisse pas de traces en dehors des points *primitivement* inoculés c'est-à-dire en dehors des pustules, résultat de la première inoculation.

La *vaccine migratrice*, très rare, est caractérisée par l'apparition de pustules loin du point inoculé.

La *fausse vaccine* consiste dans une papule ou vésicule recouverte d'une croûtelle sans cicatrice ou sans cicatrice persistante ; les vésicules ne sont *pas ombiliquées*.

3º Accidents. — Chez certains sujets, particulièrement chez les débilités, on peut voir se développer un rash ou des éruptions généralisées [roséole vaccinale, purpura, purpura hémorragique quelquefois mortel (BURLUREAUX)]. Les précautions antiseptiques élémentaires permettent en général d'éviter l'impétigo, l'érysipèle ou les ulcérations chancriformes. Une septicémie mortelle peut résulter de l'oubli de ces précautions.

La *syphilis vaccinale* peut se présenter sous la forme de petites épidémies, lorsqu'une quantité d'individus sont inoculés avec le même vaccin suspect ; on ne l'observe guère depuis que l'usage du vaccin de génisse tend à se substituer à la vaccination de bras à bras. Lorsqu'on inocule ainsi du même coup syphilis et vaccine, ou bien la vaccine avorte et le chancre se développe seul, ou bien la vaccine évolue et le chancre se développe après elle, ou bien, enfin, la croûte de la pustule vaccinale persiste et l'induration se développe par-dessous ; les symptômes de la syphilis secondaire apparaissent au bout de quelques semaines, et le sujet reste exposé à tous les accidents de la syphilis constitutionnelle.

La *tuberculose vaccinale* (TOUSSAINT, BESNIER) est plus rare : JOSSERAND[1] n'a jamais trouvé le bacille de Koch dans les pustules de l'inoculation mixte et n'a pu inoculer la tuberculose par ce procédé ; il n'y a donc pas là un danger considérable. BESNIER a cependant observé du *lupus vaccinal*.

4º Qu'est-ce que le vaccin ? — CHAUVEAU a mis en évidence dans la lymphe vaccinale de très fins corpuscules brillants (granulations de la lymphe) ; STRAUSS, MESNARD (1880) ont montré que la lymphe filtrée ou stérilisée par la chaleur perd

[1] JOSSERAND, Th. de Lyon. 1884.

toutes ses propriétés. D'autre part, Pfeiffer a isolé de la lymphe vaccinale et cultivé sur le sérum de veau un microcoque spécial dont l'inoculation rend les animaux réfractaires à la vaccine.

Reste à définir les relations de la vaccine et de la variole. Pour les *unicistes* (Jenner, Celly et Voigt, Depaul, Fischer), il s'agit de deux maladies identiques ; ils s'appuient notamment sur la coexistence des épidémies de cow-pox et de variole, et sur l'immunité conférée par la vaccine contre la variole. D'après Eternod et Haccius, la variole inoculée au veau se transformerait en vaccine au bout de quelques générations par son passage dans cet animal, et l'inoculation de la *variole* au veau constituerait la meilleure source du vaccin animal.

Les *dualistes* (Chauveau, Commission lyonnaise de 1865, Rodet[1]) croient au contraire à la distinction de ces deux maladies : un virus peut, en effet, immuniser l'organisme contre un autre virus.

ARTICLE V

VARICELLE

La varicelle (petite variole) présente quelques analogies cliniques avec la variole, mais elle en diffère par plusieurs caractères dont le plus important est sa bénignité.

1° Nature. — La spécificité de la varicelle a été contestée. On l'a considérée longtemps comme une forme atténuée de variole ou de vaccine, d'où son nom de petite vérole volante. Pour la plupart des auteurs, aujourd'hui, les deux maladies sont différentes : l'une d'entre elles ne confère pas l'immunité pour l'autre : la vaccine ne préserve pas de la varicelle, et, vice versa, une varicelle récente n'empêche pas la vaccination de réussir. Enfin, les épidémies des deux affections ne coïncident pas. D'ailleurs, la varicelle n'a pas de période d'invasion et se distingue par une éruption spéciale.

[1] Rodet, Revue de Médecine, 1889.

2º Symptômes. — Surtout fréquente pendant la première enfance, la varicelle reconnaît pour principale cause la contagion. Après une période d'incubation qui dure environ deux semaines, la maladie débute presque sans prodromes par une légère élévation de la température et par l'apparition sur la peau de petites taches rouges, arrondies, qui se transforment bientôt en vésicules et vésico-pustules de forme ovalaire, provoquant des démangeaisons : dès le troisième jour elles se dessèchent, ne laissant à leur suite que de petite croûtes brunâtres, sans cicatrice persistante, mais généralement à ce moment survient une seconde poussée et quelquefois une troisième ; il en résulte qu'on trouve des vésico-pustules desséchées à côté d'autres en pleine évolution. L'éruption s'accompagne d'un mouvement fébrile surtout apparent le soir, d'anorexie, de malaise général et souvent d'une légère stomatite.

3º Complications. — Les complications observées dans la varicelle sont : la gangrène des extrémités par artérite, des arthrites infectieuses, la laryngite qui peut quelquefois nécessiter la trachéotomie, la broncho-pneumonie, quelques accidents hémorragiques (purpura, épistaxis, hématurie) ou nerveux (paraplégie et monoplégies par névrite), et enfin la néphrite, souvent favorisée par un refroidissement auquel il importe de ne pas exposer l'enfant. Toutes ces complications sont en somme rares.

4º Diagnostic. — Le diagnostic doit être fait surtout avec la variole : les macules de la varicelle laissent la peau souple ; les pustules sont plus régulières, ont une évolution plus courte ; elles sont très discrètes et procèdent par poussées successives, de telle sorte qu'on trouve sur le même sujet des vésicules claires, des vésico-pustules et des croûtes ; le derme n'est pas entamé ; elles ne laissent pas de cicatrice déprimée. Enfin, d'après WEILL (de Lyon), les leucocytes ne présentent pas les modifications caractéristiques de la variole.

CHAPITRE II

MALADIES INFECTIEUSES PROPRES A L'HOMME

Ces maladies sont, indépendamment des fièvres éruptives décrites dans le chapitre précédent : l'érysipèle, le rhumatisme articulaire aigu, la grippe, les oreillons, la fièvre typhoïde, le typhus exanthématique, la suette miliaire, le choléra et la fièvre jaune. La syphilis, en raison de son importance spéciale, est étudiée dans un autre volume de cette collection.

ARTICLE PREMIER

ÉRYSIPÈLE

L'érysipèle (de ἐρύθω, s'étendre, et πέλας, de proche en proche) est une dermite aiguë, causée par un microbe spécial : le streptocoque.

1° Bactériologie. — Le *streptocoque* se montre sous la forme de cocci groupés en chaînettes flexueuses. Chacun de ces cocci a des dimensions inférieures à 1 μ, mais les chaînettes sont d'une longueur très variable : fort longues dans certains bouillons de culture, elles se réduisent dans le sang ou le pus à dix ou quinze cocci et quelquefois moins. La disposition en chaînette est due à ce que les cocci se reproduisent par bipartition suivant un axe unique au lieu de former des amas comme le font les staphylocoques. Le streptocoque est facilement colorable par les couleurs basiques d'aniline, notamment par le violet de gentiane : il ne se décolore pas par le Gram. Il se cultive facilement dans le bouillon, sans le troubler, en donnant des flocons nuageux en suspension dans le liquide et au bout de quelques jours un dépôt floconneux au fond du ballon. Ensemencé par strie sur la gélatine, il ne la liquéfie pas, il donne au bout de trente-six à quarante-huit heures, le long de la strie, une couche blanche, un peu transparente, parfois finement denticulée sur ses bords. C'est entre 30° et 40° que le streptocoque se développe avec le maximum de facilité. C'est un anaérobie facultatif, c'est-à-dire qu'il se développe aussi bien à l'abri de l'oxygène qu'à son contact. On le trouve dans l'air atmosphérique, dans les poussières, dans le sol ; on peut aussi le mettre en évidence dans la salive, la bouche et le pharynx d'individus sains. Le streptocoque sécrète des produits toxiques qu'on peut isoler des cultures ; ces toxines agissent sur la circulation et la respiration (Rodet et J. Courmont).

Sa virulence est excessivement variable ; on peut d'ailleurs la faire varier, artificiellement, l'atténuer par le vieillissement ou le chauffage des cultures, l'exalter au contraire par l'inoculation successive en série, à plusieurs lapins, et surtout, fait important en pathologie, en l'associant avec d'autres microbes (bacille de Löffler, bacille typhique, etc.).

Inoculé à l'oreille du lapin, il détermine au bout de quarante-huit heures un érysipèle typique. Inoculé dans les veines du lapin, il entraîne rapidement la mort ; si elle se fait attendre, on constate des abcès disséminés dans tous les organes. Le streptocoque est en effet pyogène. Il n'est pas seulement l'agent pathogène de l'érysipèle : il est encore susceptible de produire une foule d'affections, la septicémie puerpérale, l'ostéomyélite, des suppurations viscérales, des phlegmons, des angines, des broncho-pneumonies, des pleurésies, des méningites ; on lui a fait jouer un rôle dans la scarlatine ; enfin bon nombre des complications observées au cours des diverses maladies infectieuses sont le résultat d'une infection secondaire par le streptocoque. On pensait au début que le streptocoque de la fièvre puerpérale découvert par Doléris (1880), le streptocoque de l'érysipèle découvert par FEHLEISEN (1883) et le streptocoque des suppurations étaient des microbes différents. On sait aujourd'hui, surtout grâce aux travaux de WIDAL, qu'il s'agit d'un même microbe : cet auteur a montré qu'en faisant varier la virulence du streptocoque on produit chez le lapin soit l'éry-

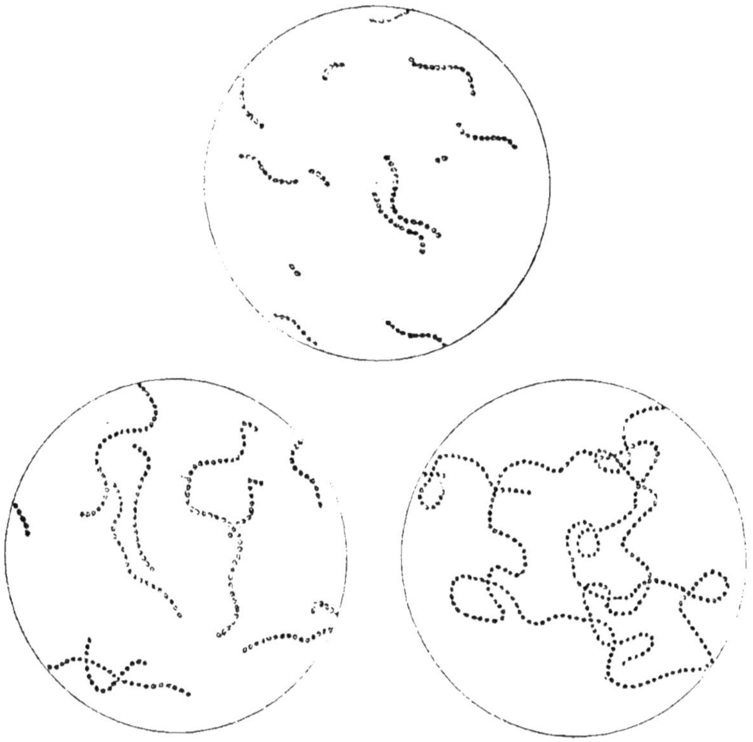

Fig. 67.

Différentes formes de streptocoque (d'après WIDAL).

sipèle, soit des abcès : le streptocoque est pyogène à son minimum de virulence ; plus virulent il produit l'érysipèle ; à son maximum de virulence il peut produire la septicémie puerpérale et diverses autres septicémies.

2° **Étiologie.** — L'érysipèle spontané n'existe pas. Il y a toujours une porte d'entrée, une érosion, si minime soit-elle, par laquelle se fait l'infection du tégument. Cette infection est due au streptocoque, qui peut être apporté du dehors, mais qui est aussi un hôte habituel de la bouche et du pharynx, où il peut acquérir dans certaines conditions une virulence insolite.

L'érysipèle se montre surtout à la face, où il débute par l'angle de l'œil, l'oreille, ou au voisinage des narines : mais on le voit aussi siéger sur les membres qu'il envahit à la faveur d'une solution de continuité des téguments (ulcères variqueux, traumatisme, opération chirurgicale).

3° Symptômes. — L'érysipèle de la face a une incubation de trois à sept jours.

a. *Période d'invasion.* — La période d'invasion qui dure à peine quelques heures est marquée par un frisson, par une élévation rapide de la température aux environs de 40°, par des vomissements surtout fréquents dans les érysipèles étendus, comme l'érysipèle chirurgical. — CHOMEL a indiqué comme un bon signe précurseur l'engorgement et l'endolorissement précoces des ganglions lymphatiques tributaires de la surface cutanée où l'érysipèle va faire son apparition.

b. *Plaque érysipélateuse.* — La plaque érysipélateuse débute par une simple rougeur, douloureuse à la pression : la rougeur n'est pas toujours uniforme, mais parsemée de petits points à teinte violacée, ou encore de vésicules, de bulles ou d'ecchymoses.

La plaque est surélevée, saillante, et au lieu de se continuer insensiblement avec la peau saine, se termine brusquement sur tout son pourtour par un *bourrelet* bien visible et sensible au toucher. — Tous les départements de la face ne sont pas également atteints par l'érysipèle : le menton est ordinairement indemne ; par contre le nez, les paupières, l'angle de l'œil, sont facilement atteints et très œdématiés. L'érysipèle du cuir chevelu s'accompagne d'un œdème considérable au point d'amener souvent une déformation passagère de la tête.

La chute des cheveux et de la barbe n'est ordinairement que temporaire. — Au moment de sa disparition, la plaque laisse après elle des squames furfuracées.

c. État général. — L'érysipèle s'accompagne toujours d'une

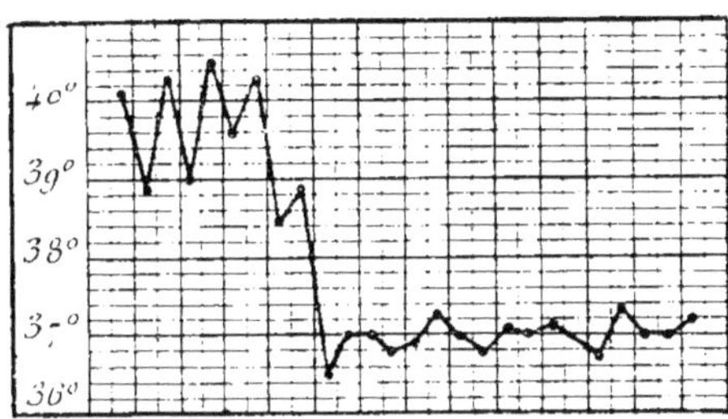

Fig. 68.
Érysipèle terminé par la guérison.
(Femme de 20 ans.)

brusque élévation de température, après quoi la fièvre peut évoluer suivant trois types différents : — ou bien elle tombe dès le
second jour progressivement, en lysis : — ou bien la défervescence brusque ou graduelle est précédée d'une période d'état
durant de six à onze jours pendant laquelle la température se
maintient à 39° ou 40° ; — ou bien enfin le thermomètre accuse

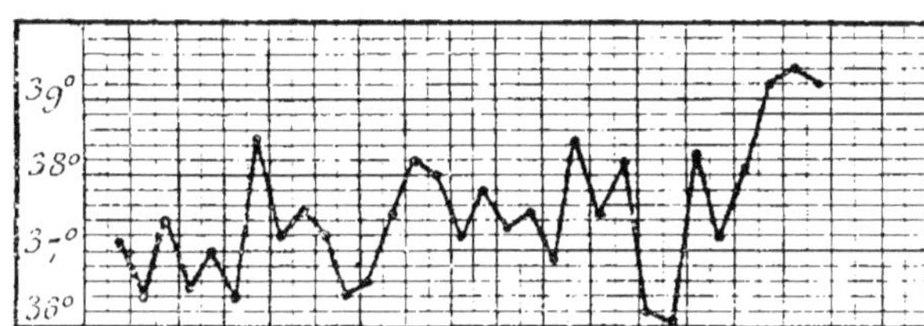

Fig. 69.
Érysipèle. — Mort par septicémie.
Homme de 68 ans.

de grandes oscillations pendant six à dix jours. — C'est le
second de ces types qui serait le plus fréquent, mais il se transforme dans le troisième par suite de l'emploi des antipyrétiques.

Les modifications du pouls sont ordinairement parallèles à
celles de la température. Les phénomènes nerveux, l'agitation

vont parfois jusqu'au délire. On observe souvent une albuminurie transitoire qui ne survit guère à la période fébrile. ACHALME et WIDAL ont trouvé le streptocoque dans l'urine.

4° Variétés. — Les principales sont l'érysipèle à répétition et l'érysipèle interne.

a. *Érysipèle à répétition.* — On connaît un érysipèle cataménial, lié aux périodes menstruelles par un rapport assez mal défini.

D'autres érysipèles à répétition se montrent surtout au pourtour des narines et vers l'angle interne de l'œil : dans tous ces cas la réaction générale de l'organisme est d'autant plus effacée que les répétitions sont plus fréquentes. On les explique soit par une série de réinfections successives, soit par le réveil de la virulence des streptocoques siégeant dans le tissu adénoïde du pharynx nasal et sortant par les fosses nasales ou les points lacrymaux (LAVRAND).

b. *Érysipèle interne.* — Il peut envahir les fosses nasales, le pharynx, le larynx où il constitue une variété d'œdème de la glotte. L'érysipèle pulmonaire rappelle la pneumonie franche par ses allures cliniques (ROGER). GUBLER a décrit une angine érysipélateuse, en faisant remarquer que beaucoup d'érysipèles débutent par une angine. On a encore mentionné l'érysipèle gastro-intestinal à début bucco-pharyngé.

5° Complications. — Les complications de l'érysipèle se distinguent en locales et générales.

Les *complications locales* sont représentées par la suppuration et la gangrène.

Les principales *complications générales* sont la septicémie streptococcique où on retrouve le microbe dans le sang, la broncho-pneumonie, l'endocardite presque toujours accompagnée de lésions du myocarde (endomyocardite de JACCOUD), et l'ictère. Notons à ce propos la gravité de l'érysipèle chez les hépatiques. Les complications nerveuses sont représentées par un délire dans lequel l'hyperthermie, l'intoxication de l'organisme et l'alcoolisme jouent chacun leur rôle, et par des accidents méningés plus rares. — Ces accidents nerveux sont surtout fréquents dans l'érysipèle de la face et du cuir chevelu.

6° Pronostic. — La gravité de l'érysipèle est fort variable, en raison de son étendue, de l'intensité des phénomènes cérébraux, de l'état général antérieur du malade (érysipèles des débilités, des alcooliques, des surmenés).

Par contre, on a vu un érysipèle survenant chez un cancéreux amener une régression momentanée de la tumeur ou même sa guérison définitive : ces constatations ont été le point de départ de quelques essais thérapeutiques : FEHLEISEN, LASSAR ont inoculé des cultures de streptocoques à des malades atteints de cancer inopérable : sur 90 cas, cette méthode n'a donné que deux succès fort discutables.

7° Diagnostic. — L'érysipèle est caractérisé par son début bruyant, par l'intensité des symptômes généraux, par le *bourrelet* qui limite la plaque. Ces caractères empêchent de le confondre avec les lésions cutanées se traduisant par la rougeur et la tuméfaction, avec les érythèmes, les furoncles, l'urticaire et enfin l'eczéma reconnaissable à ses petites vésicules.

8° Anatomie pathologique[1]. — L'érysipèle est une dermite infectieuse qui débute par les papilles du derme pour s'étendre d'une part vers le corps muqueux de Malpighi, d'autre part vers les couches profondes de la peau. Il est caractérisé par la dilatation des vaisseaux sanguins et lymphatiques, par une abondante exsudation de sérosité, par une active diapédèse aboutissant à la formation de manchons de leucocytes autour des vaisseaux sanguins. — Le streptocoque ne se retrouve pas au centre de la plaque, mais surtout dans le bourrelet et en dehors de lui dans les points que l'érysipèle va envahir.

9° Traitement. — Le traitement local consiste en pulvéri-

[1] RENAUT. *Anat. path. de l'érysipèle et des œdèmes de la peau.* Thèse de Paris, 1872.

sations de sublimé à 1/1000°, en applications de compresses imbibées d'une solution antiseptique. Les poudres inertes telles que le talc ou l'amidon ont l'inconvénient de favoriser la dissémination du streptocoque autour du malade, au moment de la desquamation. On lutte contre l'infection générale par les toniques, par l'alcool. Récemment Roger, Marmorek, J. Courmont ont institué une sérothérapie de l'érysipèle. On obtient le sérum antistreptococcique en immunisant progressivement le cheval par l'injection de cultures virulentes, précédée ou non de l'injection de produits solubles.

ARTICLE II

RHUMATISME ARTICULAIRE AIGU

On désigne sous ce nom une inflammation aiguë spécifique des articulations, susceptible d'intéresser secondairement différents organes.

1° Étiologie et pathogénie. — Le rhumatisme articulaire aigu est plus fréquent chez les hommes que chez les femmes ; il frappe surtout les travailleurs exposés aux intempéries. Le traumatisme, le surmenage musculaire, le froid, surtout l'exposition prolongée au froid humide, favorisent son apparition. L'affection récidive fréquemment après une première atteinte. La plupart du temps le rhumatisme ne survient que chez des sujets prédisposés : l'hérédité joue ici un très grand rôle et on voit la diathèse rhumatismale se transmettre à plusieurs membres d'une même famille.

Le rhumatisme articulaire aigu, bien que l'accord ne soit pas fait au sujet de son microbe pathogène, a toutes les allures d'une maladie infectieuse. La fièvre, l'angine, l'albuminurie assez fréquente, les éruptions, la leucocytose, les phlébites, les localisations sur les séreuses, l'efficacité du salicylate de soude, médicament antiseptique, viennent à l'appui de cette hypothèse.

2° Bactériologie. — En examinant l'épanchement du rhumatisme articulaire aigu recueilli sur le vivant, on le trouve ordinairement stérile. Le sang l'est également. Il n'est pas impossible que les phénomènes articulaires soient dus simplement à l'action des produits toxiques de bactéries existant en un point quelconque de l'organisme, par exemple dans la gorge. Cependant on signale un certain nombre de résultats positifs. BABES a vu de nombreux microcoques dans les cartilages articulaires du genou. WILSON (1886) a également trouvé des microcoques dans l'exsudat péricardique d'un rhumatisant. PETRONE a retrouvé les monades vues par KLEBS dans les végétations de l'endocarde. MANTLE (1887) a vu soit dans le sang, soit dans les articulations, des microbes arrondis et des bacilles courts et trapus. LUCATELLO a trouvé un bacille spécial ; ACHALME (1897), un bacille mobile ne prenant pas le Gram, bien coloré par le bleu de Lœffler, mais qui n'était pathogène ni pour le lapin ni pour le cobaye ; THIROLOUX a décrit tout récemment un bacille analogue.

Tels sont les bacilles spéciaux qu'on a décrits dans le rhumatisme. On y a aussi mis en évidence des microbes déjà connus : le staphylocoque doré (GUTTMAN, 1886), le streptocoque (BIRSCH-HIRSCHFELD), le staphylocoque (TRIBOULET, BOUCHARD et CHARRIN, SAHLI) ; ce dernier microbe a été trouvé par CARRIÈRE dans les centres nerveux dans un cas de rhumatisme cérébral.

3° Anatomie pathologique. — Les *lésions articulaires* consistent dans une congestion diffuse de la synoviale et des tissus périarticulaires ; la synoviale est distendue par un liquide limpide, citrin, légèrement fibrineux. Les cellules cartilagineuses sont en voie de prolifération (CORNIL et RANVIER) ; on en trouve plusieurs dans la même capsule.

Les *altérations du sang* consistent dans l'augmentation de la fibrine et dans la diminution des globules rouges qui peut atteindre un haut degré dans les cas de rhumatisme prolongé.

Enfin un ou plusieurs *viscères* (cœur, plèvre, péricarde) peuvent présenter les lésions de l'endocardite, de la pleurésie, de la péricardite, etc. Le rhumatisme cérébral ne s'accompagne que de congestion diffuse de l'encéphale.

4° Symptômes. — Les manifestations sont surtout articulaires; souvent aussi elles sont viscérales.

A. MANIFESTATIONS ARTICULAIRES. — Le rhumatisme articulaire aigu débute par la fièvre et les *douleurs articulaires*; souvent il y a en même temps une angine érythémateuse.

Les chevilles et les genoux sont les premières articulations

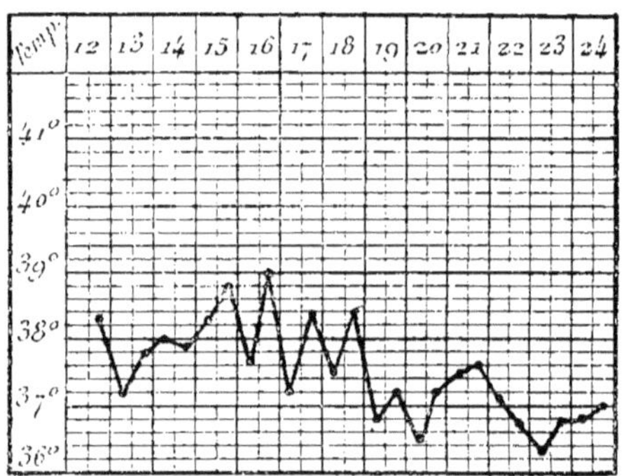

Fig. 70.
Rhumatisme articulaire subaigu.
(Femme de 46 ans.)

atteintes; d'autres articulations se prennent à leur tour et cette extension coïncide souvent avec une diminution de la douleur dans les premières. Les articulations intéressées sont augmentées de volume; la synoviale est distendue et au genou il est facile d'obtenir le choc rotulien. A leur niveau la peau est marbrée de taches rouges ou présente même une rougeur diffuse sur le trajet des gaines tendineuses. L'articulation est le siège de douleurs spontanées, considérablement augmentées par une pression même légère et par le moindre mouvement. Lorsque le rhumatisme est généralisé et atteint les petites jointures des mains et des pieds, l'articulation temporo-maxillaire, ou la colonne vertébrale, tout mouvement devient impossible ou réveille de vives souffrances. Les muscles eux-mêmes deviennent douloureux à la pression.

En même temps la *température* se maintient au voisinage de 39° avec de faibles oscillations, le pouls est accéléré, le malade est trempé de *sueurs abondantes*, les urines sont foncées et chargées en urates; enfin si la maladie se prolonge, la face présente une pâleur anémique. L'*anémie* est en effet la règle dans un rhumatisme aigu tant soit peu prolongé et elle est habituellement très prononcée.

B. MANIFESTATIONS ABARTICULAIRES. — L'attaque de rhumatisme peut rester localisée aux articulations : mais souvent, et c'est le cas surtout pour les rhumatismes graves, polyarticulaires, prolongés, elle se porte sur d'autres organes : le cœur, la plèvre, les centres nerveux, etc. On voit même, exceptionnellement, la maladie débuter par ces localisations abarticulaires, et son diagnostic exact ne peut être confirmé que lorsque les jointures se prennent à leur tour. Quoi qu'il en soit, les manifestations viscérales diverses constituent des complications très fréquentes du rhumatisme articulaire : la plupart d'entre elles sont d'ailleurs décrites avec les maladies de chaque organe.

a. *Rhumatisme du cœur.* — Le rhumatisme du cœur frappe surtout l'endocarde (BOUILLAUD). Cette complication s'observe de préférence dans les rhumatismes sévères, polyarticulaires, à évolution prolongée; elle s'annonce par une reprise de la température, par de la douleur dans la région précordiale, de l'angoisse, des palpitations et de l'accélération du pouls. Mais son début est souvent insidieux, aussi est-il prudent d'ausculter chaque jour le cœur des rhumatisants. A l'auscultation l'endocardite aiguë, qui atteint avec prédilection la valvule mitrale, se traduit d'abord par un assourdissement du premier bruit, puis par un souffle au premier temps (voy. p. 299). Cette endocardite peut rétrocéder, mais souvent laisse après elle une endocardite chronique qui entraînera la mort au bout de plusieurs années : le rhumatisme articulaire est en effet la principale cause des affections valvulaires du cœur. Elle peut aussi se compliquer d'*embolies artérielles*.

b. *Péricardite.* — La péricardite (voy. p. 331), avec ou sans endocardite concomitante, se traduit par des frottements (*péricardite sèche*), puis par l'assourdissement des bruits du cœur et l'augmentation de la matité précordiale (*péricardite avec épanchement*) : la mort peut survenir à cette période; d'autres fois l'affection laisse des adhérences péricardiques étendues (*symphyse cardiaque*).

c. *Artérite aiguë.* — L'artérite aiguë est une complication très rare : la douleur le long des artères intéressées, l'affaiblissement des pulsations, le refroidissement du membre correspondant en constituent les principaux symptômes; il ne faut pas confondre cette artérite aiguë avec l'obstruction soudaine de l'artère par une embolie qui est une complication assez fréquente de l'endocardite rhumatismale.

d. *Pleurésies.* — La pleurésie rhumatismale a tous les symptômes d'une pleurésie aiguë quelconque : élévation de la température, point de côté, toux et dyspnée. L'auscultation ne fait d'abord entendre que des frottements, puis on a tous les signes physiques d'un épanchement pleurétique, qui se résorbe d'ailleurs spontanément dans la plupart des cas. Le liquide renferme des leucocytes polynucléaires en grande quantité[1]. Tantôt cette pleurésie est due à des lésions pulmonaires sous-jacentes, tantôt la plèvre est frappée au même titre que les séreuses articulaires ou cardiaques.

e. *Congestion pulmonaire.* — La congestion pulmonaire aiguë, encore désignée sous le nom de fluxion de poitrine ou de pneumonie rhumatismale, s'annonce aussi par un point de côté et de la toux et par une pluie de râles fins ; le souffle tubaire et les signes d'hépatisation sont exceptionnels.

f. *Angine.* — L'angine aiguë accompagne ou précède souvent le rhumatisme articulaire. Une albuminurie passagère, la congestion du foie, la diarrhée sont des manifestations moins fréquentes.

g. *Éruptions cutanées.* — Les œdèmes, l'érythème noueux ou polymorphe, le purpura (péliose rhumatismale) et les *sudamina*

---

[1] DOPTER, Soc. de biologie, 11 janvier 1902.

sont les principales manifestations cutanées du rhumatisme.

h. *Rhumatisme cérébral*. — C'est une des complications les plus redoutables du rhumatisme. Son maximum de fréquence est du 5e au 20e jour (OLLIVIER et RANVIER) ; elle est surtout à redouter dans les rhumatismes *sévères, généralisés*, avec fièvre intense, accélération du pouls et transpirations abondantes. Le surmenage cérébral, l'alcoolisme et la prédisposition névropathique héréditaire en sont des facteurs étiologiques importants. La céphalalgie, l'agitation, le délire, l'abattement ou l'insomnie sont souvent des symptômes précurseurs. Le rhumatisme cérébral revêt plusieurs formes qu'on peut classer suivant leur intensité. La forme suraiguë aboutit à la mort en quelques heures, au milieu de symptômes cérébraux et avec une élévation progressive de la température ; elle affecte quelquefois des allures foudroyantes emportant alors le malade en un quart d'heure (TROUSSEAU) : on désigne ces cas sous le nom de forme apoplectique. La forme aiguë, la plus commune, débute après quelques prodromes par une céphalalgie violente, une élévation considérable de la température, une agitation extrême. Le pouls, souvent irrégulier, bat à 120 ou 150 pulsations, le délire est bruyant ; il se produit parfois des phénomènes méningitiques (vomissements, dysphagie, contractures, raideur de la nuque, opisthotonos), des convulsions épileptiformes ou, s'il s'agit d'un enfant, des mouvements choréiques. A cette première phase d'excitation succède une période de dépression : le malade tombe peu à peu dans l'assoupissement et le coma. En même temps la température continue à s'élever ; elle dépasse 41°, et on l'a vue atteindre 42 et 43°. Cette *hyperthermie* est la principale caractéristique du rhumatisme cérébral, au point qu'on la considère comme la cause des accidents : en tout cas, c'est d'elle que dépend le pronostic. La mort survient dans le coma. L'autopsie ne montre qu'une congestion diffuse de l'encéphale et des méninges, avec quelques suffusions sanguines sous la pie-mère et une augmentation du liquide céphalo-rachidien qui prend une teinte louche. La substance cérébrale est seulement gris rosé : on a noté cependant de l'œdème cérébral ou de l'hydrocéphalie aiguë. Lorsque les symptômes habituels se sont compliqués d'aphasie ou d'hé-

42.

miplégie on trouve habituellement une embolie avec ramollissement cérébral consécutif, capable de l'expliquer.

Enfin on voit quelquefois apparaître au déclin de l'attaque de rhumatisme articulaire ou pendant sa convalescence des troubles cérébraux à évolution chronique : céphalalgie, abattement, idées tristes et dépression mélancolique susceptibles d'aboutir à l'aliénation mentale. Ces troubles mentaux surviennent ordinairement chez des sujets héréditairement prédisposés.

Le rhumatisme cérébral peut être confondu avec l'endocardite infectieuse, le delirium tremens, le délire d'une affection aiguë quelconque : la constatation des lésions articulaires, ou la notion d'une poussée récente de rhumatisme aigu font en général le diagnostic qui ne peut rester en suspens que dans les cas exceptionnels où les manifestations articulaires ne sont qu'ébauchées ou encore absentes.

i. *Rhumatisme spinal* [1]. — Il se manifeste par une rachialgie intense avec élancements dans les membres inférieurs, par de la paraplégie et de la paralysie vésicale.

5° Évolution et pronostic. — Actuellement la thérapeutique permet de juguler le rhumatisme aigu dès son apparition, dans la plupart des cas ; mais, si on l'abandonne à lui-même, il est rare qu'il disparaisse spontanément au bout de quelques jours ; les fluxions articulaires s'éternisent et les complications viscérales surviennent dans le cours de la deuxième semaine.

Des craquements et des douleurs articulaires, de l'atrophie musculaire plus ou moins étendue au voisinage des jointures intéressées, un certain degré d'impotence fonctionnelle, une anémie intense en sont alors la conséquence.

La *mort* peut survenir par suite d'une péricardite, d'une embolie ou d'un accès de rhumatisme cérébral ; à longue échéance elle peut être causée par une ancienne localisation viscérale, notamment par une insuffisance valvulaire.

Après guérison le rhumatisant reste très exposé à des récidives.

---

[1] CHEVREAU. Thèse de Paris, 1889.

A mesure que les poussées se répètent, leur résolution se fait de plus en plus mal ; des raideurs et déformations articulaires en sont la conséquence.

6° **Diagnostic**. — On ne confondra pas le rhumatisme aigu avec les arthrites infectieuses ou pseudo-rhumatismes infectieux.

Diverses manifestations articulaires peuvent en effet simuler le rhumatisme articulaire aigu, dont elles se distinguent, soit par quelques-unes de leurs allures cliniques, soit par une notion de l'affection causale.

a. L'*arthrite blennorragique* qui survient au cours d'une blennorragie ou à son déclin n'est pas aussi généralisée que le rhumatisme articulaire aigu, et ne passe pas comme lui d'une articulation à l'autre. Très souvent elle est mono-articulaire, ne frappant que le genou, le coude ou le poignet ; elle affecte aussi une certaine prédilection pour les petites articulations de la main. Le mouvement fluxionnaire n'est pas aussi intense que dans le rhumatisme proprement dit, mais il est plus prolongé et souvent cette arthrite aboutit à l'impotence, à l'atrophie musculaire localisée et à l'ankylose. Par contre les complications cardiaques, et les complications viscérales en général, sont exceptionnelles : le terme d'arthrite blennorragique est donc plus rationnel que celui de rhumatisme blennorragique, qui semble indiquer une atteinte générale de tout l'organisme. L'examen bactériologique montre d'une façon tout à fait inconstante le gonocoque de Neisser dans l'épanchement articulaire.

b. La *diphtérie*, la *scarlatine*, l'*érysipèle*, la *pneumonie*, la *dysenterie* sont aussi susceptibles de s'accompagner d'arthrites multiples simulant le rhumatisme aigu. Des manifestations infectieuses telles que le *purpura*, l'*érythème polymorphe* ou des septicémies mal connues se comportent quelquefois de même ; Sevestre et Gastou ont vu des arthrites à coli-bacille. Lorsque ces arthrites sont purulentes, il ne peut s'agir évidemment de rhumatisme articulaire aigu, et il est rationnel de les attribuer soit au microbe pathogène de l'infection causale, soit à ses produits solubles, soit encore à une infection secondaire, interprétations qui cadrent avec les constatations bactériologiques; mais dans certains cas, notamment dans la scarlatine, leur symptomatologie rappelle tellement celle du rhumatisme aigu franc, qu'on s'est demandé si la maladie première ne produisait pas un simple *réveil* de la diathèse rhumatismale, hypothèse d'ailleurs soutenue autrefois par PETER. De même CHANTEMESSE a montré que les arthrites de la pneumonie n'étaient pas toujours purulentes, qu'elles étaient quelquefois séreuses, sans microbes et tardives.

c. Le *rhumatisme tuberculeux articulaire* (A. PONCET [1]) est un pseudo-rhumatisme infectieux dû au bacille de Koch ou à ses toxines. Caractérisé par de l'arthralgie, par de la fluxion articulaire, par des exsudats ou par un épanchement, il consiste dans des lésions inflammatoires banales, et non dans des lésions tuberculeuses spécifiques telles que les cellules géantes ou les fongosités : il représente donc une « tuberculose atténuée, relativement bénigne, exclusivement inflammatoire ». Pathogéniquement il est probablement à rapprocher des arthrites multiples qu'on a vues survenir après des injections de tuberculine. Assez souvent on le voit coexister avec des *manifestations abarticulaires* du côté des séreuses viscérales ou vasculaires.

7° Traitement. — Repos au lit; enveloppement ouaté des articulations malades; pas de vin ni de boissons alcooliques; diète lactée. Eau de Vichy ou bicarbonate de soude. Ausculter chaque jour les poumons et surtout le *cœur*.

Le médicament par excellence du rhumatisme articulaire est le *salicylate de soude*. Il faut le donner à la dose moyenne de 6 grammes, du moins pendant les premiers jours. Ce traitement doit être aussi précoce que possible afin de prévenir les localisations viscérales.

L'antipyrine (4 gr.) amène aussi la chute de la température et l'atténuation des douleurs.

On se propose d'agir directement sur les jointures par les

---

[1] A. PONCET, Académie de médecine, 23 juillet et 22 octobre 1901; 15 juillet 1902.

applications de pommade à la pilocarpine, d'essence de Winter-
green ou de salicylate de méthyle.

La plupart des complications du rhumatisme articulaire réclament aussi le traitement par le salicylate de soude. Cependant le rhumatisme cérébral est justiciable des bains froids ;
l'endocardite ou la péricardite à leur début nécessitent la révulsion sur la région précordiale qu'on emploie concurremment
avec le salicylate de soude. Jaccoud emploie en pareil cas les
vomitifs (émétique ou ipéca) à dose nauséeuse.

ARTICLE III

GRIPPE

La grippe est une maladie infectieuse, à la fois épidémique et
endémique. Elle fut appelée *influenza* en Italie pendant l'épidémie de 1722. Connue dès le xii⁰ siècle, elle ne fut isolée qu'au
xviii⁰. La description de Sydenham (1676) est des plus remarquables. Dans la suite chaque invasion donne lieu à de nouvelles études ; Laennec, Stoll, Graves publient des travaux
importants. La grande épidémie de 1889-90 provoque les recherches de Proust, Kelsch, Teissier et Roux en France, de Pfeiffer et de Leyden à l'étranger.

1° Symptomatologie. — L'incubation très courte (1 à
2 jours) aboutit rapidement à des phénomènes prodromiques
constitués surtout par des malaises généraux. Les courbatures,
les frissons, la fièvre, les nausées, les vertiges, s'accompagnent
bientôt de ces douleurs si particulières à la grippe : céphalalgie
sus-orbitaire, souffrances musculaires dans la nuque, rachialgie,
arthralgies, le tout avec cette sensation de brisure des membres
qui donne aux malades l'impression d'avoir été roués de coups.

Le *catarrhe des muqueuses* indique l'apparition de la *période
d'état* ; coryza, angine, larmoiement, laryngite et bronchite,
embarras gastrique avec ou sans diarrhée, telles en sont les

manifestations. Les douleurs et les phénomènes généraux s'accentuent. Le *facies* dénote un état de prostration profonde : il est plombé, les traits sont tirés. Son aspect est tellement caractéristique que SAUVAGE de Montpellier donna son nom à la maladie d'après ces symptômes : *facies grippé*.

La *température* est ordinairement assez élevée, mais elle est irrégulière. Elle s'élève rapidement, aboutit à 39 ou 40°, parfois 41°, puis présente un abaissement ; elle se relève vers le troisième jour, donnant à cette première partie de la courbe la forme d'un **V** (TEISSIER). Du quatrième au sixième jour la courbe s'abaisse. Elle se maintient vers 38° pendant quelques jours encore. Le cœur est quelquefois intact ; chez certains sujets, des palpitations, de l'arythmie, de l'embryocardie même avec lipothymies et syncopes indiquent une lésion de cet organe. Le *pouls*, ordinairement assez rapide pendant la période fébrile, peut devenir petit, intermittent si le myocarde est altéré.

Les *urines*, foncées, chargées en urates, contiennent rarement de l'albumine.

On rencontre quelquefois des érythèmes cutanés pouvant, par leur aspect scarlatiniforme ou morbilliforme, donner lieu à des erreurs de diagnostic.

La *durée* habituelle de la maladie oscille entre deux jours et une semaine. Mais une localisation profonde sur un organe, des complications, des poussées nouvelles peuvent prolonger la période fébrile, ou donner lieu à une convalescence traînante dans laquelle le retour complet à la santé n'a lieu qu'après quelques semaines ou quelques mois. La mort qui survient rarement est toujours la conséquence, soit d'un état pathologique antérieur que la grippe aggrave, soit d'une complication.

2° Formes cliniques et complications. — Les épidémies et les prédispositions individuelles font prédominer dans la grippe certains symptômes qui peuvent donner lieu à trois formes principales : thoracique, gastro-intestinale et nerveuse.

A. FORME THORACIQUE. — C'est la plus fréquente ; elle correspond aux localisations de l'agent infectieux sur l'appareil pleuro-pulmonaire. La laryngite se propage à l'arbre bronchique. Les phénomènes généraux s'aggravent, la fièvre augmente, les douleurs sont plus intenses. La toux très pénible s'accompagne rapidement d'un catarrhe purulent.

La *forme broncho-pneumonique*, beaucoup plus grave, est carac-

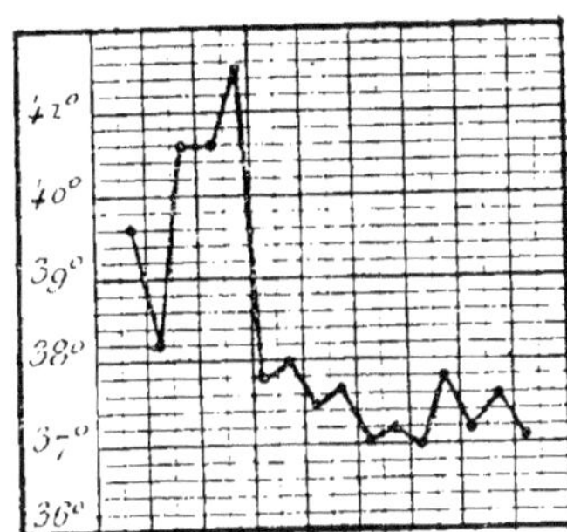

Fig. 71.
Pneumonie grippale.
(Homme de 19 ans.)

térisée par la présence de petits foyers disséminés, bilatéraux. L'albuminurie, l'ictère, l'hypertrophie de la rate s'y rencontrent. La mort survient assez souvent et le passage à la chronicité a été signalé.

La *pneumonie grippale* existerait d'après NETTER dans un cas sur vingt. Pour TEISSIER il ne s'agit pas d'une pneumonie vraie, mais d'une broncho-pneumonie pseudo-lobaire, bilatérale. La défervescence est lente et la mort fréquente.

La *congestion pulmonaire*, avec ou sans hémoptysies, survient brusquement avec une dyspnée intense et peut avoir en quelques jours une issue fatale.

Les *formes pseudophymiques* [1] (GRAVES, TEISSIER) peuvent simuler la tuberculose pulmonaire. Il s'agit soit d'une broncho-pneumonie prédominante au sommet, soit d'une poussée congestive du sommet, soit d'une stimulation de la phtisie accrue par cette dernière lésion. La purulence précoce des crachats serait pour

[1] COLLET et CHATIN, Lyon méd., 1894; EGGER, Thèse de Lyon, 1894.

Teissier un bon élément de diagnostic. La tuberculose véritable succède assez fréquemment aux accidents pulmonaires de la grippe.

Les *formes pleurales* [1] peuvent donner des épanchements ou séreux, ou hémorragiques, ou purulents. Mais il s'agit souvent de pleurésies métapneumoniques.

B. FORME GASTRO-INTESTINALE ET COMPLICATIONS. — Ces types cliniques sont assez rares et d'un diagnostic difficile, seul leur développement pendant une épidémie fait souvent songer à leur origine grippale.

Ou bien, la grippe débute avec son mode habituel et des vomissements, la diarrhée devenant dans la suite le phénomène prédominant ; ou bien, ce sont les accidents gastriques et intestinaux qui ouvrent la scène. Dans ce cas ils simulent ceux de la fièvre typhoïde ou du choléra.

Les *complications* qui leur succèdent atteignent parfois le péritoine, la forme suppurée étant rare et le péritonisme plus fréquent. D'autres fois les stomatites, la périostite alvéolo-dentaire se développent.

C. FORME NERVEUSE ET SES COMPLICATIONS. — L'intensité de la céphalalgie, les vertiges, la dépression physique et morale, le délire, les phénomènes comateux sont les accidents les moins graves que puisse présenter cette forme clinique. De véritables complications peuvent intéresser l'encéphale et ses enveloppes, la moelle, les nerfs périphériques.

a. *Encéphale*. — La *pseudo-méningite*, dont les phénomènes ont été groupés sous le nom de *méningisme*, débute brusquement avec frissons, céphalée intense, vomissements. Plus tard la constipation, le délire, les convulsions, le coma, les syncopes, les phénomènes vaso-moteurs, font poser le diagnostic de méningite vraie. Toutefois la guérison est la règle. Les formes atténuées incomplètes sont les plus fréquentes.

La *méningite cérébro-spinale suppurée* épidémique avec son

[1] MARGENOT, Thèse de Lyon.

évolution rapide, sa terminaison fatale constante, est toujours due à une infection secondaire.

b. *Moelle épinière*. — D'après TEISSIER, les toxines microbiennes agissant sur l'axe cérébro-spinal expliqueraient la rachialgie et quelques douleurs périphériques si accusées dans la grippe. Une atteinte plus grave peut donner lieu à une poliomyélite, à une paralysie ascendante (FÉRÉOL), tardivement à de la sclérose en plaques, et à des atrophies musculaires myélopathiques (TEISSIER).

c. *Névrites périphériques*. — Les polynévrites périphériques signalées par TEISSIER ont pour conséquences soit des troubles trophiques, soit des troubles sensitifs, sensoriels ou moteurs. Les *névrites sympathiques* expliqueraient certains accidents cardiaques ou pulmonaires.

D. AUTRES COMPLICATIONS. — Les plus fréquentes sont les otites suppurées ou non ; puis viennent les kératites, les conjonctivites purulentes. L'herpès labial n'est pas rare.

3 Étiologie et pathogénie.

— L'étude de la grippe endémique ne présente aucun intérêt : nous insisterons spécialement sur l'épidémiologie de cette affection. Très contagieuse, elle atteint de préférence les débilités, les cachectiques, les sujets ayant une tare antérieure. Toutefois les vieillards et les enfants y sont peu sujets.

Le froid humide, les changements brusques de température constituent une cause prédisposante remarquable. Les grandes dépressions barométriques (MARSAC), la quantité anormale d'ozone, l'état hygrométrique de l'atmosphère semblent favoriser le développement des grandes épidémies.

Depuis 1730 les grandes invasions de grippe se font de l'est à l'ouest et du nord au sud. Elle est endémique dans les grandes villes de Russie. Elle débute par les agglomérations, grands magasins, casernes, etc.

Très contagieuse, elle est transmissible directement ou par le mode indirect. La facilité des communications qui existe à l'heure actuelle explique la rapidité de sa dissémination. La contagion a surtout lieu pendant la période d'état et pendant la convalescence.

4° Bactériologie. — Différents agents ont été rencontrés chez les malades atteints de grippe. Vaillard et Vincent rencontrent un streptocoque, Braux, Pacini, un coccus lancéolé. Les découvertes véritablement importantes sont dues à Pfeiffer (1892), et à Teissier et Roux (1891-1893).

Pfeiffer décrit un bacille fin, court, trouvé dans les produits d'expectoration. D'abord extra-cellulaire il se rencontre ensuite dans ces éléments. Il est pathogène seulement chez le singe. On ne le retrouve pas en dehors de la grippe.

Teissier et Roux découvrent dans le sang des malades un diplocoque lancéolé, ayant une forme strepto-bacillaire dans ce milieu et diplobacillaire dans l'urine. Il reproduit chez l'animal une pyrexie avec courbe analogue à celle de la grippe humaine.

5° Anatomie pathologique. — Les inflammations des muqueuses et les poussées congestives et viscérales sont les seules lésions que l'on rencontre dans la grippe simple. Comme cette affection n'est mortelle que par ses complications, il faudrait décrire une à une les lésions correspondant aux formes signalées plus haut. Nous ne le pouvons dans un cadre aussi restreint ; du reste elles ne présentent pas de particularités qui les séparent nettement des altérations que ces affections présentent en dehors de la grippe.

6° Pronostic. — Il est très variable suivant la forme, suivant la complication. L'état antérieur du sujet commande souvent l'évolution de cette pyrexie.

7° Diagnostic. — Au début on peut confondre la grippe avec toutes les fièvres éruptives. Le catarrhe peut faire songer à la rougeole, la rachialgie à la variole, les éruptions à la scarlatine. Bientôt les signes différentiels s'établissent. Les formes cliniques spéciales peuvent en imposer pour toutes les affections dont elles simulent l'évolution. La pneumonie, la broncho-pneumonie, la tuberculose sont difficiles à différencier des affections analogues chez un grippé.

L'épidémicité, les allures peu franches de ces complications, l'évolution plus bénigne sont des éléments de diagnostic.

La méningite véritable est simulée facilement par le méningisme grippal ; le choléra et la fièvre typhoïde peuvent l'être par les accidents intestinaux de cette maladie.

8° Traitement. — Il est des plus simples. Les précautions prophylactiques destinées à empêcher la contagion s'adressent d'abord au sujet atteint, à ses effets, à ses appartements. Il faut isoler les grippés et désinfecter les objets ayant eu contact avec eux.

Dans les formes bénignes, l'antipyrine (2 gr.) surtout associée à la quinine (0.50 à 1 gr.), aura raison des phénomènes douloureux et généraux. Le thé, l'alcool, le repos au lit sont à conseiller.

L'hydrothérapie et les toniques abrègent la convalescence.

Les complications comportent un traitement particulier.

ARTICLE IV

OREILLONS

On désigne sous ce nom une maladie générale infectieuse et contagieuse caractérisée surtout par le gonflement des *parotides*.

1° Étiologie. — La plus grande fréquence des oreillons est entre cinq et vingt ans ; ils se montrent souvent chez les *soldats* et le surmenage joue un rôle incontestable dans leur apparition.

La principale cause est la *contagion* ; elle est surtout directe et s'opère pendant la longue période de l'incubation et les quarante-huit premières heures de la maladie. On a prétendu que les oreillons pouvaient exister à l'état endémique, par exemple dans des ports de mer, mais dans ces cas il s'agit plutôt d'une série d'importations nouvelles. La récidive s'observe dans 6 p. 100 des cas d'après CATRIN.

2° Symptomatologie. — L'*incubation* dure quinze jours à trois semaines en moyenne.

Les *prodromes* consistent, chez les enfants, en céphalée, élévation de la température, convulsions, douleurs atroces dans l'oreille (COMBY). Ils font rapidement place à la tuméfaction douloureuse des parotides.

La *douleur*, localisée en arrière de l'angle de la mâchoire, s'irradie vers la région temporo-maxillaire, la mastoïde, les oreilles, le cou. Elle est exagérée par les mouvements de la mâchoire, par la parole, par la déglutition.

La *tuméfaction* débute au niveau de la parotide, puis se propage en arrière et soulève le lobule de l'oreille. Unilatérale au début, elle ne tarde pas à envahir le côté opposé où elle est à son maximum alors que le côté primitivement atteint commence à diminuer de volume ; il est, en effet, exceptionnel que les oreillons évoluent des deux côtés avec un parallélisme absolu. Cette tuméfaction bilatérale qui élargit le cou et soulève les oreilles donne à la tête une forme en poire tout à fait caractéristique : elle ne s'accompagne ni de douleur à la pression, ni de fluctuation et disparaît d'ordinaire une semaine après le début, laissant souvent un peu d'induration.

La fluxion ne se borne pas toujours à la parotide, mais peut envahir aussi les glandes sous-maxillaires et sublinguales.

La *stomatite* qui accompagne ordinairement les oreillons se caractérise par la sécheresse et la rougeur de la muqueuse buccale qui va parfois jusqu'à la desquamation. La réaction de la salive devient acide. Le canal de Sténon est gonflé, dur, douloureux, et son orifice fait saillie derrière la grosse molaire supérieure. Parfois le pharynx participe à cette inflammation de la cavité buccale (*angine ourlienne*).

La *température* atteint son maximum vers le 4e jour et s'élève à 38°,5 ou 39°,5. Les phénomènes généraux ordinairement bé-

nins se bornent à quelques troubles nerveux ou gastro-intestinaux.

Chez les adolescents, chez les jeunes soldats, la fluxion ourlienne ne se borne pas aux parotides : les *testicules* sont pris à leur
tour et avec une telle fréquence que cette localisation ne peut
être considérée comme une complication : bien plus, dans certaines épidémies on a vu le gonflement du testicule exister chez
certains sujets à l'exclusion du gonflement parotidien, et cela
avec tous les phénomènes généraux caractéristiques des oreillons.

D'autres épidémies sont remarquables par des localisations
importantes sur la prostate ou l'urethre (TÉDENAT). La fluxion
gagne le testicule au moment où elle laisse la parotide, c'est-à-
dire du septième au huitième jour. A ce moment la température
s'élève de nouveau (*febris testicularis* de MORTON), le scrotum devient rouge et violacé ; la vaginale contient une petite quantité
de liquide ; l'épididyme est peu atteint, le cordon est toujours
intact : seul le testicule est gros, dur, douloureux à la pression ;
cette douleur s'accompagne d'irradiations lombaires. Au bout de
quatre à six jours, la température tombe de nouveau définitivement. Cette orchite ourlienne, heureusement unilatérale dans la
plupart des cas, laisse souvent après elle de l'atrophie testiculaire totale ou partielle, avec perte du réflexe crémastérien (CA-
TRIN) ; double, cette atrophie entraine l'impuissance.

La fluxion des glandes lacrymales, des mamelles ou du corps
thyroïde est tout à fait exceptionnelle ; il existe une forme mé-
trorrhagique.

3° **Complications.** — Elles sont locales ou générales :

a. *Complications locales.* — La suppuration et la gangrène de
la parotide ou du testicule, l'engorgement ganglionnaire, sont probablement dus à des infections secondaires par des microbes
venus de la bouche. L'œdème de la glotte a été observé.

b. *Complications générales.* — Le rhumatisme ourlien est un
gonflement articulaire survenant après celui de la parotide ; on
trouve dans le liquide de l'hydarthrose les mêmes microbes que
dans le sang. Les complications nerveuses, bien étudiées par
LANNOIS et LEMOINE et par JOFFROY, consistent dans des symp-

tômes de méningite, des convulsions, du délire, des hallucinations ou du coma. L'aphasie, l'hémiplégie et l'hémianesthésie, la surdité peuvent en résulter. Il existe une monoplégie par névrite ourlienne qui évolue comme la névrite diphtérique.

La néphrite, la pleurésie, l'endocardite ou la myocardite sont très rares.

4° **Anatomie pathologique.** — TROUSSEAU pensait que les lésions glandulaires se bornaient à la congestion. JACOB, dans un cas où la mort survint par œdème glottique, trouva la parotide infiltrée d'une sérosité verdâtre. Dans le testicule, l'inflammation est à la fois interstitielle et parenchymateuse (RECLUS et MALASSEZ). L'albumine et la fibrine du sang sont diminuées d'après QUINQUAUD. Les urines sont hypertoxiques.

5° **Bactériologie**. — CAPITAN et CHARRIN ont découvert dans la salive des cocci dont l'inoculation a été négative. BORDAS a décrit un micro-organisme assez analogue. En 1883, BOUCHARD a mis en évidence des bâtonnets dans les urines albumineuses. LAVERAN et CATRIN ont retiré du sang et du testicule des cocci et des diplocoques.

BEIN et MICHAELIS de Berlin (juin 1897) ont retiré du canal de Sténon par le cathétérisme un diplocoque intracellulaire assez semblable au gonocoque, mais beaucoup plus petit que lui, se cultivant bien en bouillon, et donnant sur l'agar de petites colonies transparentes : il prend en même temps la forme d'un streptocoque. Son inoculation aux animaux est restée négative.

En somme, les constatations bactériologiques ne manquent pas, mais l'inoculation aux animaux n'a jamais donné de résultat positif. Cliniquement TROUSSEAU et PETER comparaient les oreillons au rhumatisme, et G. de MUSSY à une fièvre éruptive. Il est probable que les agents infectieux remontent de la bouche où ils pullulent, dans la parotide par la voie du canal de Sténon : on sait que c'est là le mécanisme de la plupart des infections glandulaires (CLAISSE et ALBARRAN).

6° **Diagnostic.** — La bilatéralité et la fluxion testiculaire empêcheront de confondre les oreillons avec les diverses parotidites et les adénophlegmons.

7° Traitement. — Il se borne dans les cas simples au repos et à l'antisepsie buccale (lavages avec une solution boriquée à 40/1000, salicylée à 5/1000 ou au chlorate de potasse à 4/120). On emploiera le salicylate de soude (4 grammes par jour) contre les douleurs articulaires, et la quinine contre la fièvre. En cas d'orchite on appliquera sur le testicule une pommade à la pilocarpine et le malade devra porter un suspensoir. L'isolement des malades s'impose.

ARTICLE V

FIÈVRE TYPHOIDE·

La fièvre typhoïde est une maladie aiguë caractérisée : *a*) cliniquement par une température élevée, un état général grave avec prostration et stupeur (τῦφος stupeur), divers symptômes abdominaux et l'apparition de taches rosées lenticulaires sur la peau du tronc ; *b*) anatomiquement par le gonflement et l'ulcération des follicules lymphatiques et des plaques de Peyer de l'intestin grêle, par la tuméfaction des ganglions mésentériques et de la rate.

D'abord confondue avec les autres fièvres graves, puis désignée sous le nom de fièvre putride ou fièvre muqueuse, elle fut appelée *fièvre entéro-mésentérique* par SERRES et PETIT qui, en 1813, signalèrent pour la première fois ses lésions anatomiques. Une étude plus approfondie des altérations intestinales fut faite par LOUIS qui lui donna le nom de fièvre typhoïde et BRETONNEAU qui lui donna celui de *dothiénentérie* (du grec ὁθιήν, bouton ; ἔντερον, intestin).

§ 1. — BACTÉRIOLOGIE

L'agent pathogène de la fièvre typhoïde est le bacille d'Eberth-Gaffky. Après coloration par le bleu de Löffler, le bleu de Kühne ou la thionine, il se présente sous la forme d'un bâtonnet long de 5 μ et environ trois fois moins large, très légèrement renflé à ses extrémités et présentant en son milieu une surface décolorée. Il ne prend pas le Gram. Ensemencé sur la gélatine il donne des colonies formant de petites surélévations à bords

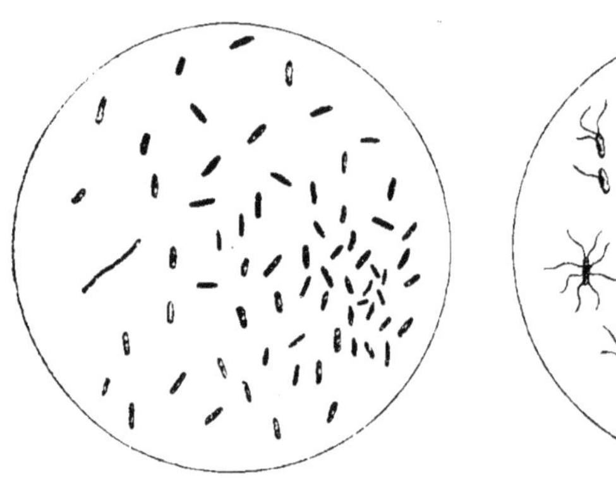

Fig. 72.

Bacille typhique.

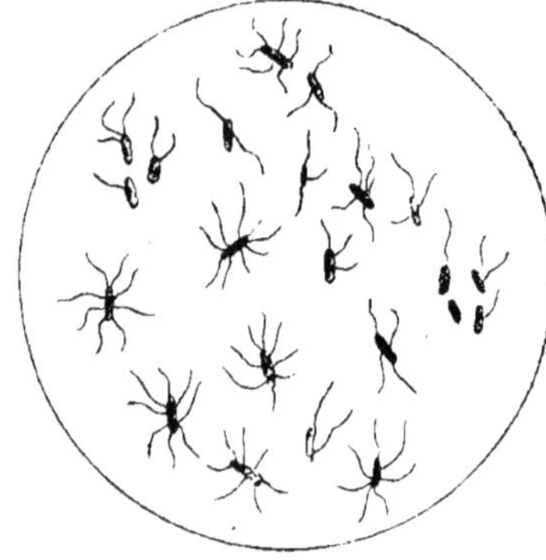

Fig. 73.

Bacille typhique avec ses cils.

(Préparation et dessin de B. Lyonnet.)

dentelés et découpés, qu'on a comparées à des îlots de glace : à la longue, leur aspect rappelle celui de la masse intestinale (Chantemesse et Widal) ; elles sont volumineuses, transparentes, à reflets bleuâtres, poussent peu dans la profondeur et ne liquéfient pas la gélatine. Cultivé dans le bouillon, le bacille d'Eberth trouble ce liquide et au bout de quarante-huit heures tombe au fond du vase où il forme un dépôt pulvérulent blanchâtre. Sur pomme de terre il donne à jour frisant un léger vernis qui doit être cherché avec soin, tandis que le colibacille y pousse rapidement en formant des colonies dont l'aspect rappelle celui de la purée de pois. C'est un anaérobie facultatif : il se développe aussi bien à l'abri de l'oxygène qu'à son contact.

Le bacille d'Eberth, lorsqu'il est jeune, est homogène et court ; il s'allonge en vieillissant. Examiné au microscope dans une goutte suspendue, il se déplace incessamment ; cette mobilité est due à ses cils : ils sont au nombre de 10 ou 12, plus touffus aux extrémités, et beaucoup plus nombreux que ceux du colibacille (voy. fig. 73).

Le bacille d'Eberth ne donne pas de sécrétion acide, aussi présente-t-il les caractères négatifs suivants qui le différencient du colibacille : il ne coagule pas le lait, il ne fait pas fermenter la lactose, il ne fait pas virer au rouge la gélose lactosée tournesolée. Il ne produit pas la réaction de l'indol.

Le bacille d'Eberth vit parfaitement dans l'eau et dans le lait. Il peut conserver sa vitalité pendant plusieurs semaines dans les poussières, sur les vêtements, etc. Il résiste fort bien au froid. Par contre, l'exposition à la lumière solaire le tue en quelques heures. Sa virulence s'atténue par le vieillissement des cultures. On le trouve dans les eaux suspectes, quelquefois dans le sol, dans les matières fécales des dothiénentériques dès le huitième jour, sur les légumes cultivés au contact des matières fécales : on l'a même rencontré dans des huîtres, et cette constatation a éclairé certaines épidémies.

On trouve encore le bacille d'Eberth dans la rate des typhiques, d'où on peut le retirer par ponction sur le vivant ; on le trouve beaucoup plus rarement dans le sang circulant et dans les taches rosées. Son apparition dans les urines est inconstante et tardive ; mais elle peut persister pendant et après la convalescence, de même que dans la vésicule biliaire, constatation qui explique certains cas de lithiase biliaire consécutifs à la dothiénentérie. Il peut produire la plupart des complications de la fièvre typhoïde (abcès, pleurésies, méningites, etc.), mais celles-ci sont aussi souvent le résultat d'une infection secondaire par d'autres microbes. D'après CHANTEMESSE il peut traverser le placenta.

Le bacille d'Eberth fabrique une toxine qui a été étudiée dans ces derniers temps. LÉPINE et LYONNET (*Revue de Médecine*, novembre 1897) ont décrit ses effets chez le chien. On lui donne le nom de « typhotoxine » (BRIEGER) : injectée dans le péritoine elle produit de la péritonite, du gonflement des plaques de Peyer et de la congestion de l'intestin ; mais ces résultats, très nets chez la souris, s'atténuent si on expérimente sur de grands animaux.

Bien que le bacille d'Eberth soit pathogène pour un certain nombre d'animaux qu'il tue par une sorte de septicémie, il est très difficile de reproduire la fièvre typhoïde expérimentalement. Quelques auteurs y sont pourtant parvenus (CHANTEMESSE, RAMON, REMLINGER).

LÉPINE et LYONNET [1] ont montré que chez le chien il était impossible d'obtenir une infection typhique par la voie digestive. Mais ils ont vu que si l'on séparait une anse intestinale du reste de l'intestin (anse de Thiry) on pouvait dans cette anse ainsi privée de sa vitalité et des sucs digestifs habituels, reproduire des lésions caractéristiques de la dothiénentérie. Ce fait montre bien l'influence de l'organisme dans l'étiologie de la fièvre typhoïde.

Par nombre de ses caractères le bacille d'Eberth se rapproche du colibacille, hôte normal de l'intestin ; ROUX et RODET ont même soutenu l'identité de ces deux microbes en s'appuyant sur la rareté du bacille d'Eberth dans les selles et sur les caractères des cultures : l'Eberth ne serait dans cette hypothèse qu'un colibacille modifié et devenu virulent. Cette identité n'est pas admise par CHANTEMESSE et WIDAL.

§ 2. — ÉTIOLOGIE

La fièvre typhoïde existe dans la plupart des villes à l'état endémique ; par moments elle subit des recrudescences, origine d'épidémies.

L'infection se fait par l'intermédiaire des eaux, du lait, des légumes souillés par les déjections des typhiques. L'infection par l'eau potable joue certainement le rôle le plus important. Le bacille d'Eberth peut se conserver dans l'eau pendant un mois et plus (HUEPPE, STRAUS), dans la vase, dans le sol pendant des mois (CHANTEMESSE).

La réalité de l'infection par l'eau est démontrée par la coïncidence de certaines épidémies avec la distribution d'eaux pol-

[1] LÉPINE et LYONNET, *Académie des sciences*, novembre 1897.

luées (eau de Seine à Paris), par la disparition de certaines épidémies de garnison consécutivement à l'usage des filtres, par la limitation des épidémies à certains quartiers recevant leur eau de la même source contaminée, enfin par la constatation directe du bacille d'Eberth dans l'eau en ce dernier cas. Vienne a vu disparaître la fièvre typhoïde depuis qu'elle s'alimente uniquement par des sources captées dans les montagnes du Wienerwald. — Les eaux de puits, contaminées par le voisinage de fosses d'aisances, sont souvent très dangereuses.

L'eau n'est pas le seul vecteur du germe de la fièvre typhoïde : G. Roux a vu le bacille d'Eberth sur des légumes, sur des salades cultivées et arrosées avec des matières fécales. Des cas incontestables sont dus à l'ingestion des huîtres. La fièvre typhoïde éclate de préférence dans les agglomérations ; c'est en été que s'observent le plus souvent les épidémies.

Dans quelques cas rares, notamment chez des infirmiers ou dans des salles d'hôpital, on a pu observer la contagion directe. Quant à la contagion par l'air, elle est exceptionnelle.

La maladie naît quelquefois avec une apparence de spontanéité sous l'action de causes occasionnelles (surmenage) qui excitent la virulence du germe latent : l'organisme peut tolérer longtemps ce germe inactif, c'est une sorte d'incubation prolongée.

La fièvre typhoïde est surtout une maladie de la jeunesse et de l'âge adulte. Une deuxième atteinte est exceptionnelle.

§ 3. — SYMPTÔMES

Nous diviserons l'évolution clinique de la fièvre typhoïde en quatre périodes : le début, la période d'état, la période de déclin et la convalescence.

1° Début. — La fièvre typhoïde a rarement un début brusque ; elle s'annonce presque toujours par de la lassitude, de l'anorexie, de la courbature, des vertiges, de la somnolence, des rêvasseries et des cauchemars, des *épistaxis*. Au bout de quelques jours surviennent des frissons, de la diarrhée, une céphalalgie intense et une élévation *progressive* de la température : ce n'est guère qu'au bout d'*une semaine* qu'elle atteint son maximum ; WUNDERLICH prétendait même qu'une pyrexie qui au bout de deux jours atteint 40° n'est pas une fièvre typhoïde. Cette loi comporte de nombreuses exceptions, et la dothiénentérie a parfois un début brusque ; néanmoins dans la

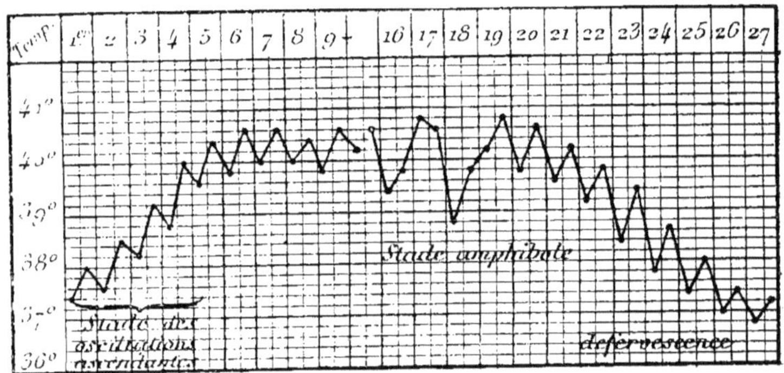

Fig. 74.

Marche de la température dans la fièvre typhoïde.

grande majorité des cas la température s'élève par oscillations ; elle s'abaisse le matin, mais, chaque soir, dépasse le chiffre auquel elle s'était arrêtée la veille. JACCOUD a nommé cette période : stade des oscillations ascendantes. Dès cette période l'adynamie est absolue, le malade est prostré, et cette stupeur donne son nom à la maladie (τῦφος).

2° Période d'état. — Elle commence avec le second septénaire et son début est généralement marqué par l'apparition des *taches rosées lenticulaires* ; ce sont de petites taches légèrement surélevées, du diamètre d'une lentille, s'effaçant par la pression du doigt pour reparaître immédiatement ; elles sont surtout abondantes sur l'abdomen et le thorax, mais fort discrètes et ne rappelant en rien l'exanthème des fièvres éruptives. Elles persistent souvent pendant toute la période d'état de la maladie, et possèdent une grande valeur diagnostique, car leur présence dans la granulie et l'endocardite infectieuse est tout à fait exceptionnelle.

On trouve encore sur la peau des *sudamina* et des *taches*

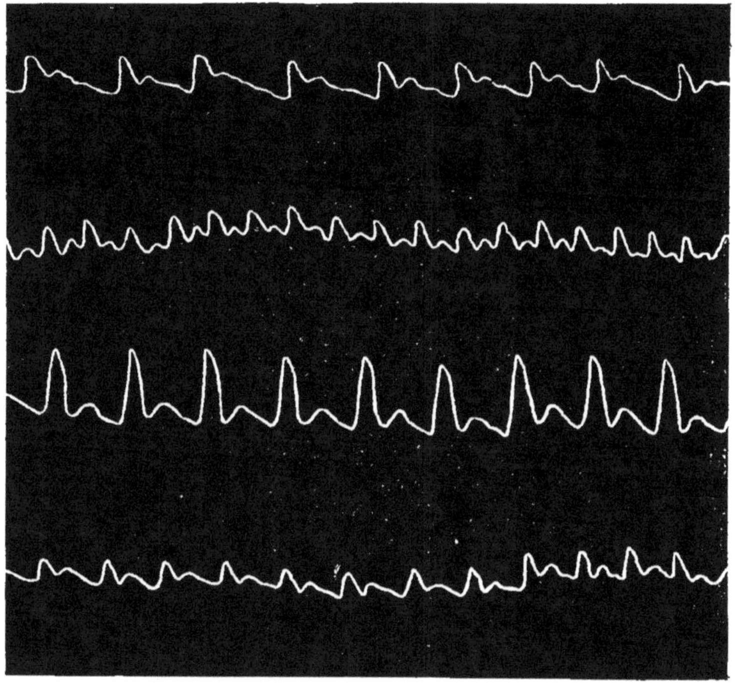

Fig. 75.
Pouls dicrote.

ombrées qui ne sont nullement caractéristiques ; ces dernières sont dues à la piqûre du pou du pubis.

L'abdomen est légèrement *ballonné*. La *diarrhée* persiste, c'est une diarrhée séreuse, jaunâtre, « jus de melon », la *pression dans la fosse iliaque droite est douloureuse* et fait percevoir du *gargouillement*. La *rate* est volumineuse, facile à mettre en évidence par la percussion. Le pouls est *dicrote*, peu accéléré ; il ne dépasse pas 100 pulsations dans les cas ordinaires, malgré une température de 40 à 41° ; cette discordance entre le chiffre du pouls et celui de la température est un assez bon signe de dothiénentérie.

L'auscultation des poumons fait entendre des râles de bronchite disséminés.

En même temps les symptômes généraux atteignent et conservent leur maximum d'intensité : la fièvre oscille entre 40 et 41°, avec une faible rémission matinale, les urines sont rares et chargées, assez souvent albumineuses, les sueurs sont abondantes, la prostration et l'adynamie sont extrêmes ; la langue est sèche, rôtie, et recouverte de fuliginosités ; la céphalalgie, extrêmement pénible, s'accompagne de bourdonnements d'oreille et de surdité par pharyngite et obstruction de la trompe d'Eustache. Parfois les troubles nerveux prennent une importance prépondérante, constituant les formes ataxo-adynamiques.

3° Période de déclin. — Entre la troisième et la cinquième semaine tous ces symptômes s'amendent en même temps que la température se met à décroître progressivement : stade des oscillations descendantes (JACCOUD). Mais cette défervescence progressive est souvent précédée pendant quelques jours par une température élevée et irrégulière : c'est le *stade amphibole*.

4° Convalescence. — La *convalescence* est assez souvent interrompue par de nouvelles élévations de température ; elle laisse après elle une grande faiblesse et une anémie persistante, qui rend l'organisme très accessible à l'invasion de la tuberculose.

Lorsque la température se relève pendant le stade des oscillations descendantes, on donne à ce phénomène le nom de *recrudescence;* le nom de *rechute* est réservé à l'élévation thermique qui survient pendant la convalescence et s'accompagne du retour des principaux symptômes de la dothiénentérie (taches rosées, céphalalgie, ballonnement, diarrhée, etc.). Les rechutes s'observent surtout dans les formes bénignes et reconnaissent quelquefois pour cause une alimentation prématurée.

En général, elles sont de courte durée et moins graves que la première atteinte. La courbe thermique est l'image en raccourci de celle de la maladie primitive.

§ 4. — FORMES CLINIQUES

Nous nous bornerons à signaler les plus importantes.

1° **Formes atténuées**. — Le *typhus levissimus* ou typhus ambulatoire guérit en trois semaines environ ; il a la durée d'une dothiénentérie bénigne, mais de plus tous les symptômes sont très atténués, la température est peu élevée (38°,5 à 39°), l'état typhique n'existe pas. Les lésions intestinales n'en existent pas moins, et peuvent donner lieu à une perforation mortelle. La mort peut encore être causée par une congestion pulmonaire suraiguë (JACCOUD).

Le *typhus abortif* a un début brusque, brutal : les taches rosées, l'hypertrophie de la rate, la stupeur, l'état typhique existent comme dans une dothiénentérie ordinaire, mais la maladie tourne court au bout de quelques jours. La constipation est assez fréquente dans cette forme.

Les *formes apyrétiques* (POTAIN) procèdent suivant deux modes différents : tantôt il y a apyrexie dès le début et la fièvre ne se montre pas ultérieurement, tantôt il y a une ascension thermique initiale faisant place au bout de quelques jours à la température normale ou à l'hypothermie.

2° **Formes avec prédominance de certains symptômes**. — On pourrait multiplier ces formes à l'infini et décrire la *forme cardiaque* ou syncopale caractérisée par l'affaiblissement du cœur et aboutissant souvent à la mort subite :

La *forme pulmonaire* ;

La *forme rénale* (RENAUT, ROBIN) ;

La *forme bilieuse* (CHAUFFARD) ;

La *forme cérébro-spinale* dans laquelle les manifestations nerveuses simulent la méningite ;

La *forme articulaire*, qui doit son nom à des douleurs intenses et prolongées des articulations;

La *forme sudorale* ou *diaphorétique*, surtout fréquente en Italie, mais observée à Paris par Jaccoud.

Dans d'autres cas l'intensité des manifestations intestinales, la douleur intense à la pression de la fosse iliaque droite, l'empâtement perceptible à la palpation, simuleront une appendicite; ou bien toute l'attention sera attirée par les ulcérations de la gorge (pharyngotyphus et laryngotyphus).

Toutes ces diverses formes qu'on pourrait multiplier à l'infini sont décrites plus loin sous le titre de complications.

La fièvre typhoïde à *forme adynamique* est caractérisée par une rapide perte de forces, par l'anéantissement. Le malade est plongé dans une stupeur profonde et comme sidéré, il a un délire tranquille. Le pouls est petit et un peu accéléré, les bruits du cœur sont sourds, mal frappés, et il y a de la tendance à l'embryocardie; l'haleine est fétide, la langue et les dents sont couvertes de fuliginosités, les gencives sont saignantes; l'escarre sacrée se forme rapidement. Il est rare que la dothiénentérie se présente d'emblée sous cet aspect : l'adynamie ne survient d'ordinaire qu'à la deuxième ou à la troisième semaine d'un typhus de moyenne intensité.

La *forme ataxique* a une invasion brusque, et la température s'élève rapidement à 41°; la rémission matinale est peu marquée (Jaccoud); c'est une forme hyperthermique. Le délire est violent, il s'accompagne de carphologie, de soubresauts tendineux, d'hallucinations, de convulsions généralisées. Les vomissements, la diarrhée profuse sont des complications fréquentes. La mort survient dans l'adynamie au bout de quelques jours. Les hémorragies, surtout fréquentes chez les individus surmenés ou alcooliques, viennent quelquefois compliquer ce tableau.

§ 5. — COMPLICATIONS

Nous décrirons des complications locales portant sur l'intestin, et des complications portant sur l'état général ou les différents organes.

1º Complications intestinales. — Ce sont l'hémorragie, la perforation et une diarrhée très intense.

a. *Hémorrhagie intestinale*. — D'après LIEBERMEISTER elle s'observe dans 7 p. 100 des cas. Elle est plus rare chez les enfants. L'hémorragie peut être seulement interne, et on ne trouve le sang qu'à l'autopsie dans l'intestin ; ou bien s'accompagner du rejet du sang au dehors, sous forme de selles sanglantes, ou noirâtres ressemblant à de la suie ou du goudron. L'hémorragie est ordinairement lente ; dans un cas exceptionnel de TROUSSEAU la mort survint en moins d'une heure.

Si l'hémorragie est abondante elle s'accompagne de vertiges, de tintements d'oreilles ; le malade pâlit, le pouls devient rapide et filiforme, la température tombe.

TROUSSEAU considérait ces hémorragies comme un phénomène souvent favorable, ayant presque la signification d'un phénomène critique ; cette opinion est discutable et il ne faut pas oublier qu'elles entraînent la mort dans près de la moitié des cas.

Plusieurs explications ont été données pour expliquer les hémorragies : celles du début sont attribuées à une congestion active de l'intestin, celles de la période d'état à l'ulcération d'un vaisseau, enfin les plus tardives à la chute d'une escarre. On admet généralement qu'elles dérivent d'une rupture vasculaire, cependant il n'est pas toujours possible de retrouver la solution de continuité, même en injectant l'artère mésentérique supérieure, ce qui a fait supposer que le sang passait quelquefois par transsudation. Par l'examen microscopique de l'intestin, RAYMOND a trouvé des lésions constantes des vaisseaux ; une dégénérescence granulo-graisseuse favorise leur rupture.

b. *Perforation intestinale*. — Elle survient ordinairement du troisième au cinquième septénaire, mais quelquefois dans la convalescence et même plus tard. Elle n'est pas fatalement liée aux formes graves : elle peut venir terminer brusquement par la mort une fièvre typhoïde légère, ou dont le diagnostic avait été méconnu en raison de sa bénignité. Elle est ordinairement localisée à la portion terminale de l'iléon. — La perforation s'annonce par une douleur abdominale *vive* et *subite*, le plus souvent localisée dans la fosse iliaque droite ; mais cette douleur peut manquer ou passer inaperçue chez un malade délirant ou plongé dans la stupeur. En même temps la température tombe, d'une façon inconstante et passagère il est vrai, le pouls file.

Bientôt surviennent les phénomènes péritonéaux: la face est pâle, les traits tirés, le front couvert d'une sueur froide et visqueuse, les yeux cernés, le nez pincé, les narines pulvérulentes (*facies grippé*). Des frissons suivis d'une fièvre modérée, le ballonnement du ventre, douloureux au moindre contact, les vomissements, d'abord alimentaires, puis bilieux, la respiration courte, et cyanose des extrémités, le hoquet ne laissent aucun doute sur la péritonite. Il y a le plus souvent suppression des selles et rétention d'urine. Le météorisme augmente et même l'épanchement des gaz dans le péritoine finit par masquer la matité hépatique. Le pouls est filiforme et fréquent, la mort survient dans le collapsus avec refroidissement.

D'autres fois les phénomènes de péritonite ne sont qu'ébauchés et la guérison survient, lorsque la formation d'adhérences a prévenu l'invasion de la grande cavité péritonéale et qu'il n'y a qu'une péritonite partielle.

Dans la perforation l'intestin est ordinairement ulcéré de dedans en dehors : exceptionnellement la perforation se fait de dehors en dedans par ulcération d'un ganglion mésentérique adhérent.

Il peut exister enfin des péritonites localisées sans perforation apparente, par simple propagation de la lésion intestinale, ou par appendicite (DIEULAFOY).

La péritonite par perforation se distingue de ces péritonites sans perforation par l'intensité des douleurs, leur début brusque avec collapsus et abaissement fréquent de la température, leur localisation le plus souvent dans la fosse iliaque droite : ce dernier caractère toutefois est commun aux péritonites d'origine appendiculaire. On ne confondra pas non plus la péritonite par perforation avec l'hémorragie intestinale qui peut provoquer du collapsus, mais non des phénomènes de péritonite. Ce diagnostic a de l'importance, car, fait d'une façon précoce, il peut être le point de départ d'une intervention chirurgicale rationnelle.

c. Diarrhée. — L'intensité de la diarrhée est, d'après Louis, en rapport direct avec la gravité de l'affection.

2° Complications cardiaques. — L'endocardite est rare dans la fièvre typhoïde, mais la *myocardite* est très fréquente : elle est due à l'hyperpyrexie prolongée pendant plusieurs semaines, à la toxine du bacille typhique et peut-être au bacille lui-même. Elle se traduit par la diminution de l'énergie des systoles : le pouls déjà mou et dicrote perd encore de sa tension ; la pression sanguine tombe à 13, 14, 12 centimètres de mercure (POTAIN) au sphygmomanomètre, le premier bruit du cœur est assourdi, et on entend parfois un galop mésosystique ; il y a des intermittences cardiaques. Deux symptômes qui doivent faire craindre la myocardite sont la *tachycardie* et l'*embryocardie : a)* l'accélération du pouls n'est pas en effet parallèle à l'élévation de la température, dans la fièvre typhoïde : il est fréquent de constater moins de 100 pulsations avec une fièvre de 40° et plus ; or lorsque le pouls s'accélère et dépasse 120 pulsations, la myocardite est à redouter et le pronostic s'assombrit ; *b)* l'embryocardie ou rythme fœtal est caractérisée par *l'assourdissement des bruits du cœur,* par *l'égalisation des deux silences,* par *l'identité du timbre des deux bruits* et par la *tachycardie ;* il est rare qu'elle existe sans tachycardie, auquel cas on lui donne le nom d'embryocardie dissociée. — Telle est la forme ordinaire de la myocardite typhique ; il existe aussi une forme syncopale aboutissant à des lipothymies et à la mort subite (HAYEM). — La myocardite comporte donc un pronostic très grave ; d'ailleurs, même lorsqu'elle guérit en apparence, ses séquelles peuvent devenir le point de départ d'une sclérose chronique du myocarde (LANDOUZY et SIREDEY). — L'autopsie montre le cœur dilaté, couleur feuille morte, s'affaissant comme un linge (LOUIS) : on voit des suffusions sanguines sous le péricarde ; au microscope les lésions sont à la fois dégénératives portant sur la fibre myocardique, et interstitielles consistant en prolifération cellulaire et écartement des travées.

3° Troubles gastriques. — Ils sont rarement marqués au

point de donner lieu à une *forme gastrique* de la fièvre typhoïde.

Une douleur épigastrique spontanée et augmentée par la pression, la douleur à la pression sur le trajet du pneumogastrique au cou, entre les deux chefs du sterno-cléido-mastoïdien, des nausées, des vomissements dont l'absence s'explique quelquefois par la lésion des tuniques musculaires ou l'adynamie générale, en constituent les principaux symptômes. — L'hématémèse ou la perforation sont exceptionnelles.

Plus fréquemment apparaît avec la convalescence une anorexie persistante, à laquelle l'abus des médicaments n'est peut-être pas étranger ; souvent aussi la dothiénentérie laisse à sa suite une dilatation de l'estomac. HANOT a vu dans un cas de ce genre les glandes gastriques réduites au tiers de leur hauteur normale.

Dans les cas aigus l'autopsie montre une hypérémie de la région pylorique, des hémorragies interstitielles, exceptionnellement des ulcérations ou une perforation de la muqueuse. Les ganglions de la petite courbure, hypertrophiés, gros comme des noisettes, présentent les mêmes altérations que les ganglions mésentériques. Dans les tuniques de l'estomac CHAUFFARD a décrit une infiltration par les globules blancs, débutant dans les points lymphatiques de la muqueuse et suivant absolument la distribution des réseaux lymphatiques normaux de l'estomac : elle s'insinue entre les glandes et amène, de concert avec les lésions artérielles, la dégénérescence et l'atrophie de leurs éléments.

4° Complications pleuro-pulmonaires. — Toute fièvre typhoïde s'accompagne d'un retentissement sur l'appareil respiratoire (bronchite simple, congestion des bases) au point qu'on hésite à prononcer le diagnostic de dothiénentérie en l'absence de toux ou de n'importe quels phénomènes d'auscultation. — Mais quelquefois ces symptômes deviennent à ce point prédominants qu'ils constituent les formes thoraciques de la fièvre typhoïde.

Quelques circonstances paraissent favoriser leur apparition : par exemple l'influence de certaines épidémies, le jeune âge des

malades, la présence d'affections pulmonaires antérieures. On
a trop systématiquement incriminé la balnéation froide.

La *bronchite* ne devient une complication que lorsqu'elle atteint
les bronches de petit calibre : elle se manifeste alors par de la
dyspnée, des râles fins, fixes, à petites bulles, véritable broncho-
typhoïde (DIEULAFOY). — Par sa localisation au sommet, elle peut
simuler la tuberculose (PETER), et sans le séro-diagnostic on pourrait songer à la granulie. Quant à la broncho-pneumonie elle
est bien moins fréquente.

La *congestion pulmonaire* est d'ordinaire localisée aux bases,
elle s'y traduit par de la submatité et des râles fins.

GERHARDT, LÉPINE ont décrit sous le nom de *pneumo-typhoïde*
ou *pneumo-typhus*, une dothiénentérie à début pneumonique. —
Elle présente d'abord tous les signes de la pneumonie franche,
avec grand frisson, brusque ascension thermique, accidents cérébraux intenses. A l'examen du thorax, on trouve de la matité,
du souffle et des râles crépitants ; puis, au bout de quelques
jours, la température reste élevée et l'affection présente peu à
peu les symptômes d'une fièvre typhoïde abdominale qui évolue
normalement. Cette affection ressemble beaucoup à une pneumonie avec symptômes généraux graves. — Elle est relativement
bénigne. TALAMON, G. SÉE ont décrit de même une *pleuro-
typhoïde*.

Ce qu'on appelle la *pneumonie hypostatique* est constitué par
une congestion intense des bases, avec splénisation : il n'y a pas
de pneumonie, encore moins de pneumocoques. — Cette complication est fréquente dans les formes adynamiques, chez les
vieillards, les débilités ou lorsque le cœur faiblit.

La *gangrène* ordinairement lobulaire, peut dériver d'une embolie partie de l'intestin, ou succéder à un noyau de broncho-
pneumonie. Elle est presque latente et ne se traduit que par un
peu de fétidité de l'haleine.

Un *infarctus pulmonaire* d'origine embolique, une pneumonie
franche, peuvent encore survenir à cette période et entraîner
la mort.

Les *pleurésies typhoïdiques* surviennent dans des conditions
variées.

REMLINGER en distingue trois sortes : 1° le *pleuro-typhus*, ou *pleuro-typhoïde*, d'ailleurs assez rare, qui survient comme *première manifestation* de la maladie, et parfois dans des fièvres typhoïdes assez peu prononcées, au point de simuler l'embarras gastrique : il s'agit d'épanchements séreux, à bacilles d'Eberth, généralement bénins ; 2° les pleurésies survenant *au cours* de la fièvre typhoïde, à son déclin ou même après la chute de la température. Ce sont des pleurésies insidieuses, séro-fibrineuses ou purulentes. D'après WIDAL et Prosper MERKLEN le liquide agglutine toujours, quelquefois avec autant d'intensité que le sérum sanguin, le plus souvent à un moindre degré. Il renferme le bacille d'Eberth à l'état de pureté, mais parfois de façon intermittente, et le liquide finit par devenir stérile. Leur pronostic est sérieux, toutefois la guérison peut souvent être obtenue sans pleurotomie, par simple thoracentèse ; 3° les pleurésies dues à une *infection secondaire*, par le staphylocoque surtout. Ce sont des pleurésies purulentes dont le pronostic est redoutable.

Enfin, il n'y a pas antagonisme, comme on l'a longtemps cru, entre la dothiénentérie et la *tuberculose* : cette dernière est fréquente surtout dans les hôpitaux.

En évitant toute promiscuité entre les typhiques et les malades atteints d'affections de l'appareil respiratoire, en s'opposant à la formation des escarres, des ulcérations de toute nature et en pratiquant l'antisepsie buccale, on préviendra dans une certaine mesure l'apparition de ces complications. — Une fois déclarées, elles ne constituent pas une contre-indication absolue à l'emploi de bains froids, qui ne doivent être supprimés qu'en cas de collapsus ou de vaste épanchement pleurétique faisant craindre une mort subite par syncope.

5° Complications nerveuses. — Presque tous les cas de fièvre typhoïde s'accompagnent de quelques phénomènes nerveux, prostration, insomnie, cauchemars, céphalalgie, vertiges, qui ont même au début de l'affection une certaine valeur diagnostique. Plus tard, la stupeur, l'abattement, constituent un des principaux caractères de l'état typhique. Enfin la terminaison de la maladie s'annonce souvent par des arthralgies ou des douleurs plantaires, celles-ci surtout fréquentes chez les malades traités par les bains froids. — Mais à côté de ces phénomènes nerveux qui sont très communs on observe quelquefois des manifestations qui constituent par leur intensité de véritables complications.

a. *Troubles intellectuels*. — Pendant la période d'état, un délire de parole et d'action constitue le principal caractère des formes ataxo-adynamiques (voy. p. 520); le malade ne reconnaît plus son entourage, il s'agite, se débat, tente de saisir dans l'air des objets imaginaires, marmotte des mots incompréhensibles.

Dans les formes adynamiques (voy. p. 520) la prostration augmente au point que « le malade devient comme un corps inerte » (Louis), ses traits expriment la stupeur (facies typhique); l'insomnie fait place à la somnolence.

Tout autre est le délire de la convalescence. Revêtant la forme de délire ambitieux, de lypémanie, de délire de persécution, il est tellement varié, tellement systématisé, que des convalescents de fièvre typhoïde ont pu être considérés comme aliénés, en raison de ces troubles vésaniques persistants.

Ces divers délires sont expliqués par un trouble de la nutrition de l'écorce cérébrale, ou par sa profonde intoxication, surtout chez des sujets héréditairement prédisposés.

Après une fièvre typhoïde, la perte de la mémoire est fréquente.

b. *Troubles moteurs*. — Les troubles moteurs sont *spasmodiques* et alors constitués surtout par une contracture pharyngée très intense au point qu'on a dû nourrir les malades par le gavage, ou *paralytiques*, réalisant alors quelquefois des monoplégies ou des paraplégies, mais ayant cependant une prédilection marquée pour la sphère du nerf cubital. On a encore observé l'hémiplégie avec ou sans convulsions cloniques : d'après un récent travail de Bler, cette hémiplégie serait imputable à une thrombose cérébrale.

c. *Troubles sensitifs*. — Les malades éprouvent des douleurs dans les articulations, quelquefois tellement prononcées que Robin et Lereboullet leur ont donné le nom d'*arthrotyphus* : ou bien des douleurs rachidiennes, qui sont localisées à la nuque, contrairement à la rachialgie lombaire de la variole.

L'hyperesthésie généralisée a été observée. Les anesthésies limitées sont relativement fréquentes, surtout à la face interne du bras. L'anesthésie totale ou l'hémianesthésie sont plus rares.

Du côté des organes des sens on a signalé la diminution de la vision, l'inégalité pupillaire, la mydriase ou le myosis, des bourdonnements d'oreille et de la surdité.

d. Anatomie pathologique et pathogénie. — Il n'y a pas de lésion constante et unique capable d'expliquer ces divers symptômes. Le cerveau présente le plus souvent de la simple congestion, parfois de l'œdème, de la thrombose, des lésions méningées séreuses ou purulentes qui constituent alors la *méningite typhique.*

Tantôt ces méningites sont dues au bacille d'Eberth qu'on met en évidence à l'autopsie ou par la ponction lombaire, à l'exclusion de tout autre germe ; tantôt elles sont dues au bacille d'Eberth associé à d'autres microbes (streptocoques, staphylocoques, pneumocoques) ; de telle sorte qu'on ne peut faire exactement la part de ce qui lui revient.

Il est enfin des cas où malgré les symptômes de méningite, celle-ci fait totalement défaut : il s'agit de *méningisme,* c'est-à-dire de troubles fonctionnels du cerveau qui la simulent. Voixet a récemment décrit des lésions médullaires ; sans doute la paraplégie reconnaît quelquefois cette origine. — Les lésions des nerfs sont plus fréquentes : Pitres et Vaillard ont vu dans le cubital des lésions de *névrite* parenchymateuse qui expliquent bien les phénomènes moteurs et sensitifs décrits dans la sphère de ce nerf.

6⁰ Complications rénales. — L'*albuminurie* est très fréquente au cours de la fièvre typhoïde : cette albumine est rétractile et s'accompagne de cylindres urinaires, ce qui fait songer à la néphrite, qui a été en effet anatomiquement constatée. Le rein est gros et congestionné, au moins au début. Les cellules des tubes contournés ont perdu leur striation, leurs noyaux ne se colorent plus : elles ont subi la dégénérescence granuleuse.

Cette néphrite est souvent latente ; les œdèmes y sont rares ; mais elle est redoutable par son insidiosité et peut entraîner une mort rapide par urémie (Renaut). Peut-être même peut-elle devenir l'origine d'un mal de Bright.

Elle est sans doute due à l'élimination des microbes ou de leurs toxines ; on a trouvé le bacille d'Eberth ou le streptocoque dans l'urine, et beaucoup plus rarement dans le rein lui-même (Faulhaber, Enriquez).

7° Complications diverses. — Les ulcérations laryngées ou laryngotyphus, les gangrènes par artérite, les escarres, les abcès multiples constituent d'autres graves complications de la dothiénentérie.

Ces complications, les suppurations notamment, diffèrent par leur nature : tantôt elles sont dues au bacille d'Eberth, tantôt aux microbes pyogènes, constituant alors des infections secondaires.

§ 6. — PRONOSTIC

Il est toujours grave, et quelle que soit la bénignité des symptômes, il ne faut jamais affirmer la guérison, parce qu'une perforation intestinale peut amener une issue fatale au moment où on s'y attend le moins et même au milieu de la convalescence.

Les signes qui doivent faire craindre une terminaison fatale sont : l'hyperthermie (41°,5), l'accélération extrême du pouls avec embryocardie, un météorisme très prononcé, les symptômes ataxo-adynamiques (délire précoce, coma prolongé, convulsions, soubresauts tendineux, raideur musculaire généralisée) et certaines complications parmi lesquelles l'hémorragie intestinale, la perforation, le laryngotyphus, la pneumonie, l'escarre sacrée occupent le premier rang.

C'est entre quinze et quarante ans que la maladie offre le plus de chances de guérison. Elle est particulièrement grave chez les débilités et après l'accouchement.

Le pronostic de la fièvre typhoïde doit donc toujours être réservé, néanmoins ce pronostic s'est beaucoup modifié ; la mortalité était de 18 à 20 p. 100, d'après Griesinger ; depuis qu'on emploie la balnéation froide, on a vu dans certaines séries cette mortalité s'abaisser à 2 ou 3 p. 100 pour les cas ainsi traités.

La *mort*, au début de la maladie, survient quelquefois avec une hyperthermie très prononcée, du délire, des accidents cérébraux ou une prostration extrême; cet ensemble de symptômes caractérise les formes dites ataxo-adynamiques.

A une période plus avancée ou dans la convalescence, la mort est d'ordinaire causée par une localisation viscérale (*myocardite,* broncho-pneumonie, néphrite avec urémie), par des abcès multiples, par l'extension de l'escarre fessière qui ouvre la voie aux infections secondaires, par l'*hémorragie* intestinale ou par la perforation avec péritonite consécutive.

Il ne faut pas oublier enfin que les lésions cardiaques peuvent devenir le point de départ d'une myocardite chronique, et que les malades sont exposés à contracter la tuberculose pulmonaire pendant leur convalescence.

La *mort subite*[1] survient surtout dans le troisième septénaire ou la convalescence. Elle est quelquefois précédée d'une dyspnée vive, de convulsions, de lipothymies, de troubles cardiaques: d'autres fois aucun symptôme ne la fait prévoir : le malade pâlit, s'affaisse et meurt. Cette terminaison rapidement fatale est impossible à prévoir dans la majorité des cas : la fréquence et les intermittences du pouls, l'embryocardie, sont des signes de myocardite, mais n'indiquent pas que cette complication aura une issue mortelle; d'ailleurs les intermittences à la fin de la dothiénentérie ne sont pas d'un fâcheux augure. La constatation d'accidents convulsifs, fugaces, limités ou généralisés est un indice plus sérieux. La coexistence de ces divers phénomènes est encore plus alarmante.

A quoi attribuer la mort subite? On a incriminé la péricardite avec épanchement, la présence de gaz dans les vaisseaux constatée par ZENKER et OLLIVIER d'Angers, l'embolie ou la thrombose des artères pulmonaires, la thrombose cardiaque (MARVAUD): mais nombre d'autopsies de typhiques morts subitement montrent que ces lésions sont inconstantes, et d'autre part les deux dernières ont pu se produire sans entraîner une mort *subite.* On a invoqué avec plus de vraisemblance l'ischémie car-

---

[1] DEWÈVRE. *Archives générales de médecine,* 1887.

diaque ou cérébrale, l'arrêt du cœur sous l'influence d'un réflexe
parti de l'intestin (DIEULAFOY), et surtout les altérations du myocarde (voy. p. 523) : cette myocardite peut se traduire par tous
les symptômes des myocardites aiguës, mais elle peut aussi
rester latente jusqu'au jour où elle aboutit brusquement à la
mort subite.

§ 7. — ANATOMIE PATHOLOGIQUE

Les lésions intéressent l'intestin, les ganglions mésentériques
et la rate. — Elles peuvent aussi intéresser les différents organes.

1° Intestin. — En ouvrant l'intestin tout le long de son bord
mésentérique, on constate des lésions caractéristiques *des plaques de Peyer et des follicules clos;* c'est au niveau de l'iléon,
près de la valvule iléo-cæcale, que ces lésions sont plus apparentes :
elles sont nulles ou peu prononcées sur le gros intestin.

Les lésions des plaques de Peyer passent par les quatre
phases successives suivantes : état catarrhal, gonflement, ulcération et cicatrisation. La description de CORNIL et RANVIER nous
servira de guide :

Dans la *première période* la muqueuse est congestionnée et les
follicules isolés sont visibles sous la forme de « saillies perlées et
semi-transparentes ».

Dans la *deuxième période*, leur hypertrophie augmente et les
plaques présentent un aspect *gaufré;* elles s'indurent: LOUIS
appelait *plaques molles* celles où quelques follicules seulement
sont tuméfiés; au contraire, celles qui sont tuméfiées en masse
portent le nom de *plaques dures*. L'examen microscopique montre
une infiltration du tissu adénoïde et du tissu conjonctif de la muqueuse par des cellules lymphatiques; la couche musculeuse et la
couche conjonctive sous-péritonéale sont infiltrées à un moindre
degré. En même temps les villosités s'élargissent et s'aplatissent
par suite de l'infiltration.

La *troisième période* est marquée par l'ulcération des plaques:
on appelle *plaques réticulées* (LOUIS) celles où les follicules s'ul-

cèrent séparément et non tous à la fois à une même époque. Le péritoine est alors parsemé de taches blanches et indurées correspondant aux plaques. Mais bientôt (dans le cours du troisième septénaire), les ulcérations se détergent, leur contenu s'élimine comme une escarre, leur fond bourgeonne; il est formé d'un tissu embryonnaire avec vaisseaux très friables : c'est ce qui nous explique la fréquence des hémorragies à cette période.

Enfin ce tissu embryonnaire se transforme en un tissu conjonctif très pigmenté, qui opère lentement la *cicatrisation;* dans les autopsies faites à cette époque on voit que les plaques de Peyer ont une teinte ardoisée et sont parsemées d'un piqueté noir qu'on a comparé à une barbe mal rasée. — Les cicatrices de la fièvre typhoïde n'occasionnent jamais de rétrécissement de l'intestin.

2° Ganglions mésentériques. — Les ganglions mésentériques sont augmentés de volume et rosés : à la coupe ils sont très congestionnés et le microscope les montre gorgés de cellules lymphatiques.

3° Rate. — La rate est hypertrophiée, molle, diffluente, laissant échapper à la coupe la boue splénique: elle est très congestionnée et les corpuscules de Malpighi sont accrus.

4° Muscles et cœur. — Les muscles et le cœur sont décolorés; celui-ci est fréquemment dilaté; il a perdu sa fermeté normale et s'affaisse sur la table d'autopsie. Le cerveau et la moelle sont quelquefois congestionnés. Les reins peuvent présenter des lésions de néphrite aiguë.

§ 8. — DIAGNOSTIC

La fièvre typhoïde est une affection dont le diagnostic est facile dans la grande majorité des cas.

1° Difficultés du diagnostic. — Les difficultés qu'il peut cependant présenter dérivent de deux sortes d'anomalies :

1° Certains des symptômes cardinaux de l'affection peuvent

manquer, par exemple la diarrhée, la température très élevée, les taches rosées. Ces dernières surtout, qu'on peut considérer comme caractéristiques à quelques rares exceptions près (tuberculose miliaire aiguë) qui sont presque négligeables en clinique, sont sujettes à faire défaut. L'exposition de l'abdomen au froid suffit notamment pour empêcher leur apparition, et d'ailleurs chacun sait qu'elles sont absentes pendant le premier septénaire, et ne peuvent par conséquent aider à un diagnostic précoce.

2° La deuxième cause d'erreur est représentée par certains symptômes habituels, mais ordinairement occupant le second plan, qui prennent dans quelques cas une importance considérable au point de dominer tout le tableau clinique. Les principaux d'entre eux sont :

a. Des phénomènes nerveux intenses qui rendent une erreur de diagnostic d'autant plus facile que chez les enfants la dothiénentérie s'accompagne assez souvent de constipation, comme la méningite.

b. Des phénomènes pulmonaires en imposant pour une pneumonie ou une tuberculose miliaire aiguë. Ce diagnostic est exposé page 173.

c. Des douleurs dans les membres simulant, chez les jeunes sujets, celles qui marquent le début de l'ostéomyélite.

d. Des douleurs articulaires généralisées comme dans le rhumatisme articulaire aigu.

e. Des symptômes cardiaques faisant songer à une endocardite infectieuse (ce diagnostic est exposé p. 264).

f. Des symptômes rénaux : les urines sont rares, contiennent de l'albumine et des cylindres. Il peut même y avoir une anurie complète.

En somme toute localisation prédominante ou exagérée de la fièvre typhoïde peut prêter à erreur de diagnostic si on ne sait pas remonter à sa véritable cause.

L'embarras gastrique fébrile, fréquent pendant les épidémies de fièvre typhoïde, dont il n'est d'ailleurs quelquefois qu'une forme atténuée, est très difficile à distinguer de la dothiénentérie.

Le début plus bruyant, l'ascension plus rapide de la température, un état général meilleur, sont les caractères distinctifs du début : plus tard, on voit que la fièvre ne s'élève pas à 40° ou baisse rapidement, que les taches rosées ne se montrent pas ; mais on peut rester une semaine dans le doute. C'est à cause de l'incertitude des données cliniques dans ces différents cas, qu'on a eu recours à la chimie et à la bactériologie.

2° Diazoréaction. — Cette réaction découverte par EHRLICH en 1882 a été ainsi appelée parce que, suivant lui, elle consiste dans la fixation de sulfodiazobenzol sur une substance inconnue, contenue dans l'urine des typhiques.

Pour obtenir la réaction on verse dans un tube à essai 2 centimètres cubes et demi d'urine, auxquels on ajoute une égale quantité de la solution :

Acide chlorhydrique.	50 centimètres cubes.
Eau.	950 —
Acide sulfanilique.	à saturation.

puis deux gouttes de celle-ci :

Nitrite de soude.	0^{gr},50
Eau.	100 grammes.

(Ces deux solutions doivent être renouvelées tous les huit jours.) Cela fait, on agite et on verse lentement dix gouttes d'ammoniaque. On voit alors se former un anneau rouge [1] au niveau du contact de l'ammoniaque avec le reste du liquide ; après mélange, le tout prend une coloration rouge ; enfin, par agitation, la mousse est colorée en rouge et reste adhérente aux parois.

La diazoréaction manque très rarement dans la fièvre typhoïde ; elle apparaît du 2° au 6° jour et son intensité affecte avec la courbe générale de la température un parallélisme marqué ; toutefois habituellement, elle disparaît avant l'hyperthermie. Les

[1] SACQUÉPÉE. *De la diazoréaction dans la fièvre typhoïde.* Archives générales de médecine, août 1901.

rechutes la ramènent, tandis que les complications surajoutées restent le plus souvent sans influence.

La diazoréaction existe dans d'autres maladies infectieuses, typhus exanthématique, tuberculose, fièvres éruptives, érysipèle, etc., ce qui diminue beaucoup sa valeur diagnostique.

3° Diagnostic bactériologique. — Il consiste à découvrir dans l'organisme malade le corps du délit, le bacille d'Eberth. Il ne faut pas chercher à le mettre en évidence en piquant la pulpe du doigt : sa présence y est tout à fait exceptionnelle. On le trouve quelquefois en piquant les taches rosées lenticulaires, et en cultivant le sang qui s'en écoule. Mais c'est en somme un procédé très infidèle.

Pour trouver le bacille il faut ponctionner la rate avec une aiguille aspiratrice, et ensemencer le sang ainsi recueilli. Malgré son innocuité habituelle, cette ponction, même aseptiquement faite, expose à quelques dangers, notamment à la déchirure du parenchyme splénique, très peu résistant comme on sait, et à l'épanchement sanguin intra-abdominal qui peut en être la conséquence.

Récemment J. Courmont[1] a montré qu'on pouvait mettre en évidence le bacille d'Eberth dans le sang veineux *dès les premiers jours* de la maladie. Il suffit de retirer 3 centimètres cubes de sang par ponction d'une veine du pli du coude, avec une seringue stérilisée, et de les ensemencer dans 500 centimètres cubes de bouillon. On obtient en vingt-quatre heures une culture pure de bacilles d'Eberth. Cette méthode est à conseiller pour faire le diagnostic *précoce* de la fièvre typhoïde toutes les fois que le séro-diagnostic, qu'il nous reste maintenant à exposer, est encore négatif.

4° Séro-diagnostic. — Voyons tout d'abord les origines de la méthode.

Pfeiffer vit que le sérum des convalescents de fièvre typhoïde,

---

[1] J. Courmont. *Journal de Physiologie et de Pathologie générale*, 15 janvier 1902.

injecté dans le péritoine du cobaye, en même temps qu'une
culture de bacille d'Eberth, immobilise et agglutine ces bacilles,
ce que ne fait pas au même degré le sérum normal.

GRUBER et DURHAM montrèrent que le sérum des typhiques
jouit des mêmes propriétés *in vitro*, c'est-à-dire en dehors de

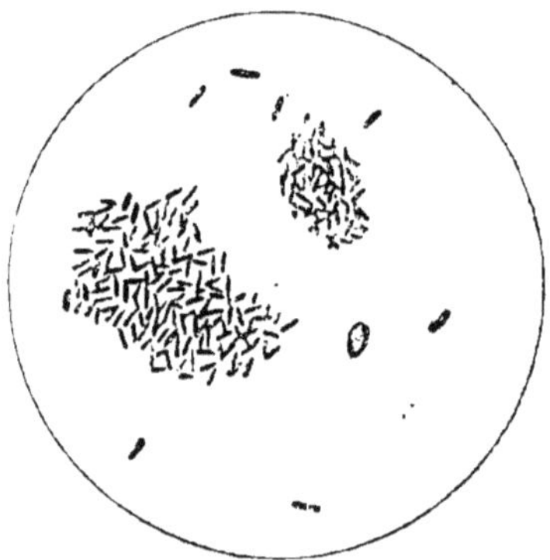

Fig. 76.

Bacilles typhiques ayant subi l'agglutination (**B**. LYONNET).

l'organisme. Leur découverte est confirmée par PFEIFFER qui
voit qu'on n'a rien de pareil avec le coli-bacille.

Le 26 juin 1896, WIDAL eut l'immense mérite de montrer quel
parti on pouvait pratiquement tirer de ces constatations et de
les ériger en véritable méthode diagnostique.

On peut recueillir le sang en piquant avec une aiguille aspiratrice la veine céphalique : 4 centimètres cubes sont largement suffisants. Il est bon de supprimer la ligature, placée à la
base du membre comme pour la saignée, avant de retirer l'aiguille, afin d'éviter la formation d'un thrombus. Généralement
on se contente du sang recueilli en piquant à la lancette le bout
du doigt ; quelques gouttes suffisent. Cette petite quantité de
sang une fois coagulée, on en recueille le sérum, prêt pour la
réaction. Le procédé le plus simple consiste à verser une goutte
du sérum à examiner dans un tube à essai contenant X gouttes
d'une culture déjà *trouble* (c'est-à-dire en plein développement)
de bacille d'Eberth. Le tube est examiné au bout de deux heures

environ ; son contenu se montre alors *absolument limpide*. Le fond du tube est occupé par un culot qui fourmille de bacilles d'Eberth agglomérés. (Si on examinait le tube au bout de vingt-quatre heures, la réaction n'aurait plus aucune valeur diagnostique.)

Sous le microscope on voit les bacilles d'Eberth non plus mobiles et isolés, mais *immobiles* et groupés *en amas* caractéristiques : c'est ce qu'on appelle le phénomène de l'*agglutination*. De plus, dans les fortes réactions, ils sont raccourcis, granuleux et ne présentent plus de contours nets.

Si on veut mesurer le pouvoir agglutinant (WIDAL et SICARD), au lieu d'employer du sérum pur on ajoute une goutte de sérum à X gouttes de bouillon ; on prélève une goutte de cette dilution à 1 10ᵉ qu'on met en contact avec une série de godets renfermant X. XX. XXX gouttes, etc., de culture de bacille d'Eberth ; on regarde au bout de trois heures quels sont les godets contenant des amas ; si le premier seul en contient, c'est que le sérum agglutine à 1 100ᵉ ; s'ils en contiennent tous, c'est que le sérum agglutine à 1 300ᵉ, et ainsi de suite.

Si on n'a pas à sa disposition une culture déjà trouble de bacille d'Eberth, on peut en quelque sorte la préparer extemporanément en projetant dans du bouillon une certaine quantité de culture sèche sur gélose.

Le sang pur qu'on emploie souvent à la place du sérum a l'inconvénient de masquer un peu la clarification par son opacité.

La sérosité d'un vésicatoire peut servir aussi bien que le sérum obtenu par coagulation. Le lait des typhiques donne la réaction. L'urine, les larmes, à condition toutefois que leur sécrétion ne soit pas exagérée, la donnent aussi, mais d'une manière inconstante (ACHARD et BENSAUDE). La salive, le sperme, le liquide céphalorachidien, la donnent quelquefois.

Dans un cas de fièvre typhoïde chez une femme enceinte, le sang du fœtus ne donnait pas la réaction, alors que celui de la mère la donnait. Le placenta agit donc ici comme un filtre. Même résultat négatif si l'on expérimente avec un sérum filtré à la bougie Chamberland, sans doute parce que cette filtration arrête au passage les albuminoïdes du sérum (globuline et substance fibrinogène) auxquels est liée la propriété agglutinante.

Par contre l'action de la lumière, celle de la chaleur jusqu'à 60° et au delà, d'après ACHARD et BENSAUDE, n'empêchent pas la réaction. Le sérum sec peut même la donner, mais moins sûrement.

A quelle période de la fièvre typhoïde apparaît la réaction? Elle serait surtout précieuse au début, alors que le diagnostic est encore douteux et que les taches rosées, pendant le premier septénaire, n'ont pas encore fait leur apparition. Or la réaction du sérum ne se montre pas avant le troisième jour. Elle persiste longtemps après la maladie, bien au delà de la convalescence, puisqu'on peut la trouver au bout d'une année et même quelquefois de plusieurs années. Il est bon d'être prévenu de ce détail et de savoir par conséquent que le sérum d'un malade atteint d'une pyrexie quelconque, mais ayant eu quelques mois ou une année auparavant la dothiénentérie, peut donner une réaction positive. Il faut donc interroger les malades au point de vue de leurs antécédents récents.

D'ailleurs chez un malade atteint antérieurement de fièvre typhoïde il y a un pouvoir agglutinant d'un degré *constant*, tandis que dans une fièvre typhoïde en évolution ce pouvoir agglutinant suit une courbe *irrégulière* légèrement ascendante, puis subit une ascension brusque au moment de la défervescence.

Enfin le sérum dans les cas d'embarras gastrique fébrile peut donner la réaction, mais d'une façon tout à fait inconstante, ce qui semble indiquer que ce groupe morbide est absolument hétérogène et ne répond pas toujours à une dothiénentérie atténuée.

En somme la méthode de diagnostic que nous venons d'exposer peut se résumer ainsi : *le sérum d'un typhique mélangé dans la proportion de 1/10° à une culture trouble de bacille d'Eberth la clarifie en déterminant l'immobilisation et la précipitation des microbes.* Ce qui fait de cette constatation une méthode diagnostique c'est que seul le sérum des typhiques jouit de cette propriété vis-à-vis du bacille d'Eberth. Cette deuxième proposition n'est pas toutefois absolue ; ainsi P. COURMONT a vu que le sérum normal jouissait de cette propriété, mais à la condition de l'employer en grande quantité. — Il a vu aussi que le sérum des typhiques pouvait agglutiner d'autres microbes et notamment le coli-bacille, ce qui semblerait indiquer qu'il n'y a pas une différence spécifique entre ce microbe et le bacille d'Eberth, comme on l'a soutenu en se basant sur d'autres arguments.

Il n'en est pas moins vrai que dans la pratique le séro-diagnostic conserve sa valeur. On a même dit qu'il y avait un rapport entre la gravité de l'affection et l'intensité de la réaction agglutinante, fait qui pourrait servir de base à un *séro-pronostic* de la fièvre typhoïde. D'après P. Courmont [1], la formation de la substance agglutinante étant une réaction de défense de l'organisme et suivant une marche régulière (*courbe du pouvoir agglutinant*) avec maximum au moment où s'accuse la guérison, on peut tirer des éléments de pronostic de l'étude de cette séroréaction et surtout de sa courbe comparée à la courbe thermique. Pendant la période d'état l'ascension du pouvoir agglutinant est d'un bon pronostic; son peu d'élévation et surtout son abaissement indiquent les formes graves.

§ 9. — THÉRAPEUTIQUE

Le meilleur traitement de la fièvre typhoïde est la balnéation froide, désignée sous le nom de méthode de BRANDT. Elle fut apportée et vulgarisée en France par FRANZ GLÉNARD. TRIPIER et BOUVERET en ont précisé la pratique et les indications.

La température rectale est prise toutes les trois heures et, chaque fois qu'elle dépasse 39°, le malade est mis dans un bain dont la température varie de 18 à 25°. La durée du bain est de dix minutes à un quart d'heure. Le bain prolongé, à 18°, est réservé aux formes sévères qui présentent peu d'abaissement thermique; pour éviter le shock, on peut mettre le malade dans un bain à 25° qu'on refroidit ensuite progressivement.

---

[1] P. COURMONT. *Signification de la réaction agglutinante, Séro-pronostic de la fièvre typhoïde.* Th. de Lyon, 1897.

Pendant toute la durée du bain on fait sur la tête des affusions froides et, dans l'intervalle de ces affusions, on laisse sur les cheveux un linge mouillé. Le malade est ensuite soigneusement séché et reporté dans son lit ; la température reprise une demi-heure après le bain fait constater dans la plupart des cas un notable abaissement thermique. Les effets des bains froids sont remarquables ; ils *activent la diurèse* et les fonctions de la peau, combattent l'adynamie : les malades n'ont plus d'aspect typhique ni de prostration, les fuliginosités de la langue disparaissent.

Les contre-indications du bain froid sont bien peu nombreuses : la grossesse, les lésions valvulaires bien compensées, les complications respiratoires ne sont pas des obstacles à l'emploi de cette méthode. L'hémorragie et la perforation intestinales, les affections cardiaques mal tolérées, la phtisie chronique, la péricardite et la pleurésie tardive sont les seules contre-indications absolues (TRIPIER et BOUVERET).

Le bain froid n'est évidemment pas le seul traitement de la fièvre typhoïde : les affusions et les lotions froides, les antithermiques analgésiques tels que l'antipyrine, les antiseptiques intestinaux ont été aussi préconisés, mais sont loin de donner les mêmes succès.

Les typhiques seront mis au régime lacté ; on leur donnera de l'alcool surtout après les bains. L'alimentation ne devra être reprise que 6 ou 8 jours après la chute complète de la fièvre et encore avec une très grande prudence.

Chaque complication nécessite un traitement spécial. Aux complications cardiaques on oppose la caféine (1 gr. à 1 ^{gr},50), qui est à la fois un tonique du cœur et un tonique du système nerveux.

L'hémorragie intestinale doit être traitée par le repos absolu, la diète, la suppression des bains froids, les injections sous-cutanées d'ergotine (1 gr.) et de morphine (1 centigramme).

La perforation intestinale nécessite également le repos, la diète, la suppression des bains et l'immobilisation de l'intestin par la morphine. On appliquera sur l'abdomen une vessie de glace. L'intervention chirurgicale n'a de chances sérieuses de réussir que si elle est précoce.

La prophylaxie individuelle de la fièvre typhoïde consiste à ne boire que de l'eau bouillie ou filtrée en temps d'épidémie, à stériliser par la chaleur ou l'ébullition dans le sublimé les linges souillés par les malades, à désinfecter les locaux occupés par eux, à rendre leurs matières fécales inoffensives par le contact d'une solution phéniquée à 5 p. 100.

ARTICLE VI

TYPHUS EXANTHÉMATIQUE

Le typhus exanthématique est une maladie épidémique caractérisée par la stupeur et l'apparition d'un exanthème.

1° Étiologie. — Le typhus exanthématique est une affection épidémique et contagieuse, qui parait surtout favorisée par le surmenage, l'encombrement et toutes les mauvaises conditions hygiéniques. On l'observe surtout dans les prisons et dans les armées en campagne. En Irlande, en Bohème, en Silésie, on observe assez souvent des cas de typhus, qui sont la source d'épidémies infectant les provinces voisines. Le typhus a fait plusieurs fois son apparition en France, notamment après la guerre de Crimée et, dernièrement, dans les départements du Nord en 1894 et dans l'île Tudy en 1891, où il a été observé par THOI-NOT.

Il est fort probable que le typhus se communique par les voies respiratoires, du moins si on en juge par l'intensité des lésions laryngées et pulmonaires.

2° Bactériologie. — HLAVA, de Prague, a retiré du sang des typhiques un streptobacille ; THOINOT n'a pas retrouvé ce microbe, mais a vu dans le sang retiré de la rate des granules et des filaments, mobiles ou accolés aux hématies.

DUBIEF et BRÜHL ont trouvé dans les exsudats pharyngés et dans les foyers pneumoniques un diplocoque, restant coloré par le Gram, qui se développe bien au voisinage de 37°, liquéfie lentement la gélatine et donne sur la gélose une culture jaune doré rappelant celle du staphylocoque. Ce microbe n'existe pas dans le sang où il ne fait que passer pour provoquer des lésions dans les différents organes; aussi l'inoculation du sang aux animaux est-elle toujours restée sans résultats. Sa virulence résiste à la dessiccation. Son inoculation aux animaux reproduit des lésions viscérales analogues à celles observées chez l'homme; il n'est pas pyogène, mais sécrète une toxine vaso-dilatatrice, cause de la congestion et des hémorragies.

3° **Anatomie pathologique** [1]. — L'*intestin est sain* : la rate est hypertrophiée et présente quelquefois des infarctus.

Dans le *foie* on constate aussi des infarctus et des altérations vacuolaires du protoplasma des cellules hépatiques. Mêmes hémorragies dans le parenchyme rénal, qui présente en outre la dégénérescence épithéliale banale observée dans les maladies infectieuses.

Le myocarde est pâle et affaissé, comme dans les infections graves.

Le *pharynx* et le *larynx* sont couverts d'un exsudat analogue à « des crachats muqueux dans lesquels on aurait délayé de la poussière ». Cet exsudat ne contient ni fibrine ni leucocytes. Les plèvres sont saines.

Les *poumons* présentent, surtout à leur sommet, des foyers brunâtres, rappelant par leur aspect les foyers apoplectiques, mais dus en réalité à une pneumonie lobulaire; projetés dans l'eau, ces nodules ne surnagent pas. Le microscope ne montre pas de fibrine dans les alvéoles, les leucocytes sont rares dans l'exsudat formé surtout de cellules alvéolaires desquamées et de nombreux globules sanguins. Ces cellules alvéolaires ont perdu leurs noyaux et présentent des vacuoles; d'autres ne sont que des amas de granulations. Dans les parois des alvéoles on ne voit qu'une distension vasculaire énorme, sans infiltration interstitielle par les globules blancs; l'épithélium de revête-

[1] DUBIEF et BRUHL. Arch. de méd. expér., 1894.

ment est desquamé. Le microbe étudié par DUBIEF et BRÜHL. qui se présente sous la forme d'un diplocoque, ou de chaînettes formées de quatre à six éléments, ne se rencontre jamais dans les parois alvéolaires : il est dans l'exsudat alvéolaire, libre entre les cellules, jamais dans leur intérieur.

Les *lésions cutanées* consistent d'abord dans une dilatation vasculaire, à laquelle font suite des hémorragies quand la tache devient pétéchiale. A la limite du derme et de l'hypoderme, la tache s'étale en nappe, presque toujours au-dessous d'un poil et de ses glandes sébacées.

En résumé, les caractères anatomo-pathologiques les plus frappants du typhus exanthématique sont l'intégrité de l'intestin, l'intensité des lésions pulmonaires deux constatations qui cadrent bien avec sa symptomatologie comparée à celle de la fièvre typhoïde), l'absence de pus et une tendance générale à l'hémorragie dans tous les organes. La constance et l'intensité des lésions des voies respiratoires font supposer qu'elles sont les premières contagionnées (DUBIEF et BRÜHL).

4° Symptômes. — L'incubation du typhus dure une dizaine de jours ; elle est parfois suivie de quelques prodromes : céphalalgie, rachialgie, lassitude générale.

Plus souvent la maladie débute brusquement par des frissons, du vertige, des vomissements et du délire. Le malade se couche très abattu, puis il a de l'insomnie, il est agité ; le délire qui survient à cette période le pousse quelquefois au suicide (JACCOUD). En même temps la température s'élève à 40° ; la face est injectée, il survient des épistaxis et du catarrhe bronchique. Il n'est pas rare que ce début brusque soit suivi d'une rémission, puis d'une aggravation nouvelle, qui se répètent même plusieurs fois (JACCOUD).

Au bout de quelques jours apparaît l'éruption, d'abord formée de macules rouges, arrondies, non saillantes, disparaissant lentement sous le doigt : elles deviennent hémorragiques, c'est-à-dire pourprées et ne s'effaçant pas sous la pression du doigt, dans le typhus pétéchial. En même temps les symptômes précédents redoublent, l'abattement est extrême ; cette stupeur (τύφος qui donne son nom à la maladie est à peu près le seul symptôme qu'elle ait de commun avec la dothiénentérie; le ventre est souple, non douloureux, non météorisé; il n'y a pas de diarrhée: la langue est saburrale, la température reste élevée, le pouls est très accéléré, la rate est grosse, le malade tousse et a quelques signes de catarrhe bronchique. La mort survient au milieu de symptômes ataxo-adynamiques et par parésie cardiaque. Lorsque la maladie doit guérir, elle se termine au bout d'une quinzaine de jours, soit par une défervescence brusque, véritable crise, soit en lysis.

Le *pronostic* du typhus est fort grave : sa mortalité varie de 7 à 55 p. 100; elle est plus prononcée chez les hommes et croit en raison directe de l'âge. On a décrit des cas de *typhus levissimus*, remarquables par l'atténuation de tous les symptômes, et, par contre, dans les armées, des cas de *typhus sidérant*, emportant les malades deux ou trois jours après leur début. L'abondance de l'exanthème est un signe pronostique fâcheux.

5° Diagnostic. — Le typhus diffère :

a. De la *méningite cérébro-spinale* par l'absence de contractures et d'opisthotonos, par la stupeur extrême, par la présence de l'exanthème et du catarrhe bronchique.

b. De la *dothiénentérie* par son début brusque, par l'absence des symptômes abdominaux (diarrhée, douleur dans la fosse iliaque droite, météorisme), par l'absence de taches rosées lenticulaires, par la présence de l'exanthème, par l'accélération du pouls. Il n'y a en somme qu'un symptôme commun, c'est la stupeur ou état typhique, aussi le séro-diagnostic sera-t-il presque toujours superflu.

c. De la *rougeole* : il s'en rapproche par son catarrhe et son exanthème et s'en distingue par l'intensité des symptômes généraux et nerveux, par son évolution progressive et par la marche de la température.

d. Du *typhus récurrent* : maladie presque inconnue en France, très répandue dans l'Europe centrale et la Grande-Bretagne, causée par un parasite du sang (*Spirochæte Obermeieri*), voisin de l'hématozoaire du paludisme, et caractérisée par une fièvre avec état typhoïde qui dure une semaine, puis par une apyrexie d'une semaine, enfin par une rechute (typhus à rechute) après laquelle la guérison est définitive. Il y a souvent de l'ictère : il n'y a pas d'éruption. Le typhus récurrent s'associe volontiers au typhus exanthématique.

Il semble que le typhus ne puisse revêtir sa forme classique que sur les organismes résistants : chez les débilités, chez les faméliques surtout, il se dissimule sous des formes atténuées sans exanthème, ni fièvre. Dans ces cas, qui sont évidemment plus dangereux pour la propagation d'une épidémie, le diagnostic n'est possible que par la contagiosité : on reconnaît les typhiques au typhus qu'ils communiquent à leur entourage.

6° Traitement. — Il se résume dans l'administration de l'alcool, des toniques et des grands bains froids.

Contre la parésie cardiaque on luttera par la digitale et par la caféine.

La prophylaxie du typhus est calquée sur celle des fièvres éruptives. Elle vise surtout les vagabonds, responsables des récentes expansions épidémiques du typhus dans le nord de la France. L'isolement et la désinfection s'imposent pour limiter l'épidémie.

ARTICLE VII

SUETTE MILIAIRE

La suette est une maladie épidémique caractérisée par des transpirations abondantes, une éruption cutanée et des phénomènes nerveux.

1° Étiologie. — La suette sévit sous forme d'épidémies relativement rares qui ont envahi tour à tour toutes les contrées de l'Europe: on l'a vue en France à plusieurs reprises. BROUARDEL et THOINOT ont observé une épidémie dans le Poitou, en 1887. Elle n'est pas endémique, car les épidémies ne sont ni précédées ni suivies de cas sporadiques. Elle paraît être contagieuse (THOINOT).

2° Symptômes. — Après quelques prodromes inconstants, malaise général, anorexie, courbature généralisée et céphalalgie sus-orbitaire, la maladie débute brusquement par des frissons, une sensation de chaleur et une transpiration extraordinairement abondante qui n'amène aucun soulagement. Au contraire, les phénomènes nerveux redoublent, s'accompagnent de fourmillements et de crampes, et dès cette période la mort peut survenir par syncope ou au milieu de symptômes adynamiques. En même temps que les sueurs, apparaît une fièvre à exacerbations irrégulières ; les urines deviennent rares et foncées.

Au bout de quelques jours (rarement après la première semaine) le malade éprouve des démangeaisons intenses et on découvre une éruption miliaire disséminée sur le thorax, l'abdomen, le dos, les épaules, mais épargnant la face. Cette éruption affecte deux formes distinctes : la *miliaire blanche* et la *miliaire rouge*. La première ne diffère en rien des *sudamina*, qu'on observe dans les maladies qui s'accompagnent d'une sudation abondante, la fièvre typhoïde par exemple : elle est formée de petites vésicules acuminées, donnant au doigt promené à la surface de la peau une sensation toute particulière. La miliaire rouge présente les mêmes vésicules, mais reposant sur de petites taches rouges qui s'effacent par la pression du doigt. Cinq ou six jours après le début de l'éruption les vésicules se vident et s'affaissent, puis la maladie se termine par desquamation. La guérison laisse après elle une adynamie intense. La mort est généralement due à des phénomènes nerveux (convulsions, délire, coma), à des phénomènes cardiaques (arythmie, syncope) ou à des hémorragies multiples.

L'*autopsie* ne montre que l'épaississement du sang et une congestion généralisée des viscères.

Dans chaque épidémie on observe des cas de gravité tout à fait dissemblable.

3° Diagnostic. — La suette ne doit pas être confondue avec les éruptions sudorales des maladies fébriles.

Elle est confondue souvent avec la rougeole, chez les enfants, ce qui avait fait croire à une coïncidence fréquente des épidémies de rougeole et de suette. THOINOT a montré qu'il s'agissait en réalité d'une *suette rubéolique*, c'est-à-dire simulant la rougeole par son exanthème.

4° Traitement. — Le traitement de la suette consiste dans la quinine, les toniques, les stimulants et les affusions froides (JAC-COUD).

ARTICLE VIII

CHOLÉRA

Le choléra est une maladie endémique et sporadique caractérisée par des vomissements et une diarrhée abondante, l'adynamie et le refroidissement.

1° Bactériologie. — Le choléra indien est produit par un microbe (bacille virgule ou spirille) découvert en 1884 par KOCH dans les étangs de l'Inde. C'est un petit bâtonnet de 1 μ 1 2 à 3 μ de longueur, légèrement incurvé. Il est très mobile vers 30° et doit cette mobilité à la présence d'un cil à l'une ou à chacune de ses extrémités. En se réunissant entre eux ces vibrions forment des ω ou des spirilles. Ils se colorent par les différentes couleurs basiques d'aniline (violet de gentiane), mais se décolorent par la méthode de Gram.

Le vibrion cholérique se trouve en abondance dans les selles des cholériques et notamment dans les grains riziformes : on le recueille facilement en ensemençant une parcelle de grain riziforme dans le liquide de METCHNIKOFF (solution légèrement alcalinisée de : peptone, 10 gr. ; gélatine, 20 gr. ; NaCl, 5 gr. ; eau, 1 000 gr.) qu'on place à l'étuve à 37°. Au bout de sept à huit heures se forme à la surface du liquide un léger voile, sorte de pellicule composée d'une innombrable quantité de spirilles : il suffit d'ensemencer sur agar un fragment de ce voile pour obtenir en quelques heures des « colonies transparentes, opalescentes, à reflets légèrement bleuâtres, jamais complètement opaques[1] », où le microscope fait voir les vibrions de Koch. La recherche du bacille cholérique dans les eaux suspectes repose sur un principe analogue.

Le vibrion cholérique liquéfie la gélatine au bout de trois ou quatre jours en exhalant une odeur de souris. Ses cultures donnent la réaction dite du *choléra-roth* (Bujwid), qui lui est à peu près spéciale : pour l'obtenir il suffit de verser sur une culture un centimètre cube d'acide chlorhydrique ou sulfurique : il se développe une coloration rouge.

Le vibrion cholérique sécrète des *toxines* dont l'action sur nos organes occasionne tous les troubles cliniques et anatomiques que nous décrivons plus loin. Il jouit de la propriété de se laisser *agglutiner* par le sérum des cholériques. Si l'on délaie dans du sérum artificiel un fragment de culture sur gélose ensemencée depuis vingt-quatre heures, et si on la met en présence de X à XV gouttes de sérum on voit se produire sous le microscope, au bout de cinq à vingt minutes, l'agglutination des vibrions. Sur ce phénomène repose le *sérodiagnostic* du choléra (Achard et Bensaude, 1897).

Sur les *animaux* les cultures de vibrions cholériques produisent des troubles variés. Introduits dans le tube digestif ils provoquent le choléra, notamment chez le cobaye et le jeune lapin ; mais la réussite de cette expérience nécessite souvent des précautions intéressantes : il faut introduire directement la culture dans le duodénum (Nicati et Rietsch), neutraliser le suc gastrique par des alcalins (Koch), ou ingérer en même temps que le vibrion d'autres microbes destinés à favoriser son développement (Metchnikoff). Une culture de vibrions cholériques introduite dans le péritoine du cobaye détermine une péritonite vibrionienne mortelle (Pfeiffer).

Tels sont les caractères du bacille virgule de Koch ; les vibrions trouvés au cours des diverses épidémies sont loin d'avoir toujours les mêmes caractères : il est vraisemblable qu'il y a plusieurs races de vibrions, de même qu'il y a plusieurs foyers d'origine du choléra.

[1] Le Dantec. *Précis de pathologie exotique.* p. 408.

2° Etiologie. — Rejeté en abondance dans les selles des malades, peu exigeant du reste pour sa subsistance pourvu qu'il soit à l'abri de la sécheresse, le bacille virgule suffit par ses migrations passives le long des cours d'eau et des grandes voies humaines pour nous expliquer les pandémies qui ont ravagé le

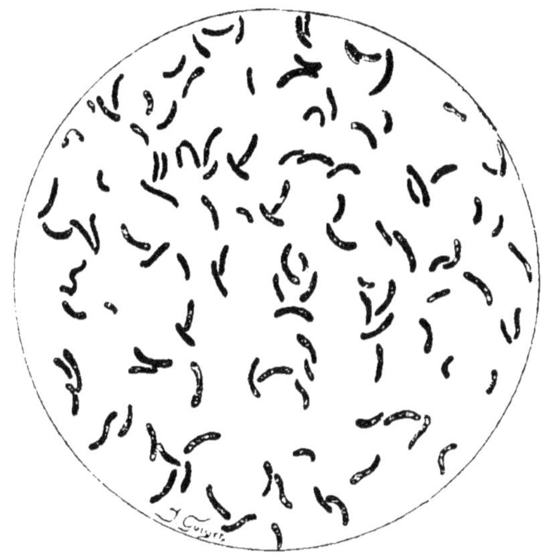

Fig. 77.

Vibrion cholérique (d'après J. Courmont).
Gr. = 1 000 D.

monde quand les épidémies indiennes ont débordé au delà de leur domaine naturel.

La *contagion directe* frappe surtout les médecins, les infirmiers ; la *contagion indirecte*, par des linges ou des objets souillés, par les déjections, n'est pas contestable ; mais la transmission par l'eau de boisson joue le plus grand rôle. On en a eu la preuve dans l'épidémie de Hambourg : la ville d'Altona, située en face de Hambourg qui utilisait comme elle les eaux de l'Elbe, a été beaucoup moins atteinte, parce que l'eau était préalablement filtrée. Ces épidémies d'origine hydrique se distingueraient d'après NETTER, en ce qu'elles arrivent rapidement à leur maximum.

Mais au cours de ces pandémies des faits paradoxaux ont apparu qui ont un moment ébranlé le dogme de la spécificité du bacille de Koch. Avec le choléra-nostras on avait connu un choléra sans bacille virgule, on apprit aussi qu'il y a des bacilles virgules sans choléra : en pleine épidémie telle personne saine entourée de cholériques avérés reste indemne, telle ville (Lyon, Versailles) envahie par des fugitifs qui sèment partout le choléra sur leur passage, semble invulnérable. Bien plus, chez l'homme on n'a presque jamais réussi à provoquer le choléra en faisant ingérer des cultures ou même les grains riziformes des selles cholériques ; enfin on a pu constater après l'extinction des épidémies dernières que le bacille cholérique était présent un peu partout dans les eaux de boisson, en l'absence de toute manifestation infectieuse. En sorte que beaucoup de gens portent en eux le germe du choléra sans avoir jamais le choléra. Ces immunités sont expliquées par les expériences de Metchnikoff. La virulence du bacille virgule est contingente : cette bactérie ne tire pas d'elle-même toute son activité : elle doit pour devenir nuisible s'associer à d'autres bactéries qui sont ses complices et à défaut desquelles elle redevient inoffensive. Son impuissance peut encore venir de son contact avec d'autres microbes (espèces empêchantes) dont la présence nuit à son développement ou à son activité. Ainsi l'étiologie du choléra ne dépend pas seulement de l'apport du germe spécifique, elle dépend encore de la flore bactérienne du milieu infecté. Est prédisposé au choléra qui possède en son tube digestif certains microbes ; est immunisé qui en possède d'autres. On peut répondre à présent à cette question longtemps en litige : y a-t-il un seul choléra ? Y en a-t-il deux, le nôtre et celui de l'Hindoustan ? Ce sont les unicistes (Guérin, Kelsch, etc.) qui ont eu raison. Le choléra depuis longtemps acclimaté en Europe, peut y être importé de nouveau, mais souvent il s'y réveille spontanément. Il n'y a qu'un choléra, le choléra de Koch, et des infections cholériformes (colibacille, etc.).

Ces données si importantes en théorie conduiront sans doute à des applications thérapeutiques remarquables. On ne peut que les espérer : le traitement pathogénique, bactériologique, du choléra n'existe pas encore.

3° Symptomatologie. — Le choléra s'annonce souvent par des prodromes qui se résument en une diarrhée d'apparence vulgaire, dite *diarrhée prémonitoire* et en ses conséquences : soif, lassitude générale, etc. Cette diarrhée, au début surtout et à la fin des épidémies, suffit à constituer une forme bénigne de la maladie qui a reçu le nom de *cholérine*.

Quand le choléra est complet, la diarrhée prémonitoire est suivie des trois phases de phlegmorragie, d'algidité, de réaction.

a. *Phase de phlegmorragie*. — La gastro-entérite dont la diarrhée prémonitoire est la manifestation la plus atténuée s'aggrave progressivement. L'hypersécrétion intestinale multiplie de plus en plus les selles qui, d'abord bilieuses, deviennent séreuses, puis *riziformes*. C'est la desquamation épithéliale et l'accumulation des leucocytes qui font les amas riziformes. — Des coliques accompagnent la diarrhée. — Simultanément des vomissements, douloureux aussi, expulsent de l'estomac des matières alimentaires, de la bile et quelquefois des détritus muqueux reflués de l'intestin. La déperdition des liquides occasionne des troubles divers : soif, amaigrissement rapide, surtout de la face, sécheresse de la peau, etc. Des signes d'infection se manifestent aussi : lassitude, fièvre, et *crampes*, souvent très pénibles, plutôt localisées aux mollets.

b. *Phase d'algidité*. — L'algidité s'annonce dès ce moment par une « tendance à la cyanose de la face et des extrémités ». Puis elle se complète par l'abaissement simultané : *a*) de la température superficielle (aisselle) qui s'écarte de plus en plus de la température centrale (rectum), celle-ci du reste pouvant être à ce moment normale, élevée ou abaissée. L'hypothermie axillaire peut aller à 32°. Les pieds et les mains sont glacés ; *b*) de la tension artérielle, le pouls étant affaibli, accéléré et la circulation périphérique bien ralentie ; *c*) du taux urinaire. Cette diminution de l'excrétion de l'urine aboutit même à la suppression. — Si l'on ajoute à ce tableau du collapsus algide l'aggravation des symptômes de la phase précédente, et les manifestations de plus en plus marquées d'une intoxication générale, anéantissement, dyspnée, etc., on aura les traits essentiels du faciès cholérique. Malgré la lassitude et le découragement, l'intelligence reste ordinairement saine. L'agitation et les hallucinations sont peu communes et appartiennent plutôt à la dernière période.

c. Phase de réaction. — La réaction n'est quelquefois qu'une crise heureuse qui marque le réveil des fonctions interrompues ; l'amélioration est alors générale et très rapide, presque subite même dans certains cas. D'autres fois cette réaction paraît exagérée; la température au lieu de s'arrêter à la normale s'élève à la limite de la fièvre ; le système nerveux déprimé d'abord est maintenant trop excité, et l'agitation rapidement accrue devient de l'ataxo-adynamie. C'est le plus souvent qu'une *complication* s'est produite. Cette fièvre tardive est l'indice d'une infection secondaire manifeste (pneumonie, broncho-pneumonie, muguet, etc.) ou cachée (septicémie, infection intestinale).

Il faut encore citer parmi les complications les néphrites, les artérites, les névrites, etc., tout le cortège habituel des maladies infectieuses.

Malgré ces complications le choléra peut guérir; mais elles sont souvent mortelles, et par lui-même le choléra est mortel à toutes ses phases dans une proportion qui peut atteindre 60 p. 100. La mort survient dans les « choléras pernicieux » (GALLIARD), par épuisement de l'organisme dans les formes lentes, dans les formes aiguës par une sorte de sidération qui mène en quelques heures à l'algidité et au coma mortel (choléra foudroyant, « choléra sec »).

4° Anatomie pathologique. — A l'ouverture d'un cadavre de cholérique on trouve les anses intestinales souvent distendues par des gaz et légèrement agglutinées par un état poisseux du péritoine. La surface muqueuse de l'intestin grêle est plus ou moins congestionnée et couverte de petites granulations (*psorentérie*) formées par les follicules clos tuméfiés. Cette altération n'est pas spécifique comme on l'avait cru. La muqueuse est souvent ulcérée par destruction de petits territoires ayant subi la nécrose de coagulation (KELSCH et VAILLARD). Les autres organes, le foie surtout, présentent les lésions habituelles dans les infections aiguës.

5° Diagnostic. — Le syndrome choléra est réalisé cliniquement par un certain nombre d'états morbides qu'il n'est pas toujours aisé de distinguer du choléra vrai. Cette apparence commune paraît répondre à une pathogénie commune : l'intoxication.

1° Des *poisons vulgaires* (arsenic, sublimé, antimoine) produisent ces troubles, et en temps d'épidémie, au dire des médecins légistes, on aurait essayé de dissimuler des crimes sous ce masque cholérique.

2° C'est à des *poisons bactériens* surtout que sont dus les aspects les plus typiques du choléra, et les bactéries qui les sécrètent habitent le plus souvent l'intestin. C'est à elles, au colibacille spécialement, que l'on attribue ces collapsus des péritonites aiguës, de l'étranglement herniaire, de l'occlusion intestinale qui, dans des cas mal caractérisés, ont été confondus avec le choléra. Sans cause occasionnelle de ce genre le colibacille est capable de déterminer un état cholérique grave auquel on peut réserver le nom de choléra nostras. Entre le choléra nostras et le choléra proprement dit, choléra indien, infection spécifique, les analogies sont telles que la bactériologie seule — cultures, séro-diagnostic (ACHARD et BENSAUDE) — permet un diagnostic précis à défaut de circonstances étiologiques évidentes (voy. p. 556).

L'*accès pernicieux* algide cholériforme d'origine paludéenne se distingue par l'absence de selles riziformes, le choléra de l'*étranglement herniaire* est caractérisé par les vomissements fécaloïdes et la suppression des selles ; enfin dans les *intoxications* par les champignons, l'arsenic, l'antimoine, etc., non seulement il n'y a pas de selles riziformes, mais les vomissements précèdent la diarrhée au lieu de la suivre : au besoin l'analyse chimique des vomissements et des selles rendrait des services.

6° Traitement. — A défaut de traitement spécifique on peut lutter contre le choléra par la prophylaxie et par la thérapeutique usuelle.

La prophylaxie d'une maladie pandémique doit être internationale. Après diverses tentatives, l'entente s'est faite entre les divers pays de l'Europe pour l'application du système d'isolement et de surveillance qui remplace le système des quarantaines (Règlement de police sanitaire maritime du 4 janvier 1896). Mais c'est surtout sur les progrès de l'hygiène générale qu'il faut compter pour arrêter un fléau dont le germe, comme celui de la fièvre typhoïde, est aujourd'hui partout.

En temps d'épidémie la désinfection des selles des cholériques et des objets ayant été en contact avec eux s'impose absolument; l'usage exclusif d'eau filtrée ou bouillie est à conseiller. On évitera tout écart de régime pouvant affaiblir la résistance du tube digestif.

Le traitement symptomatique a pour indications principales : 1º de calmer les douleurs (opium); 2º de lutter contre le collapsus (chaleur, stimulants, éther, caféine, etc.); 3º d'arrêter les déperditions de liquide, en modérant le flux intestinal, en restituant au sang par des injections de sérum artificiel une partie de ce qu'il a perdu. Cette dernière indication est en partie pathogénique puisqu'elle vise, on le sait à présent, surtout l'intoxication. L'antisepsie intestinale vantée à plusieurs reprises n'a pas répondu aux promesses faites à son sujet.

ARTICLE X

FIÈVRE JAUNE

La fièvre jaune est encore appelée *typhus amaril, vomito negro*.

1º Étiologie. — La fièvre jaune est une maladie exotique, qui existe à l'état *endémique* dans le golfe du Mexique, aux Antilles, au Brésil, au Sénégal; de là elle s'étend sous forme d'épidémies, de préférence dans les pays chauds, mais quelquefois aussi en Europe comme l'ont prouvé dans la première moitié de ce siècle les épidémies de Barcelone, de Lisbonne, de Livourne, de Gibraltar. Les ports de mer sont plus exposés à ces épidémies, car ce sont les navires qui les apportent. D'ailleurs, même là où elle siège à l'état endémique, la fièvre jaune affecte une prédilection marquée pour les ports, pour les rivages de la mer et pour les embouchures des grands fleuves : il est rare qu'elle pénètre profondément dans l'intérieur des terres.

La race noire jouit à son égard d'une remarquable immunité. Le séjour dans les pays où règne la fièvre jaune confère aussi progressivement l'immunité, mais elle n'est pas définitivement acquise et peut se perdre après un séjour de quelques années en Europe. La maladie frappe de préférence les Européens les plus récemment arrivés, et les expéditions coloniales lui ont toujours payé de lourds tributs : telles l'expédition de Saint-Domingue qui perdit les trois quarts de son effectif, celles des Espagnols à Cuba, et les pertes énormes des Américains devant Santiago. Les enfants ne sont jamais frappés, les vieillards le sont rarement : le typhus amaril frappe presque uniquement les adultes. Une première atteinte confère généralement l'immunité.

On ignore les causes d'apparition de la fièvre jaune : on sait seulement que sa diffusion est beaucoup favorisée pendant la saison chaude. Elle se transmet facilement : les objets ayant servi aux malades, leur literie, peuvent quelquefois après des mois devenir une source de contagion. Ce sont les navires qui président à sa diffusion au loin.

2° Bactériologie. — Sanarelli, étudiant la fièvre jaune à Santos, en 1897, a isolé un bacille spécial, qu'il a trouvé surtout dans les vomissements et qu'il a nommé *bacille ictéroïde*. C'est un bâtonnet long de 2 à 4 μ, prenant les couleurs d'aniline, ne prenant pas le Gram, porteur de 4 à 8 cils. Il ne liquéfie pas la gélatine sur laquelle il se développe sous forme de colonies sphériques, puis étoilées. Sur gélose leur aspect est plus caractéristique : elles s'entourent d'un bourrelet nacré qui se surélève autour de la colonie et lui donne un aspect ombiliqué, puis pousse des prolongements périphériques étoilés et lactescents. On pourrait ainsi faire en vingt-quatre à trente heures le diagnostic bactériologique de la fièvre jaune. Le microbe pénètre dans l'économie soit par l'air, soit par les eaux de boisson : dans ce dernier cas il est probable que les troubles digestifs, si fréquents dans les pays chauds, surtout chez les nouveaux arrivés, en diminuant la résistance du tube digestif, favorisent son implantation : son développement est entravé par la présence des autres microbes, aussi est-il fréquent de ne trouver dans les cadavres que des staphylocoques, des colibacilles et des proteus, au lieu du bacille ictéroïde qui en est déjà disparu. Par contre, la présence des moisissures favorise son développement, le protège en quelque sorte : ainsi s'expliquerait la fréquence de la fièvre jaune dans les pays tropicaux, chauds, humides, peu exposés aux vents, et sur les côtes.

Les oiseaux sont réfractaires à l'inoculation de ce microbe : les animaux de laboratoire sont au contraire réceptifs, mais seul le chien présente après inoculation les mêmes lésions qu'on trouve dans l'organisme humain et le vomissement noirâtre. Le bacille agit par ses toxines, car on peut reproduire ces symptômes après les avoir isolées par filtration sur une bougie Chamberland. En injectant au cheval des doses progressivement croissantes de toxine, SANARELLI a pu jeter les bases d'une sérothérapie qui n'a pas jusqu'ici donné de résultats favorables contre la maladie déclarée, mais qui agit peut-être préventivement comme celle du tétanos.

3° Symptômes. — Après une période d'*incubation* variant de quelques heures à quelques jours, mais ne dépassant pas neuf jours, la fièvre jaune débute brusquement.

Ce début est aussi brusque que celui d'une pneumonie : grand frisson, céphalalgie, *rachialgie* intense avec irradiations intolérables dans les membres inférieurs, à laquelle on donne le nom expressif de « coup de barre ». En même temps le malade a la figure rouge, les yeux injectés, les pupilles dilatées, sa température s'élève à 40°, son pouls et sa respiration sont accélérés : cet ensemble de symptômes est le « masque amaril ». L'épigastre est douloureux avec ou sans battements violents du tronc cœliaque, la soif est vive, la langue blanche au milieu, rouge sur les bords ; la constipation est opiniâtre, les vomissements fréquents et impérieux. La peau présente quelques taches rouges et la sueur exhale une odeur de paille pourrie.

Au bout de trois ou quatre jours ces symptômes disparaissent brusquement et font place à un mieux trompeur ; les douleurs cessent, la température tombe à 38° ou 38°,5 ; mais quelques heures plus tard apparait une teinte subictérique des conjonctives ; c'est un ictère hémaphéique, c'est-à-dire dû à la résorption de pigments modifiés, sécrétés par un foie malade, le pigment rouge brun notamment. Les matières fécales ne sont pas décolorées.

Alors commence la troisième période : la température remonte et se maintient à 41° ou au-dessus : c'est une fièvre continue. Elle contraste avec la faible accélération du pouls ou son ralentissement à 60 ou 70 pulsations, dû sans doute à l'ictère. A ce moment apparait le vomissement noir qui donne son nom à la maladie : il se sépare par le repos en une couche supérieure liquide et une couche inférieure formée de grumeaux noirâtres ou d'un dépôt pulvérulent comme de la suie ; à mesure que la maladie progresse, cette couche inférieure, formée de globules sanguins altérés, gagne de plus en plus. Les hémorragies gastriques ne restent pas isolées ; on observe aussi du purpura, des hémorragies gingivales, buccales, utérines, intestinales ; en raison de la constipation, ces dernières ne se traduisent pas par du melœna, mais par l'encombrement de l'intestin. L'urine est ictérique, albumineuse, rare, et finit par se supprimer complètement. Alors surviennent le hoquet, la carphologie, les soubresauts tendineux ; trente-six heures environ après la suppression des urines la mort survient au milieu de ces divers symptômes qui ne sont pas sans analogie avec ceux de l'ictère grave.

4° Formes cliniques. — Telle est la forme commune, moyenne de la fièvre jaune. On connait une *forme foudroyante* qui évolue en deux ou trois jours, avec une très courte rémission ; une forme *latente* ou *ambulatoire* qui parait débuter par le vomissement noir et emporte alors le malade en un jour ou deux, mais dont le début véritable remonte à quelque jours ; une *forme atténuée*, observée surtout aux Antilles, dans la population créole, où elle évolue en trois semaines et se termine favorablement ; sa nature a été longtemps méconnue, aussi la désignait-on sous le nom de fièvre inflammatoire des Antilles. Enfin, suivant la prédominance de tel ou tel symptôme, on a décrit une forme nerveuse, hémorragique, urémique, etc.

La mortalité de la fièvre jaune est très élevée; elle est d'environ 45 p. 100.

5° Anatomie pathologique. — Les principales altérations portent sur le foie, le rein et le tube digestif.

Le *foie* est exsangue, jaune chamois; il doit cet aspect à la dégénérescence graisseuse. La cellule hépatique subit la dégénérescence graisseuse, avec une rapidité qui n'est égalée que dans l'intoxication phosphorée aiguë.

Les *reins* présentent des lésions de néphrite aiguë parenchymateuse et hémorragique.

L'*estomac* et l'*intestin* sont remplis d'une matière noire, formée par du sang modifié: leur muqueuse, surtout celle de l'estomac, présente des altérations catarrhales intenses.

Le *myocarde* est affaissé et pâle. Les *méninges* rachidiennes offrent une congestion intense prédominant dans la région dorso-lombaire.

6° Diagnostic. — La rachialgie, l'ictère, le vomissement noir, la constipation, la fièvre intense, sont les principaux signes de la fièvre jaune.

On est exposé à la confondre :

1° Avec l'*ictère grave*, quelle que soit sa cause, infectieuse ou toxique : il s'en distingue par la précocité du symptôme ictère, par l'absence de « masque amaril », de rachialgie et de douleurs dans les jambes, par une fièvre moins élevée.

Son début est moins soudain que celui de la fièvre jaune. Les vomissements noirs font généralement défaut; en tout cas ils ne constituent qu'un symptôme accessoire.

2° Avec la *fièvre bilieuse hémoglobinurique* : la précocité de l'ictère, les vomissements bilieux, les *urines noires*, la tuméfaction de la rate, l'absence de rachialgie, font le diagnostic. La maladie a été généralement précédée d'accès de fièvre intermittente.

3° Avec la *fièvre typhoïde bilieuse* qui se distingue par la lenteur de son ascension thermique.

4° Avec le *typhus récurrent* : cette erreur n'est guère possible, car le typhus récurrent a une distribution géographique différente : il règne dans la Russie méridionale et l'Asie centrale.

7° Traitement. — La *prophylaxie* de la fièvre jaune se résume dans l'isolement, dans les quarantaines, dans la désinfection des locaux et des objets contaminés. On conseille, dans les pays où elle règne à l'état endémique, de ne pas sortir après le coucher du soleil, et aux médecins de ne visiter leurs malades que pendant le jour et de préférence au moment où le soleil est très ardent. Pour les quarantaines un délai de neuf jours au maximum est suffisant, l'incubation ne dépassant jamais ce laps de temps.

Le *traitement* de la fièvre jaune ne consiste plus comme autrefois dans les vomitifs et les émissions sanguines. Il faut combattre les vomissements par la glace et les boissons gazeuses, la constipation par des purgatifs (calomel, 1 gr., ou huile de ricin, ou citrate de magnésie), l'hyperthermie par les bains froids, la dépression par la caféine, par les injections d'éther et par le lavage du sang ou l'injection hypodermique de 5 à 600 grammes de sérum artificiel.

CHAPITRE III

MALADIES INFECTIEUSES COMMUNES A L'HOMME

ET AUX ANIMAUX

Je ne désigne pas sous ce titre les maladies qu'on a pu inoculer aux animaux, mais celles qu'ils prennent spontanément. Cela a une très grande importance, car la plupart d'entre elles sont susceptibles d'être transmises à l'homme, soit par la contagion, soit par l'alimentation, soit autrement. Les principales sont : le tétanos, le charbon, la rage, la morve, la tuberculose, la trichinose et la peste.

ARTICLE PREMIER

TÉTANOS

Le tétanos est une maladie infectieuse, aiguë ou subaiguë, caractérisée surtout par une raideur musculaire prédominant sur les extenseurs.

1° Bactériologie. — Étiologie. — Le *bacille* du tétanos, découvert par Nicolaïer, de Gœttingue, se présente sous deux formes, celle d'un simple bâtonnet linéaire, et celle d'un clou, ou bâtonnet terminé à une de ses extrémités par un renflement qui n'est autre qu'une spore. Ce bacille est anaérobie ; il se cultive bien dans le vide à 38 ou 40°. C'est la température la plus favorable à son développement ; mais les spores résistent à des températures assez élevées ; un séjour de deux heures à une

températurede 90° est nécessaire pour les détruire. Par contre,
l'air et la lumière les altèrent rapidement.

Les *colonies* sur gélatine ont la forme d'une tache blanche,
opaque à son centre, et présentant à sa périphérie des prolongements de plus en plus déliés (*aspect de nébuleuse*).

L'*inoculation* donne des résultats variables suivant les espèces

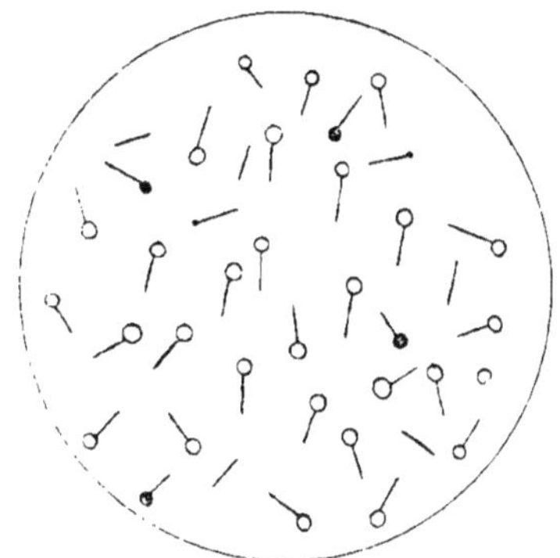

Fig. 78.
Bacille de Nicolaïer.

animales; la souris, le rat, le cobaye y sont particulièrement
sensibles. Elle reproduit un tétanos expérimental qui débute
par les muscles voisins du point inoculé. L'examen microscopique du point d'inoculation ne montre ordinairement pas de
bacilles; son ensemencement n'en montre pas également; la
culture des divers organes de l'économie reste absolument négative : il s'agit donc d'un microbe qui, à l'instar du bacille de la
diphtérie, ne se dissémine pas dans l'organisme, mais se limite
au contraire au point inoculé, d'où il disparait même assez rapidement. Puisque le bacille de Nicolaïer ne pénètre pas dans le
sang et dans les organes, il était naturel d'attribuer les divers
symptômes de la maladie, non au microbe, mais à sa toxine.
Cette *toxine* étudiée par BRIEGER, KITASATO, VAILLARD, est excessivement active (1/100.000° de centimètre cube suffit pour amener
la mort d'une souris). Elle ne dialyse pas; elle est précipitable
par l'alcool. En raison de ses caractères on la range dans le

groupe des toxalbumines, comme le produit soluble du bacille de Löffler. La chaleur la détruit facilement. Inoculée, *cette toxine sans microbes produit le tétanos*. D'après Courmont et Doyon, il ne faut pas confondre la toxine avec le poison tétanique ; le poison est formé dans l'organisme sous l'influence de l'action fermentative de la toxine : en effet, lorsqu'on injecte celle-ci à un animal, son action n'est pas immédiate ; avant la production des accidents il s'écoule un certain temps (période d'incubation), après lequel on trouve dans le sang de l'animal inoculé une substance à action *immédiate* que ne renferment pas les cultures.

Le bacille de Nicolaïer a été trouvé dans les poussières, dans les couches superficielles du sol, dans les eaux et la vase, dans les excréments des herbivores sains : cette dernière constatation explique comment on a pu faire jouer au cheval un grand rôle dans la production du tétanos (théorie de l'origine équine soutenue par Verneuil). Nocard et Trasbot ont montré que le cheval n'était pas plus tétanigène qu'un autre herbivore.

Nous avons dit plus haut que l'inoculation de la culture tétanique (c'est-à-dire du microbe et de la toxine) reproduisait au bout de peu de temps un tétanos expérimental, que la culture filtrée, c'est-à-dire la toxine sans microbe, amenait le même résultat, que le microbe n'agissait donc que par sa toxine.

De même si on injecte de la culture privée de sa toxine, le résultat n'est positif que si on arrête la phagocytose en produisant un traumatisme avec attrition de la région inoculée, ou si on inocule en même temps un autre microbe, tel que le *B. prodigiosus* qui fixe les leucocytes et permet ainsi aux spores tétaniques de se développer et de sécréter la toxine. Toutes ces constatations bactériologiques sont importantes parce qu'elles interprètent les faits cliniques : plus grande fréquence du tétanos à la suite des broiements, dans les plaies anfractueuses, souillées et infectées. Elles réduisent à néant l'hypothèse d'un tétanos spontané, mais on doit bien admettre qu'il est des cas où l'infection peut rester latente et où il s'écoule une longue période entre l'infection et l'apparition des accidents.

2° Symptômes. — Après une *incubation* variant de quatre à onze jours, et généralement d'autant plus courte que la blessure siège plus près des centres nerveux, le tétanos débute par de la difficulté dans le mouvement d'abaissement de la mâchoire inférieure, de la dysphagie, de la raideur de la nuque et des membres inférieurs.

A sa période d'état, le tétanos est caractérisé par une contracture permanente avec crampes et douleurs paroxystiques.

Les mâchoires sont serrées convulsivement ; le malade ne peut ouvrir la bouche ; si on veut l'ouvrir de force, on n'arrive à triompher de ce *trismus* qu'au prix d'une vive douleur. L'orbiculaire des lèvres est comme collé sur les arcades dentaires. Les muscles de la houppe du menton donnent une sensation de dureté anormale. Les mouvements de la tête sont gênés ; les mouvements alternatifs de flexion et d'extension deviennent rapidement impossibles.

Les membres inférieurs sont raides et durs, contracturés, immobilisés dans l'extension : la cuisse ne peut être fléchie sur le bassin. Si on la soulève en prenant le talon, on soulève le tronc du même coup.

Même raideur des masses musculaires du dos ; le malade ne peut s'asseoir sur son lit, il est immobilisé dans le décubitus dorsal, tout le corps en extension forcée. Plus rarement le tronc est immobilisé en flexion (emprosthotonos) ou dévié latéralement pleurothotonos).

Mais sous l'influence du froid, de la moindre excitation des muscles ou de la peau, la contracture s'exagère sous forme de paroxysmes effrayants ; les mâchoires et les membres se raidissent ; la tête se renverse en arrière, le cou et le tronc se mettent en hyperextension, au point que le malade ne touche le plan du lit que par la nuque et les talons opisthotonos), les mouvements respiratoires deviennent difficiles par suite de la contracture tétanique du diaphragme. C'est ordinairement au milieu d'un accès de ce genre que le malade meurt asphyxié. Le moindre attouchement, quelquefois même un ébranlement imperceptible, une simple impression auditive peuvent provoquer ce redoublement des symptômes tétaniques.

Contrastant avec ces phénomènes intenses du côté du système moteur, on remarque une intégrité parfaite de la sensibilité et de l'intelligence. Le système nerveux moteur seul est intéressé.

La température est très élevée dans le tétanos aigu ou suraigu ; c'est là qu'on rencontre, ainsi que dans l'insolation, les températures les plus élevées (42 et même 44°). La température monte encore après la mort. Dans les formes subaiguës la température oscille entre 38 et 39°.

3º Formes cliniques. — Outre cette forme classique on observe encore un tétanos puerpéral, un tétanos des nouveau-nés, un tétanos céphalique, etc.

Le *tétanos des nouveau-nés*, devenu très rare depuis la pratique de l'antisepsie, reconnaît pour cause l'infection de la plaie ombilicale. Il se montre dans les dix ou douze premiers jours de la vie : il débute par le trismus et présente tous les caractères du tétanos commun. La mort survient par tétanisation des muscles respiratoires, trois ou quatre jours après son début.

Le *tétanos puerpéral* débute, après une incubation de huit à dix jours, par du trismus, de la dysphagie, des spasmes pharyngés. La contracture des muscles de la nuque et du dos est par contre très peu marquée et les membres sont indemnes. Le lendemain apparaissent des spasmes laryngés qui entraînent la suffocation et la cyanose ; le pouls s'accélère considérablement. La mort survient en quarante-huit heures, le plus souvent par syncope. Cette symptomatologie spéciale du tétanos puerpéral est sans doute en rapport avec son point de départ viscéral et avec une localisation sur le grand sympathique et non sur le système nerveux cérébro-spinal.

Le *tétanos céphalique* succède à une blessure de la tête, de la face ou de ses cavités. Quatre ou cinq jours après la blessure il débute à la fois par du trismus et une paralysie faciale. L'un et l'autre siègent ordinairement du côté blessé. Il s'agit d'une paralysie faciale complète, du type périphérique (voy. I, p. 276), c'est-à-dire avec participation du facial supérieur. On ne connaît pas la nature de cette paralysie, qu'on a d'ailleurs niée en la disant simulée par la contracture des muscles antagonistes. Au

bout d'une semaine apparaît une dysphagie par spasmes du
pharynx, parfois assez intenses pour rappeler ceux de l'hydrophobie. La raideur de la nuque et les contractures restent modé-
rées. La mort ne survient qu'au bout de deux ou trois semaines
après le début, par asphyxie.

4° Évolution et pronostic. — On distingue un tétanos *suraigu*
ou *foudroyant*, un tétanos *aigu* évoluant bruyamment en quelques jours avec une température élevée, des contractures rapidement généralisées, des spasmes pharyngés et des redoublements convulsifs intenses à la moindre excitation, un tétanos
subaigu, un tétanos *chronique* dont la durée égale un mois environ. Le tétanos puerpéral entraine fatalement la mort en quarante-huit heures ; même particularité pour les autres tétanos
d'origine splanchnique (uréthrale, abdominale, etc.).

Le tétanos est une affection très souvent mortelle, dans 70
p. 100 des cas, d'après VAILLARD. La mort survient le plus souvent par asphyxie.

Ce sont les tétanos à marche subaiguë ou chronique qui ont le
plus de chances de se terminer par la guérison. En outre, le
nombre des blessures, la courte durée de l'incubation, l'intensité
des contractures, la fréquence des redoublements convulsifs,
une accélération cardiaque considérable, l'importance des spasmes pharyngés et laryngés sont de fâcheux indices. Le tétanos
céphalique est généralement moins grave que les autres variétés.

5° Diagnostic. — Le tétanos ne doit pas être confondu :

a. *Avec le trismus* d'origine locale causé par une amygdalite
aiguë ou l'éruption d'une dent de sagesse ;

b. *Avec une crise d'hystérie* simulant quelquefois les spasmes
du tétanos, mais absolument passagère.

c. *Avec une méningite* accompagnée d'opisthotonos : la céphalalgie intense, les vomissements, le délire ou le coma permettront de la diagnostiquer. La méningite cérébro-spinale présente
en outre le signe de KERNIG. Enfin dans le tétanos la ponction
lombaire donnerait issue à un liquide céphalo-rachidien normal.

d. *Avec la tétanie* qui en diffère par sa localisation aux extrémités, par la coexistence assez fréquente de spasme glottique, enfin par son étiologie bien spéciale (nourrissons, femmes enceintes, affections gastriques).

e. *Avec l'intoxication par la strychnine* qui s'accompagne de délire, de dilatation pupillaire, et où le trismus débute tardivement au lieu de précéder les contractures.

6° Traitement. — Il consiste d'abord dans la suppression de la lésion locale, puisque c'est le foyer où le microbe habite et élabore les produits solubles qui vont intoxiquer toute l'économie ; ainsi la désinfection d'une blessure anfractueuse et souillée de terre, ou l'amputation, seront indiquées. Contre les symptômes du tétanos on lutte par le bromure de potassium (4 à 6 gr.), le chloral (8, 10 gr. et plus [1]) et les opiacés. Le curare n'a pas donné grand succès. Le malade doit être laissé en repos, dans l'obscurité, loin de tout bruit, puisqu'une excitation sensitive ou sensorielle suffit à réveiller les spasmes.

Le traitement préventif consiste dans une antisepsie rigoureuse des plaies souillées. La sérothérapie (c'est-à-dire l'injection au tétanique du sérum d'un cheval immunisé contre le tétanos par l'injection de doses progressives de toxine) échoue généralement lorsque la maladie est déjà déclarée : elle ne paraît avoir qu'une action préventive, aussi est-elle à conseiller après les grands traumatismes, les broiements, ou lorsque les plaies sont souillées de terre. On injecte 10 centimètres cubes de sérum sous la peau ; une nouvelle injection peut être faite dix jours après.

ARTICLE

CHARBON

Le charbon est le résultat du développement dans l'organisme de la *bactéridie charbonneuse* découverte par DAVAINE (1863).

____

[1] Il peut être employé en injection intraveineuse (MAYET).

1° Bactériologie. — La bactéridie charbonneuse se trouve dans le sang des animaux charbonneux, où elle affecte la forme d'un bâtonnet allongé. Elle se reproduit et pullule par le procédé suivant : certains bâtonnets s'allongent démesurément de façon

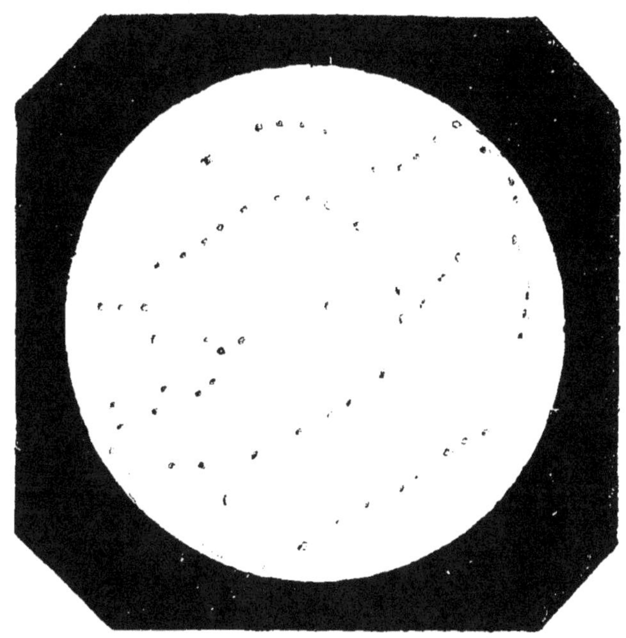

Fig. 79.

Bacillus anthracis (d'après Courmont).

Préparation d'une vieille culture en bouillon avec spores. (Gr. 1000 D.)

à former autant de filaments flexueux : on voit alors apparaitre dans leur intérieur d'innombrables corpuscules sphériques brillants et réfringents qui sont bientôt mis en liberté : ce sont les *spores* charbonneuses (Koch, 1876), susceptibles de se transformer en bactéries par allongement progressif ; ainsi s'effectue avec une extraordinaire rapidité la pullulation du *bacillus anthracis*. Toutes ces transformations peuvent se suivre sur les milieux de culture (bouillon, sérum, etc.), où la bactéridie se développe à la température de 37°. Les spores sont beaucoup plus résistantes que la bactéridie : elles ne perdent pas leur virulence sous l'influence de la chaleur, de la dessiccation, de l'absence d'oxygène, mais sont très sensibles à l'action nocive de la lumière solaire (ARLOING). Enfouies dans le sol ou transportées

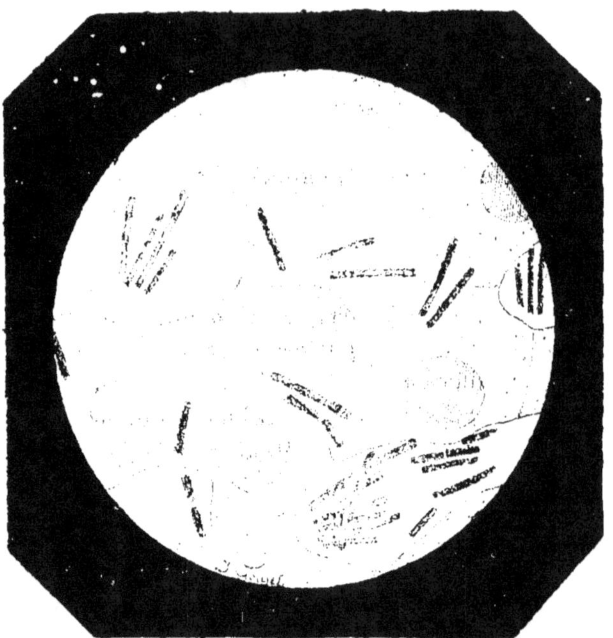

Fig. 80.

Bacillus anthracis (d'après J. COURMONT).

Coupe du foie d'un cobaye charbonneux. Gr. 1400 D.

au loin, elles sont susceptibles de produire le charbon par inoculation.

Lorsqu'on inocule le charbon à un animal, il se forme au point inoculé un œdème gélatiniforme, puis la bactéridie envahit successivement les ganglions correspondants et les vaisseaux sanguins : elle se développe dans les capillaires de la rate, du foie et du rein où elle forme entre les globules sanguins des groupes innombrables.

STRAUSS et CHAMBERLAND ont montré qu'elle était capable de

franchir le placenta et de passer dans la circulation du fœtus. Elle détermine dans le foie, la rate, les ganglions, l'estomac, l'intestin, une série de lésions caractéristiques étudiées plus loin.

En chauffant à 42° le *bacillus anthracis*, on obtient des cultures *indéfiniment atténuées*, qui, injectées aux animaux, produisent une infection également atténuée, et rendent l'animal réfractaire à l'inoculation ultérieure d'une culture virulente : c'est le principe de la vaccination charbonneuse (PASTEUR).

2° Étiologie. — *Chez les animaux*, le charbon n'est pas spontané, comme on l'a supposé longtemps. PASTEUR a démontré que lorsqu'on enfouissait dans la profondeur de la terre des animaux morts du charbon, les spores charbonneuses proliféraient autour de leurs cadavres et qu'elles finissaient par arriver à la surface du sol, apportées le plus souvent par les vers de terre : elles souillent ainsi les prairies et peuvent être disséminées au loin par les eaux. Les animaux qui broutent dans les prairies contaminées s'inoculent alors le charbon, soit par la muqueuse buccale (PASTEUR) à la faveur des piqûres produites par le fourrage et qui constituent autant de portes d'entrée, soit par la muqueuse intestinale (KOCH [1].

Telle est l'origine tellurique du prétendu charbon spontané.

Chez l'homme, le charbon est souvent une maladie professionnelle ; il se communique à ceux qui sont en contact avec les animaux malades, à ceux qui manient les viandes charbonneuses (renfermant la bactéridie), ou qui travaillent les crins, les peaux, les fourrures des animaux charbonneux : les spores adhérentes aux poils conservent en effet très longtemps leur virulence. Ces faits expliquent la fréquence du charbon chez les bergers, les bouchers, les équarrisseurs, les tanneurs, les mégissiers, matelassiers, cardeurs de laine, fourreurs, fabricants de brosses, etc. Dans ces divers cas l'infection de l'organisme se fait soit par la peau à la faveur d'une excoriation (pustule maligne), soit par les voies digestives ou respiratoires.

[1] BUCHNER a expérimentalement démontré qu'on pouvait aussi contaminer des animaux par les voies respiratoires.

Plus rarement la maladie est le résultat de la piqûre d'une mouche restée en contact avec le cadavre d'un animal charbonneux ou de l'ingestion de viande charbonneuse : la viande mal cuite est particulièrement dangereuse, malgré l'action destructive exercée sur la bactéridie par le suc gastrique.

3° Symptomatologie. — Elle est variable suivant qu'on envisage le charbon externe ou pustule maligne, et le charbon interne ou viscéral.

a. *Charbon externe.* — La pustule maligne [1] siège surtout à la face, au cou, à la main ou à l'avant-bras, c'est-à-dire sur les parties découvertes.

« Au point d'inoculation apparaît une tache rouge, comme une piqûre de puce, s'accompagnant de prurit ; à cette tache succède une petite vésicule aplatie, de couleur gris brunâtre, contenant une gouttelette de liquide séreux ; la vésicule ne tarde pas à crever, soit spontanément, soit à la suite du grattage, et laisse à découvert un fond rouge, livide, qui bientôt se dessèche et s'escarrifie... L'escarre est le caractère le plus distinct de la pustule maligne : de couleur jaunâtre au début, elle ne tarde pas à passer au jaune brun, puis au noir le plus foncé (d'où le nom de *charbon*)... : elle repose sur une base indurée et est enchâssée dans une zone d'empâtement œdémateux.

Bientôt, autour de l'escarre centrale, se développent des vésicules groupées en cercle plus ou moins régulier, et à mesure que l'escarre en s'étendant envahit celles qui formaient la partie interne du cercle, il en apparaît de nouvelles et de plus grosses à sa circonférence : elles contiennent une sérosité jaune citron, ambrée ou brunâtre. Ceci se passe dans un laps de temps variant entre un à trois ou quatre jours [2]. »

A ce moment les téguments se tuméfient, s'empâtent, prennent « une teinte rouge livide » ; en même temps qu'appa-

---

[1] La pustule maligne est quelquefois précédée d'un œdème lisse pendant plusieurs jours, surtout quand elle doit siéger aux paupières (BOURGEOIS).

[2] STRAUSS. *Leçons sur le charbon des animaux et de l'homme.* Paris. 1887.

raissent des trainées de lymphangite et de la phlébite des veines superficielles. Tout cela se développe sans douleur, et avec une fièvre modérée et tardive; au bout de quelques jours surviennent les phénomènes généraux, vomissements, diarrhée, météorisme, hoquet, sueurs froides, facies hippocratique, pouls filiforme et enfin syncope mortelle. Peu d'heures avant la mort la bactéridie apparait dans le sang.

La pustule maligne est formée d'une substance fibrineuse qui infiltre le derme et dans laquelle pullulent les bactéridies charbonneuses; « celles-ci siègent dans le tissu conjonctif, entre les faisceaux, dans les vaisseaux lymphatiques, à la périphérie des cellules adipeuses et sont accompagnées presque partout de cellules migratrices » (CORNIL). Les ganglions lymphatiques correspondants sont engorgés, ramollis, farcis de bactéries. Les lésions secondaires de l'estomac et de l'intestin sont comparables à celles du charbon interne. La vessie est remplie d'une urine sanguinolente.

La pustule maligne est une lésion propre à l'homme; chez les animaux on n'observe au point d'inoculation qu'une infiltration gélatiniforme.

b. *Charbon interne.* — Le charbon interne revêt la *forme gastro-intestinale* lorsqu'il succède à l'ingestion de viandes suspectes. Il débute alors par de la prostration et de la courbature bientôt suivies de nausées, de vomissements, de coliques, de météorisme et de diarrhée sanguinolente; puis le pouls devient filiforme, la face se cyanose, les extrémités se refroidissent et le malade succombe dans le collapsus et l'algidité. Les formes atténuées, qui se terminent par la guérison, offrent les symptômes d'un simple embarras gastrique. A l'autopsie, les lésions de la muqueuse gastro-intestinale sont caractéristiques : elles se présentent sous la forme « de saillies furonculeuses ou pustuleuses, rouge brun, hémorragiques, à sommet ulcéré, jaunâtre, gangreneux », le microscope les montre farcies de bactéridies charbonneuses. Il y a en même temps « un œdème gélatineux et hémorragique du tissu rétro-péritonéal » (STRAUS). La rate est molle, *diffluente*, augmentée de volume, de même que les ganglions mésentériques.

La *forme pulmonaire* paraît spéciale aux chiffonniers, aux cardeurs, aux fabricants de brosses qui respirent des poussières tenant en suspension les spores virulentes. La maladie débute par une sensation de froid, des douleurs dans les membres et le thorax, de la dyspnée, de la cyanose et de l'insomnie. L'auscultation ne fait entendre que des râles d'œdème pulmonaire; la mort survient dans le collapsus en un ou deux jours. L'autopsie montre une infiltration gélatiniforme du tissu cellulaire du médiastin, et du tissu conjonctif sous-pleural, un épanchement pleural double, de l'œdème pulmonaire, de la tuméfaction des ganglions bronchiques et des ecchymoses de la muqueuse trachéo-bronchique (GREENFIELD).

4° Diagnostic. — Le diagnostic de la pustule maligne est relativement facile à cause de la couronne de vésicules qui l'entoure : leur sérosité contient le bacillus anthracis.

Le diagnostic du charbon gastro-intestinal et pulmonaire est beaucoup plus difficile, en l'absence de commémoratifs (ingestion de viande suspecte) : le sang ne contient le bacillus anthracis que peu d'heures avant la mort. On peut l'ensemencer ou l'inoculer à la souris : un ou deux jours après, l'œdeme gélatiniforme au point d'inoculation, le ramollissement de la rate et les hémorragies sont caractéristiques.

5° Traitement et prophylaxie. — Le traitement de la pustule maligne consiste dans la cautérisation profonde et étendue, au fer rouge, dans les injections hypodermiques antiseptiques (teinture d'iode au $\frac{1}{100}$, eau phéniquée au $\frac{1}{100}$) tout autour de la piqûre, dans l'administration d'acide phénique ou de sulfate de quinine à l'intérieur. Ces deux derniers médicaments doivent aussi être employés dans le cas de charbon intestinal ou pulmonaire, mais avec bien moins de chances de succès.

La prophylaxie du charbon ne peut être obtenue qu'en confisquant les viandes reconnues charbonneuses. Il serait logique, dans l'intérêt des ouvriers, de désinfecter les crins, laines, cornes, etc., dont l'origine est inconnue, et qui sont susceptibles de contenir des spores; mais on se heurterait dans la pratique à de grandes difficultés.

ARTICLE III

RAGE

La rage ou *hydrophobie*, comme depuis ARISTOTE, est une maladie communiquée à l'homme par la morsure des animaux enragés et caractérisée par des symptômes nerveux qui éclatent après une longue incubation et entrainent la mort en quelques jours.

1° Étiologie et pathogénie. — La rage n'est pas spontanée : elle est toujours consécutive à l'inoculation, c'est-à-dire à la morsure d'un animal enragé, le plus souvent d'un chien, mais quelquefois d'un loup, d'un chat, d'un cheval. Les morsures profondes et celles qui atteignent les parties découvertes, la face surtout, sont les plus dangereuses.

On a pu la reproduire par inoculation expérimentale de la salive ou des *glandes salivaires* : la rage se développe presque toujours dans ces conditions chez l'animal inoculé; il n'en va plus de même pour les muscles ou le mucus bronchique. L'inoculation de fragments de bulbe ou de moelle réussit à coup sûr. — De même c'est l'inoculation dans les centres nerveux, ou sous les méninges (PASTEUR), qui réussit le mieux : l'injection dans le sang donne des résultats négatifs, dans le tissu cellulaire des résultats inconstants. On en a conclu que le virus rabique atteignait les centres nerveux en se propageant par les nerfs, et, de fait, des sections nerveuses ont retardé le développement de la rage.

2° Anatomie pathologique. — Les glandes salivaires sont injectées, la muqueuse trachéo-bronchique est vascularisée et recouverte d'un mucus abondant et spumeux : on trouve souvent à la face inférieure de la langue, de chaque côté du frein, des pustules allongées, qu'on a crues spéciales à la rage et qu'on désigne sous le nom de *lysses*. — Chez les animaux l'estomac contient souvent des corps étrangers, non alimentaires (paille, terre, etc.)

Les *lésions nerveuses* consistent dans une congestion diffuse des centres nerveux, surtout prononcée au niveau de la *moelle* et du bulbe, avec formation dans les vaisseaux de thrombus hyalins. Les centres nerveux présentent des infiltrations péri-vasculaires et péricellulaires sous forme de foyers miliaires (PIERRET). Les fibres nerveuses sont augmentées de volume et offrent de la segmentation de la myéline. Les cellules nerveuses présentent des lésions diverses : atrophie pigmentaire (SCHAFFER), chromolyse (MARINESCO), lésions nucléaires (GOLGI). BABES a montré l'importance diagnostique des foyers miliaires qu'il appelle *tubercules rabiques*. Le bulbe d'un chien enragé, durci vingt-quatre heures dans l'alcool formolisé, montre sur les coupes colorées au moyen de la fuchsine phéniquée ou du bleu de méthylène des nodules embryonnaires dans la substance grise, un état embryonnaire périvasculaire et de la chromatolyse des éléments nerveux. Tout récemment VAN GEHUCHTEN et NÉLIS[1] ont décrit chez les animaux et chez l'homme, dans les ganglions spinaux et sympathiques, une lésion qu'ils considèrent comme constante et caractéristique, alors que celles des centres nerveux sont banales et inconstantes. Elle consiste dans « un tissu de néoformation constitué probablement par la prolifération des cellules endothéliales des capsules renfermant les cellules nerveuses, tissu qui envahit lentement ces capsules et amène la destruction des éléments nerveux ». Cette lésion se présente à son maximum d'intensité dans le ganglion plexiforme du pneumogastrique. On a mis plusieurs fois en évidence dans les centres nerveux divers bâtonnets ou cocci qu'on a successivement considérés comme les agents pathogènes de la rage ; quoi qu'il en soit, son microbe, comme celui des maladies les plus contagieuses et les plus virulentes, — les fièvres éruptives, — est encore à trouver.

[1] VAN GEHUCHTEN et NÉLIS. Académie de médecine de Belgique, 27 janvier 1900, résumé *in Semaine médicale*, 31 janvier 1900.

3° Symptômes. — Après une période d'*incubation* variant de un à deux mois, mais exceptionnellement beaucoup plus longue, la rage, une fois déclarée, passe par les trois périodes suivantes : période prodromique, période d'excitation, période paralytique ou terminale.

a. *Période prodromique*. — La période prodromique est surtout marquée par des modifications du *caractère* : le sujet mordu devient triste, déprimé, mélancolique, ou au contraire agité, plus gai qu'à l'ordinaire : on sent qu'il se passe chez lui quelque chose d'anormal. En même temps la cicatrice de la morsure devient quelquefois douloureuse. — La durée de cette période est très variable : elle peut même manquer.

b. *Période d'excitation*. — La période d'excitation est caractérisée par l'*hyperesthésie* sous toutes ses formes : le malade est agacé, fatigué par le moindre bruit, par la lumière : plus tard le moindre contact devient douloureux, détermine des contractures et des *accès tétaniques*. La déglutition est douloureuse et bientôt impossible parce que les aliments provoquent un spasme invincible du pharynx ; le malade ne peut boire, la simple vue de l'eau ou d'un liquide suffit même pour déterminer ce spasme pharyngien ; de là le mot d'*hydrophobie* (ὕδωρ, eau ; φόβος crainte). La salive n'est pas déglutie et les lèvres laissent s'écouler une sérosité spumeuse. — Le délire furieux, avec agitation extrême, satyriasis et hallucinations, se présente sous forme d'accès, pendant lesquels la température s'élève au-dessus de 40 degrés ; dès cette période, qui n'excède pas un ou deux jours, la mort peut survenir dans un accès par contracture des muscles inspirateurs.

c. *Période terminale*. — La période terminale ou asthénique, caractérisée par le coma, avec dilatation pupillaire, arythmie et faiblesse du cœur, emporte le malade en quelques heures. Dans la forme *paralytique* on voit se développer de l'hémiplégie, de la paraplégie ou une monoplégie. GAMALÉIA a décrit une forme cérébelleuse (vertige et titubation) consécutive à la morsure de l'oreille.

4° Diagnostic. — La rage ne doit pas être confondue avec la

manie aiguë, les divers délires aigus, les états convulsifs et les
affections qui s'accompagnent quelquefois d'une dysphagie spasmodique et douloureuse, par exemple l'hystérie, le tabes, certaines péricardites. Les commémoratifs (morsure quelques
semaines auparavant par un chien suspect) sont d'un précieux
secours. La morsure d'un chien peut déterminer chez une hys-
térique, par autosuggestion, des symptômes analogues à ceux de
la rage (GRASSET). Cette *hystérie rabiforme* se distingue toujours
par quelques-uns des stigmates de la névrose.

L'expérimentation ne peut fournir que des renseignements
tardifs, par l'inoculation d'un fragment de moelle ou de bulbe
de l'animal supposé enragé, dans la chambre antérieure de l'œil
du chien ou sous les méninges du lapin : la rage n'éclate qu'au
bout de quinze à vingt jours. Mieux vaut rechercher sur le ganglion plexiforme la lésion décrite par VAN GEHUCHTEN et NÉLIS.
Cette méthode diagnostique sera employée utilement après une
morsure suspecte.

5° Traitement. — Le plus tôt possible après la morsure il
faut laver et cautériser profondément la plaie après l'avoir élargie au besoin, puis recourir à la *vaccination antirabique* découverte par PASTEUR. Elle repose, comme la vaccination charbonneuse, sur le principe de l'atténuation des virus. PASTEUR
remarqua en effet (1884) que la moelle des animaux morts de
la rage perd progressivement de sa virulence lorsqu'on la sou-
met à la dessiccation ; on peut obtenir par ce procédé, suivant
que la dessiccation est plus ou moins avancée, une série de
moelles de virulence décroissante : en commençant par inoculer
les moelles les moins virulentes et en arrivant progressivement
aux plus virulentes, on peut rendre un animal *réfractaire* à la
rage, sans qu'il en ait jamais présenté les symptômes ; mordu
par un chien enragé il ne contractera pas la maladie.

Cette méthode, qu'on peut appliquer à l'homme après morsure
(1885) à cause de la longue incubation de la maladie, confère
l'immunité dans le plus grand nombre des cas et a fait diminuer la mortalité dans des proportions considérables. Le traitement à l'Institut Pasteur dure une quinzaine de jours.

On commence par inoculer les moelles qui ont quatorze jours de dessiccation, et on termine par celles qui ont trois ou quatre jours seulement. Pendant les cinq premiers jours on fait deux injections, pendant les dix derniers on se contente d'une injection par jour. Lorsque les morsures sont profondes, déjà anciennes, ou siègent à la face, on emploie la *méthode intensive* ; elle consiste à multiplier les injections (quatre par jour) de façon à arriver rapidement aux moelles les plus virulentes ; arrivé aux moelles de trois jours, on reprend une seconde série d'inoculations, en commençant par les moelles du sixième jour, une troisième et parfois une quatrième série. Le traitement est donc plus intense et plus prolongé.

ARTICLE IV

MORVE

Étudiée depuis longtemps chez le cheval, la morve n'est bien connue chez l'homme que depuis RAYER (1837), TARDIEU et MONNERET.

1° Étiologie. — La morve est une affection assez fréquente chez le cheval, l'âne et le mulet et susceptible de se transmettre à l'homme. Elle frappe surtout les palefreniers, les cochers et en général ceux qui approchent des chevaux; ils sont contaminés par le *jetage*, c'est-à-dire par la sérosité qui s'écoule incessamment des fosses nasales des animaux morveux. Des peaux, des cuirs, des objets infectés sont toutefois capables de transmettre la morve à distance, dans des cas exceptionnels.

La présence d'une plaie ou d'une écorchure paraît une condition indispensable, en permettant l'inoculation du virus. Mais l'inoculation est encore possible par les voies digestives (NOCARD), par exemple si l'on porte ses doigts à la bouche.

2° Bactériologie. — L'agent pathogène de la morve, découvert en 1883 par BOUCHARD, CAPITAN, et CHARRIN en France et par Löffler et Schultze en Allemagne, est un bacille long et grêle, ayant à peu près les dimensions du bacille tuberculeux, avec condensations protoplasmiques aux deux extrémités et ne restant pas coloré par la méthode de Gram [1]. Ce microbe se développe bien à la température normale du corps humain. Il est aérobie. Sur la pomme de terre ses colonies forment un enduit visqueux de couleur ambrée puis foncée, comparable à de la colle, entouré d'une zone verdâtre. Inoculé aux solipèdes, et

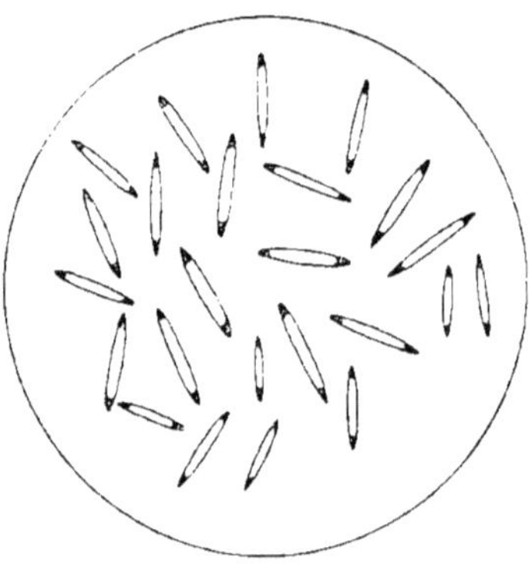

Fig. 84.

Bacille de la morve.

surtout à l'âne, il reproduit en quelques jours une morve suraiguë. Il sécrète des produits toxiques connus sous le nom de *malléine*, mais dont les effets ne se font sentir que sur l'animal morveux.

Ses cultures perdent assez rapidement leur virulence ; les bacilles desséchés, également. Ce bacille existe dans toutes les lésions morveuses et farcineuses soit à l'état de pureté, soit associé aux microbes vulgaires de la suppuration ; dans les cas de morve généralisée on l'a trouvé aussi dans le sang de la circulation générale.

3° Symptômes. — La morve aiguë débute, comme la plupart des maladies infectieuses, par des frissons, de la fièvre, des

[1] Courmont. *Précis de bactériologie pratique.* p. 410.

romissements, une courbature généralisée. En même temps la température s'élève, l'écorchure qui a servi de porte d'entrée au virus s'enflamme, les téguments rougissent à son pourtour, des trainées de lymphangite se dirigent vers les ganglions lymphatiques les plus voisins, qui sont engorgés et peuvent suppurer. Sur la face apparaît une éruption pustuleuse analogue à celle de la variole, les articulations deviennent douloureuses et tuméfiées, les fosses nasales dont la muqueuse est ulcérée laissent sourdre un liquide sanieux (c'est de cet écoulement nasal ou *jetage*, que la maladie tire son nom de *morve*), le malade tousse et expectore des crachats sanguinolents.

On donne le nom de *farcin* à une variété chronique de la morve caractérisée par *l'absence de jetage* et par une intensité toute particulière des accidents cutanés (lymphangite, abcès, ulcères, etc.) ; dans une observation unique on l'a vu atteindre primitivement les voies lacrymales[1].

Le farcin, plus que la morve, est susceptible de se présenter sous une forme chronique. Il entraine la mort par hecticité et cachexie, tandis que la morve tue en quelques jours au milieu de symptômes ataxo-dynamiques analogues à ceux des fièvres éruptives malignes.

4° Anatomie pathologique. — Les voies respiratoires supérieures, la pituitaire surtout, présentent des ulcérations disséminées; le poumon est parsemé de foyers de broncho-pneumonie. On retrouve des collections purulentes sous la peau, dans les muscles (*boutons farcino-morveux*). Chez les animaux la lésion élémentaire consiste dans des nodules ou tubercules histologiquement semblables à ceux de la tuberculose.

5° Diagnostic. — Il repose sur le *jetage nasal*, la *profession* du malade et *l'examen bactériologique*. On peut inoculer les produits de sécrétion à l'âne, et on voit se développer en quelques jours un ulcère morveux avec nombreux bacilles ; on peut encore les injecter dans le péritoine du cobaye (STRAUSS) et ils produi-

---

[1] GOURFEIN et MARIGNAC, *Revue médicale de la Suisse Romande* 1897.

sent en deux ou trois jours une double orchite caractéristique, qui ne tarde pas à s'abcéder et dont le pus renferme les bacilles morveux ; on peut les ensemencer sur pomme de terre : en tenant à l'étuve à 37° on obtient dès le second jour une culture qui présentera de plus en plus nets les caractères énumérés précédemment. On pourrait la confondre avec une culture de bacille pyocyanique, mais elle ne donne pas sous l'influence de l'ammoniaque la coloration bleue de la pyocyanine.

6° Traitement et prophylaxie. — Le traitement se borne à la cautérisation de la lésion cutanée dès son début, à la cautérisation des lésions nasales, à l'administration des toniques généraux, de l'iode et des iodures à l'intérieur (Tardieu, Boinet).

La prophylaxie consiste à abattre systématiquement tous les animaux reconnus morveux : l'injection de *malléine* permet de diagnostiquer les cas latents ou douteux. La malléine est l'extrait stérilisé des cultures du bacille de la morve ; injectée à l'animal morveux elle détermine une élévation de température et une réaction locale (gonflement, rougeur, lymphangite) autour de la lésion suspecte.

ARTICLE V

ANATOMIE PATHOLOGIQUE GÉNÉRALE
DE LA TUBERCULOSE

Les productions tuberculeuses, quel que soit leur aspect macroscopique, sont en général caractérisées histologiquement par la présence de la *granulation tuberculeuse élémentaire* ou *follicule de Köster*.

1° Follicule tuberculeux. — Ce follicule a la constitution suivante :

a. Au centre, une cellule volumineuse dont les dimensions varient entre 30 et 50 μ, à plusieurs noyaux, et dont le centre est souvent dégénéré : c'est la *cellule géante*.

b. Autour d'elle une couronne de cellules allongées, volumineuses, et rappelant par leur aspect les cellules épithéliales : d'où leur nom de *cellules épithélioïdes*.

c. En dehors des cellules épithélioïdes, plusieurs rangées de cellules rondes, petites, tassées les unes contre les autres : *cellules embryonnaires*. Elles se continuent insensiblement avec le tissu sain environnant.

Les éléments cellulaires qui constituent le follicule tuberculeux sont réunis par un stroma fibrillaire, analogue d'après CHAMPEIL au tissu réticulé ou adénoïde : les cellules occuperaient les mailles de ce réticulum.

Aux dépens de quels éléments se forme le follicule tuberculeux ?

Lorsque les bacilles sont apportés au sein d'un tissu par la circulation, les cellules fixes de ce tissu entrent en prolifération, leurs noyaux présentent des figures de karyokinése (BAUMGARTEN ; mais les éléments fixes des tissus ne sont pas seuls à prendre part à cette multiplication : les travaux de YERSIN sur la tuberculose du foie nous ont appris que les leucocytes y entrent pour une grande part. Les cellules épithélioïdes auraient donc une origine mixte.

Quant aux cellules géantes, on les a considérées comme dérivant des leucocytes dont les noyaux se multiplieraient sans division du protoplasma, ce qui aboutit à la formation d'une cellule à noyaux multiples (METCHNIKOFF) ; pour COHNHEIM, elles résultent de la fusion de plusieurs leucocytes ; MALASSEZ les considère comme des cellules vasoformatives. Dans quelques cas, elles ont paru dériver des cellules endothéliales des voies lymphatiques ou des cellules épithéliales glandulaires par fusion de plusieurs éléments ou par prolifération.

En général, la cellule géante contient de nombreux bacilles disséminés : ceux qui occupent son centre sont souvent difficiles à colorer. METCHNIKOFF les considère comme des bacilles digérés ou altérés par la cellule : la cellule géante engloberait donc les bacilles : ce serait un phagocyte.

2° Groupement des follicules. — Tel est le follicule de

Köster, étudié pour la première fois par cet auteur dans une synovite tuberculeuse ; mais ces follicules ou granulations *élémentaires* se groupent de diverses façons pour constituer les lésions tuberculeuses :

a. La *granulation milliaire*, ou granulation grise, est formée par le groupement de plusieurs follicules. Ces granulations, de la grosseur d'un grain de mil, disséminées dans les différents

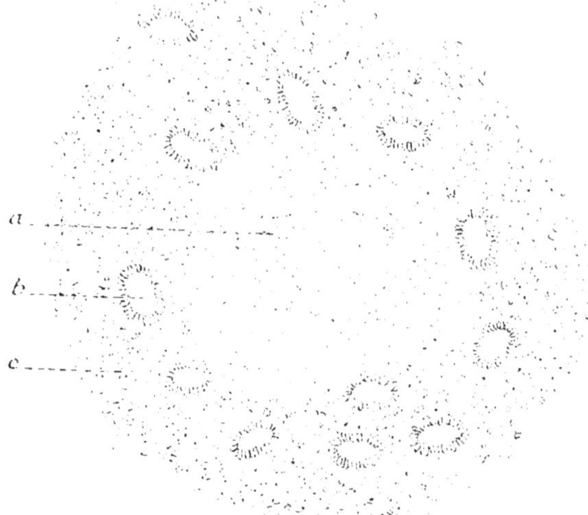

Fig. 82.

Schéma du tubercule.

a. son centre caséifié. — *b.* cellules géantes. — *c.* zone d'infiltration par les cellules embryonnaires.

organes, constituent la lésion de la tuberculose aiguë généralisée ou *granulie*.

b. Le *tubercule* est une agglomération de follicules beaucoup plus considérable. Il forme une petite masse, dont le centre dégénéré et caséeux, est entouré d'une couronne de cellules géantes (avec leurs cellules épithélioïdes) et dont la périphérie est composée de cellules embryonnaires (fig. 82). Le tubercule atteint au moins le volume d'une lentille : il y a de gros tubercules, dans le cerveau par exemple, du volume d'une noisette ou d'une noix.

c. L'*infiltration tuberculeuse* consiste dans l'envahissement d'un tissu par des follicules tuberculeux réunis entre eux par des amas de cellules embryonnaires : c'est une infiltration en nappe continue, et non un semis de tubercules séparés par du tissu sain.

3º Évolution du tubercule. — Le tubercule tend à s'accroître par sa partie périphérique, tandis que sa partie centrale dégénérée subit la *caséification*. Les cellules géantes et épithélioïdes deviennent moins colorables par les réactifs ; elles prennent un aspect homogène transparent et vitreux *(dégénérescence vitreuse)*, elles se fusionnent de façon à former une masse parsemée de craquelures irrégulières. Dans un second stade, cette masse vitreuse devient opaque ; les noyaux disparaissent, toute trace de corps cellulaire a disparu : le centre du tubercule n'est plus qu'une substance molle, jaunâtre, analogue à du caséum *(dégénérescence caséeuse)*. Enfin, cette masse caséeuse se ramollit et forme un magma susceptible de s'évacuer audehors, par exemple à travers les bronchioles dans la tuberculose pulmonaire, laissant à sa place une cavernule. La caséification et le ramollissement gagnent de proche en proche.

Mais le tubercule est susceptible de subir une autre évolution *(métamorphose fibreuse)* : pendant que son centre se caséifie, sa périphérie subit la transformation fibreuse : il se produit un travail d'enkystement : le tubercule est réduit à un nodule dur et fibreux : le caséum se résorbe ou devient une masse crétacée.

En somme, le tubercule est susceptible de subir deux évolutions bien différentes : c'est cette idée que GRANCHER a exprimée en disant qu'il avait une double tendance : fibreuse et caséeuse. Lorsque la première l'emporte sur la seconde, on assiste à la guérison spontanée des lésions, à leur cicatrisation.

4º Le bacille de Koch. — Les lésions tuberculeuses que nous venons d'énumérer sont dues à un microbe isolé par KOCH en 1882 : le *bacille de Koch*.

a. *Aspect microscopique*. — Préalablement coloré, il se présente sous la forme de bâtonnets, droits ou légèrement infléchis, mesurant « en longueur la moitié environ du diamètre d'un globule rouge » (STRAUSS). Le plus souvent le bâtonnet n'est pas homo-

gène, mais semé de segments clairs, non colorés, ovoïdes. On peut, sauf exception, le mettre facilement en évidence dans les crachats d'un tuberculeux avancé ; voici les deux procédés les plus recommandables.

Procédé de Ziehl. — On prélève dans un crachat un ilot purulent au moyen d'un crochet stérilisé, et on l'écrase entre deux

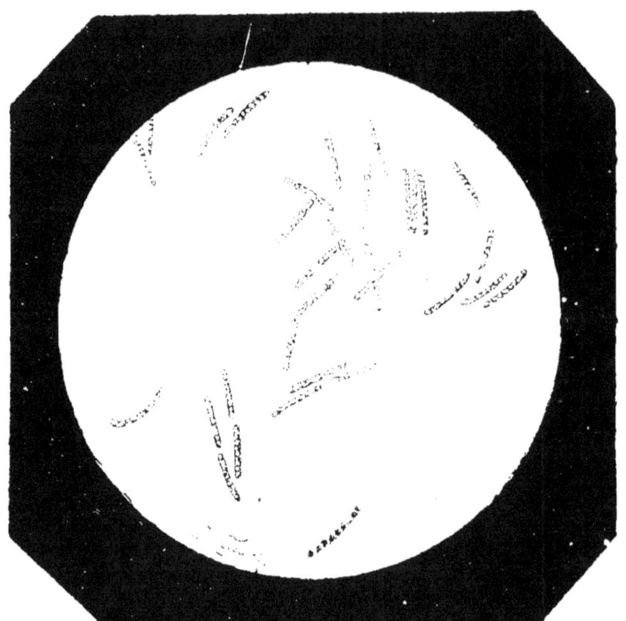

Fig. 83.

Préparation de crachats tuberculeux. Coloration par la méthode de Ziehl. Les bacilles tuberculeux sont en rouge (d'après J. COURMONT). Gr. = 1.200 D.

lamelles. On sèche ensuite une de ces lamelles au-dessus de la flamme d'un bec de Bunsen, puis on la plonge dans une capsule contenant la solution suivante :

Nᵒ 1   Fuchsine. . . . . 1 gramme.
       Acide phénique. 5   —
       Alcool absolu. 10   —
       Eau 100   —

et on chauffe jusqu'à dégagement de vapeurs : on retire alors la lamelle et on la trempe pendant quelques secondes dans le bain suivant :

N° 2   Acide sulfurique . . . .   25 grammes.
         Eau   100   —

qui décolore tout, sauf le bacille de Koch.

On lave ensuite la lamelle et on colore le fond de la préparation avec une solution aqueuse de bleu de méthylène.

Procédé de Gabbett. — On laisse la lamelle dans la solution n° 1. à froid, pendant quelques minutes (2 à 10', puis on la plonge dans un bain de :

        Acide sulfurique . . . .   25 grammes.
        Eau   100   —
        Bleu de méthylène . . . .   1 à 2   —

qui laisse le bacille rouge, décolore le fond de la préparation et le recolore en bleu.

Ainsi traités, les crachats tuberculeux montrent les bacilles colorés en rouge et se détachant nettement sur le fond bleu de la préparation.

b. *Cultures.* — Le bacille de Koch se développe à la température de 37° sur le sérum coagulé, sous la forme de masses croûteuses, dures et sèches. Examinées au microscope, elles se montrent constituées par d'innombrables bacilles formant par leur agglomération d'élégantes arabesques (STRAUSS).

Cultivé dans le bouillon, il ne le trouble pas, mais se développe à sa surface qu'il recouvre d'une pellicule sèche.

JOCHMANN a conseillé récemment, pour la culture du bacille, d'ajouter $\frac{1}{100}$ d'acide lactique au sérum de sang humain ou à l'agar de Heyden (sel marin, 3 grammes; glycérine, 3 grammes; agar, 20 grammes).

c. *Caractères biologiques.* — Le bacille de Koch est un aérobie, c'est-à-dire que la présence de l'oxygène est nécessaire à son développement. Sa résistance aux divers agents de destruction est considérable et cette propriété joue certainement un grand rôle dans la dissémination de la tuberculose : il résiste pendant des

heures à une température élevée et à l'action des antiseptiques,
pendant des semaines et même des mois à la congélation, à la
dessiccation et à l'enfouissement dans le sol ; desséché et pulvé-
risé, il se disperse dans les poussières en suspension dans l'atmosphère. La chaleur humide (vapeur sous pression, eau bouil-

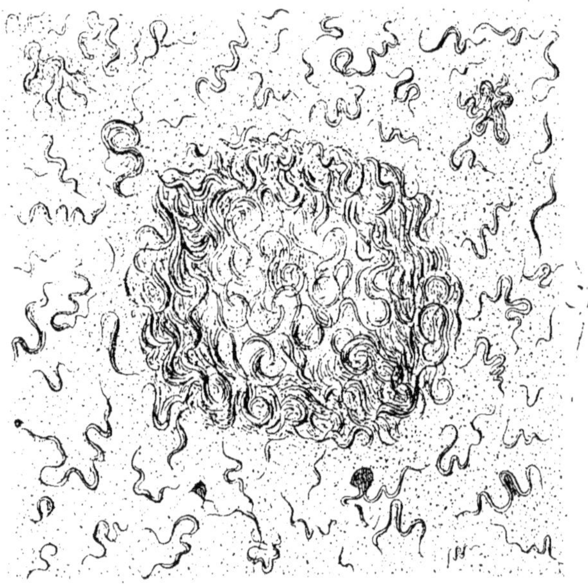

Fig. 84.
Culture de bacille de Koch vue à un grossissement moyen
(d'après Koch).

lante) et la lumière solaire s'opposent d'une façon plus efficace
à son développement.

d. *Tuberculine*. — Le bacille de Koch sécrète et contient dans
son protoplasme des toxines qu'on peut isoler des cultures et
dont l'action est très remarquable : les unes favorisent, les autres
retardent le développement du bacille : l'une d'entre elles jouit
d'un pouvoir convulsivant, l'autre d'un pouvoir vaso-dilatateur
(*eclasine* de BOUCHARD), etc. L'ensemble de ces toxines est désigné
sous le nom de tuberculine.

A faible dose, l'inoculation de la tuberculine à un sujet sain ne produit aucun effet appréciable ; tandis que chez un animal tuberculeux, elle détermine une réaction intense avec élévation de la température.

Une partie des résultats énoncés ci-dessus a été obtenue avec le bacille de la tuberculose aviaire que STRAUSS considérait comme différent du bacille de la tuberculose humaine ; cependant COUR-MONT et A. GILBERT ont reconnu l'identité de ces deux espèces.

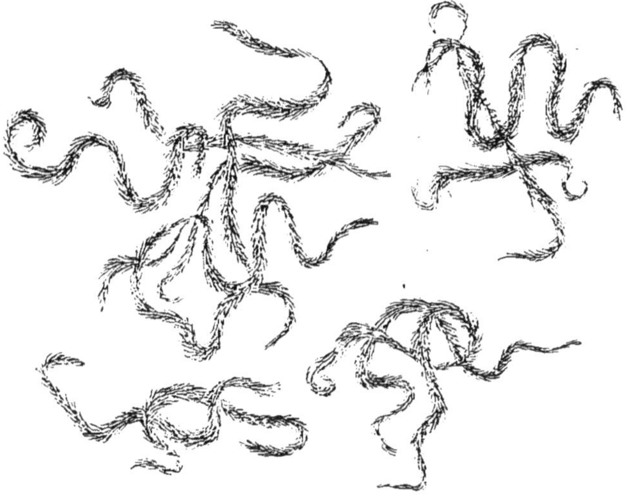

Fig. 85.
Culture de bacille de Koch vue à un fort grossissement
d'après Koch.

e. *Inoculation.* — Enfin l'inoculation au cobaye du bacille de Koch ou des produits tuberculeux qui le contiennent détermine l'apparition d'une tuberculose généralisée et progressive, dont les diverses étapes ont été minutieusement fixées par ARLOING. « Si l'inoculation a été pratiquée sous la peau de la face interne de la cuisse, il se produit localement un peu d'empâtement ; plus tard l'abcès s'ouvrira et donnera naissance à un ulcère à granulations tuberculeuses qui ne se fermera plus. Du douzième au quinzième jour les ganglions inguinaux et cruraux du côté inoculé s'empâtent, durcissent et roulent sous le doigt, ayant le volume d'un gros pois. Vers le vingtième jour, le ganglion lombaire du même côté se prend à son tour. Vers le vingt-cinquième jour, le ganglion rétrohépatique s'indure et les tubercules commencent à apparaître dans la rate, puis dans le foie. A partir du début du deuxième mois le virus traverse le diaphragme ; les deux poumons et les ganglions bronchiques se prennent alors indistinctement. A la fin du deuxième mois, la tuberculose est généralisée et les ganglions inguinaux et lombaires du côté opposé peuvent même finir par s'indurer. La mort survient au bout de deux mois en général, rarement plus tard[1]. »

5° Unité des lésions tuberculeuses. — Nous avons vu plus haut que les lésions tuberculeuses pouvaient se présenter sous trois formes : *a*, le tubercule cru ou ramolli ; *b*, la granulation grise ; *c*, les masses caséeuses ou infiltration tuberculeuse de LAENNEC. On a beaucoup discuté autrefois pour savoir si ces deux dernières lésions ne devaient pas être séparées de la tuberculose, constituant des altérations tout à fait indépendantes. Nous savons aujourd'hui qu'elles lui sont identiques. La preuve en a été faite surabondamment par la clinique, qui a montré leur étiologie commune, par l'anatomie pathologique qui a mis en évidence la cellule géante, par la bactériologie qui a décelé le bacille de Koch dans ces diverses formes anatomiques, par les inoculations qui reproduisent le tubercule sur les animaux.

Cette dernière preuve est la plus importante ; elle a été apportée dès 1865 par VILLEMIN, qui a démontré du même coup la contagiosité de la tuberculose.

La découverte du bacille de Koch (en 1882) n'a fait que confirmer sa manière de voir.

6° Diagnostic des lésions tuberculeuses. — Les notions qui précèdent sont très précieuses pour le diagnostic de la tuberculose. Dans les cas douteux il faut :

a. *Rechercher le bacille de Koch* dans les crachats, dans le pus, etc. (voy. p. 584) ;

[1] J. COURMONT. *Précis de bactériologie pratique*. p. 385.

b. Au besoin, *inoculer ces matières suspectes au cobaye* : on voit ainsi se développer dans la deuxième semaine. au point d'inoculation. un chancre tuberculeux avec adénopathie correspondante (voy. p. 587) :

c. Essayer de *cultiver le bacille de Koch* (voy. p. 585) ;

d. L'*inoculation de tuberculine* qui provoque, chez le tuberculeux seulement, une réaction caractéristique. a été essayée également.

On prend la température du malade huit fois en quarante-huit heures, et s'il n'a pas de fièvre, on lui injecte 1 10 à 1 4 de centimètre cube d'ancienne tuberculine (soit 1 10 ou 1 4 de milligramme).

Douze à vingt-quatre heures après l'injection, la réaction se produit : la température s'élève à 38° ou 39°. puis retombe à la normale en vingt-quatre heures. Chez les sujets fébricitants les résultats sont évidemment bien moins nets.

Bien qu'on affirme son innocuité, ce moyen n'est à employer que dans des cas exceptionnels, par exemple au cours d'une méningite dont on soupçonne la nature tuberculeuse.

e. Le *séro-diagnostic* de la tuberculose (ARLOING et P. COURMONT) constitue un procédé rapide et inoffensif.

Il consiste à mettre en présence dans un tube une goutte du sérum à essayer et dix gouttes d'une culture de bacille tuberculeux dans le bouillon glycériné, âgée de dix jours. Le bacille est d'abord cultivé sur pomme de terre, puis en bouillon à 38° ou 39°. Au bout d'une dizaine de jours les cultures sont utilisables. mais il faut les agiter tous les jours. En les additionnant de formol on les arrête dans leur végétation au moment où elles présentent les caractères les plus favorables. On répartit ces cultures homogènes dans de petits tubes à essai, on les additionne du sérum sanguin du malade à examiner. on agite et on laisse reposer de trois à cinq heures. Peu à peu les couches supérieures se clarifient et des flocons se déposent à la partie inférieure du tube : examinés au microscope ils montrent les bacilles. — KOCH a proposé pour le même usage l'emploi de cultures desséchées et réduites en poudre, qu'on dilue extemporanément. Le pouvoir agglutinant du sérum peut se mesurer comme celui des typhiques : on emploie trois tubes contenant l'un cinq gouttes de culture, l'autre dix gouttes, l'autre vingt et on note si le premier seul ou si tous sont agglutinés ; dans ce dernier cas la réaction est dite forte.

La recherche de la séro-réaction tuberculeuse est plus délicate que le séro-diagnostic de la fièvre typhoïde ; il est nécessaire d'avoir toujours à sa disposition un sérum dont on connaît le pouvoir agglutinant pour pouvoir faire la comparaison.

De leurs recherches les auteurs précités concluent que dans les cas de tuberculose pulmonaire peu avancée le pouvoir agglutinant du sérum est presque constant ; que dans les cas graves, aigus, la séro-réaction manque fréquemment, ou est très faible. « Le pouvoir agglutinant chez les tuberculeux serait donc le plus souvent en raison inverse de la gravité de l'affection ou de l'étendue des lésions. Par conséquent, en pratique, une séro-réaction *positive* chez un sujet suspect est un signe de grande valeur, une séro-réaction *négative* n'aura qu'une valeur moindre puisque l'agglutination fait défaut chez certains tuberculeux », mais dans ce cas la tuberculose est généralement assez avancée pour que ses signes cliniques permettent de se passer du séro-diagnostic.

ARTICLE VI

PESTE

La peste est une maladie infectieuse, épidémique, caractérisée par des bubons, des pétéchies et un état général très grave.

1° Bactériologie. — Le bacille de la peste a été découvert presque simultanément par KITASATO et par YERSIN en 1894. C'est un bacille court, trapu, à bouts arrondis, se colorant facilement par les couleurs d'aniline, mais ne prenant pas le Gram ; ses extrémités se colorent plus fortement, alors que le centre reste clair. Il existe dans tous les organes, mais principalement dans la pulpe des ganglions lymphatiques. Il n'existe dans le sang que dans les cas mortels à brève échéance. On le cultive facilement dans le bouillon ; sa culture y rappelle celle du streptocoque de l'érysipèle : liquide clair avec grumeaux déposés le long des parois et au fond du tube ; l'examen microscopique montre alors que le microbe a perdu son aspect habituel pour se grouper en chaînettes comme le streptocoque. Cultivé sur gélose au contraire il garde sa forme de bâtonnet.

On peut l'inoculer facilement à la plupart des animaux de laboratoire. Les cultures jouissent de la propriété de se laisser agglutiner par le sérum des pesteux : c'est la base du séro-diagnostic de la peste.

2° Étiologie. — La peste existe à l'état endémique dans l'Inde, le sud de la Chine et l'Asie occidentale. A plusieurs reprises elle est partie de ces foyers pour infester l'Europe. En 1899 a éclaté la peste d'Oporto. Sa transmission se fait par la peau, par les voies respiratoires, ou par les voies digestives ; à ces divers modes de contagion répondent des formes cliniques différentes. C'est la transmission par la peau qui est la plus importante : elle se fait vraisemblablement par l'intermédiaire des puces ayant sucé le sang d'hommes ou d'animaux pesteux (Simond) ; la piqûre inocule la peste, en déterminant quelquefois une petite phlyctène. Le bacille pesteux a été trouvé dans le sol, dans les localités contaminées : il est remarquable que la maladie frappe d'abord les animaux qui vivent dans la terre, les rats et les souris ; leurs parasites vont piquer soit d'autres animaux, soit l'homme et propagent ainsi la maladie.

3° Symptômes. — Nous prendrons pour type de notre description la *peste bubonique* : c'est elle qu'on observe dans la plupart des cas.

Ses principaux caractères [1] sont la fièvre, la prostration et la tuméfaction douloureuse des ganglions.

Après une période d'incubation de cinq jours au plus, la maladie débute brusquement par un grand frisson, de la fièvre, de la céphalalgie, de la photophobie, des vomissements, et des douleurs

[1] Netter, *Presse médicale*, 30 août et 2 septembre 1909.

épigastriques. La face est pâle, mais les yeux sont injectés. La langue, un peu grosse, a le dos couvert d'un enduit blanchâtre, qui sèche et brunit par la suite. La constipation est habituelle au début, mais fait souvent place à une diarrhée bilieuse et fétide. Les vomissements peuvent persister.

La faiblesse est extrême, la sensibilité émoussée. Il y a de l'insomnie et souvent du délire nocturne, le reste du temps, de l'indifférence ou de la stupeur. Quelquefois le coma survient d'emblée et conduit à la mort au bout d'un ou deux jours.

Le pouls, d'abord énergique, puis mou et dicrote, devient enfin filiforme et incomptable; en même temps les bruits du cœur sont de plus en plus sourds.

La respiration est accélérée : l'auscultation fait constater des signes de congestion des bases, puis de pneumonie hypostatique.

Le sang se coagule lentement.

La rate est volumineuse.

Les urines sont rares, très acides, chargées, et le plus souvent albumineuses.

La température s'élève rapidement à 40° pour atteindre ou dépasser 41° dès le second jour. Puis, après une rémission passagère et d'ailleurs inconstante, elle se maintient aux environs de 40°. La fièvre est continue, avec une rémission matinale peu marquée.

Les bubons s'observent dans les 3/4 des cas, et dès le premier ou le second jour. Cette adénopathie suppurée siège de préférence aux aines où elle frappe le groupe des ganglions verticaux. Elle s'annonce d'abord par une douleur lancinante, puis par une tuméfaction douloureuse. Les ganglions acquièrent le volume d'une noisette ou d'une noix.

Ils restent indurés dans les cas de mort rapide : si la maladie se prolonge, ils se ramollissent et finissent par suppurer au bout de la première semaine : la peau qui les entoure s'enflamme et se sphacèle ; un pus sanieux s'écoule, laissant un ulcère à bords déchiquetés, à fond nécrosé et aboutissant après des semaines à la formation d'épaisses cicatrices adhérentes.

La mort observée dans un tiers des cas chez les Européens, dans deux tiers des cas chez les indigènes, survient le plus souvent dans le coma et le collapsus en même temps que le corps se couvre de pétéchies. Exceptionnellement elle est précédée d'hyperthermie, et le thermomètre peut continuer à monter après la mort jusqu'à 42°.

Dans les cas favorables il y a, du cinquième au septième jour, une défervescence en lysis, beaucoup plus rarement une crise avec sueurs profuses.

Il y a enfin, surtout chez les enfants, des cas bénins sans hyperthermie, sans phénomènes nerveux graves, sans suppuration des bubons douloureux ; ils guérissent en quatre ou cinq jours.

4° Formes cliniques et diagnostic. — Les formes cliniques sont la forme septicémique, la forme pneumonique et la forme intestinale.

a. *Forme septicémique.* — Cette forme a comme la précédente un début violent, avec hyperthermie, délire et prostration. Elle se caractérise en outre par de la diarrhée et des hémorragies. Le sang contient le bacille pesteux. La mort survient dans le coma en deux ou trois jours.

b. *Forme pneumonique.* — Cette forme, due à la pénétration des bacilles par les voies aériennes, débute par des frissons et de la fièvre. Le malade tousse et expectore des crachats spumeux et rosés qui contiennent en abondance les bacilles pesteux : ces crachats, desséchés, sont susceptibles de disséminer dans l'air les bacilles de la peste et de devenir ainsi une source active de contagion. L'autopsie montre de petits noyaux de broncho-pneumonie farcis de bacilles de la peste.

c. *Forme intestinale.* — Elle se caractérise (après le début habituel) par des douleurs abdominales et rénales, du météorisme, des vomissements, de la diarrhée, suivis ou non d'engorgement ganglionnaire. En cas de peste bubonique, le diagnostic est généralement facile : le séro-diagnostic ou la recherche du bacille pesteux dans la pulpe d'un ganglion engorgé le confirmeront dans les cas douteux.

5° Anatomie pathologique. — Le *bubon* constitue la lésion caractéristique : c'est une adénite d'intensité variée, avec simple congestion, hémorragies ou suppurations du tissu ganglionnaire.

Les séreuses viscérales et les divers organes présentent aussi de larges suffusions sanguines, indépendamment des lésions communes à toutes les maladies infectieuses ; la rate est hypertrophiée. La pneumonie pesteuse est une broncho-pneumonie à noyaux confluents.

6° Prophylaxie et traitement. — La prophylaxie consiste dans les quarantaines imposées aux navires provenant des régions pestiférées, dans la désinfection de leurs cales, dans l'isolement des malades, dans la désinfection des locaux et des objets contaminés, dans l'inoculation préventive du sérum antipesteux.

Le *traitement* consiste dans l'injection quotidienne de 20 à 80 centimètres cubes de sérum antipesteux (Yersin). On le recueille sur des chevaux progressivement immunisés par l'injection intra-veineuse de cultures du bacille de la peste.

CHAPITRE IV

MALADIES PARASITAIRES

Les maladies parasitaires sont dues à des végétaux (champignons) ou à des animaux. Parmi les premières je me bornerai à étudier l'actinomycose. Parmi les secondes j'étudierai successivement la trichinose, la ladrerie, et les maladies dues à des parasites du sang (paludisme, bilharziose, filariose). Les parasites intestinaux ont été décrits avec les maladies du tube digestif ; les kystes hydatiques du foie, du poumon et des reins avec les maladies de ces divers organes ; enfin les parasites cutanés ressortissent à la dermatologie.

ARTICLE PREMIER

ACTINOMYCOSE

L'actinomycose est une affection caractérisée par le développement dans l'économie d'un champignon spécial : l'actinomyces[1].

1° Étiologie. — L'actinomycose frappe presque exclusivement les rongeurs et les herbivores ; mais on l'observe aussi chez l'homme et depuis quelque temps les faits d'actinomycose humaine sont devenus assez nombreux. L'homme s'infecte soit par la promiscuité avec les animaux domestiques déjà malades,

[1] Poncet et Bérard, *Traité clinique de l'actinomycose*, 1898. — L. Bérard, *De l'actinomycose humaine*, Gazette des hôpitaux, 1896.

soit directement en respirant des poussières ou en avalant des graines qui contiennent le parasite.

2° Parasitologie. — Les parasites de l'actinomycose se groupent sous forme de *grains jaunes* qui, examinés au microscope, se montrent composés de deux zones, l'une centrale formant une sorte de *feutrage* dense, l'autre périphérique, constituée par des

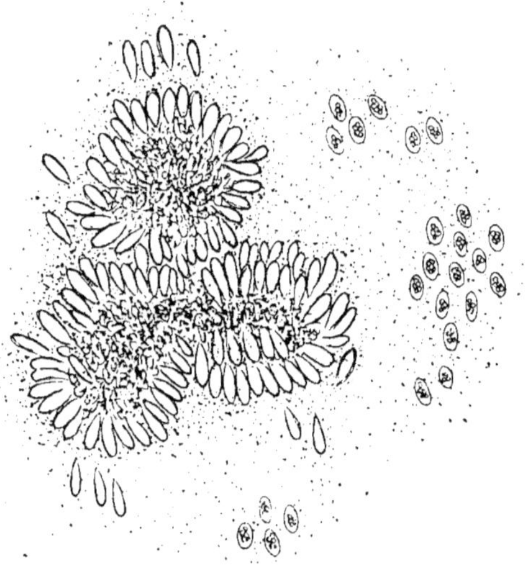

Fig. 86.
Parasites de l'actinomycose (d'après PONCET et BÉRARD).
Trois grains jaunes.

éléments ovoïdes, allongés, ou *massues* actinomycotiques. Le feutrage central n'est autre que le mycélium du champignon ; il est formé de filaments excessivement serrés, qui donnent naissance à des spores et assurent ainsi la reproduction du parasite ; quant aux massues elles ne représentent qu'une sorte de dégénérescence des extrémités filamenteuses, provoquée par le contact des cellules de l'organisme envahi.

Le parasite se cultive facilement entre 37 et 40° sur les céréales légèrement humides : ceci nous explique bien les condi-

tions étiologiques énumérées plus haut, dans lesquelles apparaît
l'actinomycose.

3° Symptômes. — Dans la plupart des cas l'actinomycose
humaine affecte la forme cervico-faciale, dans laquelle les régions
massétérine et temporale sont envahies avec prédilection (*actinomycose temporo-maxillaire* de PONCET). Elle s'annonce par des
douleurs violentes, du trismus ; on sent une induration profonde
des téguments qui finit par donner naissance à des fistules multiples. Mais l'actinomycose se présente sous d'autres formes cliniques intéressantes en pathologie interne.

La *forme pleuro-pulmonaire*, consécutive à l'inhalation de poussières végétales, ou survenant secondairement au cours de la
précédente, débute comme la pneumonie par un point de côté
intense, de l'oppression et des quintes de toux. L'auscultation
fait percevoir d'abord les signes d'une induration pulmonaire,
accompagnés ou non de ceux d'un épanchement pleurétique, puis
des *signes cavitaires* avec expectoration infecte. La lésion gagne
peu à peu la paroi thoracique où se montre un plastron induré,
puis elle fait issue au dehors par une ou plusieurs fistules d'où
s'écoule le pus chargé de grains jaunes.

La *forme abdominale* consiste dans une typhlite, ou une appendicite avec envahissement du rein ou des autres organes abdominaux. On sent un plastron abdominal induré.

On a encore décrit une actinomycose œsophagienne, une actinomycose cérébrale ou méningée, etc.

L'actinomycose est une maladie fort grave ; ce sont les formes
thoracique et abdominale qui comportent le pronostic le plus
défavorable, puisque leur mortalité atteint 70 à 80 p. 100.

4° Diagnostic. — Le *diagnostic* doit être fait avec la syphilis,
la tuberculose, plus rarement avec le cancer ou certaines inflammations chroniques. La recherche des grains jaunes et leur
examen microscopique trancheront le diagnostic.

5° Traitement. — Les formes thoracique et abdominale sont
justiciables du traitement par l'iodure de potassium qui a quel-

quefois une grande efficacité. Dans les formes superficielles la cautérisation ignée et même l'intervention chirurgicale sont plus souvent indiquées.

ARTICLE II

TRICHINOSE

La trichinose est une maladie parasitaire due à la pénétration des trichines dans l'organisme.

1° Étiologie, parasitologie. — La *trichina spiralis* est un nématode long de 1^{mm},5 à 3 millimètres qu'on a trouvé chez divers

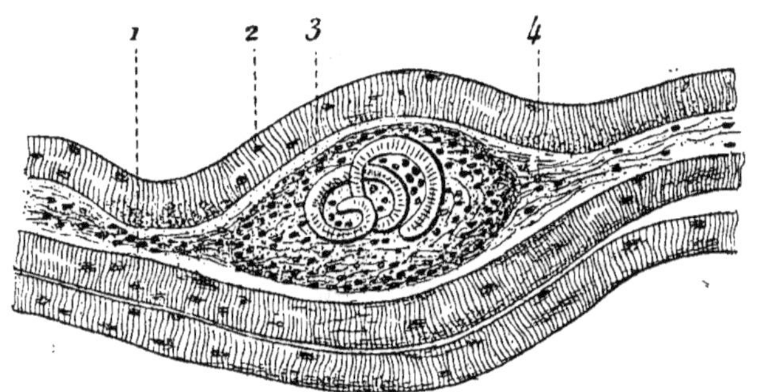

Fig. 87.
Trichine enkystée, d'après BROUARDEL.

animaux, mais principalement chez le porc ; aussi est-ce dans les pays où on consomme la viande de porc en abondance, et quelquefois crue, que la trichinose est le plus fréquente : ses épidémies s'observent surtout en Allemagne et dans l'Amérique du Nord.

Les trichines habitent avec prédilection les muscles striés, à l'exception du cœur ; lorsque la chair musculaire d'un porc trichiné arrive dans l'intestin, les trichines sont mises en liberté, s'accouplent et chaque femelle pond des centaines de jeunes vers ; ceux-ci perforent les parois intestinales, cheminent dans le

mésentère et gagnent les muscles soit par la voie du tissu conjonctif, soit peut-être par la voie sanguine. Ce sont les muscles
du tronc, du cou, du larynx, le diaphragme qui sont les plus
atteints ; les muscles des membres le sont discrètement ou pas du
tout. La jeune trichine perfore le sarcolemme et se loge en plein
dans la fibre musculaire dont elle refoule la substance contractile ; elle s'enroule, s'enkyste, s'entoure d'une sorte de capsule
chitineuse, qui finit par se calcifier à la longue, mais reste vivante
pendant des mois et des années. Les muscles sont ainsi criblés
de petits points jaunâtres, demi-transparents, qu'on peut voir à
l'œil nu ou à un faible grossissement. Quant aux trichines mères
elles sont rejetées de l'intestin avec les fèces au bout de quelques semaines ; mais l'organisme est déjà depuis longtemps
infecté.

2° **Symptômes**. — Après une incubation de trois ou quatre
jours en moyenne, la trichinose débute par des *troubles digestifs*
qui correspondent à la *phase intestinale* du développement du
parasite : anorexie, nausées, soif vive, vomissements, diarrhée,
sensibilité de l'épigastre à la pression. Il s'y ajoute souvent de
l'œdème des paupières.

Au bout d'une semaine *l'invasion des muscles* se traduit par des
douleurs, rhumatismales en apparence : les muscles sont durs,
sensibles à la pression, les mouvements pénibles. La respiration
est difficile, la voix enrouée ou aphone, la tête immobile ; plus
rarement les yeux sont fixes, les mâchoires serrées, les membres
contracturés en flexion. En même temps la fièvre persiste, rappelant celle de la dothiénentérie, avec des sueurs profuses. L'angoisse
précordiale, les palpitations, les accès de dyspnée, le délire, la
stupeur, ne sont pas rares. L'état typhique s'accentue et les
membres inférieurs sont envahis par un œdème considérable :
cette phase de cachexie manque dans les cas favorables. Les cas
graves durent de six à huit semaines ; lorsqu'ils doivent se terminer par la mort, qui arrive dans 1/3 des cas, celle-ci survient de
la quatrième à la sixième semaine.

3° **Diagnostic**. — Outre un état général grave, la trichinose

est caractérisée par des symptômes gastro-intestinaux, des douleurs musculaires, de l'œdème des paupières, de l'aphonie, de la dyspnée, des sueurs profuses. La présence d'une épidémie facilite le diagnostic en dehors de cette notion. La confusion avec le choléra au début, plus tard avec la fièvre typhoïde ou le rhumatisme, est très fréquente : l'examen d'un fragment de muscle, en montrant des trichines enroulées, lèverait tous les doutes.

4° Prophylaxie et traitement. — La salaison soigneuse ou la cuisson de la viande de porc suffisent pour supprimer tout danger (BROUARDEL) ; celui-ci diminue à mesure que la viande est plus longtemps conservée avant d'être consommée. Dans les pays où la viande de porc est consommée à peu près crue, l'inspection des viandes dans les abattoirs s'impose évidemment ; mais quelques trichines peuvent passer inaperçues : la cuisson ou la salaison constituent donc la véritable prophylaxie.

La maladie une fois déclarée on ne peut que tenter l'expulsion des trichines intestinales par les purgatifs et la santonine et soutenir les forces du malade.

ARTICLE III

LADRERIE

La ladrerie ou cysticercose est l'envahissement de l'organisme par le cysticercus cellulosæ.

1° Parasitologie, étiologie. — Le *cysticercus cellulosæ* est le scolex ou cysticerque du tænia solium.

Nous avons exposé (voy. tome I) comment l'homme infecte son tube digestif en mangeant la viande de porc mal cuite qui contient les cysticerques : ceux-ci, arrivés dans le tube digestif, se dévaginent et le scolex devient tænia solium. — Les œufs de tænia, rendus par les selles, sont déglutis par le porc ; au contact du suc gastrique l'embryon est mis en liberté et se fixe dans le tissu cellulaire, dans les muscles ou d'autres organes sous forme de cysticerques : le porc est alors atteint de ladrerie. Le tænia solium de l'homme et le cysticerque du porc sont donc un seul et même parasite à deux phases différentes de son développement. Tel est le cycle complet.

Beaucoup plus rarement l'homme lui-même est atteint de ladrerie. Ces cas s'observent presque toujours chez des gens qui portent en même temps le tænia solium dans leur tube intestinal. On suppose qu'ils se sont infectés eux-mêmes par la bouche, leurs doigts étant souillés par les œufs des parasites, ou bien que ceux-ci et leurs embryons ont remonté vers le duodénum et l'estomac ; dans l'une ou l'autre hypothèse, l'embryon a subi ses métamorphoses habituelles ; seulement le cycle s'est effectué dans un même organisme et non dans deux organismes différents. D'autres fois la ladrerie a été observée dans l'entourage immédiat de gens porteurs du tænia solium.

Comme le tænia solium, la ladrerie est surtout fréquente dans les pays où on consomme beaucoup de viande de porc mal cuite.

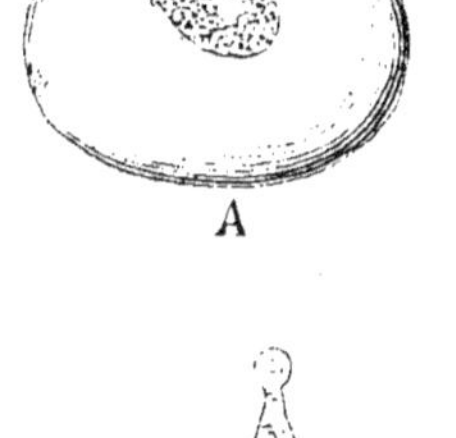
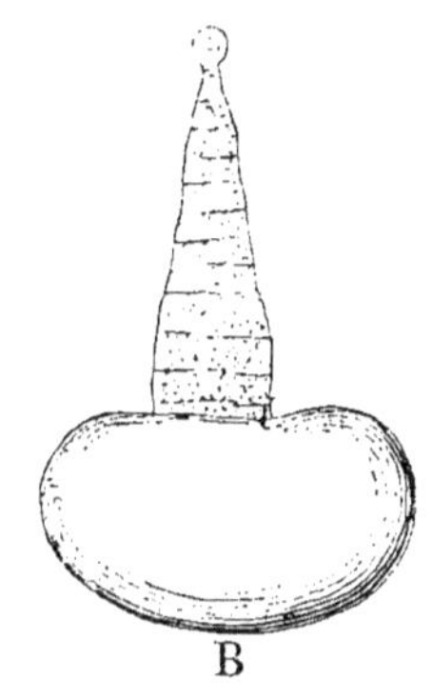

Fig. 88.

Cysticercus cellulosæ (d'après Leuckart).

A, avec tête non développée. — B, avec tête développée.

2° Anatomie pathologique. — Les

lésions consistent dans la présence, dans divers organes, de petites vésicules gris blanchâtre, plus ou moins transparentes, contenant un liquide limpide. Rondes ou ovalaires, elles sont formées de deux enveloppes, l'une *externe* ou adventice, due à la réaction du tissu conjonctif, l'autre *interne*, anhiste, qui est une dépendance du scolex replié dans l'intérieur de la vésicule. Elle présente un trou par où le scolex peut sortir et se dévaginer (fig. 90).

La grosseur des vésicules varie du volume d'une lentille à

celui d'un pois. Leur nombre est très variable ; parfois solitaires elles peuvent être d'autres fois innombrables.

Les cysticerques peuvent siéger dans la plupart des organes, mais surtout dans le tissu conjonctif sous-cutané, dans les muscles, dans le cœur ; on en rencontre aussi dans l'œil, où le parasite est ordinairement solitaire, et dans le cerveau où il affecte une forme en grappe (cysticerque rameux).

3° Symptômes. — Les cysticerques forment sous la peau ou dans les muscles superficiels de petites tumeurs indolores habituellement, rarement nombreuses. Sous la langue les vésicules sont bien reconnaissables.

Le cysticerque de l'œil est visible directement ou à l'ophtalmoscope.

Les cysticerques du cerveau provoquent des symptômes de méningite ou de tumeurs cérébrales remarquables par leur variabilité et leur mobilité (t. I, p. 198), consistant surtout en crises épileptiformes localisées.

D'ailleurs l'évolution des cysticerques procède par poussées suivies de phases d'accalmie. Ils aboutissent parfois à la transformation purulente, plus souvent à la dégénérescence graisseuse et à la transformation calcaire : cette dégénérescence constitue évidemment la guérison.

La maladie est particulièrement grave dans les cas de cysticerques du cerveau ou de cysticerques très nombreux.

4° Diagnostic. — Sans le secours du microscope le diagnostic des cysticerques d'avec les autres tumeurs n'est guère possible : on peut pratiquer cette biopsie en excisant l'une des tumeurs superficielles. Il est toutefois permis de penser à la ladrerie chez des sujets qu'on sait porteurs de tænia solium.

On ne saurait confondre les cysticerques avec les *échinocoques* qui constituent un processus analogue, mais proviennent d'une espèce différente, le tænia du chien ou *tænia nana* ; ils ont une prédilection spéciale pour le foie, le poumon, les organes abdominaux où ils forment de volumineuses tumeurs connues sous le nom de kystes hydatiques (voy. t. I, p. 589).

5° Prophylaxie et traitement. — La prophylaxie consiste à n'ingérer que de la viande de porc suffisamment cuite. L'affection une fois constituée, on donne sans succès les divers anthelminthiques, l'iodure de potassium ou les préparations mercurielles. La ponction des tumeurs, suivie d'une injection antiseptique, n'est évidement possible que lorsque celles-ci sont superficielles.

ARTICLE IV

PALUDISME

L'histoire du paludisme, longtemps mystérieuse, s'est éclairée depuis la conquête de l'Algérie. Son unité clinique et son traitement décidément fixés par Maillot, son anatomie pathologique décrite par Kelsch, sa cause découverte par Laveran (1880), il est si bien connu à présent que toute son histoire peut tenir en quatre mots : hématozoaire, mélanémie, fièvre, quinine.

§ 1. — ÉTIOLOGIE

Etudier l'étiologie du paludisme c'est rechercher les causes adjuvantes qui favorisent le développement du parasite.

1° Le parasite. — Laveran a découvert ce parasite (hématozoaire du paludisme) en cherchant l'origine du pigment mélanique dans du sang examiné à l'état frais (1880). Sa valeur pathogénique ne fait plus aucun doute. L'hématozoaire existe, en effet, chez tous les paludéens, et il fait défaut chez tout sujet exempt de paludisme. Son organisation élevée n'en permet pas la culture, et il n'est pas transmissible par contagion ; mais des expériences d'inoculation à l'homme, seule espèce inoculable, ont été positives (Mariotti et Ciarocchi, Marchiafava et Celli). On a aussi un petit nombre de cas de cette sorte d'inoculation naturelle, qui est réalisée par le passage du microbe de la mère infectée à son fœtus.

La vie du parasite dans l'organisme est connue avec assez de précision pour qu'on puisse en résumer les principales étapes. *A*. Dans un premier stade, le parasite, simple gouttelette de substance amiboïde (*corps amiboïde*), est libre, puis fixé *sur* un globule rouge. — *B*. Cette amibe émet un pseudopode, par lequel elle pénètre *dans* le globule (MARCHOUX). — *C*. L'amibe grossie

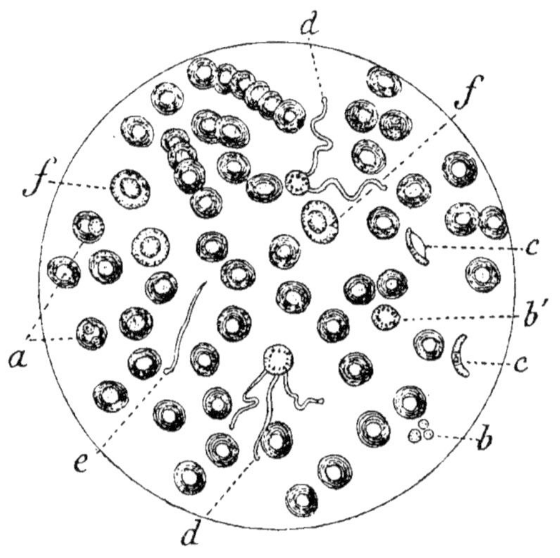

Fig. 89.

Hématozoaire du paludisme (d'après LAVERAN).

a, hématies avec corps sphériques de petit ou de moyen volume pigmentés. — *b*, petits corps sphériques libres. — *b'*, corps sphérique complètement développé et sans flagelles. — *c*, corps en croissant. — *d*, corps sphériques avec flagelles. — *e*, flagellum libre. — *f*, leucocytes mélanifères.

arrive à son stade de complet développement : c'est une gouttelette hyaline quelquefois sablée de grains pigmentaires ; elle ressemble à un leucocyte dépourvu de noyau (*corps sphérique*). A partir de ce moment, diverses métamorphoses semblent possibles. — *D*. L'hématozoaire peut se segmenter (*corps en rosace*, en marguerite) en un nombre variable de petits corps qui s'isolent et recommencent le cycle. — *D'*. De sphérique, il peut devenir ovalaire, puis allongé et incurvé en croissant, le *corps en croissant* étant une forme de résistance, d'enkystement pendant les périodes de réaction de l'organisme attaqué. — *D''.* Il peut émettre des prolongements très mobiles, sortes de pseudopodes (*corps à flagelles*). Les flagelles détachés de l'hématozoaire recommenceraient le cycle par la forme amiboïde. D'après Manson, cette dernière forme serait un stade extra-humain de la vie du parasite ; en effet cet auteur a remarqué que les corps sphériques n'émettent de flagelles qu'une vingtaine de minutes après que le sang a été retiré du vaisseau.

Les auteurs italiens prétendent que chaque forme de palu-

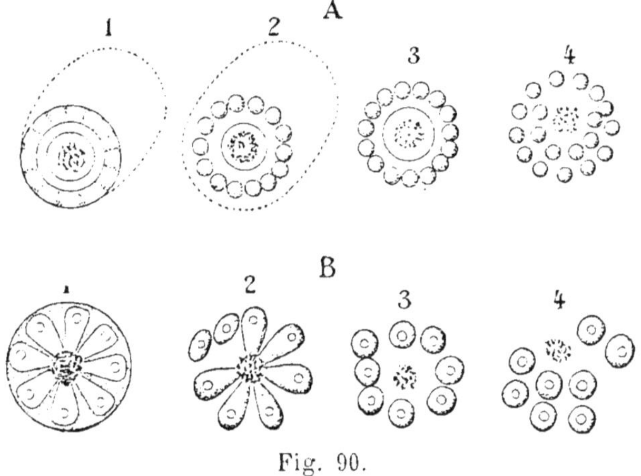

Fig. 90.

Corps en rosace et sa segmentation (d'après Golgi).

A, fièvre tierce ; B, fièvre quarte.

disme a son parasite spécial ; ainsi d'après Golgi les corps en rosace de la fièvre tierce ne se segmentent qu'à la périphérie, ceux de la fièvre quarte se segmentent jusqu'au centre (voy. fig. 78.) D'après Grassi et Feletti, les corps sphériques caractériseraient les fièvres régulières, les corps en croissant seraient caractéristiques des fièvres irrégulières.

2° Causes adjuvantes. — Il faut que le parasite trouve en dehors de l'organisme les conditions essentielles de toute vie : 1° de la *chaleur,* car il a pour les climats chauds et pour les saisons chaudes une prédilection non douteuse ; 2° de l'*humi-*

dité, le terme même de paludisme rappelle l'importance qu'on a attachée à cet agent : les pays à marais, surtout ceux où il y a mélange d'eau douce et d'eau de mer, sont les vrais pays à fièvres, et dans les pays secs les pluies sont très favorables à leur éclosion : 3° un support nutritif ou tout au moins habitable, représenté vraisemblablement par le *sol* ou par l'*eau*. Les grands travaux de terrassement sont l'occasion de véritables épidémies de paludisme ; et d'autre part des explorateurs ont évité la fièvre en ne buvant que de l'eau bouillie.

L'*air* est considéré comme dangereux dans les pays d'endémie (*malaria*), et on a cru remarquer aussi que cet air tamisé par un rideau d'arbres, par des pâtés de maisons, devient inoffensif. L'air ne porte pas loin le miasme, puisque les navires ancrés devant une côte insalubre sont préservés de la fièvre. Peut-être y a-t-il dans l'air un intermédiaire vivant entre la résidence extérieure du miasme et notre sang. Conformément à une hypothèse de LAVERAN, MANSON attribue ce rôle, comme pour la filariose, au moustique qui, ayant sucé le sang infecté, envahi à son tour par les hématozoaires, irait mourir en les semant à la surface des marais. Ross a donné la fièvre à des hommes en leur faisant boire de l'eau où il avait laissé mourir des moustiques nourris de sang paludéen.

Le moustique qui propage le paludisme est l'*Anophèles claviger* (GRASSI), différent du *culex* ou cousin vulgaire en ce qu'il se tient pour piquer, la tête en bas, perpendiculairement à la surface du tégument et non parallèlement à celle-ci. Son suçoir est placé en effet dans le prolongement de l'axe de son corps au lieu de faire un angle droit avec lui. On a pu mettre en évidence dans sa poche gastrique le parasite sous deux formes : 1° des grains noirs ou spores qui servent probablement à la reproduction de l'hématozoaire ; 2° des sortes de flagelles qui passent dans la sécrétion glandulaire du moustique et qu'il inocule dans les vaisseaux du tégument au moyen de la piqûre faite par son suçoir. On peut donc contracter le paludisme soit par la piqûre du moustique, soit par l'ingestion d'eau potable contenant les œufs et les larves de ces insectes infectés par l'hématozoaire.

Les influences individuelles ont peu de place dans l'étiologie du paludisme : nègres, jaunes et blancs sont également touchés. Toutefois dans les contrées impaludées, les indigènes, chroniquement atteints, ont des accès discrets, alors que les nouveaux venus sont frappés par des formes aiguës et bruyantes.

Mais il n'y a pas d'immunisation : on ne s'acclimate jamais à la malaria.

§ 2. — ANATOMIE PATHOLOGIQUE

Elle comprend l'étude des altérations du sang et celle des lésions viscérales.

1° Destruction globulaire. — On admet que l'hématozoaire se nourrit d'hématies : c'est l'altération des hématies, en effet, qui est la lésion première et fondamentale du paludisme. Les globules rongés, vidés, disparaissent en masse : leur nombre peut tomber de quatre millions à un million, et même à un demi-million en quelques jours (KELSCH), malgré un travail de régénération que révèle parfois la présence de globules à noyaux. L'hémoglobine est dispersée et altérée et ce sont les transformations qu'elle subit qui nous expliquent la *mélanémie*.

2° Mélanémie. — Les choses se passent comme si le parasite faisait deux parts de l'hémoglobine qu'il détruit : l'une, inutilisée et abandonnée comme déchet, se dépose dans les parenchymes : c'est le *pigment ocre* ; l'autre, assimilée et élaborée, devient le *pigment mélanique*. Cette élaboration n'est pas exactement démontrée, mais c'est la plus logique des hypothèses. En effet : 1° on trouve ce pigment mélanique dans les hématozoaires déjà gros qui ont eu le temps d'altérer l'hémoglobine ; il manque aux formes jeunes. Les grains de pigment sont semés dans la masse transparente du corps sphérique ou égrenés en couronne, ou groupés en amas ; 2° les leucocytes qui ont détruit des parasites, se chargent de leur pigment : ils deviennent *mélanifères* ; 3° leucocytes mélanifères et parasites pigmentés sont si nombreux dans les cas graves, qu'ils peuvent obstruer

les capillaires de divers organes : foie, écorce cérébrale, etc., par
formation de thromboses hyalines et réfringentes tout à fait caractéristiques, surtout si le pigment mélanique les « sable de ses
granules noirâtres ». L'aspect est quelquefois celui d'une injection bien réussie par un liquide tenant en suspension des grains
noirs ; 4° enfin, le pigment se dépose dans les organes hématopoïétiques (rate, moelle osseuse).

Ce pigment mélanique est propre au paludisme : on ne le
trouve pas ailleurs, il est spécifique (KELSCH). La valeur diagnostique de la mélanémie est donc considérable. Elle est liée à la
fièvre, et son intensité est proportionnée à l'intensité de l'infection. Il est facile de la reconnaître au microscope, mais il est
facile aussi d'apprécier les changements d'aspect qu'elle entraine,
soit dans les organes profonds (grosse rate en bouillie chocolat,
foie ardoisé, cerveau hortensia des fièvres pernicieuses), soit
dans la peau du paludéen vivant. La présence du pigment dans
les vaisseaux du derme anémié fait ce teint terreux des malades,
mélange de pâleur et de hâle, qui est vraiment un bon signe du
paludisme, puisqu'il est le reflet des deux conséquences essentielles de la vie du parasite : anémie et mélanémie.

Ces deux pigments se différencient par une série de caractères
résumés dans le parallèle suivant.

Pigment mélanique.	*Pigment ocre ou rubiginé.*
Spécial au paludisme (surtout aigu).	Commun avec cirrhoses, diabète bronzé, etc.
Couleur noir rougeâtre.	Couleur ocre.
Disposition en grains.	Disposition en amas.
Réactions chimiques des sels de fer négatives.	Positives.
Siège extra-cellulaire, *intra-vas-culaire.*	Siège intra-cellulaire (cellules glandulaires).

Ces différences n'excluent pas une origine commune des deux
pigments. Le pigment ocre donne les réactions des sels ferriques
et le pigment mélanique ne les donne pas, mais le fer peut
manquer ou être dissimulé sous une forme insensible à ses réactifs habituels dans des pigments provenant directement de

l'hémoglobine (Carnot). Le pigment mélanique, repris par les leucocytes, est sans doute détruit dans la rate. Le pigment ocre est rejeté par les émonctoires, surtout par le foie ; les poussées fébriles sont toujours accompagnées d'hypercholie pigmentaire.

3º Altérations viscérales. — Cela suffit dans les cas bénins. Mais, si l'attaque a été plus vive ou plus longue, la résorption du pigment mélanique et l'élimination du pigment ocre sont plus difficiles. Des amas de ces résidus restent dans les organes.

Si l'action du parasite n'est pas enrayée, les viscères souffriront davantage. Aux congestions fugaces produites par les premières fièvres succéderont les *hypérémies phlegmasiques* (Kelsch et Kiener), c'est-à-dire les congestions durables du foie, du rein, etc. Puis les dégénérations viscérales deviennent de plus en plus profondes et elles finissent par aboutir à des scléroses progressives, qui menacent tous les organes. Bien plus, ces lésions viscérales une fois créées par le parasite évoluent pour leur propre compte après sa disparition, à la manière des lésions parasyphilitiques, et Catrin propose de les appeler *parapaludéennes*. Les scléroses du poumon, du rein présentent peu d'intérêt ; la sclérose de la rate est remarquable seulement par le volume énorme qu'elle donne quelquefois à cet organe, sans que cette hypertrophie soit utile à la défense de l'organisme (Laveran). La plus remarquable des lésions du paludisme chronique est l'hépatite, décrite par Kelsch et Kiener : 1º hépatites parenchymateuses dans lesquelles, parmi d'autres faits, ces auteurs ont noté des hyperplasies que les tendances actuelles assimilent à des processus de régénération du tissu hépatique et qui vont parfois dans l'hépatite parenchymateuse nodulaire, jusqu'à la formation d'adénomes ; 2º hépatites interstitielles diverses associées aux précédentes et ressortissant aux divers types de cirrhose.

Le pigment mélanique est absent de ces lésions du paludisme invétéré, mais la surcharge ferrugineuse des organes (*siderosis*) atteste souvent l'incessante destruction globulaire et la dépendance de ces troubles profonds et tardifs vis-à-vis du paludisme.

§ 3. — SYMPTOMATOLOGIE

Le paludisme, pris en général, a des symptômes qui se superposent en quelque sorte à ses lésions. C'est d'abord l'*anémie* avec la pâleur terreuse qui l'accompagne ; c'est l'*hypersplénie*, sensible au malade par la gêne douloureuse qu'il éprouve dans l'hypocondre gauche, au médecin par la tumeur que la rate forme au-rebord costal et quelquefois bien au-dessous jusque dans la fosse iliaque et l'hypogastre ; mais c'est surtout la *fièvre*.

La fièvre palustre est attribuée à une irritation cérébro-spinale directement provoquée par l'hématozoaire.

Elle est caractérisée comme les autres fièvres par du malaise, par des troubles de la nutrition, par de l'accélération du pouls et surtout par de l'hyperthermie.

Le malaise précède souvent la fièvre et il l'accompagne. Ce sont des douleurs (céphalalgie, rachialgie), des troubles digestifs (intolérance gastrique, etc.), de l'excitation ou de la dépression nerveuses (agitation, insomnie, inaptitude au travail). Ce malaise, extrême dans les formes graves, peut être insignifiant ; certains fébricitants n'interrompent pas leurs occupations : il en est même qui ont une sensation de bien-être pendant la fièvre.

Les troubles de la nutrition se traduisent dans l'urine par diverses modifications à sa composition normale : augmentation des chlorures, des sulfates, du fer, par destruction des hématies, polyurie légère après la fièvre, augmentation de la toxicité urinaire (ROQUE et LEMOINE), augmentation de l'urée. Cette azoturie précède ordinairement l'élévation de la température dans les accès et peut exister seule aux lieu et place de l'accès complet. Cela montre que l'hyperthermie n'a qu'une importance très relative dans le syndrome.

Tel est le fond symptomatique commun du paludisme : ces éléments figurent dans toutes ses manifestations. La fièvre n'est pas le plus important, mais il est le *plus utile* à cause de la variété et de la clarté de ses indications séméiologiques. C'est bien d'après elle qu'on devait classer les variétés du paludisme.

Le type ordinaire du paludisme, celui que le praticien rencontre et combat dans les pays d'endémie, pourrait être schématisé ainsi : 1° une période d'incubation[1] dans laquelle le paludisme est plus ou moins latent; 2° une période de fièvre rémittente; 3° une période de fièvre intermittente; 4° à défaut de guérison, une période de cachexie (ou de paludisme chronique) dans laquelle se confondent un peu au hasard tous les types fébriles du paludisme et surtout ses séquelles : les troubles de la nutrition et les scléroses viscérales.

C'est se conformer à un usage commode que de décrire séparément :

1° Les fièvres intermittentes ;

2° Les fièvres rémittentes;

3° La cachexie palustre.

Mais il faut bien se rappeler que cette distinction est tout artificielle et que le même malade peut être l'objet de toutes les manifestations du paludisme.

1° Fièvres intermittentes. — Cette forme bénigne du paludisme est presque la seule qu'on connaisse en dehors des pays à malaria : on dit volontiers « fièvres intermittentes » pour dire paludisme. Ces fièvres ne sont pas rares non plus dans les pays chauds, puisque les impaludés ont communément des accès isolés après les continus; mais ce sont rarement des fièvres de première invasion. En Europe les fièvres sont intermittentes d'emblée.

Il y a à considérer dans les fièvres intermittentes : les accès et les intervalles. Ce qui caractérise l'*accès*, c'est la progression croissante et décroissante des symptômes fébriles. La courbe thermique en représente exactement la marche, à laquelle on est convenu de marquer les trois stades de frisson, de chaleur et de sueur. Le *frisson* répond à une sensation de froid : le malade tremble au point quelquefois d'ébranler son lit, il a la chair de

---

[1] D'après les expériences d'inoculation, LAVERAN assigne au paludisme une incubation minima de six jours. On n'a pas fixé de limite maxima à cette incubation : elle peut atteindre des semaines, quelquefois des mois : on a même dit des années (?).

poule, il claque des dents. Et cependant la température est au-dessus de la normale. L'ascension thermique est commencée quand le frisson arrive : il n'annonce donc pas la fièvre, il annonce qu'elle est venue. Avant lui, en guise de prodromes, ou tout au moins avec lui, paraissent aussi les malaises variés qui font pour ainsi dire corps avec la fièvre (maux de tête, courbature, etc.). Après le frisson, la température s'élève encore jusqu'à 40° et au-dessus. La fin de cette ascension et la période d'acmé font partie du stade de *chaleur* : chaleur sèche, incommodante, avec soif, céphalalgie, face vultueuse, etc. C'est le paroxysme. Un soulagement progressif se produit au stade de *sueur*. La sudation est abondante, au point quelquefois d'obliger le malade à un change incessant de son linge, mais elle manque souvent.

D'ailleurs le type classique est rarement réalisé dans son intégrité : les rapports entre les trois stades sont très variables : l'un ou l'autre manque souvent. La durée totale de l'accès varie aussi : il y a des accès de quatre heures et il y en a de deux ou trois jours.

L'intervalle entre deux accès caractérise le *type fébrile*. Il y a des fièvres qui reviennent tous les jours (fièvre quotidienne) ; c'est le type le plus ordinaire. D'autres tous les deux jours (type tierce) ou tous les trois jours (fièvre quarte), beaucoup aussi à des intervalles irréguliers. Dans les accès réguliers la fièvre est rarement « réglée » à la minute : elle avance un peu ou elle retarde (fièvre anticipante, retardante).

Les types sont sans importance au point de vue nosographique puisqu'ils peuvent se suivre chez le même sujet dans l'espace de quelques jours. On a voulu trouver pour chaque type une espèce ou une variété spéciale d'hématozoaire (GOLGI, GRASSI et FELETTI, etc.) ; mais l'unicité du parasite est incontestable pour LAVERAN et METCHNIKOFF. Les types fébriles correspondraient seulement à des différences dans la vigueur de l'attaque parasitaire ou de la réaction organique.

La guérison de ces fièvres intermittentes bénignes est rapide : le malade se remet presque sans convalescence. Quelquefois pourtant la fièvre se prolonge et le malade garde dans les intervalles un peu d'anémie, de dyspepsie, et la rate un peu grosse. Alors le microbe du paludisme reste latent dans l'organisme : retranché probablement dans la rate, il attend l'occasion de se répandre encore dans le sang. La fatigue, le froid, un traumatisme sont les prétextes de ces rechutes.

Il arrive à des paludéens en voie de guérison, ou, au contraire, en imminence de rechute, de ressentir en l'absence de toute élévation thermique quelques-unes des sensations désagréables qui font cortège à leurs accès complets : c'est une grande lassitude, de la migraine, de l'insomnie, de la diarrhée... Ce sont des *accès frustes* qui remplacent des accès vrais.

Il arrive aussi que les symptômes qui représentent ainsi, à leur jour, des accès disparus ou jamais apparus, ne sont pas des symptômes réguliers. Ils font partie de ces troubles divers qui s'ajoutent quelquefois au paludisme sans lui appartenir : névralgies, migraines, oppressions, hémorragies, éruptions d'herpès, d'urticaire, d'érythème noueux. Le paludisme qui revêt ainsi un aspect qui n'est pas le sien, est dit *larvé*. Le nombre des *fièvres larvées* était autrefois excessif : on l'a beaucoup restreint à juste raison, car le paludisme n'a pas le monopole de la périodicité, et il est des névralgies quotidiennes qui n'ont rien à voir avec lui, même si elles cèdent à la quinine. Mais on fait moins de difficulté à reconnaître ces troubles (névralgies surtout faciales, myalgies, torticolis, etc.) pour paludéens quand ils prennent le type moins commun des accès tierces et quartes.

Il arrive enfin que ces fièvres intermittentes d'ordinaire bénignes se compliquent — surtout celles des types tierce et quotidien — d'accidents très graves qui leur ont fait donner le nom de *fièvres pernicieuses*. Ces complications seront décrites à leur place.

Un *accès* de fièvre intermittente peut être confondu avec la synoque, la grippe, l'embarras gastrique, la fièvre hépatalgique. L'erreur peut durer longtemps. Une *série d'accès* bien francs n'est pas nécessairement paludéenne ; on voit des fièvres quotidiennes dans la tuberculose, tierces dans certaines septicémies surtout d'origine biliaire (fièvre intermittente hépatique). L'hystérie même, la syphilis (SIDNEY PHILIPPS) auraient des accès intermittents. C'est sur la constatation des signes positifs du paludisme qu'il faut fonder le diagnostic, et non sur les seuls écarts de la température dont l'insuffisance sémiologique apparaît ici.

2° Fièvres rémittentes. — Ces fièvres sont encore désignées sous le nom de *fièvre continue palustre*. En effet, la température reste pendant plusieurs jours au-dessus de la normale sans intervalles d'apyrexie vraie ; mais la courbe de cette fièvre continue est interrompue par de grandes coupures, d'où le nom de fièvres rémittentes. — En tout cas les rémittentes sont reliées aux intermittentes par une série ininterrompue d'intermédiaires.

La rémittente est le type normal du paludisme aigu. C'est la fièvre de *première invasion* dans les contrées et dans les saisons à fièvre. Cela ne veut pas dire qu'on ne la puisse observer dans le paludisme chronique et les climats tempérés.

Le tableau clinique rappelle celui d'une fièvre typhoïde bénigne. La rate est douloureuse, le foie tuméfié, l'estomac intolérant comme dans les accès intermittents. Il y a de la céphalalgie, mais l'intelligence est libre, et les symptômes ordinaires de la fièvre ne prennent pas de gravité.

Après une durée variable, cette fièvre non traitée s'aggrave souvent, elle guérit aussi soit par une défervescence critique, soit par une amélioration lente, et la convalescence s'établit avec ou sans une série d'accès intermittents. Convenablement traitée elle cède en trois ou quatre jours.

Cette description est une moyenne ; elle suppose des extrêmes : il y a en effet des formes très bénignes et des formes très graves.

Les rémittentes *bénignes* sont ces petites fièvres de quatre à cinq jours de durée, ces « insolations » légères ou ces embarras gastriques bien connus dans les pays chauds, mais trop aisément attribués à l'action de la chaleur sous le nom de fièvre climatique ou fièvre d'acclimatement. Ces petites pyrexies sont des formes atténuées du paludisme : elles sont pour lui ce que, dans les régions tempérées, l'embarras gastrique fébrile est pour la fièvre typhoïde (KELSCH et KIENER).

Les rémittentes *graves* sont la rémittente typhoïde et la rémittente adynamique.

La *fièvre rémittente typhoïde* ne diffère guère en apparence d'une fièvre typhoïde vulgaire et la confusion n'est que trop fréquente. Des troubles intellectuels, allant jusqu'au délire, quelquefois violent, souvent continu, parfois au contraire mêlé de stupeur, la sécheresse des muqueuses, l'hypostase pulmonaire, le ballonnement du ventre, les déjections involontaires, telles sont les particularités qui s'ajoutent à la fièvre, plus intense que d'ordinaire, et présentant néanmoins assez fréquemment les profondes rémissions caractéristiques.

Dans la *fièvre rémittente adynamique* la stupeur domine : la pâleur terreuse, le refroidissement, le collapsus imminent donnent plutôt l'impression d'un malade épuisé par un accès pernicieux.

Le pronostic de ces rémittentes graves est toujours dangereux. Elles sont souvent mortelles ou aboutissent à la cachexie.

C'est à une fièvre typhoïde que la rémittente palustre ressemble le mieux. La régularité de la courbe thermique dépourvue des grandes coupures de la rémittente (KELSCH), les taches rosées, la douleur abdominale à droite et non à gauche, ne garantissaient pas de l'erreur autant que peuvent le faire à présent la recherche de l'hématozoaire et le séro-diagnostic. Malgré ces progrès on restera encore embarrassé dans les cas où la fièvre typhoïde et le paludisme s'associent chez le même sujet (fièvre typho-malarienne). — La tuberculose, dans ses formes aiguës et méningées, tend, elle aussi, des pièges : sa fièvre vespérale, l'intégrité de la rate, l'auscultation aideront à les éviter. — D'autres infections plus ou moins définies ont donné le change : la fièvre récurrente, le typhus, la fièvre de Malte (rémittente de très longue durée sans hématozoaire), la filariose... Il ne faut pas compter beaucoup sur les effets de la quinine pour s'éclairer dans ces cas, car il est des rémittentes palustres qui ne cèdent que lentement à son action.

3° Fièvres rémittentes bilieuses. — Parmi les rémittentes bénignes, il en est qui ont mérité le nom de bilieuses à cause de l'ictère qui les accompagne. L'élimination des résidus de la destruction globulaire exige plus d'activité de la part des émonctoires : quelquefois ils sont momentanément débordés, et l'on conçoit que la bile formée en quantités énormes reflue dans la circulation.

1° Au premier degré, l'embarras gastrique se complète d'un peu d'ictère. Un peu de tuméfaction douloureuse de la rate et du foie, des vomissements bilieux plus fréquents et de l'intolérance gastrique, une fatigue générale plus marquée, parfois des hémorragies sans gravité, indiquent une infection plus sérieuse. La fièvre alors dure plus longtemps. C'est la rémittente bilieuse proprement dite.

2° La rémittente bilieuse peut être aussi grave que les rémittentes ordinaires : même aspect avec adjonction de l'ictère.

3° Mais le plus haut degré de gravité des rémittentes bilieuses est représenté par la *fièvre rémittente bilieuse hémoglobi-nurique.*

Cette fièvre, observée d'abord par les médecins de la marine, semblait spéciale à Madagascar ; mais on l'a observée dans toute la zone tropicale et même en Grèce. Elle fait défaut dans des contrées où cependant le paludisme sévit avec vigueur (Algérie). Aussi a-t-on pensé qu'elle pouvait être autre chose qu'une forme grave du paludisme, peut-être une espèce nosologique. YERSIN a appuyé cette idée sur la découverte d'un cocco-bacille exclusif à cette forme ; mais on ne le trouve pas dans tous les cas. Sous cet aspect commun de bilieuse hémoglobinurique, il y a peut être des faits distincts à classer : la question est à l'étude.

Dans les cas étudiés en France, les lésions n'ont pas paru différer de ce qu'on observe dans le paludisme habituel, c'est la destruction globulaire, mais ici la destruction *massive et brusque,* qui est l'origine de tous les désordres. Malgré des flots de bile, qui entrainent les déchets globulaires dans les vomissements et dans les selles, le foie est insuffisant et le rein est appelé en même temps que lui à éliminer cette hémoglobine libérée dans le sang : il y a hémoglobinhémie avant hémoglobinurie (CORRE,

Kelsch). Le plus souvent l'épithélium des tubes contournés rejette de fins granules pigmentaires qu'on retrouve dans le dépôt urinaire.

Ce pigment donne à l'urine, dès le début de l'accès, une couleur rouge, d'abord claire, puis de plus en plus foncée (bière brune, malaga, café noir), puis graduellement éclaircie après la fièvre. Le spectroscope atteste la présence de l'hémoglobine.

Pour le reste, la fièvre hémoglobinurique ressemble aux bilieuses communes ; les évacuations de bile sont plus abondantes, les hémorragies (purpura, etc.) plus fréquentes, l'état général plus grave.

Le pronostic est très menaçant, mais il y a des degrés et on a pu décrire à côté du type ordinaire qui laisse un espoir de guérison, une *forme sidérante* qui tue en trois ou quatre jours, une *forme urémique* dont l'issue est moins prompte, mais aussi fatale.

La fièvre bilieuse hémoglobinurique se présente aussi sous forme d'accès : ce sont des accès pernicieux souvent sériés du plus mauvais pronostic.

En présence des rémittentes bilieuses, la fièvre jaune dont la zone d'action est très localisée et bien connue, ne risque pas d'être oubliée. On y pense. Mais on ne pense pas toujours à nos ictères infectieux bénins ou graves : on les rencontre cependant dans les régions tropicales.

La fièvre hémoglobinurique se reconnaît facilement. L'hémoglobinurie quinique avec laquelle on l'a confondue est bien douteuse. Il faudrait s'arrêter davantage aux hématuries de la bilharziose[1], maladie causée par un parasite dont les embryons sont rejetés dans l'urine et qui est endémique dans beaucoup de contrées paludéennes (voy. p. 628).

Pour le traitement, on délaisse un peu la quinine par crainte d'aggraver le mal en le compliquant d'une hémoglobinurie quinique. On a préconisé le chloroforme. Le lavage du sang n'a pas été essayé.

---

[1] Lortet et Vialleton. Annales de l'Université de Lyon. 1894.

52.

4º Cachexie palustre. — Elle est ordinairement la suite, la totalisation de tous les dégâts causés par les atteintes aiguës du paludisme; mais elle peut en être indépendante, surtout chez les autochtones d'une région à endémie (cachexie d'emblée).

Quelle que soit son origine, la cachexie évolue sous deux formes distinctes (KELSCH et KIENER) : 1º *cachexie aiguë* ou hydroémique, remarquable par la fréquence des *hydropisies* et des hémorragies. C'est dans cette forme que s'observent avec la plus de fréquence les infections secondaires (gangrènes, suppurations) où elle trouve un de ses modes de terminaison; 2º *cachexie chronique*, forme banale de la déchéance organique à laquelle seule l'anémie spéciale et l'hypersplénie donnent une marque distinctive.

Ces deux derniers signes servent à différencier la cachexie palustre des autres cachexies avec lesquelles on risque de la confondre. C'est avec la tuberculose que cette confusion serait le plus facile en raison des accès de fièvre fréquente chez les cachectiques ; cette fièvre est plus régulièrement vespérale chez le tuberculeux, sa rate reste petite, et ses lésions pulmonaires se trahissent à l'auscultation ; mais ceci même serait une nouvelle cause d'erreur pour de BRUN qui aurait constaté chez des cachectiques les signes, même physiques, d'une tuberculose, absente, des sommets. D'ailleurs les deux infections peuvent coexister.

§ 4. — COMPLICATIONS

Elles sont énumérées dans le tableau ci-contre.

J'appellerai seulement l'attention :

1º *Sur les diathèses* ou *propathies* dont « le réveil », sous l'influence du paludisme, étudié il y a quelques années par les élèves de VERNEUIL, est actuellement négligé.

2º *Sur les associations microbiennes*. On ne connaît bien que les plus fréquentes : la fièvre typho-malarienne et la pneumonie palustre.

COMPLICATIONS DU PALUDISME

D'après leur siège.

Rate
- *Hypersplénie.*
  - Douleur. Volume excessif : rate de 3 342 grammes (Laveran).
  - Compression des organes voisins.
  - Ectopie, rate mobile, torsion du pédicule de la rate (Laveran).
  - Ruptures de la rate (Collin).
- Périspénite, péritonites partielles.
- Abcès de la rate (Fassina), gangrène de la rate. Rate amyloïde.

Foie. *Hépatites*. Cirrhoses (Kelsch et Kiener).

Rein
- *Néphrites* (Kelsch et Kiener).
- Hématurie, hémoglobinurie.

Organes génitaux
- Orchites (Girerd, Charvot).
- Avortement. Paludisme congénital.

Appareil digestif
- *Dyspepsie*. Gastralgie.
- Vomissements.
- Gastrorragies.

Appareil respiratoire
- Hémorragies : épistaxis, hémoptysies.
- *Pneumonie* (Catteloup, Kelsch et Kiener).
- *Broncho-pneumonie*.
- Pleurésie de la base gauche (Raymond).

Appareil circulatoire
- Artérite, aortite (Lancereaux), gangrènes (Moty).
- Hypertrophie du cœur (Kelsch et Kiener).
- Endocardites (Duroziez, Lancereaux).

Système nerveux
- périphérique
  - *Névralgies* (faciale, occipitale, intercostale).
  - *Névrites* (Brault, Catrin). Maladie de Raynaud (M. Raynaud).
  - Gangrène (Verneuil). Tics douloureux, crampes. Tremblement.
- central
  - *Paralysies*
    - Hémiplégie, paraplégie, monoplégies.
    - Paralysies ou aphasies transitoires (Boisseau).
  - Neuro-rétinites, hémorragies de la rétine.

D'après leur mécanisme.

Action du parasite
- trop intense : perniciosité.
- trop prolongée
  - Cachexie.
  - Lésions parapaludéennes : scléroses viscérales.
  - et peut être aidée par
    - des intoxications.
      - alcool.
    - des auto-intoxications.
- trop localisée (centres nerveux).

Associations microbiennes.
- Suppurations diverses. Gangrènes.
- Pneumonies. Broncho-pneumonies.
- Fièvre typho-malarienne. Paludisme et dysenterie. Paludisme et tuberculose.
- Fièvre hématurique (?)

Paludisme, agent provocateur des névroses et psychoses.

La *fièvre typho-malarienne* est une sorte d'hybride. Le mélange de la fièvre typhoïde et du paludisme qui en sont les éléments consécutifs est prouvé : anatomiquement, par la coexistence des lésions mélanémiques et des ulcérations intestinales (celles-ci très discrètes) ; bactériologiquement, par la présence simultanée de l'hématozoaire et du bacille typhique (VINCENT). Cliniquement la confusion est facile avec les rémittentes ou avec les typhoïdes vulgaires. On ne peut avoir de diagnostic certain que par l'examen microscopique du sang et par le séro-diagnostic.

La *pneumonie* et, plus souvent, la broncho-pneumonie palustre, sont très fréquentes chez les cachectiques, surtout en hiver. Ce n'est pas l'hématozoaire qui cause ces inflammations, mais les microbes qui habitent l'arbre broncho-pulmonaire, le pneumocoque en particulier. Ces pneumonies sont insidieuses dans leur marche, lentes à se résoudre et promptes à suppurer.

§ 5. — FIÈVRES PERNICIEUSES

Il n'y a pas de fièvres pernicieuses, il y a des fièvres compliquées d'accidents pernicieux. En effet, la perniciosité ne représente l'action ni d'un miasme spécial, ni d'une variété spéciale du parasite unique de la malaria. La perniciosité, c'est l'accroissement brusque de la virulence de ce parasite, — accroissement absolu, comme il faut le croire quand on voit plusieurs individus vigoureux en subir ensemble les effets : on voit de ces petites épidémies d'accès pernicieux au Sénégal — accroissement relatif si c'est l'organisme qui faiblit sous l'action des fatigues antérieures ou d'une circonstance actuellement déprimante : coup de froid, coup de chaleur.

1º Classification et symptômes. — Cette conception n'est pas celle des premiers auteurs qui ont décrit les fièvres pernicieuses. Ils avaient admis dans ce groupe bien des faits que leurs successeurs ont dû exclure : des lésions locales, comme l'hémorragie cérébrale, des maladies associées, comme la pneumonie. etc., mais le cadre dressé par MERCATUS, rempli par TORTI, peut encore servir. Après une revision soigneuse

(KELSCH et KIENER) il peut être resserré dans le tableau suivant :

<table>
<tr><td rowspan="11">Fièvres pernicieuses.</td></tr>
<tr><td>1° Fièvres cérébrales.
Prédominance des troubles
cérébraux.
Accès pernicieux</td><td>comateux
délirant
convulsif
paralytique</td><td>généralement associés.
Formes mixtes.</td></tr>
<tr><td>2° Fièvres algides.
Prédominance des troubles
gastro-intestinaux.
Accès pernicieux</td><td>cardialgique ou
gastralgique
cholériforme
dysentérique
diaphorétique</td><td>aboutissant commun,
l'algidité.</td></tr>
</table>

3° Prédominance de la dissolution du sang. Fièvre bilieuse hémoglobinurique.

a. *Accès cérébraux.* — On a décrit des accès comateux, convulsifs, délirants, paralytiques, parce que chacun des troubles indiqués (coma, convulsions, délire, paralysies) peut ressortir sur les autres assez nettement pour devenir caractéristique d'un accès. « Mais, dans la majorité des cas, ces divers troubles sont si étroitement associés qu'ils semblent dépendre d'une même condition pathogénique et qu'il n'y a aucune utilité à les décrire séparément [1]. » À cet égard on pourrait comparer les accès pernicieux cérébraux aux formes cérébrales de l'urémie que l'on classe théoriquement en une série superposable à celle-ci, mais qui dans la pratique se combinent en formes mixtes beaucoup trop complexes pour rentrer dans les cases d'une division schématique.

Cependant *la forme comateuse domine.* Sa fréquence lui a valu d'être subdivisée en variétés : on distingue par ordre de gravité croissante des accès soporeux, comateux, apoplectique. L'action directe du parasite sur la substance grise est assez forte dans ce dernier pour produire quelquefois une lésion destructive dont témoignent les paralysies durables qui ont valu à certains accès le nom de fièvres pernicieuses paralytiques. Les thromboses parasitaires, si elles sont résorbées à temps, produisent dans les mêmes circonstances des paralysies transitoires.

b. *Accès algides.* — Ils sont suffisamment décrits par leur

---

[1] KELSCH et KIENER. *Loc. cit.*. p. 486.

dénomination *cholériforme*, *diaphorétique*, etc. Leur groupement est justifié par cette circonstance qu'ils viennent tous, quel qu'ait été leur point de départ, converger vers l'algidité. Le syndrome algidité comprend « la pâleur cyanique avec froid glacial de la surface du corps », la gêne respiratoire, l'affaiblissement du cœur avec tendance à la syncope : en somme c'est le *collapsus*. Le syndrome résulte, soit de troubles gastro-intestinaux, soit de l'affaiblissement du cœur, soit de l'hypothermie. — L'accès *syncopal* n'est qu'une variété de l'accès algide.

Dans cette symptomatologie complexe et mouvante on ne peut même pas séparer franchement les fièvres algides des fièvres cérébro-spinales. Le même malade peut les subir tour à tour.

Les accès pernicieux sont possibles à toutes les périodes du paludisme, mais ils n'ont pas pour toutes la même prédilection. Ordinairement ils sont tardifs, ils frappent des malades déjà affaiblis ou même cachectiques : ils ne font pas partie du début régulier du paludisme. Il arrive pourtant que le paludisme soit pernicieux d'emblée, c'est dans le cas d'*insolation*. L'insolation a un rôle important et bien connu des habitants des pays chauds, elle est l'occasion qui fait éclater la fièvre. L'influence de la chaleur est prouvée d'autre part par la grande fréquence des accès pernicieux dans les régions chaudes et dans les saisons chaudes, par l'action funeste des vents chauds (*sirocco*).

La forme du paludisme n'a pas d'influence notable sur les accidents pernicieux. Ils n'épargnent aucune catégorie de paludéens ; ils figurent parmi les complications des rémittentes graves aussi bien que des intermittentes les plus simples ou de la cachexie.

Certains sujets sont particulièrement exposés aux accidents pernicieux, ceux dont la résistance est amoindrie par quelque affection antérieure : surtout les surmenés et les ivrognes[1].

---

[1] Parmi les accès pernicieux délaissés par les classiques se trouvent les accès pleurétique et pneumonique. On voit pourtant quelquefois des paludéens pris pendant l'accès d'une dyspnée progressive, intense, suffocante, mourir en quelques heures avec tous les signes d'un œdème aigu du poumon. Mais le paludisme est-il seul en cause ?

2° Diagnostic. — L'évolution si prompte d'un accès pernicieux laisse peu de temps pour en méditer le diagnostic. Aussi les erreurs sont-elles communes. L'hystérie, l'épilepsie, certaines intoxications et surtout l'alcoolisme, des asphyxies, l'urémie, le diabète réalisent des états graves qui ressemblent beaucoup aux accès pernicieux, mais qui exigent un traitement tout différent. — Le coma apoplectique, par hémorragies ou ramollissement, est parfois tout aussi difficile à différencier. — L'insolation est une chose bien distincte du paludisme ; mais elle lui est associée dans certains accès pernicieux. — Comment faire la différence entre le choléra et un accès cholériforme ? — Dans ces difficiles problèmes les circonstances étiologiques mettent quelquefois un peu de lumière, mais elles ne font que les obscurcir si les maladies à caractériser évoluent simultanément dans la même région : elles peuvent se rencontrer chez le même malade. C'est seulement en examinant le sang qu'on évitera ces erreurs.

3° Pronostic. — Tous les accès pernicieux ne sont pas également graves : la fièvre comateuse est celle qui donne le plus de chance de survie, l'accès algide est le plus menaçant. Mais le danger ne résulte pas seulement des risques de mort immédiate, il est encore dans la probabilité d'une rechute : d'autres accès pernicieux viennent à la file si l'on n'agit pas vigoureusement à l'occasion du premier. La fièvre pernicieuse révèle en outre l'affaiblissement extrême d'un organisme incapable désormais de résister à l'infection palustre ; c'est une indication de rapatriement.

§ 6. — Diagnostic

1° Éléments du diagnostic. — La constatation du parasite [1]

---

[1] Il faut chercher les hématozoaires dans le sang prélevé pendant l'accès au doigt d'un malade non traité. On examine : ou le sang frais sous une lamelle bordée de paraffine, ou le sang desséché en mince couche, fixé à l'alcool-éther, coloré à l'éosine et au bleu de méthylène, ou à la thionine phéniquée.

ou des leucocytes mélanifères ne laisse place à aucun doute. A défaut de ces renseignements, dans un pays d'endémie, le syndrome constitué par la pâleur terreuse du malade, par la fièvre (tracé thermographique) et par l'hypersplénie est assez caractéristique : on s'en contente dans la pratique journalière.

2⁰ Causes d'erreur. — Ce diagnostic usuel est répréhensible : souvent il a fait voir le paludisme où il n'était pas, c'est une erreur commune *dans les pays à malaria*. On oublie les infections de nos pays : la fièvre typhoïde, la tuberculose, etc.

En Europe, on risque plutôt de méconnaître le paludisme. D'ailleurs il se présente souvent sous ses formes larvées ou frustes ; les cas à fièvre sont plutôt bénins et l'hématozoaire n'abonde pas dans le sang des malades : c'est surtout en suivant l'évolution pendant quelques jours qu'on fixera le diagnostic.

Le *diagnostic différentiel* comporte des problèmes très différents selon les formes cliniques : les principaux ont été indiqués à leur place.

§ 7. — PRONOSTIC

Le paludisme est une infection bénigne : il fait beaucoup de malades et peu de morts. Son pronostic dépend de quatre conditions (CATRIN) :

1⁰ La virulence du germe. — Cette virulence se traduit par la violence des attaques (par exemple dans les rémittentes graves et dans les accès pernicieux), et par leur répétition. Sur ces deux points l'examen du sang donne des indications utiles : le nombre des parasites est en rapport avec l'intensité de la fièvre. La présence des corps à flagelles indique une rechute prochaine (LAVERAN). La virulence du germe peut encore se mesurer à sa ténacité, à sa persistance dans l'organisme (corps en croissant) ; mais la réceptivité de l'organisme est responsable en partie de cette chronicité de l'infection.

D'autres microbes que l'hématozoaire influent sur le pronostic : ce sont ceux des infections secondaires.

2° La résistance de l'individu. — Les alcooliques, les brightiques, les dyspeptiques sont plus exposés à la cachexie ; les surmenés, les ivrognes. à la perniciosité ; etc.

3° Le milieu. — La résidence du malade plus ou moins malsaine. ses occupations, sa situation sociale plus ou moins indépendante l'exposent plus ou moins aux rechutes, aux fautes contre l'hygiène. à tout ce qui contrarie le traitement. A ce point de vue rien n'est caractéristique comme l'influence du rapatriement.

4° Le traitement. — Le traitement fondé sur l'emploi d'un spécifique tel que la quinine, est la partie essentielle du pronostic. Un paludéen qui prend sa quinine quand il faut et tant qu'il faut est sûr de guérir.

§ 8. — THÉRAPEUTIQUE

La quinine est le remède spécifique du paludisme. Son efficacité lui vient de ce qu'elle est un poison pour les protozoaires en général (VULPIAN. BOCHEFONTAINE) et en particulier pour l'hématozoaire qu'on peut voir sous le microscope mourir au contact des solutions quiniques diluées (LAVERAN). Le nom de « fièvres à quinquina » montre que cette spécificité avait fait ses preuves longtemps avant les confirmations expérimentales. — Ainsi pour traiter les fièvres, le médecin n'a pas le choix du médicament, mais il a le choix :

1° De la préparation. — De nombreux sels ont été proposés desquels il faut retenir seulement ceux qui sont riches en quinine, solubles, stables, inoffensifs. Le sulfate est très répandu, mais le chlorhydrate neutre réalise mieux les conditions exigées.

2° De la dose. que règlent l'intensité de l'infection et la tolérance du malade. Cette tolérance est plus grande que ne le croient les médecins de France. Les intoxications graves sont exceptionnelles, MAILLOT a donné 9 grammes (pro die), dose qui peut être toxique, mais qui ne fut pas mortelle. L'ingestion de deux grammes suffit habituellement pour les cas moyens ; il ne faut guère descendre au-dessous d'un gramme.

3° Du moment. — Dans les fièvres graves ou continues, on donne la quinine dès qu'on le peut. Pour les cas moyens on peut discuter. D'après les données de la bactériologie il faudrait viser le parasite dans ses formes jeunes, celles qui pullulent pendant l'accès. Tel est le but, mais pour l'atteindre il faut tenir compte de l'état des voies digestives, absorbantes et éliminantes du malade. L'errement actuel est de donner la quinine quelques heures avant l'accès à venir, six heures par exemple, moyenne qui doit être modifiée à l'épreuve. Pour être précis il faudrait adopter une voie plus directe que l'estomac.

4° De la voie d'introduction. — L'estomac des paludéens est souvent intolérant, et l'on sait que de son côté la quinine est irritante pour l'estomac. On peut en doublant la dose la faire passer par le rectum ; en la dédoublant on peut l'injecter sous la peau. L'injection hypodermique est avantageuse parce qu'elle est *sûre, rapide* (indication formelle dans les cas graves), *inoffensive* enfin, si l'on observe deux précautions : asepsie, introduction de l'aiguille à une profondeur suffisante pour éviter le derme qui se nécrose facilement s'il est intéressé par l'injection. Mais les malades aiment peu cette méthode, à cause de la piqûre pourtant peu douloureuse, à cause aussi des nodules fibreux parfois gênants qui persistent quelque temps au lieu d'injection. Voici la formule que recommande KELSCH :

> Chlorhydrate neutre de quinine. . . . . . . 5 grammes.
> Eau distillée, quantité suffisante pour faire. 10 cent. cubes.

1 centimètre cube de la solution renferme 0 gr. 50 de chlorhydrate de quinine neutre.

On a imputé à la quinine « tous les accidents qu'elle était précisément appelée à combattre » (CATRIN). A la vérité elle donne des vertiges, des bourdonnements et une surdité passa-

gère, une ivresse spéciale. Schilling a indiqué un bon moyen
d'éviter ou de guérir ces accidents (association de la quinine
et de l'ergotine à dose égale). Ce n'est certainement pas la quinine qui engorge les viscères, et ce n'est même pas elle très probablement qui produit les hémoglobinuries dont les médecins
grecs l'accusent avec insistance.

On a proposé des succédanés de la quinine : les autres alca-
loïdes du quinquina et le quinquina lui-même ne la suppléent
pas. L'arsenic mérite plus de considération. Boudin administrait
une solution d'acide arsénieux au millième en profitant de la
tolérance du début pour donner — en la fractionnant beaucoup — la dose la plus forte (50 gr. soit 5 centigr. d'arsenic)
qu'on diminue ensuite graduellement. Une alimentation répa-
ratrice complète ce traitement, plus efficace, il faut le dire,
contre la cachexie que contre la fièvre.

La quinine suffit dans les cas bénins, ceux pour lesquels on
se contente de traiter le *paludisme*. Souvent ce sont des *paludéens* que l'on a à soigner. — S'ils sont anémiques on lutte
contre l'anémie par ses médicaments ordinaires, et surtout par
l'hygiène alimentaire. L'hydrothérapie est tenue en suspicion,
elle rallume quelquefois la fièvre. — S'ils sont cachectiques les
mêmes médications trouvent leur emploi, mais c'est aux lésions
viscérales qu'il faut s'adresser, en général par les révulsifs, et en
particulier par les moyens appropriés à chacune d'elles (hépatiques, brightiques, dyspeptiques, neurasthéniques).

§ 9. — Prophylaxie

Le paludisme recule devant la civilisation. C'est la civilisation qui fait la prophylaxie générale du paludisme en défri-
chant les terrains incultes (colonisation, plantations de bois, etc.),
en asséchant les terrains humides (colmatage, drainage des
marais), en un mot en assainissant le sol. On ne craint pas le
paludisme au centre d'une ville bien pavée.

Loin des secours de l'hygiène sociale la prophylaxie individuelle s'impose. Il faut éviter : l'eau suspecte qu'on boira bouil-

lie : le mauvais air qu'on fuira (avec les moustiques qui l'habitent si leur rôle est définitivement établi) en résidant le plus possible, surtout la nuit, sur les hauteurs : le sol insalubre qu'on ne remuera qu'à la bonne saison. Il faut enfin éviter les occasions d'une première atteinte (insolation, refroidissement, fatigues, excès divers, surtout alcooliques) ou des récidives (les mêmes, plus les traumatismes). VERNEUIL a insisté sur ce fait que les opérations chirurgicales « réveillent la diathèse » paludéenne. L'administration de la quinine doit donc préparer les interventions.

Pour les voyageurs, les soldats, les terrassiers, etc., exposés à négliger les autres moyens prophylactiques, *l'emploi préventif de la quinine* a été conseillé et déconseillé par des observateurs également convaincus. Les arguments indécis de la statistique et les faits contradictoires invoqués laissent la question en suspens. Cependant d'heureux exemples, en particulier celui des Anglais dans la guerre des Ashantis, montrent que réellement la quinine peut préserver de la fièvre. Mais on n'est encore fixé ni sur la dose à employer, ni sur la durée de l'emploi.

Il semble plus logique d'administrer la quinine prophylactique, par doses moyennes deux ou trois fois par semaine (1 gramme) que par doses minimes quotidiennes.

Pour les cachectiques, il n'y a qu'une mesure de bonne prophylaxie, c'est le rapatriement.

ARTICLE V

BILHARZIOSE

La bilharziose [1] est une maladie très fréquente en Egypte, causée par un parasite, le *distoma hæmatobium*, qui habite avec prédilection les veines de l'intestin et celles de la vessie. Décou-

---

[1] LORTET et VIALLETON, Annales de l'Université de Lyon, t. IX, 1894.

vert en 1851 par BILHARZ et GRIESINGER, ce parasite est encore
appelé *Bilharzia hæmatobia*.

1° Parasitologie. étiologie. — La bilharzia est un trématode (du grec τρῆμα, trou. pertuis) ; c'est le seul trématode qui
ait les sexes séparés. Le mâle qui mesure en moyenne 12 millimètres de longueur sur un millimètre d'épaisseur est plus court
et plus large que la femelle : celle-ci a 16 à 18 millimètres de
longueur et seulement 1,8 de millimètre de largeur.

La partie antérieure du corps du mâle, aplatie, porte deux
suçoirs : le reste du corps forme, par le relèvement de ses bords,
une gouttière qui reçoit le corps de la femelle : c'est le *canal
gynécophore*. Le canal intestinal, rempli d'hématies, se termine
en cæcum. Le corps de la femelle est presque cylindrique, filiforme.

Les *œufs*, assez gros, mesurent 0^{mm},12 de longueur sur 0^{mm},04
de largeur : ils portent une pointe à l'une de leurs extrémités et
n'ont pas d'opercule.

Le parasite adulte se trouve chez l'homme dans la *veine porte*,
la *veine splénique*, la rate, les ganglions mésentériques, les *plexus
veineux vésicaux et rectaux*. Les œufs se montrent comme de
petits points blancs dans les divers organes, dans le foie, dans
l'épaisseur de l'intestin ou des vésicules séminales, dans la
vessie, etc. On les trouve parfois dans les vaisseaux sanguins,
et il est même probable que c'est leur siège primitif ; de là ils
passent dans les tissus par rupture vasculaire : l'œuf ainsi déposé
dans les tissus, l'embryon s'y développe, perfore l'œuf et s'en
dégage lentement. Nombre de ces embryons ciliés ou cercaires
sortent probablement avec les déjections et vivent libres dans
l'eau jusqu'à ce qu'ils trouvent un organisme récepteur.

La bilharziose s'observe surtout au bord des grands fleuves
d'Afrique, au bord du Nil notamment : là elle atteint, paraît-il,
environ le quart de la population indigène. On l'observe aussi
en Syrie et au Cap. L'infection se fait probablement par l'eau
des fleuves que les indigènes boivent non filtrée ; on ne l'observe
pas, en effet, en s'enfonçant dans l'intérieur des terres et les
Européens qui usent de précautions hygiéniques la contractent

rarement. Elle atteint surtout les enfants et les jeunes gens, et elle est infiniment plus fréquente chez l'homme que chez la femme.

2° Anatomie pathologique. — La muqueuse de la *vessie* et des *uretères* se montre parsemée de taches congestives avec fines

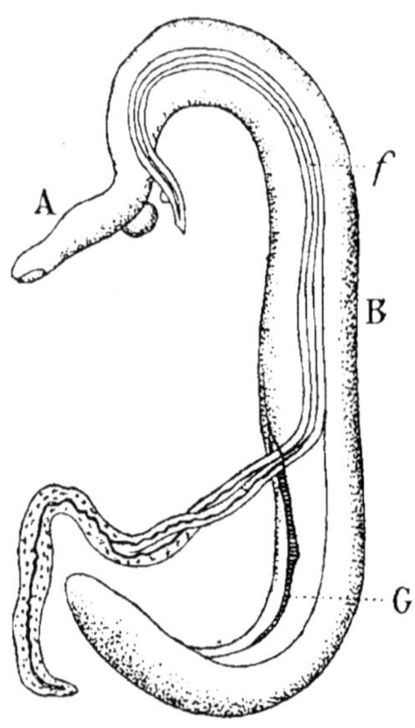

Fig. 91.

Bilharzia haematobia (d'après BILHARZ).

A, mâle. — G, canal gynécophore. *f*, femelle.

et nombreuses ecchymoses : elle est couverte d'un mucus jaune ou hématique contenant, ainsi que les taches, des œufs en quantité. A la longue elle présente des épaississements circonscrits ou végétants dont l'aspect rappelle celui du condylôme : c'est le tissu sous-muqueux qui forme ces excroissances ; les parasites s'y trouvent souvent dans de petites cavités lisses qui sont des vaisseaux ou des diverticules communiquant avec les vaisseaux. Le mucus recueilli sur les excroissances renferme des œufs en grande quantité. Enfin on voit encore à la surface de la muqueuse des croûtes formées d'œufs, de mucus et d'incrustations calcaires ou oxaliques; elles peuvent se pédiculiser ou même se détacher complètement et devenir ainsi l'origine de calculs vésicaux.

Le rétrécissement des uretères, la pyélite, la congestion des reins sont des lésions secondaires fréquentes.

La muqueuse rectale présente parfois les mêmes altérations que la muqueuse vésicale.

3° Symptomatologie. — Les symptômes de la bilharziose sont, après une période d'incubation dont la durée nous est inconnue, *ceux d'une affection vésicale* : douleurs vésicales con-

tinues ou pendant la miction, pollakiurie, douleurs rénales,
hématurie d'abord intermittente, provoquée ou augmentée par
la fatigue, puis se produisant à chaque miction. De bonne heure,
l'examen des urines montre de nombreux œufs, caractéristiques,
soit libres, soit inclus dans le sang ou le mucus. Plus tard il y
a émission de sable ou de graviers urinaires. Ces symptômes
contrastent avec un état général qui se conserve bon pendant
des années.

Dans les *cas légers*, chez des malades ayant quitté l'Égypte
depuis longtemps, on peut assister à une atténuation et même à
une disparition définitive des symptômes.

Les *formes graves* s'observent surtout en Égypte : pyélite,
néphrite, hydronéphrose, anémie consécutive aux hématuries,
œdèmes, calculs ; la mort peut aussi survenir dans la cachexie
ou par urémie.

4° Diagnostic. — Dans tous les cas où existent des symptômes vésicaux, dans les pays suspects, il faut rechercher les
œufs dans l'urine, surtout dans les coagulations de sang et de
mucus. Cet examen empêchera de confondre la bilharziose avec
d'autres hématuries, notamment celles de la filariose.

5° Prophylaxie et traitement. — La prophylaxie consiste à
ne boire que de l'eau préalablement filtrée. L'affection une fois
contractée on ne peut conseiller que les diurétiques, les balsamiques (copahu, térébenthine), les lavages de la vessie (MOSLER
et PEIPER), le séjour dans une localité non contaminée.

ARTICLE VI

FILARIOSE

La filariose est l'infection de l'organisme par la *filaria sangui-
nis hominis*. On ne l'observe pas dans nos pays, si ce n'est chez
des gens ayant séjourné dans l'une des contrées où elle existe à l'état
endémique (Inde, Chine, Égypte, Afrique, Amérique du Sud).

1° Parasitologie. — Il y a plusieurs espèces de filaires, mais la plus connue est la *filaire nocturne*, dont l'embryon a été découvert par DEMARQUAY (1863) et la forme adulte par BANCROFT. On pense que c'est elle qui provoque les divers accidents que nous allons décrire plus loin.

Il est excessivement rare de rencontrer la filaire adulte, ver fin comme un cheveu et long d'une dizaine de centimètres, terminé en avant par un long cou effilé. Le corps est occupé dans presque toute sa longueur par un tube intestinal, et deux ovaires remplis d'œufs et de filaires embryonnaires. Elle est cantonnée dans un coin du système circulatoire sanguin ou lymphatique et ses œufs sortant d'une vulve placée près du cou se répandent dans le sang de tous côtés.

Au contraire les filaires embryonnaires, anguillules microscopiques de 1 3 de millimètre de long, à tête pourvue d'une languette rétractile, revêtues d'une gaine qui les enveloppe presque complètement. existent en quantité dans le sang, mais avec cette particularité qu'elles n'apparaissent dans les capillaires de la périphérie que le soir et pendant la nuit ; leur nombre s'élève jusqu'à minuit, puis redescend progressivement de telle sorte qu'elles ont disparu complètement le matin. Cette particularité a valu au parasite son nom de *filaire nocturne*, bien que ses conditions d'apparition soient modifiées si l'on change les heures de sommeil.

Les moustiques. en suçant le sang des malades atteints de filariose, absorbent d'innombrables embryons qui, dans leur estomac, perdent leur gaine, se développent, s'allongent et sont enfin pourvus d'un tube digestif, ce qui leur permet de vivre dans le milieu extérieur ; aussi lorsque les femelles des moustiques, qui seules sucent le sang, vont mourir à la surface des marais, les jeunes filaires, mises en liberté, vivent indépendantes dans l'eau et sont aptes à être avalées avec l'eau de boisson. Des filaires peuvent aussi traverser le tube digestif de l'homme, gagner son système lymphatique, s'y accoupler et produire à leur tour des quantités de filaires embryonnaires. Au bout d'un temps variable, qui dure le plus souvent des années, la filaire et ses embryons succombent, ce qui explique la guérison de la filariose.

2° Anatomie pathologique. — Les lésions de la filariose consistent surtout dans une dilatation des vaisseaux lymphatiques abdominaux, lombaires, iliaques, qui finit par gagner le canal thoracique lui-même. Cette dilatation est due à l'obstruction de ces canaux par le parasite, ses œufs ou ses embryons. Elle finit par aboutir à une rupture lymphatique, notamment dans les voies urinaires, ce qui se traduit par l'apparition d'urines laiteuses. Si la rupture n'a pas lieu, la stase lymphatique finit par amener des dilatations des vaisseaux du pli de l'aine ou du creux poplité.

3° Symptômes. — La filariose peut donner naissance à une série d'accidents susceptibles de coexister chez le même malade. Les principaux sont : la lymphangite du scrotum, les urines lactescentes et les épanchements chyliformes des séreuses.

a. *Lymphangite scrotale*. — Cette lésion consiste dans un œdème chronique des bourses avec dilatation des lymphatiques du scrotum et du pli de l'aine. Ces régions sont le siège d'un œdème dur, éléphantiasique, sorte d'érysipèle chronique, puis s'accompagnent d'une tuméfaction énorme des ganglions inguinaux et même des ganglions poplités. La vaginale est distendue par un épanchement laiteux : les testicules sont douloureux à la pression.

b. *Urines lactescentes*. — Les vaisseaux lymphatiques abdominaux, lombaires ou iliaques se dilatant de plus en plus, l'un d'eux finit par se rompre dans les voies urinaires : l'urine est alors d'abord sanglante, puis chyleuse ; elle persiste avec ce dernier aspect pendant des semaines ou des mois, puis redevient normale, jusqu'à ce que survienne un nouvel accès.

Les urines lactescentes tiennent en suspension des corpuscules réfringents comparables à une fine poussière graisseuse : leur total quotidien atteint parfois le chiffre de deux à trois litres. Elles sont albumineuses et laissent déposer sur le papier à filtrer de petits caillots sanguins contenant des amas de filaires embryonnaires.

c. *Épanchements chyleux des séreuses*. — L'ascite chyleuse (LANCEREAUX) est, après l'hydrocèle chyleuse, le plus commun de ces épanchements ; elle est étudiée tome I, p. 539.

L'état général n'est mauvais qu'à la période où les urines deviennent sanglantes et lactescentes : la fièvre est rare. La maladie dure de longues années, mais le parasite finit par périr, aussi la guérison est-elle habituelle, sauf lorsque les malades succombent à des complications phlegmasiques du côté de la peau et des ganglions.

4° Diagnostic. — Il faut songer à la filariose en présence, soit d'urines laiteuses, soit d'un éléphantiasis avec tuméfaction des ganglions inguinaux, soit d'un épanchement chyliforme dans une séreuse telle que le péritoine, la plèvre, la vaginale, lorsque ces accidents se présentent chez un individu ayant séjourné dans les régions où la filaire est endémique. C'est l'examen microscopique qui fait le diagnostic, en montrant les filaires embryonnaires, notammment dans le sang. Il faut les rechercher le soir ; on voit alors entre les globules sanguins une sorte d'anguillule d'un tiers de millimètre de long, agitée de mouvements très rapides, mais restant sur place ; ces anguillules sont assez nombreuses ; il y en a 20, 30, et jusqu'à 40 dans une goutte de sang.

Dans le cas où l'urine est sanglante ou lactescente, on peut aussi rechercher les parasites en faisant uriner les malades sur un filtre qui ne laisse passer que l'urine et la fine poussière graisseuse qu'elle tient en suspension. Cette investigation empêchera de confondre l'hématurie de la filariose avec celle de la bilharziose due à un parasite tout différent (voy. p. 629).

5° Traitement. — Le traitement se résume dans la compression du scrotum œdématié, l'administration de perchlorure de fer et de balsamiques tels que la térébenthine.

LIVRE VIII

MALADIES DE LA NUTRITION

Ces maladies comprennent :

1° Les diabètes et la goutte, dystrophies générales ;

2° L'ostéomalacie, le rachitisme, le rhumatisme chronique déformant, dystrophies portant surtout sur le tissu osseux. Je réserve une place à part au myxœdème et à l'acromégalie.

ARTICLE PREMIER

DIABÈTE SUCRÉ

On divise les diabètes en diabètes insipides (voy. p. 651) et diabète sucré : il ne faut pas confondre celui-ci avec la glycosurie, c'est-à-dire le simple passage du sucre dans les urines : la glycosurie n'est qu'un des symptômes du diabète, maladie générale de la nutrition, et peut d'ailleurs exister indépendamment de tout diabète.

§ 1. — ÉTIOLOGIE

Le diabète se montre surtout dans la seconde moitié de la vie et atteint plutôt les hommes que les femmes. Les chagrins constituent une cause prédisposante que l'on retrouve fréquemment. La contagion du diabète est encore discutée ; on a observé des cas de diabète conjugal, mais il n'est pas impossible qu'ils tiennent au même régime alimentaire.

L'*hérédité* est un des principaux facteurs, qu'il s'agisse d'hérédité arthritique ou d'hérédité névropathique. En effet, les maladies de la nutrition, telles que l'arthritisme, la goutte ou l'obésité, se retrouvent souvent dans les antécédents des diabétiques : l'alcoolisme, l'impaludisme, la syphilis qui provoquent des désordres profonds de la nutrition y figurent aussi, quoique moins fréquemment. Enfin les lésions pancréatiques (LANCE-REAUX) et les maladies du système nerveux (tumeurs cérébrales, lésions bulbo-protubérantielles) peuvent s'accompagner d'un diabète à évolution rapide. Il existe un diabète traumatique (BROUARDEL et RICHARDIÈRE) : il succède aux traumatismes craniens, surtout aux fractures de la voûte ou de la base; il est exceptionnel dans la simple commotion cérébrale.

§ 2. — SYMPTOMATOLOGIE

Le diabète *débute* souvent d'une façon fort insidieuse : il peut même rester absolument latent jusqu'au jour où une série d'anthrax, une balanite, une amblyopie prononcée avec rétinite appellent l'attention du côté des urines. Dans un certain nombre de cas, il est même découvert comme par hasard. Dans la majorité des cas cependant l'amaigrissement, l'impuissance génitale, la soif continuelle, la polyurie, les éruptions cutanées, le prurit précèdent dès longtemps l'apparition des véritables accidents du diabète. A la période d'état, ses symptômes se divisent en deux catégories : *a*) les symptômes cardinaux : polyurie, polyphagie, polydipsie, glycosurie; *b*) les symptômes accessoires, quelquefois assez graves pour mériter le nom de complications (gangrènes, etc.), mais qui, en raison de leur fréquence, font partie de la symptomatologie de la maladie.

1° Glycosurie. — La glycosurie, conséquence de l'hyperglycémie, est le passage du sucre dans les urines. — A l'état normal le sucre existe dans le sang dans la proportion de $1^{gr},10$ p. 1000 en moyenne. Chez le diabétique cette proportion s'élève notablement : dès qu'elle dépasse 3 grammes (Cl. BERNARD), une partie du sucre passe dans les urines. Il y a donc un certain rapport entre la glycosurie et l'excès de sucre dans le sang ou hyperglycémie; mais ce rapport n'est pas constant : le passage du sucre à travers le filtre rénal peut être dans une certaine mesure entravé par les lésions étendues de cet organe; il y a rétention relative du sucre du sang et l'hyperglycémie peut dépasser de beaucoup 5 grammes p. 1000. Il y a donc un *élément rénal* du diabète (LÉPINE).

La glycosurie est très variable quant à son degré: dans les cas moyens, elle oscille entre 50 et 100 grammes, mais on l'a vue dépasser 100 grammes par litre d'urine. Au début, elle peut être minime ou intermittente. Les féculents, les aliments sucrés l'augmentent; le régime carné exclusif peut l'atténuer beaucoup ou même la supprimer pendant un certain temps.

Pour la mettre en évidence il suffit de chauffer dans un tube à essai l'urine suspecte additionnée de liqueur de Fehling (liqueur cupro-potassique): en présence du sucre il se forme un précipité rougeâtre, pulvérulent, d'oxyde de cuivre.

2° Polyurie. — La quantité des urines rendues en vingt-quatre heures est augmentée. Cette polyurie est moindre que celle des diabètes insipides : limitée ordinairement à 4 ou 5 litres, elle peut atteindre 10 litres et davantage.

3° Polydipsie. — Les diabétiques se plaignent de sécheresse de la bouche et d'une soif continuelle, que l'ingestion de grandes quantités de boisson ne parvient pas à satisfaire. Elle est en rapport avec la polyurie et la diminution constante de la pression sanguine qui en résulte.

4° Polyphagie. — L'appétit est très augmenté chez les diabétiques, surtout dans le diabète maigre, et cela s'explique par les pertes énormes que subit l'organisme en matières sucrées et azotées, par le fait de la glycosurie, de l'albuminurie, de l'azoturie.

Malgré cette voracité, la dénutrition fait des progrès: l'*amaigrissement* est souvent considérable; on observe une diminution rapidement progressive du poids du corps; il se produit une sorte d'autophagie.

§ 3. — ACCIDENTS

1° Accidents cutanés. — La peau est le siège d'éruptions tenaces, le plus souvent prurigineuses. Le prurit vulvaire, l'œdème du prépuce et la balanite sont attribués au contact de l'urine sucrée. On voit se développer chez les diabétiques une série de furoncles ou un anthrax qui est quelquefois le premier symptôme important de la maladie. La *gangrène* apparaît sous la forme de plaques superficielles atteignant surtout les jambes et les orteils; il est plus rare qu'elle gagne en profondeur; mais dans les deux cas elle comporte une signification pronostique très grave. Il est fort probable que les névrites périphériques jouent un grand rôle dans sa production, de même que pour le mal perforant plantaire. — Enfin les abcès sous-cutanés ou le phlegmon diffus ne sont pas absolument rares : rappelons ici que les suppurations, les traumatismes, les interventions chirurgicales revêtent une gravité particulière chez les diabétiques.

2° Appareil respiratoire. — Les complications les plus importantes sont :

a. La *pneumonie :* elle affecte chez les diabétiques une gravité toute particulière et peut enlever le malade en deux ou trois jours; dans les cas moins foudroyants, elle se termine fréquemment par l'hépatisation grise.

b. La *gangrène pulmonaire.*

c. La *pleurésie :* on sait que les épanchements séreux en général renferment le plus souvent environ un gramme de sucre par litre. Chez les diabétiques l'épanchement pleural peut en contenir 3 grammes (DIEULAFOY et RAMON).

d. La *tuberculose pulmonaire :* elle constitue une des complications et même un des *modes de terminaison* les plus ordinaires du diabète. Elle est rarement précoce. L'hémoptysie est rare et la fièvre modérée ; c'est la « phtisie froide et sans réaction » de

Pidoux, dont l'existence chez les diabétiques s'explique naturel
lement par la déperdition du glucose. Il faut donc surveiller
attentivement les poumons des diabétiques, dès qu'ils se mettent
à tousser, pour pouvoir prescrire à temps un traitement approprié.

c. La *pharyngo-laryngite* : caractérisée par la sécheresse du
pharynx et du larynx, et par une fatigue vocale rapide, elle
peut précéder les autres symptômes du diabète, à l'exception
cependant de la glycosurie (LEICHTENSTEIN).

3° Appareil digestif. — Fréquemment les diabétiques ont la
bouche sèche, la langue rouge et rugueuse au toucher, *pileuse*
par prolifération épithéliale; leurs gencives sont saignantes et
fongueuses, leurs dents tombent par suite de la carie, ou,
même saines, par suite de la gingivite expulsive; la face
interne des joues est tuméfiée et porte l'empreinte des arcades
dentaires.

Ces complications sont dues à l'altération de la salive, qui devient acide, subit diverses fermentations et constitue un milieu
favorable à la pullulation des microbes de la cavité buccale.

4° Foie et rein. — Le foie est parfois hypertrophié, induré
et sensible à la pression. Dans bien des cas il paraît être de
volume normal. Une albuminurie le plus souvent très légère
s'observe environ dans les deux tiers des cas; enfin l'azoturie,
c'est-à-dire l'augmentation du taux de l'urée excrétée dans les
vingt-quatre heures, accompagne assez souvent la glycosurie;
elle n'est d'un pronostic grave que lorsqu'elle est très prononcée.

5° Système nerveux. — La motricité, la sensibilité, l'intelligence peuvent être intéressées.

a. *Troubles moteurs*. — Ils dépendent de lésions centrales ou
périphériques.

1° Parmi les premiers figurent l'affaiblissement musculaire
généralisé, attribué aussi à la déshydratation des muscles, et
l'hémiplégie, précédée ou non d'ictus apoplectique. Celle-ci
ne s'accompagne pas toujours de lésions cérébrales grossières,

visibles macroscopiquement; mais le microscope peut montrer des lésions corticales[1]; d'autres fois, elle est causée par une hémorragie ou un ramollissement dû à l'artérite.

2° Les névrites périphériques jouent un rôle beaucoup plus important : indépendamment des troubles sensitifs que nous décrirons plus loin, il faut leur attribuer les paralysies fugaces, limitées ou incomplètes; elles portent sur un membre ou sur un petit groupe de muscles, par exemple monoplégie, paralysie des extenseurs du pied, paralysies oculaires, etc. Elles forment des associations singulières (BERNARD et FÉRÉ) : ainsi une monoplégie brachiale droite se compliquera ultérieurement d'une monoplégie brachiale gauche, d'une paralysie faciale, de strabisme, etc. On peut encore observer de la paraplégie ou de la paralysie des deux membres supérieurs. Bien qu'on attribue généralement ces diverses paralysies à des névrites périphériques causées par l'hyperglycémie, il est difficile d'exclure absolument le cerveau ou la moelle de leur pathogénie.

b. *Troubles sensitifs.* — Les *troubles subjectifs* consistent en engourdissements et fourmillements dans les membres, névralgies diverses (névralgie du trijumeau, névralgie intercostale avec zona, sciatique double), crises d'angine de poitrine, crises gastriques, etc.

Les *troubles objectifs* de la sensibilité consistent en anesthésie ou hyperesthésie limitée, en dysesthésie. Ces divers troubles paraissent relever de névrites périphériques.

c. *Troubles sensoriels.* — Les troubles de la vision sont dus à des altérations diverses, notamment à la névrite ou à l'atrophie du nerf optique et à la rétinite diabétique; celle-ci s'observe le plus souvent chez des diabétiques albuminuriques, mais peut exister à l'état isolé : elle se caractérise par la présence de taches hémorragiques disséminées autour de la papille et de plaques blanchâtres correspondant à des foyers de dégénérescence (DE WECKER).

La névrite optique débute par une amblyopie légère portant

[1] LÉPINE et BLANC, *Revue de médecine*, 1886.

d'abord sur la perception des couleurs et faisant progressivement place à un scotome central[1], relatif, puis absolu. Elle peut être le premier signe d'un diabète encore latent.

Les diabétiques peuvent présenter aussi de l'amblyopie sans lésion ophtalmoscopique appréciable.

A ces altérations de l'appareil nerveux de la vision il faut ajouter la cataracte diabétique, cataracte molle, pouvant se développer chez les jeunes sujets et qui suivrait parfois les mêmes oscillations que la glycosurie, enfin la diplopie par parésie des muscles oculaires et la paralysie de l'accommodation.

Du côté des autres organes des sens, nous mentionnerons seulement l'*anosmie*, la parosmie et des *otites* suppurées avec carie du rocher, mastoïdite, phlegmon du voisinage, qui doivent leur excessive gravité au terrain diabétique sur lequel elles se développent.

d. *Pseudo-tabes diabétique.* — Le *réflexe rotulien* est aboli, surtout dans les diabètes graves (BOUCHARD).

Si on ajoute à ce phénomène les douleurs en ceinture, les troubles de la vision et les troubles objectifs de la sensibilité cutanée signalés plus haut, l'impuissance génitale, les crises gastriques quelquefois observées, un certain degré d'incoordination des mouvements et d'incertitude de la démarche, surtout dans l'obscurité, on aura réalisé un tableau clinique assez analogue à celui de l'ataxie locomotrice progressive : c'est le pseudo-tabes diabétique (CHARCOT). Il se distingue du tabes vrai, indépendamment de son étiologie spéciale, sur laquelle les autres signes du diabète attirent l'attention, par l'absence du signe d'ARGYLL ROBERTSON, par la rareté des manifestations viscérales (crises vésicales, miction entrecoupée, etc.), par l'étude attentive de la démarche qui rappelle moins l'incoordination tabétique que le steppage par parésie des extenseurs (voy. I, 252, *Paralysie alcoolique*).

---

[1] On appelle *scotome* une lacune dans le champ visuel. Le scotome central, ou perte de la vision centrale, alors que la fonction des parties périphériques de la rétine est bien conservée, s'observe fréquemment dans les intoxications, notamment dans l'alcoolisme (*amblyopies toxiques*).

Il ne faut pas le confondre non plus avec un tabes vrai, qui par suite de son extension vers le bulbe et le plancher du quatrième ventricule se compliquerait de glycosurie. — La maladie de Basedow peut également se compliquer de glycosurie, d'origine bulbaire. Dans ces différents cas, les symptômes du tabes ou du goitre exophtalmique sont au complet, et les symptômes du diabète autres que la glycosurie font défaut. Dans le cas contraire. ce sont les symptômes du diabète qui sont au complet (polyurie, polydipsie, amaigrissement, etc.), tandis que l'affection nerveuse n'est qu'ébauchée et réduite à un ou deux de ses principaux signes.

c. *Troubles intellectuels*. — Ils se résument dans l'affaiblissement de l'attention, l'apathie, la perte de la mémoire, la somnolence, quelquefois la démence. BALLET, LANDOUZY ont observé des *accès de sommeil* en plein jour.

§ 4. — ÉVOLUTION ET PRONOSTIC

Le diabète des enfants, le diabète maigre, le diabète traumatique affectent une marche rapide qui emporte souvent le malade au bout d'une année. Au contraire, le diabète gras comporte une survie très longue et il est même susceptible de guérir. Il n'est pas rare de voir tous les symptômes du diabète s'amender sous l'influence d'un premier traitement pour reparaître ensuite, et la maladie présenter plusieurs alternatives de ce genre.

Un amaigrissement extrême avec azoturie abondante, l'abolition des réflexes rotuliens, la gangrène, sont des signes pronostiques fâcheux.

Le diabète, lorsqu'il ne guérit pas, se termine de deux façons: par la tuberculose pulmonaire ulcéreuse à marche rapide, ou par le coma. La première terminaison est la plus fréquente à l'hôpital, la deuxième s'observe surtout chez les diabétiques qui abusent du régime carné, mais cela n'a rien d'absolu. La mort pent encore être causée par les complications et accidents énumérés plus haut.

§ 5. — COMA DIABÉTIQUE

Parmi les accidents nerveux le coma diabétique mérite une place à part, en raison de son importance. Il constitue fréquemment la terminaison du diabète. Il ne faut pas le confondre avec les phénomènes de collapsus cardiaque signalés par FRERICHS chez les diabétiques.

1° Étiologie. — Le coma survient dans les diabètes graves, à une période avancée de la maladie; il constitue quelquefois cependant un accident précoce. La fatigue, la diarrhée, le régime carné trop exclusif, les opiacés, sont susceptibles de provoquer son apparition.

2° Symptômes. — Le coma diabétique est la conséquence d'une intoxication dite acétonémique, dont la durée est généralement assez longue, et qui se manifeste tout d'abord par la coloration rouge foncé de l'urine, lorsque celle-ci est additionnée de quelques gouttes de perchlorure de fer. Cette réaction, connue sous le nom de réaction de GERHARDT, indique la présence d'acide diacétique qui se dédouble en acétone. A un degré plus avancé, l'urine et l'haleine du malade exhalent l'odeur aigrelette de l'acétone, rappelant celle du chloroforme ou de la pomme reinette. — Le coma ne survient qu'après quelques troubles prémonitoires:

Le premier est généralement la *perte de l'appétit*, symptôme qui nécessairement frappe l'attention, tant il est insolite chez un diabétique. La perte de l'appétit peut durer plusieurs jours.

Le second est une *dyspnée* caractérisée par une augmentation de l'amplitude des mouvements respiratoires, avec une pause inspiratoire et expiratoire (KÜSSMAUL). C'est une dyspnée purement nerveuse, sans orthopnée.

Le troisième est l'augmentation des signes d'acétonémie : l'odeur d'acétone exhalée par le malade est très accusée ; l'u-

rine renferme souvent une grande quantité d'acide β-oxybuty-
rique et presque toujours de petits cylindres hyalins, courts,
qui indiquent un trouble rénal.

Le *coma* s'établit au bout d'un temps variable. Il s'accompagne d'*hypothermie* progressive ; la température tombe à 35°
et au-dessous. Il n'y a pas de convulsions. Les pupilles sont dilatées, mais réagissent à la lumière. La mort survient au bout
d'un ou deux jours en moyenne.

3° Formes cliniques. — A côté de cette forme classique on
a décrit une *forme vertigineuse* caractérisée par une céphalalgie
avec vertiges, aboutissant sans dyspnée au coma terminal, et
une *forme atténuée* (LECORCHÉ) dans laquelle les accidents bor-
nés à la dyspnée, à l'odeur d'acétone, à la somnolence, au ballonnement du ventre, se montrent et disparaissent alternativement avant d'aboutir au coma.

4° Pathogénie. — Les théories proposées pour expliquer le
coma diabétique peuvent se partager en deux groupes : théories
anatomiques et théories chimiques.

a. *Théories anatomiques.* — Les lésions banales du système
nerveux central (congestion, œdème, hémorragie et thrombose)
n'ont rien à voir avec le coma diabétique. La dégénérescence
graisseuse du cœur (FRERICHS) explique le collapsus cardiaque
dont meurent quelques diabétiques, mais non le coma. Les
lésions rénales diabétiques décrites par EBSTEIN, EHRLICH, AR-
MANNI, sur lesquelles nous reviendrons plus loin, sont également
insuffisantes à expliquer le coma, mais on doit attacher de l'importance à la dégénérescence granulo-graisseuse de l'épithélium
des tubes contournés décrite pour la première fois par FICHTNER.

On a encore invoqué la déshydratation des centres nerveux
par suite de l'hyperglycémie.

b. *Théorie de l'intoxication.* — C'est actuellement la plus satis-
faisante : le coma diabétique paraît dû à une *intoxication par
des acides organiques.* En effet, l'urine dans ce cas est toujours
acide, malgré des doses élevées de bicarbonate de soude ; mais
ces acides n'agissent pas seulement en tant qu'acides, diminuant

l'alcalinité du sang : ils ont aussi une toxicité propre, car le sérum d'un malade atteint de coma diabétique, quoique neutralisé par du bicarbonate de soude, tue encore le lapin auquel on l'injecte, à dose moitié moindre que du sérum normal (DEVIC, ROQUE et HUGOUNENQ). On sait d'ailleurs que l'acide lactique, que les acides gras en général, produisent de la somnolence.

KUSSMAUL incriminait l'acétone : les expériences d'ALBERTONI ont montré qu'elle n'avait qu'un *faible* pouvoir toxique. GERHARDT, VON JACKSCH ont attribué l'intoxication à l'acide diacétique. STADELMANN à l'acide crotonique. D'après MINKOWSKY, cet acide crotonique serait dû au dédoublement de l'acide β-oxybutyrique, directement constaté dans le sang par HUGOUNENQ. D'autres auteurs ont trouvé des acides gras (de l'acide formique, butyrique ou propionique), en distillant l'urine avec l'acide sulfurique.

En somme, on trouve toujours de l'acide diacétique et de l'acétone ; quelquefois de l'acide β-oxybutyrique ou des acides gras. Ces constatations sont intéressantes car l'acétone et l'acide diacétique sont des produits de dédoublement de l'acide β-oxybutyrique ; elles expliquent la présence de l'acétone dans l'haleine et dans l'urine et sa coexistence avec l'acide diacétique ou l'acide β-oxybutyrique. Mais d'où vient cet acide β-oxybutyrique ?

Des travaux tout récents tendent à faire admettre qu'il provient soit des graisses (GEELMUYDEN), soit des albuminoïdes de l'organisme (STERNBERG) : la molécule d'albumine donnerait naissance à du nitrile amidobutyrique qui, par hydratation, se décompose en ammoniaque et acide β-amidobutyrique, excessivement toxique. Celui-ci, s'hydratant à son tour, se dédouble d'après STERNBERG en ammoniaque et acide β-oxybutyrique. La grande quantité d'ammoniaque que contiennent les urines dans le coma diabétique s'explique du même coup, cependant elle ne suffit pas à neutraliser tous les acides : il y a toujours *intoxication acide*.

C'est de cette donnée que s'inspire le *traitement*. Il consiste dans l'administration des alcalins à haute dose (STADELMANN, LÉPINE) ; une solution de bicarbonate de soude à 10 p. 1 000 peut être injectée sans danger pour les globules sanguins ; 20 à 40 grammes de bicarbonate de soude peuvent être administrés par cette voie, et autant par la bouche dès que le malade reprend connaissance. Jusqu'ici on n'a pu encore qu'atténuer les phénomènes comateux, ce qui s'explique par les données pathogéniques exposées plus haut : le coma diabétique ne résulte pas seulement de l'hyperacidité, mais d'une intoxication spéciale.

Les stimulants, les révulsifs, l'oxygène peuvent être employés concurremment.

On fera le traitement préventif en évitant au diabétique toute fatigue et surtout en ne prescrivant pas un régime carné absolu.

§ 6. — PATHOGÉNIE

La glycosurie, le plus caractéristique des symptômes du diabète, reconnaît pour cause l'hyperglycémie, c'est-à-dire un excès de sucre dans le sang. Ce liquide contient en effet une certaine proportion de sucre, environ 1 p. 1000 ; vient-elle à augmenter, cet excès de sucre, à travers le rein, passe dans les urines. Il nous faut donc, avant tout, rechercher les causes de l'hyperglycémie.

Étudions d'abord la glycémie normale et l'évolution du sucre dans l'organisme. — Le sucre du sang tire son origine des aliments. Les aliments sucrés et les féculents sont transformés en glucose, les premiers sous l'influence du ferment inversif, les seconds sous l'influence des ferments salivaires (ptyaline) et pancréatique ; ainsi transformés en glucose, ils sont apportés au foie par la veine porte. Là ce glucose se déshydrate, il perd une molécule d'eau et s'emmagasine à l'état de glycogène dans la cellule hépatique ; il y constitue une sorte de réserve.

Mais le foie ne fabrique pas du glycogène aux dépens des seuls éléments hydrocarbonés, il en fait aussi au moyen des albuminoïdes. Au fur et à mesure des besoins de l'organisme, ce glycogène ainsi emmagasiné dans le foie est transformé à son tour en glucose, sous l'influence du ferment glycogénique ; telle est l'origine d'une partie du sucre du sang. Une autre partie du sucre du sang provient *directement* de certaines matières protéiques, sans passer par l'état de glycogène. — Provenant de ces deux sources, le sucre est apporté par le sang aux divers organes pour y être brûlé.

C'est sur ces données que reposent les différentes théories émises pour expliquer la pathogénie du diabète sucré : excès de la transformation des féculents en sucre, suractivité fonctionnelle du foie, ou au contraire insuffisance de la combustion du sucre dans l'organisme, finissant par aboutir à son excès dans le sang et à la glycosurie, nutrition retardée, désassimilation exagérée, etc.

La clinique et la pathologie expérimentale semblent du premier abord témoigner en faveur de l'idée qu'il existerait plusieurs espèces bien différentes de diabète, par exemple un diabète hépatique (CL. BERNARD), un diabète nerveux (CL. BERNARD), un diabète pancréatique (LANCEREAUX, MERING et MINKOWSKY) produit par le défaut de la sécrétion interne du pancréas qui, d'après CHAUVEAU et KAUFMANN, modère la glycogénie. Mais ces différents diabètes ont, d'après LÉPINE, quelques éléments pathogéniques communs. Parmi ces éléments on peut citer :

1° L'azoamylie ou trouble fonctionnel de la cellule hépatique qui ne peut retenir qu'insuffisamment le glycogène ou le transforme trop facilement en sucre ; les constatations anatomiques (voy. p. 649) qui montrent le glycogène peu abondant, ou irrégulièrement distribué dans le parenchyme hépatique des diabétiques viennent à l'appui de cette manière de voir.

2° La diminution du ferment glycolytique, ferment particulier capable de dédoubler, ce que ne font pas les oxydases, la molécule de glucose et de contribuer à la combustion du sucre dans l'organisme, d'où son nom de ferment glycolytique. On conçoit que, si ce ferment fait défaut, le sucre, non détruit, s'accumulera et qu'il y aura hyperglycémie.

3° La présence dans l'économie de leucomaïnes entravant la glycolyse (LÉPINE et BOULUD[1]).

---

[1] LÉPINE et BOULUD. C. R. de l'Acad. des Sciences. 1902.

Chacun de ces éléments intervient plus ou moins dans la pathogénie des différentes formes de diabète.

§ 7. — ANATOMIE PATHOLOGIQUE

Les lésions du diabète, très variables, peuvent atteindre le sang, le système nerveux et les divers organes.

1° Système nerveux. — Les lésions du système nerveux sont avec celles du pancréas les seules auxquelles on ait attribué un rôle pathogénique.

Dans le cerveau et la moelle on trouve des lésions banales (hémorragies, ramollissement, congestion) ; des lésions bulbaires atteignant le plancher du quatrième ventricule existent assez souvent, mais, dans la plupart des cas, il s'agit de maladies nerveuses compliquées de glycosurie (tabes, sclérose en plaques) et non de diabète.

On a encore signalé des lésions du pneumogastrique (HARLEY, HENROT, FRERICHS), du sympathique, notamment du plexus cardiaque (KLEBS, MUNK) : nombre de ces altérations sont vraisemblablement secondaires, comme les autres névrites diabétiques[1].

2° Pancréas. — On sait que MERING et MINKOWSKI, HÉDON, etc., ont provoqué chez divers animaux un diabète en extirpant le pancréas. Chez l'homme diabétique les lésions pancréatiques sont fréquentes et LANCEREAUX a établi un rapport de cause à effet entre ces altérations et le diabète maigre. Elles consistent en calculs, plus rarement en kystes, plus souvent en un état cirrhotique. Dans ces derniers temps on a supposé que l'atrophie des îlots de Langerhans est particulièrement une lésion diabétogène.

3° Foie. — Le *foie* présente assez souvent des lésions chez

[1] Voyez t. I, p. 254, à l'article *Névrites périphériques*.

[2] CALMETTES. *Histologie pathologique du foie chez les diabétiques*, Th. de Paris, 1886.

les diabétiques ; parfois de la dégénérescence graisseuse des cellules, une hépatite interstitielle ou cirrhose.

Le *diabète bronzé* consiste dans une cirrhose hypertrophique avec pigmentation (I, 575).

FRERICHS et EHRLICH ont vu, en retirant sur le vivant un peu de substance hépatique chez deux diabétiques au moyen d'un petit trocart, que le glycogène était ou *très peu abondant* ou *très irrégulièrement distribué* dans les cellules hépatiques.

4° Reins. — Indépendamment des lésions diffuses de néphrite interstitielle et de la dégénérescence graisseuse des épithéliums, lésions assez fréquentes, le rein des diabétiques présente deux altérations intéressantes :

a. Une sorte de nécrose des cellules des *tubes contournés* (EBSTEIN), dont les noyaux ne se colorent plus par les réactifs, et dont le protoplasma se transforme en une masse granuleuse.

b. Une lésion spéciale portant sur les *tubes droits* (FERRARI) et sur *l'anse de Henle* ; le noyau facilement colorable par les réactifs est refoulé en un point de la cellule, tout le revêtement épithélial a une apparence claire : c'est une transformation *vitreuse et hyaline* (AR-MANNI). Mais si on traite ces épithéliums par la gomme iodo-iodurée, on précipite dans l'intérieur des cellules des nuages de glycogène ; il s'agit donc d'une infiltration glycogénique (EHRLICH) ; aussi donne-t-on à cette lésion, d'aspect variable suivant les réactifs employés, le nom de *lésion* d'ARMANNI-EHRLICH.

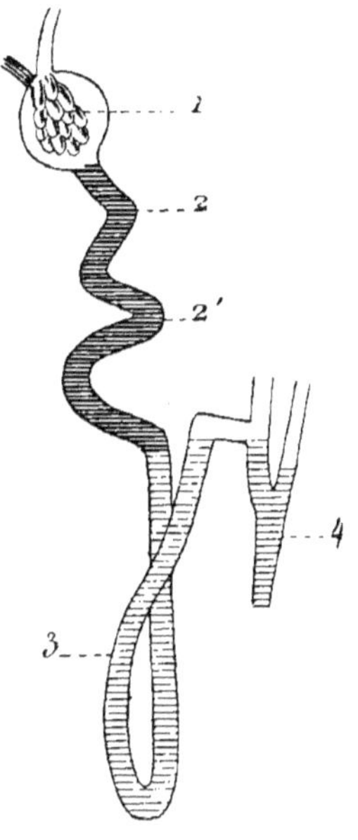

Fig. 92.

Lésion d'EBSTEIN occupant les *tubes contournés* (elle est figurée par des traits rapprochés). — Lésion d'AR-MANNI-EHRLICH occupant les *tubes droits* de la pyramide et *l'anse de Henle* (elle est figurée par des traits espacés).

1. glomérule rénal. — 2. tubes contournés. — 3. anse de Henle. — 4, tubes droits.

5° Cœur et poumons. — La dégénérescence du myocarde est fréquente ; elle explique les phénomènes de collapsus cardiaque.

Les lésions pulmonaires sont la règle : œdème, congestion, gangrène, broncho-pneumonie et surtout tuberculose.

6° Rate. — Dans la rate on a quelquefois trouvé du glycogène et de la dégénérescence hyaline des parois vasculaires.

7° Sang. — Le sang des diabétiques présente des altérations remarquables : les globules rouges sont diminués de nombre, et leur hémoglobine l'est également. Son alcalinité est diminuée chez les malades en imminence de coma. L'examen avec le bleu de méthylène montre que les globules rouges se colorent en vert ; mais cette réaction (*réaction de* Bremer) n'est pas spéciale au diabète ; Lépine et Lyonnet l'ont mise en évidence dans un cas de leucocythémie.

§ 8. — Diagnostic

Les symptômes du diabète sont d'une part la glycosurie avec polyurie et polydipsie, d'autre part les troubles généraux de la nutrition et les troubles nerveux : amaigrissement, polyphagie, gangrène, impuissance, etc. On ne pourra par conséquent le confondre :

1° *Avec la glycosurie*, ou présence du sucre dans l'urine, qui ne s'accompagne d'aucune altération de l'état général ;

2° *Avec la polyurie essentielle* ou la polyurie du mal de Bright (absence de glycosurie, présence d'albumine, galop) ;

3° *Avec les diabètes insipides* (azoturie, phosphaturie, oxalurie, etc.) qui s'accompagnent d'une grave altération de l'état général, de polyurie, de polyphagie, etc., mais sans glycosurie.

4° *Avec les cachexies* et toutes les maladies caractérisées par la dénutrition et l'amaigrissement (absence de glycosurie).

§ 9. — Traitement

Il consiste surtout dans le régime alimentaire. Tous les aliments féculents ou contenant du sucre doivent être interdits. La

viande, le poisson, les légumes frais et le vin sont permis ; ce
dernier sera coupé avec de l'eau de Vichy ; une saison annuelle
à Vichy est également indiquée ; le pain sera remplacé par du
pain de gluten et le sucre par de la saccharine. Le lait n'est
indiqué que dans le cas de lésions rénales.

Il faut éviter le surmenage, les travaux intellectuels exagérés
et les soucis.

Lorsqu'il y a menace de coma, il faut recourir à de hautes
doses de bicarbonate de soude, et si le coma est déjà déclaré à
l'injection intraveineuse d'une solution de bicarbonate de soude.

ARTICLE II

DIABÈTES INSIPIDES

On appelle diabète insipide une *polyurie* considérable qui ne
s'accompagne pas de la présence de sucre dans les urines. Tantôt celles-ci ne contiennent aucun élément anormal (*polyurie
essentielle*), tantôt elles contiennent de l'albumine, de l'inosite,
un excès d'urée, de phosphates ou d'oxalates, d'où les variétés
désignées sous le nom de diabète *azoturique, phosphatique, albuminurique, inosurique, oxalurique* : autant de diabètes insipides.

Quelquefois ces diabètes sont dus à un ralentissement de la
nutrition, notamment l'oxalurie. Le plus souvent au contraire,
il s'agit d'une désassimilation exagérée, qui tantôt brûle ses
étapes, ainsi que le prouve la grande quantité d'urée, tantôt s'arrête à des étapes intermédiaires.

Ces diabètes s'accompagnent de *dénutrition* et de symptômes
généraux analogues à ceux du diabète sucré, à l'exception toutefois du diabète dit essentiel qui n'a d'autres symptômes que
la polyurie et la polydipsie.

1° Diabète azoturique. — Il survient dans des *conditions
étiologiques* très variées, frappe le plus souvent des hommes de
vingt à quarante ans, mais s'observe aussi chez les enfants et les

femmes. Les chagrins, les émotions, les douleurs physiques, les traumatismes et les lésions du cerveau ou du bulbe (tumeurs, syphilis, etc.), les excès de tout genre, surtout les excès alcooliques, le surmenage physique, les grossesses répétées sont ses principales causes. On l'a vu compliquer l'helminthiase intestinale.

Ce diabète débute tantôt brusquement par de la polyurie, par une soif ou une faim intenses, tantôt insidieusement par une cachexie que rien n'explique, puis au bout de peu de temps on constate tous les symptômes du diabète ; mais les urines, contrairement à ce qu'on attendait, ne contiennent pas de sucre. Elles sont abondantes, dépassant quatre litres par jour, limpides, acides, de saveur amère et non sucrée : abandonnées à elles-mêmes elles subissent facilement la fermentation ammoniacale. La quantité d'*urée* est très élevée (50 à 100 grammes par jour au lieu de 20, chiffre normal). Souvent il y a un excès d'acide urique, de matières extractives azotées, de chlorures ou de phosphates.

Les symptômes fonctionnels et généraux se rapprochent beaucoup de ceux du diabète sucré : sensation de faim intense conduisant à la polyurie, polyphagie, faiblesse, *amaigrissement*. La peau est pâle, le pouls petit, la respiration ralentie et quelquefois même la température abaissée dans les cas graves. On observe les mêmes troubles nerveux : névralgies, hyperesthésie, prurit, photophobie, amblyopie, rétinite avec ou sans hémorragies rétiniennes, perte du goût et de l'odorat, impuissance, vertiges, diminution de la mémoire et de l'intelligence, etc. Tous ces troubles peuvent se rencontrer : un seul d'entre eux suffit dans certains cas à mettre sur la voie du diagnostic.

Après une durée de plusieurs années, ce diabète aboutit à un amaigrissement de plus en plus prononcé ; la guérison est rare. La mort survient dans la cachexie et le marasme, le plus souvent par tuberculose pulmonaire, plus rarement du fait d'hémorragies, d'une gangrène ou d'accidents nerveux. A la période ultime on voit parfois l'azoturie diminuer ou disparaître, alors que les autres signes, et notamment la polyurie, persistent.

2° Diabète phosphaturique. — Nous venons de voir que

dans le diabète azoturique il y avait augmentation notable des phosphates. Dans quelques cas cette augmentation devient le fait le plus saillant ou bien existe indépendamment de toute azoturie : on dit alors qu'il y a diabète phosphatique. — Ce diabète peut venir compliquer :

a. Les *traumatismes* ou les affections du système nerveux ;

b. La *tuberculose* osseuse, ganglionnaire ou pulmonaire (TEIS-SIER) : il y a chez les phtisiques une « déminéralisation » du parenchyme pulmonaire ;

c. La *glycosurie* : on a prétendu que le sucre se transformait en acide lactique, qui irait rendre solubles les phosphates des os ;

d. La *diathèse urique.*

Les symptômes généraux sont les mêmes que ceux du diabète azoturique ; mais les urines, très riches en phosphates, contiennent des paillettes brillantes ou de gros cristaux de phosphate ammoniaco-magnésien.

3° Diabète oxalurique. — Les acides de l'organisme sont pour la plupart le résultat de l'évolution des matières azotées : ils sont quelquefois produits en quantité surabondante : c'est le cas pour l'acide oxalique, dont l'urine ne contient normalement que des traces. Ce diabète oxalurique auquel on ne reconnait d'autre cause que l'hérédité s'accompagne des symptômes généraux du diabète, doublés de ceux des dyscrasies acides : sueurs acides et fétides, faiblesse généralisée, somnolence, accès de palpitations nocturnes, état neurasthénique.

4° Diabète albuminurique. — La polyurie avec albuminurie est un des principaux symptômes de la néphrite interstitielle, mais elle devient dans quelques cas tellement abondante qu'elle mérite le nom de diabète albuminurique.

5° Diabète inosurique. — C'est une polyurie avec présence dans les urines de l'inosite ou sucre musculaire ; on avait même cru que la polyurie essentielle qu'il nous reste à décrire s'accompagnait toujours d'inosurie et la reconnaissait pour cause, fait démontré inexact.

6° Diabète essentiel ou polyurie simple. — Cette polyurie permanente ne doit pas être confondue avec celle qui se montre passagèrement après un refroidissement ou une émotion. — Ses causes sont l'hérédité, les traumatismes, les lésions intéressant le plancher du quatrième ventricule. Ses symptômes ne sont pas comparables à ceux des diabètes précédents : il n'y a ni polyphagie, ni amaigrissement, ni consomption, ni troubles nerveux, ni impuissance, mais simplement *polyurie* et *polydipsie* : la quantité des matériaux solides éliminés dans l'urine en vingt-quatre heures n'est pas *augmentée* ; aussi, vu l'abondance de celle-ci, sa densité est-elle diminuée ; les urines sont limpides, très pâles. Ce diabète n'aboutit pas à la tuberculose : il dure de longues années, accompagné seulement de constipation et de quelques troubles digestifs.

7° Traitement. — Il se résume dans le repos, dans une alimentation reconstituante et dans les médicaments nervins : antipyrine, bromure de sodium, valériane et surtout les opiacés.

ARTICLE III

GOUTTE

Les manifestations goutteuses sont très variées ; la plus fréquente et la plus caractéristique est l'accès de goutte articulaire ; mais la maladie s'accompagne aussi de divers accidents viscéraux et finit par aboutir à des lésions articulaires chroniques, aussi étudierons-nous séparément : *a)* la goutte articulaire aiguë ; *b)* la goutte articulaire chronique ; *c)* la goutte viscérale.

§ 1. — GOUTTE ARTICULAIRE AIGUE

1° Prodromes. — L'accès de goutte est parfois précédé de quelques symptômes, surtout de troubles nerveux : bourdonnements d'oreille, anxiété précordiale, fourmillements, sensation de chaleur, abattement, pesanteur de tête, somnolence, ou au contraire sommeil agité et entrecoupé, changement de caractère, inaptitude au travail, diminution de l'appétit, digestions pénibles, pyrosis ou vomissements, etc. Souvent les urines sont chargées, rares, riches en acide urique, déterminant des mictions fréquentes, et il y a un léger gonflement douloureux des articulations du pied, surtout de celle du gros orteil.

2° Description de l'accès. — Le malade s'endort, soit au milieu de la plus parfaite santé, soit averti par ces divers prodromes ; il est réveillé, vers 2 ou 3 heures du matin, par une douleur intense au niveau de l'articulation métatarso-phalangienne du gros orteil. Cette douleur est extrêmement vive et les goutteux emploient pour la définir les comparaisons les plus diverses : eau ou huile bouillante, charbons ardents, tenailles, sensation de dislocation, de déchirement des ligaments ou de compression violente, morsure d'un chien, etc.

La douleur augmente progressivement, empêchant tout sommeil, exagérée par le moindre mouvement et par le simple poids des couvertures. Elle dure toute la journée, persiste la nuit suivante et ne cède que vers 2 ou 3 heures du matin, au chant du coq. Le malade s'endort ; à son réveil la douleur est bien moindre, mais si l'attaque de goutte est sévère, les douleurs reviennent le soir pour disparaître au matin.

Au début, on ne constate qu'une dilatation des veines sous-cutanées autour de la jointure douloureuse, puis l'articulation goutteuse se tuméfie, la peau est sèche, rouge, luisante, vernissée « pelure d'oignon » ; après la disparition de l'accès de goutte, surviennent des démangeaisons et une desquamation épidermique localisée. GARROD, LECORCHÉ ont même observé la chute des ongles de plusieurs orteils.

L'accès de goutte est accompagné de quelques frissons et d'une fièvre légère dépassant rarement 38°,5. La langue est chargée, la bouche amère, l'appétit nul. Les urines sont rougeâtres, chargées d'urates qui se déposent par le refroidissement ; si on applique un vésicatoire, sa sérosité contient de l'acide urique, *à moins toutefois qu'on ne l'ait appliqué sur l'articulation malade*.

Après l'accès de goutte survient une détente ; il inaugure une période de bien-être qui se poursuivra jusqu'à ce que l'acide urique s'accumule à nouveau dans l'organisme et nécessite une nouvelle décharge articulaire, c'est-à-dire un accès de goutte.

3° Variétés cliniques. — Tel est l'accès de goutte classique, mais il ne se présente pas toujours ainsi.

Lecorché distingue six variétés cliniques : 1° l'accès de goutte peut être atténué ou avorté ; il se borne à une douleur supportable, confondue quelquefois avec une entorse ou une engelure ; 2° il peut se localiser au début dans une jointure autre que celle du gros orteil (pouce, médius, cheville, genou) et même 3° l'épargner complétement dans la suite ; 4° s'étendre à d'autres jointures au fur et à mesure des poussées nouvelles ; 5° se généraliser comme le rhumatisme articulaire aigu ; 6° se localiser sur les tendons (tendon d'Achille, extenseurs du pied).

Les accès de goutte vont d'ordinaire en se rapprochant ; leur tableau clinique se modifie à la longue, ils tendent à devenir moins douloureux, à se prolonger et à envahir un plus grand nombre d'articulations.

§ 2. — GOUTTE ARTICULAIRE CHRONIQUE

Elle survient d'emblée ou succède à des attaques répétées de goutte aiguë. Les poussées sont beaucoup moins douloureuses que celles de la goutte aiguë, la rougeur est moins vive, mais elles se prolongent davantage et dans leur intervalle l'articulation ne devient jamais absolument indolore.

A la longue, les articulations malades présentent des déformations : déviations, subluxations, ankyloses, simulant à s'y méprendre celles du rhumatisme chronique.

Ces déformations sont dues à l'infiltration de l'articulation et des parties extra-articulaires (tendons et gaines tendineuses, tissu conjonctif) par l'urate de soude. La rétraction de certains muscles, l'attitude que prennent instinctivement les malades pour éviter la douleur, y contribuent certainement [1].

[1] Lecorché. *Traité théorique et pratique de la goutte*, Paris. 1884.

L'infiltration uratique n'intéresse pas seulement les articulations et leur voisinage : des dépôts uratiques localisés ou *tophus* se forment dans le tissu conjonctif sous-cutané, dans les bourses séreuses olécrânienne et prérotulienne, dans le derme lui-même, notamment au pavillon de l'oreille ; ceux des paupières et de l'aile du nez sont très rares. Par les déformations qu'ils produisent, les tophus sont d'excellents signes de la goutte.

Le tophus sous-cutané n'est formé à son début que d'une bouillie blanchâtre et crémeuse que le microscope montre surtout composée de cristaux d'urate de soude fournis par le sang et déposés dans les tissus. La résorption de la partie liquide donne naissance à une masse calcaire, autour de laquelle les tissus se congestionnent et s'enflamment à chaque nouvelle poussée goutteuse. Le tophus peut se résorber spontanément, surtout après un accès de goutte ; mais souvent aussi la peau qui le recouvre rougit, s'amincit et s'ulcère ; un mélange de pus et d'urate de soude s'évacue au dehors et il persiste une *fistule goutteuse* qui ne se cicatrise que fort lentement et se rouvre à chaque accès de goutte.

§ 3. — GOUTTE VISCÉRALE

La goutte dite viscérale peut intéresser à peu près tous les organes :

1° Appareil urinaire. — Parmi les complications rénales de la goutte, la plus fréquente est la *gravelle urique*. Tous les goutteux ont des urines chargées d'acide urique et rendent de temps à autre du sable urinaire ou des calculs. Souvent une colique néphrétique est la première manifestation de la diathèse goutteuse, précédant de plusieurs mois ou de plusieurs années la goutte articulaire, ou n'importe quelle localisation viscérale. D'autres fois, la colique néphrétique succède aux manifestations articulaires ou alterne avec elles.

La pyélite consécutive à la lithiase rénale, la *néphrite interstitielle*, la cystite avec ou sans concrétions phosphatiques, l'uréthrite chronique, sont des localisations moins fréquentes de la diathèse goutteuse.

2° Appareil circulatoire. — Les goutteux souffrent fréquemment d'intermittences cardiaques, de palpitations, de dyspnée, de pesanteur dans la région précordiale. Ils peuvent présenter tous les symptômes de l'*angine de poitrine* (FOTHERGILL) : on a vu ce syndrome disparaître sous l'influence d'un accès de goutte articulaire (LECORCHÉ), ou survenir chez des sujets manifestement goutteux ; il existe donc bien une angine de poitrine goutteuse, et elle peut se terminer par la mort. — C'est probablement ainsi qu'il faut interpréter les cas de *goutte remontée au cœur* : les accidents mortels reconnaissent pour substratum anatomique un rétrécissement des artères coronaires ou une dégénérescence graisseuse du cœur, fréquente chez les goutteux (LECORCHÉ).

L'*hypertension artérielle* dérive de la néphrite interstitielle goutteuse.

La *phlébite goutteuse* siège habituellement sur les veines superficielles du mollet. Elle débute brusquement par une douleur vive ; la veine devient sensible à la pression et donne la sensation d'un cordon dur. Cette phlébite a pour principal caractère de procéder par poussées successives, de récidiver, et de s'étendre ainsi de proche en proche. Quand l'oblitération est étendue, le développement du réseau veineux sous-cutané et l'œdème de l'extrémité du membre traduisent la gêne de la circulation : si cette oblitération persiste, au lieu de se terminer par résolution, elle aboutit à l'œdème chronique du membre avec impotence relative.

3° Appareil respiratoire. — Des accès de goutte articulaire survenant régulièrement peuvent être remplacés à plusieurs reprises par une pneumonie (BRISSAUD), par une poussée de congestion pulmonaire. Le catarrhe chronique des bronches, les *accès d'asthme* s'observent fréquemment : l'asthme peut même, dès la jeunesse, être la première manifestation de la goutte, puis disparaître complètement dès les premières localisations articulaires, ou bien persister à côté d'elles.

4° Appareil digestif. — La congestion du pharynx, la présence de *granulations* et d'arborisations vasculaires sur sa paroi postérieure avec production d'un mucus visqueux sont habituelles chez les goutteux, mais n'ont rien de caractéristique; les albuminuriques, les diabétiques peuvent présenter les mêmes lésions.

Indépendamment de la dyspepsie chronique avec sensation de pesanteur ou de barrement à l'épigastre, digestions difficiles et flatulences, on observe quelquefois de graves accidents, débutant brusquement par des crampes épigastriques, une angoisse et une oppression extrêmes, avec pouls filiforme et tendance à la syncope, des nausées, des vomissements parfois mêlés de sang, du ballonnement du ventre, des sueurs froides, du refroidissement des extrémités.

Ces accidents de *goutte remontée à l'estomac* sont attribués soit à une élimination brusque d'acide urique à travers les parois de l'estomac (G. SÉE), soit à des phénomènes spasmodiques du côté de ce viscère ; ils ne sont pas mortels, sauf dans les cas où il s'agit d'urémie gastro-intestinale.

La *goutte intestinale* se manifeste par des coliques, des flatulences, des alternatives de diarrhée et de constipation, des hémorroïdes. Celles-ci, ainsi que la plupart des troubles digestifs, doivent résulter pour une part importante de l'état du foie, congestionné et volumineux, chez les goutteux, surtout peu avant l'accès de goutte.

5° Système nerveux. — La céphalalgie, la *migraine*, les vertiges, les bourdonnements d'oreilles, diverses névralgies, surtout la sciatique, sont des symptômes communs de la goutte.

Sous le nom de *goutte remontée au cerveau* on décrit des accidents d'une haute gravité : attaques épileptiformes, apoplexie ou coma. Dans nombre de cas, il est fort probable qu'ils relèvent d'une hémorragie cérébrale ou d'une intoxication urémique en rapport avec la néphrite interstitielle concomitante ; mais ils peuvent être aussi causés directement par l'uricémie, par exemple lorsqu'ils éclatent à la suite d'applications froides sur les articulations goutteuses. Ces accidents ont un début brusque, quelquefois même foudroyant; mais la goutte cérébrale peut aussi revêtir une forme délirante et une forme semi-comateuse qui s'installe progressivement, se caractérise par la torpeur intellectuelle, la parésie généralisée et le gâtisme, ou persiste pendant plusieurs semaines et aboutit graduellement au coma complet (LECORCHÉ).

Il est fort douteux qu'il existe une *goutte médullaire* et les autopsies où on a trouvé des dépôts uratiques sur les méninges spinales sont extrêmement rares, mais l'envahissement des articulations des vertèbres cervicales ou lombaires est plus ordinaire et se traduit par une douleur localisée, réveillée par la pression ou les mouvements.

6° Organes des sens. — En dehors des tophus du pavillon de l'oreille, si caractéristiques de la goutte, on est peu renseigné sur ses localisations auriculaires ; on a signalé des otites suppurées et la surdité progressive par otite sèche.

L'eczéma des paupières, la conjonctivite qui accompagne les accès de goutte (MORGAGNI), sont des complications fréquentes. La sclérite, l'iritis, la cataracte peuvent aussi reconnaître une origine goutteuse.

Enfin les goutteux présentent diverses éruptions cutanées, remarquables par leur alternance avec les accès de goutte articulaire ou viscérale. Ce sont, d'après LECORCHÉ, par ordre de fréquence : l'eczéma, le psoriasis, l'urticaire et le prurigo.

§ 4. — GOUTTE SATURNINE

La goutte saturnine [1] se différencie de la goutte diathésique par les caractères suivants :

L'influence de l'hérédité est peu ou pas appréciable ; le malade n'a pas souffert plusieurs années avant sa goutte des incommodités qui sont le partage du goutteux (migraine, sciatique, etc.) par contre, on retrouve toujours l'influence des professions exposées au saturnisme et celle de l'alcoolisme. — L'accès débute souvent après une colique de plomb, ce début n'est pas toujours

[1] Consulter l'excellente monographie de GALLARD, Thèse de Paris, 1893.

nocturne. Sa prédilection n'est pas aussi invariable pour le gros
orteil que dans la goutte diathésique : l'articulation tibio-tar-
sienne, les articulations du pouce, du poignet, etc., peuvent être
atteintes les premières, avec ou sans participation du gros orteil.
Pendant les attaques suivantes, la goutte a une grande tendance
à l'envahissement successif des autres articulations : c'est au
point qu'on peut la voir intéresser une nouvelle articulation à
chaque accès. — A mesure que les attaques se succèdent, elles
deviennent plus longues; au lieu de se borner à quatre ou cinq
jours, elles durent plusieurs semaines; enfin elles ne sont plus
séparées par des intervalles de santé absolue, mais par de simples
rémissions, entrecoupées d'accès moins intenses. — L'évolution
torpide, l'absence de réaction fébrile, la tendance à la chronicité,
la précocité des *tophus*, l'importance des déformations articulaires et péri-articulaires sont des caractères habituels.

L'action du plomb sur les globules sanguins, les reins et les
divers organes se manifeste encore par l'anémie, l'albuminurie
et l'ensemble des signes de la cachexie saturnine. La mort survient du fait de l'insuffisance rénale (urémie) ou plus rarement
par encéphalopathie saturnine.

La pathogénie de la goutte saturnine n'est pas élucidée, il
s'agit évidemment d'un trouble nutritif dû à l'action du plomb.

§ 5. — ÉVOLUTION ET PRONOSTIC

A mesure que la goutte est plus ancienne, ses poussées tendent à se répéter plus fréquemment et à se prolonger ; leur
résolution est moins franche et le malade arrive insensiblement
à la goutte articulaire chronique.

En lui-même l'accès de goutte n'a pas de gravité, mais il en
acquiert si l'on songe qu'il ne constitue en somme qu'un épisode aigu dans une maladie chronique. Les accès prolongés et
répétés finissent en s'étendant à plusieurs articulations par
laisser après eux des déformations et une certaine impotence.
Les malades restent exposés aux terribles accidents de la *goutte
remontée* et, d'autre part, les altérations viscérales, telles que la

néphrite interstitielle, qui accompagnent la goutte peuvent amener la mort par urémie ou par hémorragie cérébrale.

§ 6. — ANATOMIE PATHOLOGIQUE

Sur une coupe les *cartilages articulaires* paraissent comme infiltrés d'une poudre blanchâtre. Au microscope, cette poudre se montre constituée par des masses cristallines comparables à des pommes épineuses ; ce sont des cristaux d'urates que l'acide acétique transforme en acide urique. Par l'action prolongée de l'acide acétique on voit que chacun de ces dépôts cristallins a pour centre une cellule cartilagineuse infiltrée elle-même d'acide urique ou d'urate amorphe (CORNIL et CHARCOT).

Les *tophus* ont une constitution identique : ils représentent des dépôts d'urates ou d'acide urique dans les autres tissus (tissu conjonctif, derme, etc.).

A la longue, il se produit une atrophie et une résorption du cartilage aboutissant aux déformations de l'arthrite sèche.

Les *reins* présentent les lésions de la néphrite interstitielle et l'aspect du *petit rein rouge* contracté (voy. t. I, p. 666). De plus on voit dans la *substance médullaire* des stries blanchâtres parallèles aux tubes urinifères ; ce sont des cristaux en aiguilles d'urate de soude (GARROD) déposés tout autour du tube qui leur sert de centre de cristallisation et susceptibles de disparaître par l'action de l'acide acétique.

Au contraire, les cristaux d'acide urique occupent les *tubuli contorti* : ils apparaissent comme des grains jaunes ou rougeâtres disséminés dans la *substance corticale*.

L'hypertrophie du cœur est fréquente ; l'athérome artériel à peu près constant. Le foie est souvent congestionné ou stéatosé.

§ 7. — ÉTIOLOGIE

Le premier accès de goutte survient d'ordinaire après trente ans. Les principales causes de la goutte sont les excès de table, l'abus des vins généreux ou des bières alcooliques, un genre de vie sédentaire. Cette maladie est beaucoup plus fréquente chez les hommes que chez les femmes et elle se rencontre à peu près exclusivement dans la classe riche. La goutte saturnine qu'on observe surtout en Angleterre frappe cependant des ouvriers. Les traumatismes articulaires sont souvent l'occasion d'un accès de goutte.

Toutes ces causes sont secondaires et dominées par la notion de l'hérédité : le goutteux, le plus souvent, est issu de parents goutteux ou arthritiques, et on voit généralement alterner dans la même famille ou chez un même individu des accès de goutte, des eczémas, des accès d'asthme, de la gravelle, des hémorroïdes et de la migraine. C'est sur un terrain ainsi préparé par l'hérédité qu'agissent les causes que nous venons d'énumérer.

§ 8. — PHYSIOLOGIE PATHOLOGIQUE

La goutte est caractérisée par le dépôt d'acide urique et d'urates dans les articulations et divers tissus.

Le *sang* contient toujours un excès d'acide urique, surtout pendant les accès. C'est ce que démontre le *procédé du fil* de GARROD : si on recueille dans un verre de montre quelques grammes du sérum d'un goutteux ou de la sérosité d'un vésicatoire[1], qu'on ajoute V ou VI gouttes d'acide acétique et qu'on y laisse plonger quelques brins de fil, on voit au bout d'un ou deux jours, lorsque l'évaporation est complète, ces fils recouverts de cristaux d'acide urique, ce qui ne se produit pas sur un sujet sain.

Les *urines* contiennent également de l'acide urique en excès, surtout à la fin des accès, qui constituent de véritables décharges : ce n'est qu'à leur début que la quantité d'acide urique devient inférieure à la normale.

Ces constatations tendent à faire considérer la goutte comme due à un excès d'acide urique dans le sang et les organes, à l'*uricémie* (GARROD), mais l'acide urique n'est pas seul en cause, et

---

[1] Il faut que ce vésicatoire soit appliqué loin de l'articulation goutteuse : recueillie dans son voisinage immédiat, la sérosité ne donnerait pas d'acide urique.

d'ailleurs d'où vient cet acide urique ? On admet que c'est un terme intermédiaire entre les albuminoïdes et l'urée, dernier aboutissant de leur désassimilation. Comme le diabète ou l'obésité, la goutte serait donc une maladie par ralentissement de la nutrition (BOUCHARD). — HORBACZEWSKY considère l'acide urique comme dérivant de la nucléine des globules blancs, ce qui explique son abondance chez les leucocythémiques. — Enfin des recherches récentes tendent à faire supposer que ce n'est pas seulement la quantité d'acide urique qui est en cause, mais aussi sa *qualité*. Si on dépose 0,50 d'acide urique sur un filtre et qu'on verse par-dessus de l'urine d'un sujet sain, elle se charge d'acide urique pendant la filtration ; dans les mêmes conditions, une urine goutteuse se dépouille d'une partie de son acide urique qu'elle laisse sur le filtre (expérience de PFEIFFER) : pour que l'acide urique se dépose, il ne suffit donc pas qu'il existe en excès ; il est peut-être nécessaire qu'il soit faiblement combiné.

§ 9. — DIAGNOSTIC

L'accès de goutte se distingue du *rhumatisme articulaire aigu* par son début brusque et nocturne et par sa localisation à l'articulation métatarso-phalangienne du gros orteil.

La goutte articulaire chronique, à déformations généralisées, ne sera pas confondue avec le rhumatisme noueux, qui envahit surtout les mains et ne présente pas de tophi.

Les manifestations viscérales de la goutte risquent d'être confondues avec une angine de poitrine, une congestion pulmonaire, une phlébite, etc., de cause quelconque. L'évolution de la maladie, les antécédents arthritiques du malade, ies tophi, la tuméfaction de la base du gros orteil permettront de reconnaitre leur véritable cause.

§ 10. — THÉRAPEUTIQUE

L'accès *de goutte aiguë* ne nécessite guère d'autre traitement que l'application de cataplasmes laudanisés sur les articulations douloureuses ; on donnera en même temps de légers purgatifs s'il y a de la constipation, et le malade boira de l'eau d'Evian. C'est seulement dans les formes trainantes, prolongées, qu'on a généralement recours au colchique (XXX gouttes de teinture, puis XV les jours suivants), au salicylate de soude (6 à 8 gr.) ; ce dernier agit comme analgésique, de plus il résout les engorgements articulaires et provoque une abondante élimination d'acide urique.

Dans l'intervalle des accès, le régime devra être très surveillé : on évitera tout excès ; le travail intellectuel exagéré, la vie sédentaire, la bonne chère sont les ennemis du goutteux. On prescrira le plus possible les exercices corporels, une alimentation mixte et surtout végétale. L'eau d'Evian ou de Vichy devra être bue à tous les repas. Le bicarbonate de soude et tous les alcalins sont formellement indiqués pour combattre la diathèse urique ; la pipérazine (1 gr. par jour) et la glycérine n'ont pas donné tous les résultats qu'on en attendait.

La lithine sera prescrite sous la forme d'iodure ou mieux de carbonate 0 gr. 25, le second contenant trois fois plus de lithine que le premier. Elle parait agir dans la goutte chronique en dissolvant les dépôts d'urate de soude. De même les eaux lithinées (Ems, Carlsbad, Vichy) agissent en déterminant la formation d'urate de lithine, assez soluble dans l'eau, et en favorisant ainsi l'élimination de l'acide urique.

Les eaux ferrugineuses sont indiquées quand la cachexie goutteuse avancée s'accompagne d'une anémie notable.

ARTICLE IV

OSTÉOMALACIE

On désigne sous ce nom (du grec ὀστέον, *os,* et μαλακός, *mou*) un ramollissement du tissu osseux dû à la résorption des sels calcaires et à la dissolution des travées osseuses.

1° Étiologie. — Cette affection, qui survient à l'âge moyen

56.

de la vie, est beaucoup plus fréquente chez les femmes que chez les hommes ; les grossesses répétées et la lactation sont ses deux principales causes ; on a décrit une forme cataméniale liée à l'exagération des règles. La misère physiologique, le surmenage, l'épuisement sont aussi des facteurs dont on retrouve fréquemment l'influence ; c'est dans les régions les plus pauvres de la Bavière et de la Forêt-Noire qu'on l'a le mieux observée. L'hérédité est quelquefois en cause. — Il existe une ostéomalacie sénile.

2º Symptômes. — L'ostéomalacie puerpérale que nous prendrons pour type, débute par les tubérosités ischiatiques ; les *douleurs* que la malade éprouve dans cette région l'empêchent de rester assise et l'obligent à garder le décubitus dorsal ou latéral. D'abord vagues, sourdes, et disparaissant par les changements de position, les douleurs finissent par se localiser dans les os, le bassin, le fémur et les côtes. Elles constituent un symptôme très important et très précoce. Elles revêtent quelquefois au début le type névralgique et simulent la sciatique.

Après cette première période douloureuse, survient celle des *déformations* : l'abduction des cuisses est impossible, le bassin s'aplatit transversalement et les malades ont alors une démarche caractéristique, due au rapprochement des têtes fémorales qui les oblige à faire tourner alternativement l'un autour de l'autre leurs membres inférieurs ; d'après KŒPPEN, cette démarche tient en partie à la parésie du psoas-iliaque, qui rend impossible ou difficile la flexion de la cuisse sur le bassin. Les os ramollis se tassent, leurs courbures naturelles s'exagèrent, et il en résulte une diminution de la taille qui peut atteindre un degré extraordinaire, quelquefois surprenant. La colonne vertébrale, le thorax, le crâne même, participent au ramollissement : les déformations du thorax entraînent la dyspnée, des bronchites tenaces par suite de la stase pulmonaire, de l'œdème des membres inférieurs ; la déformation angulaire de la colonne vertébrale et le tassement des trous de conjugaison produisent de la paralysie des membres inférieurs.

Des modifications remarquables du côté du système nerveux

et musculaire marchent de pair avec ces déformations osseuses : tremblements généralisés, contractures atteignant même les muscles de la face, *secousses fibrillaires* sur les muscles des cuisses, *exagération des réflexes* rotuliens, modifications de l'excitabilité électrique, *hyperesthésie* généralisée. Le nerf sciatique est douloureux à la pression, les masses musculaires deviennent flasques. Ces troubles nerveux sont pour la plupart attribuables à la compression de la moelle ou à celle des nerfs rachidiens dans leur passage à travers les trous de conjugaison réduits par le tassement des vertèbres ; mais il n'est pas impossible qu'une altération primitive du système nerveux ou des muscles soit en cause et joue aussi son rôle (KÖPPEN).

L'état général s'altère à son tour ; les malades s'anémient, deviennent chagrins et irritables ; leur menstruation est irrégulière ; la diarrhée, les vomissements, les sueurs profuses, la fièvre et la démence avec gâtisme sont des complications qui annoncent une fin prochaine. Les urines des ostéomalaciques sont troubles ; elles contiennent un excès de phosphates et de carbonates. L'albuminurie et la peptonurie ont été observées par LANGENDORFF et par MOMMSEN. L'alcalinité du sang et sa richesse en hémoglobine sont diminuées (JACKSCH, WINCKEL).

L'ostéomalacie de l'enfant est intéressante à connaître à cause de sa confusion possible avec le rachitisme. Elle se manifeste par l'irritabilité de l'enfant pendant la marche, par le ramollissement et la flexibilité des os, par des fractures spontanées, par une tuméfaction légère des épiphyses, par une anémie et une émaciation progressives, avec hypertrophie de la rate (VINCENT). Le rachitisme s'en distingue par une augmentation de volume considérable des épiphyses.

L'ostéomalacie non puerpérale débute par la colonne vertébrale et le thorax ; le bassin peut rester indemne, mais le plus souvent il est pris à son tour, quoique tardivement.

3° **Anatomie pathologique.** — L'os ostéomalacique est fragile ; il se casse facilement ; de plus, il est mou au point qu'on peut le couper au scalpel, et quelquefois parsemé de nombreuses cavités (*ostéomalacie kystique* d'ALBERTIN) ; sa surface est criblée d'orifices, comme vermoulue ; le périoste est vascularisé et épaissi.

Les déformations portent surtout sur les membres inférieurs, à cause du poids du corps dans la station verticale, et sur le bassin dont les cavités cotyloïdes sont comme projetées en haut et en dedans à cause de la pression des têtes fémorales ; en même temps les branches du pubis et les ischions se rapprochent de façon à rétrécir le bassin transversalement ; la colonne et le promontoire sacro-lombaire, projetés en avant, complètent ce rétrécissement et donnent au bassin la forme d'un tricorne ou d'un trèfle.

La colonne vertébrale est raccourcie et ses courbures exagérées. Les fractures spontanées des membres sont assez fréquentes ; leur consolidation est toujours défectueuse ; elle se fait par un cal fibreux d'origine périostique.

L'examen microscopique montre les trabécules composées de deux zones : l'une périphérique, molle et décalcifiée ; l'autre centrale, encore pourvue de sels calcaires ; les ostéoplastes perdent leurs prolongements et prennent une forme arrondie.

Les muscles sont souvent atrophiés, flasques, graisseux, et la substance contractile est diminuée ; ces lésions musculaires sont plus prononcées aux extrémités inférieures et assez parallèles aux lésions osseuses du membre correspondant.

La congestion ou la dégénérescence kystique des ovaires ont été observées ; on trouve assez souvent des calculs dans les reins ou la vessie, et des concrétions calcaires dans les ganglions lymphatiques.

Cette décalcification qui est la caractéristique de l'ostéomalacie, a été diversement interprétée. On a généralement incriminé un acide qui irait dissoudre les sels de chaux : acide lactique (Heitzmann), acide carbonique formé en très grande abondance à cause de l'hypérémie du tissu osseux (Rindfleisch, Ranvier), acide acétique et autres acides provenant des fermentations anormales dans l'estomac dilaté (Bouchard, Comby). Enfin, pour certains auteurs, il n'y a pas décalcification pure et simple de l'os ancien, mais substitution d'un os nouveau pauvre en sels calcaires. — On a aussi considéré l'ostéomalacie comme un trouble trophique en se basant sur des faits où elle est venue compliquer le tabes, l'idiotie, la paralysie générale ou la maladie de Parkinson.

4° Évolution. — La durée de l'ostéomalacie est de deux années en moyenne ; mais son évolution peut être beaucoup plus lente surtout chez les vieillards. Ses principales complications sont les paralysies, les bronchites tenaces, la broncho-pneumonie, la néphrite interstitielle. L'urémie par néphrite ou par compression des uretères, les affections de l'appareil respiratoire, la cachexie progressive, les difficultés de l'accouchement sont les principales causes de mort.

L'ostéomalacie est susceptible de guérir : on observe alors une très forte calcification de la substance ostéoïde formée (KEHRER).

5° Diagnostic. — L'ostéomalacie doit être distinguée du *rachitisme*, du *mal de Pott* et du *cancer des os*. La diffusion des déformations et l'évolution de la maladie empêcheront de confondre une ostéomalacie compliquée de paraplégie avec une *myélite* compliquée d'ostéo-arthropathies ; il faudrait, en cas de doute, chercher les signes du tabes, de la syringomyélie ou des autres affections nerveuses donnant des troubles trophiques.

6° Traitement. — Il consiste dans une alimentation reconstituante, dans l'administration du phosphate de chaux, du fer, de l'huile de foie de morue, du phosphure de zinc (4 milligrammes), du phosphore (1 milligramme). Dans l'ostéomalacie puerpérale il faut éviter de nouvelles grossesses, qui hâtent l'évolution de la maladie et peuvent se terminer par un accouchement très laborieux ou mortel.

Le *traitement chirurgical* consiste dans l'amputation utéro-ovarienne ou l'ablation des annexes (FEHLING, FOCHIER). Cette castration, qui agit, d'après FEHLING, par la suppression des fonctions sexuelles, d'après Schauta, par la suppression des règles, est indiquée dans l'ostéomalacie puerpérale.

ARTICLE V

RACHITISME

Le rachitisme (du grec ῥάχις, *épine dorsale*) est un gonflement avec ramollissement du tissu osseux, spécial à l'enfance.

1° Étiologie et pathogénie. — Le rachitisme survient ordinairement à la fin de la période de lactation ; mais il existe aussi un rachitisme tardif.

a. On a considéré le rachitisme comme une conséquence de la scrofule (rapport nié par Trousseau) ou de la *syphilis* (Parrot). On constate souvent en effet chez les rachitiques des érosions dentaires ou des stigmates cutanés de la syphilis héréditaire. Mais ces accidents peuvent se montrer en dehors de la syphilis ; de plus, on a vu des rachitiques ou leurs parents contracter la syphilis ; enfin la médication spécifique reste sans action sur le rachitisme et on a pu le faire apparaitre chez les animaux, qui sont réfractaires à la syphilis. Les lésions osseuses rachitiques, ne doivent donc pas être confondues avec les lésions spécifiques mais considérées plutôt dans certains cas comme une conséquence banale de l'influence dyscrasique de la vérole sur tout l'organisme, et notamment sur le tissu osseux.

b. On a accusé plus justement l'*alimentation défectueuse*, le sevrage précoce ; ces causes agiraient en déterminant de la dilatation de l'estomac et des troubles digestifs ; le rachitisme serait ainsi, comme la tétanie, le résultat d'une intoxication d'origine gastro-intestinale (Comby). Pour d'autres auteurs, c'est l'insuffisance de la chaux dans les aliments qui est la cause du rachitisme. A. Pollosson incrimine la pomme de terre.

c. On a aussi supposé qu'à la faveur d'une *exagération de l'acidité du sang* (acide lactique), la chaux était tenue en dissolution et ne pouvait se déposer dans les os. Cette théorie a contre elle l'extrême difficulté qu'on éprouve à reproduire expérimentalement le rachitisme chez les animaux par l'administration ou l'injection d'acides (L. Tripier).

d. Enfin Kassowitz considère le rachitisme comme le résultat d'une *inflammation du tissu osseux.*

2° Symptomatologie. — Le rachitisme débute à la fin de la première année par de la fièvre, des troubles gastro-intestinaux, une diarrhée acide, des sueurs profuses surtout prononcées à la tête et au ventre. — Les urines sont chargées en phosphates. En même temps apparaissent des douleurs dans tout le système osseux : les petits malades ne peuvent plus se tenir debout, les tentatives de marche leur arrachent des pleurs. Pendant ce temps les déformations se constituent. Ce début est quelquefois insidieux, aussi a-t-on pu considérer l'invasion du rachitisme comme latente.

A. Déformations. — Elles portent sur le crâne, le rachis, le bassin et les membres.

1° Au *crâne* on constate une saillie exagérée des bosses frontales et la persistance des fontanelles. En certains points, la voûte cranienne est très amincie (*craniotabes*). La voûte palatine est ogivale, le bord alvéolaire du maxillaire supérieur déjeté en dehors; les dents présentent des stries verticales et leur bord libre est échancré en V.

2° La *colonne vertébrale* a ses courbures exagérées et présente quelquefois de la scoliose. — Le *thorax* étranglé en son milieu s'évase largement en bas : la respiration costale est gênée, le sternum est saillant (*thorax en carène*) ; des nouures existent à l'union des côtes et des cartilages costaux (*chapelet rachitique*).

3° Le *bassin* est généralement rétréci ; mais aplati dans le sens antéro-postérieur.

4° Les *os des membres* présentent des *renflements* au voisinage des extrémités articulaires et des *courbures* anormales dans leur longueur. Ces déformations sont surtout marquées aux membres inférieurs, qui supportent tout le poids du corps :

le fémur décrit une courbe à concavité interne ; il forme avec le tibia un angle ouvert en dehors (*genu valgum*) ou en dedans (*genu varum*).

B. Troubles fonctionnels. — Ils varient avec le siège et l'étendue des déformations.

1º On a considéré le rachitisme du crâne, le craniotabes, comme capable d'agir sur l'écorce cérébrale sous-jacente et de provoquer des accidents convulsifs : cette hypothèse a même été le point de départ d'une théorie mécanique de la tétanie et du spasme de la glotte (Els.esser).

2º Le rétrécissement de la partie supérieure du thorax produit une gêne considérable de la respiration costale. La respiration devient alors diaphragmatique : le foie et les autres organes abdominaux sont ainsi refoulés et le ventre devient saillant (*ventre de batracien*). Malgré cela, la respiration est imparfaite ; aussi le rachitisme prédispose-t-il aux affections du poumon et du cœur droit.

3º Les déformations du bassin entraîneront plus tard des difficultés considérables pour l'accouchement ; elles seront une cause de dystocie (bassin rétréci), et par là une cause de mort.

4º Les courbures anormales des membres entraînent des troubles de la démarche (claudication, démarche de canard, etc.). Les fractures ne sont pas rares.

3º Anatomie pathologique. — Les déformations osseuses ont déjà été étudiées à propos de la symptomatologie ; nous avons vu qu'elles consistent surtout en courbures anormales et gonflement des épiphyses. Sur une coupe on constate une exubérance considérable des cartilages de conjugaison : on donne à cette épaisse couche cartilagineuse le nom de tissu chondroïde. Au contact de cette couche se trouve un tissu d'aspect spongieux, nommé tissu spongoïde, qui ne peut aboutir à la formation d'un os parfait et contribue dans une large part à la tuméfaction de l'épiphyse.

4º Traitement. — Il consiste dans le lait, les phosphates de chaux, l'huile de foie de morue, une alimentation reconstituante. KASSOWITZ conseille le phosphore à la dose de 1 milligramme par jour.

ARTICLE VI

RHUMATISME DÉFORMANT

(RHUMATISME NOUEUX, POLYARTHRITE DÉFORMANTE)

Le terme polyarthrite déformante ou rhumatisme noueux ne doit pas être appliqué indistinctement à toute affection chronique des articulations (arthrites de la blennorrhagie, de la tuberculose, arthropathies des maladies nerveuses, etc.). Cette maladie ne doit pas être confondue davantage avec les reliquats des poussées de rhumatisme articulaire aigu ou subaigu. Nous réserverions volontiers cette appellation [1] à une entité morbide bien définie cliniquement, malgré les incertitudes qui entourent sa pathogénie, et caractérisée par son évolution *chronique d'emblée*, par l'absence de fièvre et de complications cardiaques, par sa résistance au salicylate de soude.

1° Etiologie et pathogénie. — Le rhumatisme déformant se développe souvent à partir de quarante ou cinquante ans, et avec une prédominance marquée pour le sexe féminin. Des attaques antérieures de rhumatisme articulaire aigu, la misère, l'épuisement, les chagrins, l'hérédité goutteuse, etc., constituent une prédisposition. Les traumatismes, l'action du froid, surtout du froid humide, figurent parmi ses causes immédiates.

Trois théories ont été proposées pour expliquer sa pathogénie.

1° L'hypothèse d'un *trouble de la nutrition générale* a pour elle quelques-unes des conditions étiologiques que nous venons d'énumérer et notamment l'influence de l'hérédité similaire ou de

---

[1] BAUMLER. 1° Congrès allemand de méd. interne, 1897 (analysé in *Sem. méd.*, 12 juin 1897).

l'hérédité goutteuse, la présence de la scrofule ou de la tuberculose dans les antécédents des malades ; le rhumatisme noueux serait l'expression d'une *diathèse* (diathèse rhumatismale).

2° La symétrie des lésions, leur évolution très lente, qui n'est pas sans analogie avec celle des arthropathies des maladies nerveuses, la présence des troubles trophiques du côté des muscles, des ongles, de la peau, plaident en faveur de l'*origine nerveuse* de l'affection. Folli y a rencontré de l'atrophie des grandes cellules des cornes antérieures de la moelle, Pitres et Vaillard des lésions de névrite périphérique. D'autres auteurs croient à un simple trouble dynamique, sans lésion organique, en rapport avec la neurasthénie, ou avec des troubles des organes génitaux chez la femme (Ord).

3° La *théorie infectieuse* s'appuie sur les constatations bactériologiques de Schüller (1892), qui a trouvé et cultivé dans le liquide articulaire un très petit bacille. Inoculé dans le genou des lapins, il produit une arthrite semblable à celle du rhumatisme chronique. Blaxall a retrouvé dans le sang un bacille analogue.

En somme, bien des incertitudes règnent encore sur la pathogénie du rhumatisme chronique déformant : elle est en tout cas bien différente de celle du rhumatisme articulaire aigu ou prolongé.

2° **Anatomie pathologique**. — Schüller distingue deux formes :

a. Une *forme hyperplasique*, où l'ouverture de l'articulation montre de l'épaississement de la capsule, des végétations synoviales parfois géantes, de l'atrophie du cartilage de revêtement et de l'hypertrophie des extrémités osseuses.

b. Une *forme atrophique*, caractérisée par l'*ankylose fibreuse* avec ratatinement de la synoviale.

Jaccoud a décrit un rhumatisme fibreux où les lésions prédominent sur les parties molles *périarticulaires*, notamment sur les gaines tendineuses.

3° **Symptomatologie**. — Le rhumatisme déformant a une

évolution essentiellement chronique, un début insidieux, parfois
subaigu. La lésion se produit sans réaction générale de l'organisme ; la fièvre est nulle ou ne dépasse pas 38°. Les cas avancés présentent seulement de la pâleur, de l'amaigrissement, de
la cachexie.

L'examen objectif montre que les extrémités osseuses articu-

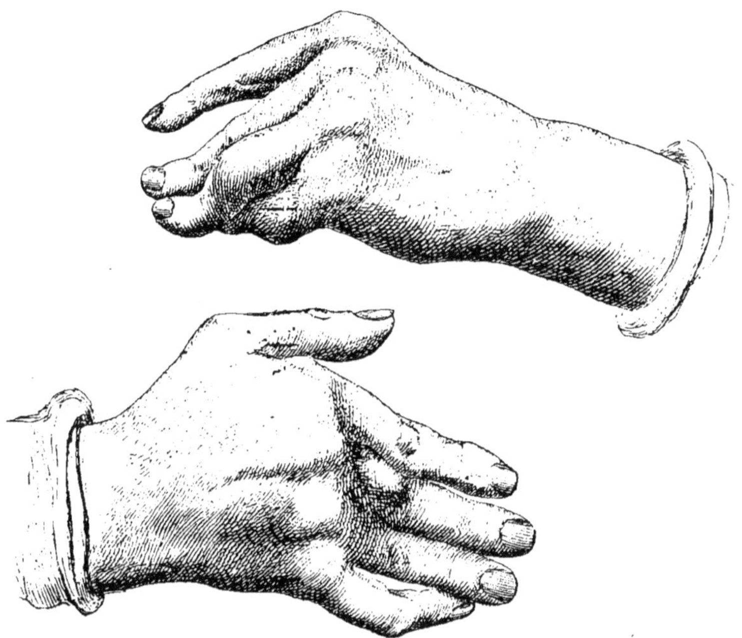

Fig. 93.
Rhumatisme déformant.

laires sont augmentées de volume. Les mouvements passifs
qu'on imprime aux articulations s'accompagnent de *craquements*.
Plus tard elles se raidissent, se rétractent, s'immobilisent dans
des positions vicieuses, subissent des luxations ou des subluxations : c'est la période des *déformations*. Toutes les articulations
ne sont pas également atteintes ; celles des doigts et des orteils,
les genoux, le sont de préférence ; l'arthrite coxofémorale existe
d'ordinaire isolément, constituant une forme mono-articulaire.

A la main, les déformations affectent deux types (CHARCOT). Dans le type de flexion, les phalangettes sont fléchies sur les phalangines, les phalanges sur le métacarpe, la main sur l'avant-bras ; seule la phalangine est en extension sur la phalange. — Dans le type d'extension, la main, vue de profil, affecte une forme en Z, due à l'hyperextension du carpe et des phalanges,

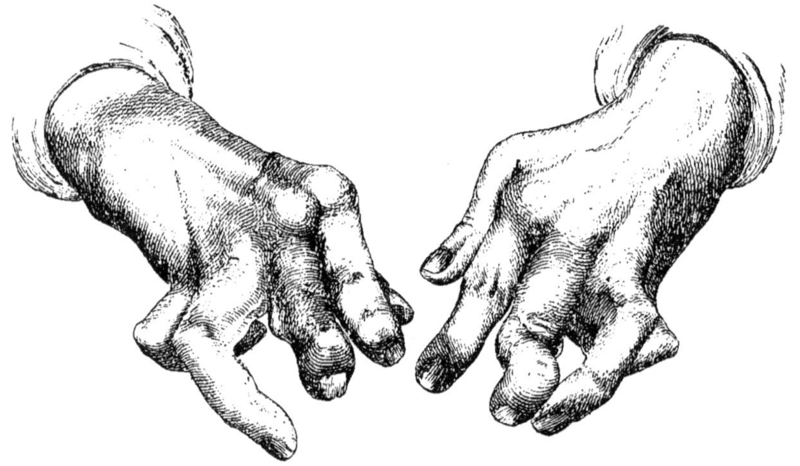

Fig. 94.
Rhumatisme déformant.

contrastant avec la flexion des phalangines. Les doigts sont rejetés en masse vers le bord cubital de la main (déformation *en coup de vent*), l'extrémité inférieure du cubitus est hypertrophiée.

Au pied le gros orteil est rejeté en dehors, chevauchant sur les autres orteils, et sa base fait une forte saillie sur le bord interne du pied.

Ces inflexions ne s'observent pas dans le type décrit par JUHEL-RENOY sous le nom de rhumatisme à *type rectiligne*.

Les muscles, surtout ceux voisins des articulations intéressées, sont atrophiés ; la peau est lisse, amincie, privée de poils, pigmentée vers la sertissure des ongles qui sont cassants et présentent des cannelures ou des sillons transversaux.

A une période avancée de l'affection, les extrémités deviennent absolument difformes; le malade est un infirme, immobilisé au lit et incapable de se livrer à n'importe quelle occupation. Lorsque les lésions atteignent la colonne vertébrale, la tête est abaissée, le menton sur la poitrine; la rotation est impossible et la gêne des mouvements augmente encore.

MARIE a décrit sous le nom de *spondylose rhizomélique* une variété d'arthrite chronique intéressant les articulations vertébrales et celles de la racine des membres.

Cette atteinte profonde de tout l'appareil articulaire et musculaire contraste avec l'absence des complications viscérales qu'on est habitué à rencontrer dans le rhumatisme articulaire aigu ou subaigu; il n'y a ni péricardite, ni endocardite, ni pleurésie, mais toutes les fonctions organiques languissent à la dernière période et les malades finissent par succomber à la cachexie.

4° Diagnostic. — Les déformations du rhumatisme noueux ne doivent pas être confondues : 1° avec celles que laisse la goutte articulaire (reconnaissable à ses tophi), et notamment la goutte saturnine; 2° avec celles du rhumatisme aigu ou subaigu passé à l'état chronique; 3° avec le rhumatisme blennorrhagique.

5° Traitement. — Le traitement par le salicylate de soude est ici d'une inefficacité désespérante, nouveau caractère distinctif d'avec le rhumatisme articulaire aigu ou subaigu. On s'adressera aux eaux sulfureuses (Aix-en-Savoie), aux bains de vapeur et au massage, surtout s'il y a de l'amyotrophie. L'emploi de l'iodure de potassium à l'intérieur, à la dose de 2 grammes par jour, doit être longtemps continué.

LIVRE IX

SYNDROMES ATTRIBUÉS A DES TROUBLES DES SÉCRÉTIONS INTERNES

Les sécrétions internes du pancréas, du foie, du corps thyroïde, du corps pituitaire, des capsules surrénales, du testicule, de l'ovaire, du rein, etc., jouent un rôle considérable en physiologie. Leur rôle en pathologie n'est pas complètement élucidé; on sait cependant que les troubles de la sécrétion interne du pancréas jouent un rôle dans le diabète, ceux de la sécrétion thyroïdienne un rôle dans le goitre exophtalmique, ceux de la sécrétion ovarienne un rôle probable dans la chlorose, etc. Décrire ces maladies comme des syndromes dépendant de la viciation des sécrétions internes, serait excessif; il n'en est plus de même pour l'acromégalie, le myxœdème et la maladie d'Addison, où l'influence de cette cause est mieux démontrée.

ARTICLE PREMIER

ACROMÉGALIE

Comme son nom l'indique, l'acromégalie (de ἄκρος, *extrémité*, et μέγας, *grand*) est surtout caractérisée par une augmentation de volume des extrémités. Cette entité morbide a été isolée par Pierre Marie en 1885.

1° **Étiologie.** — Ce qu'il y a de plus certain est relatif à l'âge des malades; l'acromégalie se développe ordinairement au voisinage de la puberté. On a pu la voir apparaître dans quelques cas beaucoup plus tôt ; en tout cas elle n'est jamais congénitale. On a invoqué l'influence des chagrins, de l'hérédité nerveuse, etc.

Dans un cas unique d'Unverricht elle s'était développée à la suite d'un traumatisme. On a vu la syringomyélie se compliquer de quelques symptômes acromégaliques.

2° Symptômes. — Les *déformations des mains* ont été décrites par Marie sous deux types, suivant qu'elles prédominent en travers ou en long ; mais dans un cas comme dans l'autre il y a une hypertrophie généralisée des tissus de la main, portant sur le squelette aussi bien que sur les parties molles ; le développement du tissu sous-muqueux rend la main comme capitonnée, les doigts sont arrondis « en saucisson » (Marie). Les *pieds* subissent une hypertrophie analogue. Cette hypertrophie s'atténue progressivement au niveau de la jambe et de l'avant-bras.

Le *maxillaire inférieur* est saillant, très proéminent, la lèvre inférieure un peu pendante ; l'hypertrophie du nez et des pommettes est moins prononcée. Assez souvent il y a de l'épaississement de la langue (*macroglossie*) et des déformations thoraciques. Duchesneau[1] a signalé l'amyotrophie.

La céphalalgie, la lassitude, les troubles du caractère, l'irrégularité de la menstruation sont des symptômes assez fréquents. Parmi les troubles visuels, le plus remarquable est l'hémianopsie temporale bilatérale due à la compression de la partie interne des bandelettes optiques par le corps pituitaire hypertrophié.

3° Anatomie pathologique. — Les *lésions osseuses* consistent surtout dans un accroissement exagéré de l'os médullaire aux dépens de l'os périostique qui finit par se réduire à une couche très mince (Duchesneau). La selle turcique et les sinus de la face sont élargis.

Le *corps pituitaire* est hypertrophié ; il peut atteindre le volume d'un œuf de poule (Henrot) et comprime les bandelettes

---

[1] Duchesneau. *Contribution à l'étude anatomique et clinique de l'acromégalie et en particulier d'une forme amyotrophique de cette maladie.* Thèse de Lyon, 1891.

optiques: le microscope y montre des tractus de sclérose, de grandes cellules polynucléées rappelant les cellules géantes, et des éléments à gros noyau décrits par Claus et van der Stricht sous le nom de *mégacaryocytes*.

Dans le *corps thyroïde* les cellules des vésicules prolifèrent ou subissent la dégénérescence colloïde.

Le thymus, qui disparait chez l'adulte, reparait chez les acromégaliques, peut-être pour suppléer à l'insuffisance du corps pituitaire. Marie a donné à ce phénomène le nom de *reviviscence du thymus*.

Les ganglions et les cordons nerveux du grand sympathique sont hypertrophiés. Les tuniques artérielles le sont également.

4° Pathogénie. — La pathogénie de l'acromégalie est très obscure. — La plupart des auteurs, en se basant sur l'anatomie pathologique, font jouer le plus grand rôle à l'augmentation de volume de l'hypophyse ou corps pituitaire, quelle que soit la nature de cette hypertrophie. Quelques auteurs considèrent cependant cette augmentation de volume du corps pituitaire comme secondaire, au même titre que l'hypertrophie de la langue, du voile du palais, de la muqueuse du pharynx. On sait en effet que la partie antérieure de l'hypophyse se développe en même temps que le pharynx dont elle est une émanation, et reconnait les mêmes origines embryologiques; or, c'est précisément cette partie antérieure qui est la plus atteinte dans l'acromégalie. — En raison toutefois de la constance des altérations hypophysaires, on s'accorde à peu près pour les considérer comme primordiales. Mais d'autres problèmes restent encore sans solution : 1° cette augmentation de volume du corps pituitaire est-elle une sorte d'hypertrophie compensatrice, consécutive à une lésion du corps thyroïde ; ou bien la lésion des deux glandes est-elle simultanée ? 2° quel rapport causal existe-t-il entre la lésion du corps pituitaire et les lésions osseuses ? Faut-il admettre que cette glande, par sa *sécrétion interne*, neutralise à l'état normal certains produits toxiques qui vont, lorsque sa fonction devient défectueuse, se localiser de préférence aux extrémités ?

Une autre question à l'étude est celle des rapports du *gigantisme* et de l'acromégalie. Certains auteurs, se basant surtout sur la taille en général élevée des acromégaliques, admettent une analogie complète entre ces deux états ; le même processus, d'après Brissaud, donne naissance au gigantisme lorsqu'il frappe un organisme encore en voie de croissance, à l'acromégalie lorsque la croissance est terminée. Pour d'autres auteurs, l'identité n'est pas aussi absolue, bien que cependant nombre de géants soient des acromégaliques.

5° Traitement. — En dehors d'un traitement purement symptomatique, le traitement pathogénique est celui qui consiste à rendre à l'organisme la sécrétion interne qui lui manque en faisant ingérer du corps thyroïde ou du corps pituitaire. Cette méthode, cependant rationnelle, n'a donné dans quelques cas que des succès passagers et partiels.

ARTICLE II

MYXŒDÈME

Le myxœdème est un trouble général de l'économie lié à l'atrophie, à l'absence de développement ou à l'ablation du corps thyroïde,

Cette affection fut décrite pour la première fois en 1873 par Gull, qui l'observa chez des femmes; Ord, en 1876, lui donna le nom de *myxœdème* (œdème muqueux) en se basant sur les constatations anatomopathologiques. Charcot l'appela *cachexie pachydermique*.

En 1880, Bourneville décrivit l'*idiotie myxœdémateuse*.

En 1882, J. et A. Reverdin (de Genève) découvrirent le *myxœdème opératoire*, c'est-à-dire consécutif à l'ablation du corps thyroïde; Kocher désigna des faits semblables sous le nom de *cachexie strumiprive*

Il y a donc trois phases dans l'historique du myxœdème, correspondant à chacune de ses trois variétés étiologiques et cliniques.

Étudions-les maintenant séparément.

1° Myxœdème spontané des adultes. — Il se développe beaucoup plus souvent chez la femme que chez l'homme. Trois ordres de symptômes le caractérisent : l'œdème, les modifications du corps thyroïde, les troubles nerveux et généraux.

a. *OEdème.* — Il y a une *infiltration* diffuse, une sorte d'*empâtement de tous les téguments*; les paupières, les ailes du nez, la lèvre inférieure sont œdématiées, les joues sont *soufflées*, comme tremblotantes, la face a un « aspect de pleine lune » ; les doigts sont arrondis en boudins, comme capitonnés. Cette tuméfaction est résistante, élastique ; elle ne garde pas l'empreinte du doigt, ce en quoi elle se distingue de la plupart des œdèmes. La peau est glabre, les poils sont rares. Ces modifications ne se bornent pas au tégument externe : la muqueuse de la langue et celle des cordes vocales sont épaissies ; la dysphagie et la raucité de la voix en sont la conséquence.

b. *Modifications du corps thyroïde.* — *Le corps thyroïde* est ordinairement atrophié, impossible à sentir par la palpation du cou, ou bien il y a au contraire un véritable goitre.

c. *État général.* — Apathiques, irritables, ces malades sont des « ralentis », tant au point de vue de la nutrition qu'au point de vue de la pensée et des mouvements. Ils éprouvent une sensation de froid continuelle. Leurs gestes sont lents et maladroits ; les battements du cœur sont diminués de nombre, la température descend à 36° et au-dessous, l'urine est pauvre en urée et en phosphates. Cette torpeur générale aboutit après des années à la cachexie et à la mort, qui survient souvent par suite de la phtisie pulmonaire.

L'autopsie montre une sclérose diffuse du corps thyroïde, et l'infiltration du tissu cellulaire par une substance gélatineuse, analogue à la mucine. Le corps pituitaire est hypertrophié ; le thymus l'est également ; on désigne cet état sous le nom de *reviviscence du thymus.*

2° Idiotie myxœdémateuse (Bourneville). — Cette forme de myxœdème apparaît au moment du sevrage ; ses symptômes sont les mêmes que ceux de la forme précédente, mais on observe de plus un arrêt de développement de l'intelligence (idiotie), un arrêt de développement des organes génitaux et enfin une absence complète du corps thyroïde. Ces différences tiennent à ce que l'organisme a été frappé *au début de son développement*, et non à l'état adulte.

3° Myxœdème post-opératoire. — J. et A. Reverdin ont vu se développer, quelques mois après une thyroïdectomie totale, un *syndrome clinique tout à fait analogue au myxœdème spontané des adultes*, décrit par Ord, constatation qui a la valeur d'une expérience de laboratoire, et éclaire considérablement la pathogénie du myxœdème spontané. On a remarqué de plus que, si l'ablation de la glande thyroïde n'est pas *totale*, si le chirurgien en laisse un fragment, ou si un lobule aberrant de la thyroïde s'hypertrophie par compensation, le myxœdème ne se développe pas. Schiff et Colasanti, Horsley, ont expérimentalement démontré qu'on prévenait le myxœdème chez un animal thyroïdectomisé en lui greffant sous la peau un fragment de glande thyroïde.

On ne peut expliquer ces faits qu'en attribuant à la glande thyroïde une sécrétion interne, comparable à celle du testicule ou du pancréas, sécrétion utile à l'organisme probablement parce qu'elle détruit une substance toxique élaborée dans l'économie. Rossi et Gley ont vu en effet que le sang des animaux thyroïdectomisés était très toxique.

Brissaud est disposé à rattacher au myxœdème des troubles de la nutrition qu'il est difficile de classer comme maladies, par exemple certains arrêts de développement (infantilisme) ou certains types de constitution appartenant à ce qu'on appelait naguère le tempérament lymphatique. — Si l'on ajoute que dans certains cas l'obésité a été nettement influencée par le traitement thyroïdien (Rendu), que de récents travaux font soupçonner en outre des rapports encore mal déterminés entre les lésions du corps thyroïde et la sclérodermie, on comprend qu'il faut s'attendre à un nouvel agrandissement du cadre déjà si élargi de la pathologie thyroïdienne.

4° Traitement. — Il faut éviter d'opérer le goitre par la thyroïdectomie *totale*, et la remplacer soit par l'énucléation des masses kystiques, soit par l'exothyropexie. Le myxœdème une fois constitué, après opération ou spontanément, il faut rendre à l'organisme la sécrétion thyroïdienne qui lui manque. On arrive à ce but par la greffe d'un fragment de corps thyroïde, par des injections d'extrait thyroïdien ou plus simplement par l'ingestion de corps thyroïde de mouton (Howitz), ou de thyroïdine. Il est digne de remarque que cette médication, appliquée sans mesure, dépasse le but et produit des phénomènes d'excitation rappelant de très près les symptômes du goitre exophtalmique (agitation, tachycardie, tremblement, éclat des yeux, élévation de la température, etc.), c'est-à-dire d'une affection considérée comme le résultat d'une activité pathologiquement exagérée du corps thyroïde. On est ainsi conduit à penser que le myxœdème résulte d'un défaut de la sécrétion thyroïdienne, et la maladie de Basedow d'un excès de cette sécrétion.

ARTICLE III

MALADIE BRONZÉE D'ADDISON

Cette maladie découverte par Addison en 1855 consiste surtout dans une coloration bronzée des téguments, attribuée à des altérations des capsules surrénales ou du plexus solaire.

1° Symptomatologie. — L'affection est caractérisée dans ses formes typiques par la réunion de phénomènes nerveux variés et d'une pigmentation de la peau et des muqueuses.

a. *Phénomènes nerveux.* — Les phénomènes nerveux sont les premiers en date. La maladie débute très insidieusement par une asthénie, une apathie que rien n'explique et qui contraste avec l'absence de tout signe de cachexie. Les malades restent constamment affaissés, appréhendent le moindre effort et son exécution les laisse complètement anéantis. Cette asthénie est la véritable caractéristique de la maladie d'Addison. C'est un signe qui ne fait presque jamais défaut, mais qui en raison même de sa banalité, et joint à l'amaigrissement, fait plutôt songer à une anémie quelconque. La perte des forces peut être poussée à des limites extrêmes, sans qu'il y ait cependant suppression complète des mouvements. Il y a asthénie et non paralysie.

En même temps le malade accuse des douleurs vagues, surtout lombaires, mais quelquefois aussi localisées dans l'hypocondre, à l'épigastre ou au sommet de la tête. Puis s'installent des troubles digestifs, du hoquet, des nausées, des vomissements, de la constipation.

b. *Pigmentation.* — Lorsque l'asthénie et tous les autres troubles nerveux ont fait des progrès, apparaît progressivement la pigmentation.

Ce n'est qu'à un stade avancé qu'elle se généralise ; au début elle affecte certains lieux d'élection. Elle s'accentue d'abord sur la face, le cou, le devant de la poitrine, sur la face dorsale des mains, sur le pénis et le scrotum, à la face interne des cuisses. On remarquera que ce début se fait précisément par les régions du tégument découvertes ou par celles qui sont normalement les plus pigmentées. La pigmentation de la peau chez le nègre, subit d'ailleurs, ainsi que le fait remarquer GUERMONPREZ, une marche sensiblement analogue.

A mesure que la maladie progresse et que la pigmentation se généralise et s'accentue au point de rappeler la teinte du mulâtre, les parties primitivement affectées se foncent plus que les autres. La coloration anormale envahit fréquemment les poils, plus rarement les ongles et même les dents (GROMIER). Sur la teinte uniformément foncée du tégument se détachent des points d'un granité plus accentué, des macules presque noires, d'autres fois au contraire des points moins pigmentés et rappelant le vitiligo.

Les *muqueuses* sont intéressées, comme la peau ; on observe sur la voûte palatine, sur les lèvres, à la face interne des joues des taches noires caractéristiques.

Les conjonctives sont habituellement respectées.

Au bout d'un an à trois ans, à mesure que la pigmentation fait des progrès et que les douleurs augmentent, survient une *cachexie* caractérisée par des troubles gastro-intestinaux et par une faiblesse extrême qui se termine souvent par le coma. Les cas de guérison sont exceptionnels et d'ailleurs douteux.

2° Diagnostic. — La maladie d'Addison présente en somme deux ordres de symptômes : 1° les phénomènes nerveux, qui ouvrent la scène ; 2° la pigmentation qui est toujours consécutive et dont quelques observations montrent d'ailleurs la contingence. Réunis, ces deux ordres de symptômes imposent le diagnostic. Il n'en est plus de même lorsqu'ils existent isolément.

Les maladies qui s'accompagnent de pigmentation anormale : la pellagre, le diabète bronzé (cirrhose hypertrophique pigmentaire des diabétiques), l'impaludisme, certaines cachexies cancéreuses se reconnaissent à leurs signes propres, et à cette particularité que les muqueuses sont ordinairement indemnes. Même remarque en ce qui concerne la mélanodermie phtiriasique ou maladie des vagabonds et celle qui succède à l'emploi prolongé du nitrate d'argent.

Les affections qui s'accompagnent d'un épuisement considérable peuvent aussi donner le change.

3° Anatomie pathologique — Les lésions le plus souvent constatées portent sur les *capsules surrénales* et dans la grande majorité des cas il s'agit de *tuberculose* à ses différents stades (caséification, suppuration, sclérose, infiltration calcaire, etc.), et par conséquent sous des aspects très variés. Chez des sujets qui ont succombé à une tuberculose déjà ancienne et avec des suppurations multiples on rencontre aussi la dégénérescence amyloïde. Le cancer est exceptionnel. Ces lésions capsulaires sont fréquemment associées à des *lésions nerveuses* du voisinage portant sur les ganglions semi-lunaires, les filets nerveux voisins, le plexus solaire, etc. Ganglions et capsules peuvent être soudés au point de ne former qu'une seule masse caséeuse.

Beaucoup plus rarement les lésions nerveuses existent seules ou associées à des lésions diverses telles que carie vertébrale, adénopathies cancéreuses, etc., avec intégrité complète des capsules surrénales. Ajoutons enfin que nombreux sont les cas où on trouve à l'autopsie une tuberculose capsulaire avancée, sans qu'elle se soit manifestée pendant la vie par le tableau symptomatologique de la maladie bronzée.

4° Pathogénie. — Ce résumé anatomo-pathologique fait déjà prévoir qu'il existe deux théories en présence, susceptibles d'expliquer la maladie d'Addison : la théorie capsulaire et la théorie nerveuse.

a. *Théorie capsulaire.* — La théorie capsulaire a pour elle les expériences déjà anciennes de Brown-Séquard et celles plus récentes d'Abelous et Langlois qui montrent que l'ablation des capsules surrénales est incompatible avec la vie, que les animaux acapsulés meurent avec des phénomènes convulsifs ou paralytiques, que peut conjurer pour un certain temps l'injection d'extrait de capsules surrénales, et que la greffe d'un fragment de capsule peut prévenir. Les capsules surrénales agiraient probablement par neutralisation d'un principe toxique élaboré dans l'organisme et résultant du travail musculaire. Elles agiraient donc comme le pancréas ou le corps thyroïde par leur sécrétion interne, et la maladie d'Addison reconnaîtrait une pathogénie identique à celle du diabète ou du myxœdème. Cette théorie séduisante a pour elle, avec les résultats de l'expérimentation, les lésions si fréquentes des capsules surrénales dans la maladie d'Addison ; mais elle a contre elle de nombreuses observations de maladie bronzée sans lésion capsulaire ou avec une lésion capsulaire unilatérale, et d'autres où les symptômes caractéristiques ont manqué malgré la tuberculose avancée des capsules ou même malgré leur absence congénitale.

D'ailleurs par l'ablation expérimentale des capsules on n'a pu reproduire la pigmentation.

b. *Théorie nerveuse* (Jaccoud). — Cette théorie a contre elle l'inconstance des lésions nerveuses. Cette objection perd toutefois de sa valeur si l'on admet avec ALEZAIS et ARNAUD que la tuberculose capsulaire, arrivée à la périphérie de la glande, intéresse les ganglions nerveux sympathiques situés dans son enveloppe fibreuse ou à sa face externe. Il y aurait donc fatalement lésion nerveuse et cette particularité explique encore pourquoi la tuberculose capsulaire reste sans symptômes tant qu'elle est limitée aux parties centrales.

Par la théorie nerveuse ou sympathique s'expliquent tous les symptômes et notamment la pigmentation. On sait que le pigment n'est pas formé dans la peau, mais apporté aux cellules épithéliales par les leucocytes (RENAUT) et par des éléments spéciaux, cellules étoilées de LANGERHANS dont les prolongements pénètrent dans le corps muqueux de Malpighi. Ces corps pigmentaires sont probablement l'analogue des chromoblastes qui, chez certains animaux, produisent alternativement la pâleur ou la pigmentation du tégument par leur rétraction ou leur étalement et sont régis par des nerfs qui suivent le trajet des vaso-moteurs [1].

5° Traitement. — On a fondé, ces dernières années, de grandes espérances sur les injections d'extrait de capsules surrénales. Ce sont les expériences physiologiques d'ABELOUS et LANGLOIS qui ont motivé l'emploi de cet agent. Les résultats n'ont pas été très satisfaisants : l'extrait jouit d'un pouvoir vaso-constricteur énergique, il est par conséquent susceptible de provoquer une syncope par anémie cérébrale.

[1] RAYMOND. *Arch. de Physiologie*, 1892.

LIVRE X

INTOXICATIONS

Dans un précis de ce genre nous ne pouvons passer en revue toutes les intoxications; car elles relèvent plutôt de la médecine légale, de la toxicologie ou de la thérapeutique. Nous étudierons seulement les quatre plus importantes par leur fréquence: l'alcoolisme, le saturnisme, l'arsénicisme et l'hydrargyrisme.

ARTICLE PREMIER

ALCOOLISME

Dans ce chapitre nous n'aurons pas seulement en vue l'intoxication par l'alcool, mais encore celle par les essences (absinthe, arquebuse, etc.); souvent en effet elles sont cliniquement inséparables; il s'agit d'une intoxication combinée. On admet notamment que les essences jouent un grand rôle dans la production des phénomènes convulsifs.

L'alcoolisme chronique chez les buveurs de vin est également fort complexe : à côté de l'influence nocive de l'alcool il faut faire intervenir celle du plâtrage (Lancereaux), des sels, et de divers éthers.

§ 1. — Alcoolisme aigu

Ingéré à dose massive l'alcool produit l'ivresse, c'est-à-dire une excitation passagère du système nerveux, caractérisée par de l'agitation, de la loquacité, de l'incohérence, suivie ordinairement d'un sommeil profond. A très hautes doses l'alcool ou les essences peuvent produire le coma d'emblée, avec une perturbation profonde des fonctions organiques et une hypothermie qui peut aller jusqu'à 26°, et au-dessous si l'alcoolique est exposé au froid. Le coma se termine quelquefois par la mort. L'intoxication aiguë par les essences et surtout par l'absinthe produit parfois des phénomènes convulsifs, ou, ainsi que je l'ai observé, une sorte de strychnisme avec tremblement et exagération des réflexes.

Dans les cas mortels on ne trouve qu'une congestion généralisée des méninges, du cerveau et de la plupart des viscères.

Le *traitement* du coma alcoolique, que l'odeur exhalée par le malade empêchera de confondre avec les autres comas (urémique, diabétique, apoplectique, etc.), consiste dans l'administration des stimulants (injections sous-cutanées d'éther, acétate d'ammoniaque, café) précédée autant que possible de l'évacuation de l'alcool encore contenu dans l'estomac.

§ 2. — ALCOOLISME CHRONIQUE

Tous les appareils de l'organisme sont plus ou moins intéressés par l'alcoolisme chronique, mais à des degrés divers ; c'est affaire de prédisposition individuelle.

1° Symptômes. — Les *troubles digestifs* sont les plus fréquents ; ils sont caractérisés par la diminution de l'appétit, la lenteur des digestions, et surtout les nausées et les vomissements aqueux qui se produisent le matin à jeun (*pituite*). Il y a habituellement diminution notable de l'acide chlorhydrique. Cette gastrite chronique ou catarrhe de l'estomac est caractérisée anatomiquement par des lésions interstitielles de la muqueuse stomacale, avec atrophie progressive des éléments glandulaires.

Le pharynx est uniformément rouge et souvent parsemé de granulations.

Il y a parfois une diarrhée tenace due à l'entérite chronique, et des poussées de congestion du foie avec douleur à l'hypocondre droit et teinte subictérique des conjonctives. — Les arlères sont saillantes et athéromateuses : la face et le nez sont parsemés de fines varicosités. — La voix est éraillée ou rauque.

Les *troubles nerveux* consistent dans des vertiges, des fourmillements des extrémités, de l'hyperesthésie cutanée et musculaire, de l'affaiblissement de la vue, de la diminution de la mémoire. Les plus caractéristiques sont le tremblement et les hallucinations.

Le *tremblement* est à peu près limité aux extrémités ; lorsque le malade tient la main étendue et les doigts écartés, on voit que ceux-ci sont animés de petites oscillations transversales de faible amplitude. C'est le matin à jeun que le tremblement est le plus marqué ; il s'atténue lorsque le malade a ingéré une petite dose d'alcool, c'est-à-dire l'excitant auquel ses centres nerveux sont habitués.

Le sommeil de l'alcoolique est souvent troublé par l'insomnie et par des rêves pénibles ou terrifiants ; il est réveillé en sursaut et éprouve des *hallucinations* de la vue ; il voit courir devant lui des animaux (rats, serpents, etc.). Cette forme d'hallucinations, spéciale à l'alcoolisme, a une grande valeur diagnostique. On la désigne sous le nom de *zoopsie*.

Les troubles digestifs et la pituite, la coloration de la face et surtout du nez, le tremblement, les hallucinations de la vue, tels sont donc les stigmates habituels de l'alcoolisme chronique. La prédominance de l'intoxication sur tel ou tel organe peut donner lieu à de véritables complications que nous allons rapidement énumérer.

2° Complications. — La cirrhose atrophique (cirrhose de LAENNEC), certaines cirrhoses hypertrophiques, l'ictère catarrhal témoignent de l'action du toxique sur le foie.

Les complications nerveuses sont des plus importantes ; les troubles mentaux sont quelquefois tels qu'ils simulent à s'y méprendre la paralysie générale (pseudo-paralysie générale alcoolique) ; l'alcoolisme est aussi une cause puissante d'épilepsie.

Les *paralysies alcooliques* portent principalement sur les extenseurs du pied ; sa pointe râcle le sol au lieu de se relever pendant la marche ; pour ne pas trébucher le malade est obligé de s'avancer en relevant fortement les jambes à chaque pas, à la façon des chevaux qui steppent ; CHARCOT a donné à cette démarche spéciale le nom de *steppage*. Elle simule fort grossièrement celle des ataxiques ; jointe à divers troubles de la sensibilité et à l'abolition des réflexes rotuliens, elle forme l'élément le plus important de ce qu'on a nommé le *pseudo-tabes alcoolique*, à cause de ses analogies lointaines avec le tabes dont il se distingue par l'absence de période préataxique et de véritable incoordination, et par la rareté des symptômes céphaliques.

Ces paralysies sont ordinairement dues à des névrites périphériques ; il existe toutefois des paralysies alcooliques généralisées à marche rapidement mortelle, qui dérivent d'une lésion médullaire (ACHARD et SOUPAULT).

Le *delirium tremens* est un violent délire de parole et d'action, accompagné d'hallucinations, qu'on observe au cours de l'alcoolisme chronique. Il est souvent provoqué par une maladie aiguë (pneumonie, érysipèle), par un traumatisme ou une opération chirurgicale.

A ces complications il faut encore ajouter la *gangrène* des extrémités par artérite, le *ramollissement cérébral* par thrombose et l'atrophie des nerfs optiques qui peut aboutir à la cécité complète, mais se caractérise à son début par l'*amblyopie pour le vert*, puis par un scotome central.

Les diverses maladies infectieuses, syphilis, pneumonie, érysipèle, suppurations, revêtent chez l'alcoolique une gravité toute particulière. La marche de la tuberculose est considérablement accélérée.

L'épilepsie et l'idiotie sont assez fréquentes dans la descendance des alcooliques.

3° Anatomie pathologique. — La gastrite chronique, la cirrhose hépatique, la dégénérescence athéromateuse de l'aorte et des artères, des foyers de ramollissement cérébral, la pachyméningite, la surcharge graisseuse du cœur, sont les principales lésions qu'on trouve à l'autopsie d'un alcoolique.

4° Traitement. — Le traitement consiste dans la suppression

des habitudes alcooliques et le régime lacté mitigé. On traite les
paralysies par la strychnine (0,005 à 0,01 centigr.). En cas de
delirium tremens, il faut recourir à l'alcool et aux opiacés (0,05
à 0,10 d'extrait thébaïque).

ARTICLE II

SATURNISME

Le saturnisme est l'intoxication par le plomb.

1° Étiologie. — Cette intoxication est presque toujours d'origine professionnelle ; on l'observe surtout chez les peintres, les
typographes, les ouvriers qui travaillent dans les mines de plomb
ou les fabriques de céruse.

2° Anatomie pathologique. — On retrouve le plomb dans
le foie, le rein et le cerveau. Les lésions les plus caractéristiques
sont celles des reins qui présentent une néphrite interstitielle typique, celles des vaisseaux souvent athéromateux, et celles du
cœur dont l'hypertrophie porte sur le ventricule gauche. — Les
paralysies saturnines s'accompagnent de lésions atrophiques des
muscles et d'une névrite parenchymateuse bien étudiée par Gombault. — Le nombre des globules sanguins est diminué.

3° Symptômes et accidents. — Le plomb, en imprégnant
les divers organes, détermine une déchéance générale de l'économie, qui aboutira progressivement à la cachexie saturnine.

Les *téguments* sont décolorés, pâles, jaunâtres ; cette teinte
spéciale tient au spasme de la circulation périphérique, car le
plomb détermine une rétraction vasculaire, et surtout aux altérations du sang. Le *pouls* est dur, tendu, polycrote, quelquefois
même à plateau ascendant.

L'*anémie* saturnine est caractérisée par une diminution considérable des globules et de l'hémoglobine.

La *cirrhose du foie* dans le saturnisme paraît établie par quelques observations de Potain.

Les particules métalliques, en se déposant sur les gencives, produisent sur leur bord libre un liséré gris bleuâtre (*liséré de Burton* ou liséré saturnin). Elles sont habituellement fongueuses. Cette gingivite et la stomatite qui l'accompagne donnent à l'haleine une odeur fétide.

De tous les accidents susceptibles de venir compliquer l'intoxication, la colique est le plus fréquent. Elle est précédée de quelques troubles digestifs (anorexie, constipation), ou bien éclate brusquement sans prodromes. La douleur est surtout violente

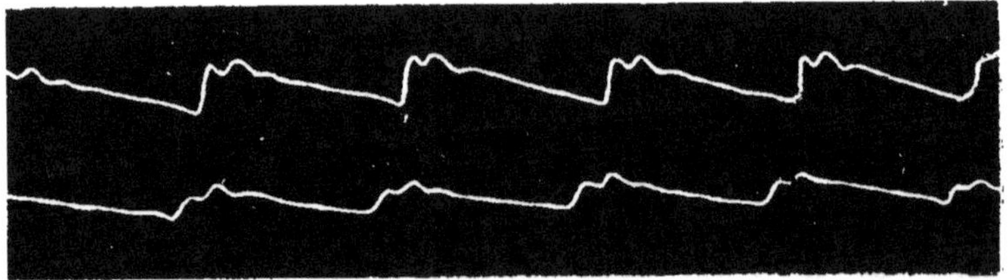

Fig. 95.
Pouls saturnin.

au-dessus de l'ombilic dans la moitié supérieure de l'abdomen ; mais elle se généralise et s'irradie même vers les lombes ou les testicules. Elle s'accompagne d'hyperesthésie cutanée et de rétraction de l'abdomen, au point que quelques auteurs la considéraient comme due au spasme des muscles abdominaux. Un attouchement superficiel augmente les douleurs, qu'une pression profonde calme au contraire.

La douleur est vive, à peu près continue, mais entrecoupée de tranchées pénibles ; elle peut s'accompagner de nausées et de vomissements. La face est très pâle et les traits expriment l'angoisse. La dureté du pouls augmente. Il est tendu et présente de multiples oscillations (pouls polycrote, fig. 95).

Cette violente colique évolue sans fièvre et s'accompagne de *constipation*. — D'après Potain, on observerait dans plus de la moitié des cas une *diminution de volume du foie*, dont la matité

verticale peut être réduite à 6 ou 8 centimètres. Cette diminution de volume, qui disparaît après l'accès ou à la suite de l'administration d'un purgatif, n'est pas due alors à une sclérose atrophique de l'organe, mais à une simple rétraction vasculaire.

L'*albuminurie*, très fréquente, reconnaît pour cause une néphrite
interstitielle typique avec atrophie granuleuse (GOMBAULT).

La *goutte saturnine* est remarquable par son peu de prédilection pour l'articulation du gros orteil (voy. p. 660).

4° Troubles nerveux. — Les troubles *nerveux* que nous décrirons à part, vu leur importance, comprennent : 1° des troubles
moteurs (paralysies et tremblement) ; 2° des troubles de la sensibilité ; 3° des manifestations hystériques ; enfin 4° l'ensemble
des accidents connus sous le nom d'encéphalopathie saturnine.

A. PARALYSIES. — Les paralysies saturnines ne résultent pas,
comme on le croyait, de l'action toute locale du plomb sur les
muscles sous-jacents aux téguments imprégnés du métal; le
toxique est apporté par la circulation, mais ce sont les muscles
les plus surmenés qui se paralysent le plus facilement; ainsi
les deltoïdes chez les tisseurs qui se servent du métier à la Jac-
quard qui les oblige à lever les bras, les petits muscles des mains
chez les tailleurs de limes, etc.

a. *Anatomie pathologique.* — Bien que les paralysies saturnines
soient symétriques et en imposent quelquefois pour une lésion
de cause centrale ou radiculaire, elles sont cependant causées par
une névrite périphérique. Cette névrite que GOMBAULT a décrite
et reproduite expérimentalement, a été dénommée par lui névrite
parenchymateuse segmentaire périaxile, c'est-à-dire que les
lésions portent d'emblée sur la fibre nerveuse et que la prolifération du tissu conjonctif interstitiel n'est que secondaire;
qu'elles n'envahissent qu'un certain nombre de segments inter-
annulaires isolés ou par petits groupes au lieu d'intéresser tout
le nerf dans sa continuité; enfin qu'elles respectent le cylindraxe (voy. t. I, p. 249). Cependant, à mesure qu'on se rapproche
des extrémités nerveuses, on voit aussi des solutions de continuité du cylindraxe et de la vraie dégénérescence wallérienne. —

Les muscles sont pâles et diminués de volume. Le microscope montre l'atrophie simple de la fibre musculaire.

b. *Distribution des paralysies saturnines.* — Les paralysies saturnines, envisagées au point de vue de leur distribution, se distinguent en généralisées et localisées :

Les *formes généralisées* peuvent survenir d'emblée, envahissant en peu de jours les muscles des membres, du tronc, du larynx, frappant le malade d'impotence ou d'aphonie et le menaçant même d'asphyxie par paralysie du diaphragme, laissant quelquefois à leur suite des paralysies étendues. — RENAUT a vu leur évolution s'accompagner d'élévation de température (*forme fébrile*). — Plus souvent ces formes généralisées ont une allure plus lente et surviennent chez un vieux saturnin présentant déjà depuis longtemps de la paralysie des extenseurs ; la paralysie gagne alors les muscles des avant-bras et des jambes, plus rarement les bras et les cuisses, exceptionnellement le tronc.

Les *formes localisées* sont les plus fréquentes. Elles comprennent :

1° Le *type antibrachial* : c'est le type classique caractérisé par la paralysie des extenseurs des doigts et du poignet. A son début les faisceaux extenseurs du médius et de l'annulaire sont seuls pris ; l'index et l'auriculaire peuvent se relever, les deux doigts du milieu restent fléchis ; aussi dit-on que le malade « fait les cornes ». Plus tard les autres extenseurs se prennent à leur tour, puis les radiaux. La main reste alors passivement fléchie, pendante, en pronation et inclinée sur son bord cubital ; les gaines tendineuses de la face dorsale du poignet sont tuméfiées (*tumeur dorsale* de GUBLER), les doigts sont à demi fléchis dans la main. — Les mouvements actifs d'extension et d'abduction sont totalement impossibles ; la flexion elle-même paraît manquer de force ; mais ce n'est là qu'une apparence résultant de la flexion du poignet qui rend les fléchisseurs trop longs ; il suffit de les tendre en relevant passivement le poignet du malade pour voir la flexion des doigts s'opérer normalement.

La conservation de la contractilité du long supinateur contraste avec la paralysie des autres muscles innervés par le radial. Dans la flexion de l'avant-bras sur le bras on voit son relief se

dessiner nettement (caractère distinctif de la paralysie radiale
et de la paralysie saturnine) : mais cette intégrité n'est pas absolument constante.

2° Le *type supérieur* ou *brachial*, dans lequel les muscles du
groupe DUCHENNE-ERB sont paralysés : faisceau sternal du grand
pectoral, deltoïde, biceps, brachial antérieur et long supinateur; les mouvements d'élévation du bras et les mouvements de
flexion de l'avant-bras sur le bras sont donc abolis. La rotation
du bras et la supination sont également rendues impossibles par
la paralysie du sus et sous-épineux et par celle du court supinateur.

3° Le *type* ARAN-DUCHENNE qui rappelle l'atrophie musculaire
progressive.

4° Le *type inférieur*, qui n'existe guère isolément et se caractérise par la paralysie des muscles du groupe antéro-externe de la
jambe, à l'exception du jambier antérieur ; — elle s'accompagne de troubles de la marche et notamment de steppage.

5° Des *paralysies laryngées*, à évolution lente, rappelant celles
des chevaux employés dans les fabriques de céruse et qu'on est
obligé de trachéotomiser.

A ces paralysies organiques du saturnisme il faut encore
ajouter les paralysies s'accompagnant d'hémianesthésie ou de
divers stigmates hystériques, débutant fréquemment à la suite
d'un ictus apoplectique ou coïncidant avec des phénomènes convulsifs. Ce sont ordinairement des hémiplégies ou des monoplégies. L'autopsie ne montre pas de lésion capable de les expliquer : on les considère comme des paralysies hystériques.

c. Caractères généraux des paralysies saturnines organiques.
—La paralysie saturnine est un type de névrite motrice : les
troubles de la sensibilité (douleurs, fourmillements, anesthésie),
si marqués dans les paralysies alcooliques, sont ici très atténués.
Par contre, l'atrophie musculaire, les altérations de la contractilité électrique existent au maximum, surtout dans la première
et la quatrième forme; les muscles paralysés réagissent mal au
courant faradique; leur excitabilité galvanique peut être augmentée, mais leur contraction est lente, comme vermiculaire
(caractères de la réaction de dégénérescence); les réflexes sont

abolis; la circulation des téguments est paresseuse; ils sont froids et bleuis.

B. TREMBLEMENT. — Le *tremblement* est ordinairement limité aux mains. A l'inverse du tremblement alcoolique, qui existe surtout le matin, il apparaît ou s'exagère à la fin de la journée.

C. TROUBLES DE LA SENSIBILITÉ. — Les *troubles de la sensibilité* sont très variés (anesthésie, analgésie, hyperesthésie cutanée ou musculaire, amblyopie) : on observe parfois de l'hémianesthésie, mais la plupart des auteurs la considèrent comme relevant de l'hystérie.

D. MANIFESTATIONS HYSTÉRIQUES. — Les *manifestations hystériques* (attaques hystériformes, hémianesthésie) ne sont en effet pas rares dans le saturnisme. DEBOVE et ACHARD considèrent l'intoxication comme produisant un réveil de la névrose, ou ne faisant que préparer le terrain pour son apparition.

E. ENCÉPHALOPATHIE SATURNINE. — L'encéphalopathie saturnine peut revêtir les trois formes délirante, convulsive ou comateuse, cette dernière succédant ordinairement aux deux premières que leur nom seul définit suffisamment. Ces accidents débutent brusquement, durent quelques jours et peuvent se terminer par la mort. Ils surviennent moins chez les peintres, sujets à une intoxication chronique, que chez les ouvriers soumis à une absorption massive des poussières (dans les fabriques de céruse par exemple); l'absorption d'acides ou de fruits, pouvant mettre en liberté le plomb contenu dans le tube digestif, favorise leur apparition.

5° Traitement. — Il faut soustraire le malade à son intoxication et favoriser l'élimination du plomb par l'administration de l'iodure de potassium.

Chaque accident réclame un traitement approprié. La colique saturnine doit être traitée par une injection de chlorhydrate de morphine (1 ou 2 centigrammes) qui calme les douleurs, par des applications laudanisées, et par l'administration à l'intérieur

d'extrait de belladone (6 à 8 centigrammes). On emploiera
ensuite des purgatifs répétés.

Les paralysies saturnines sont justiciables de l'électrisation et
du massage.

ARTICLE III

ARSÉNICISME

L'arsénicisme est, comme son nom l'indique, l'empoisonnement par l'arsenic[1]. Il peut se présenter sous trois formes : arsénicisme aigu, subaigu ou chronique.

1° Étiologie. — L'*arsénicisme aigu* est ordinairement acci-
dentel ou criminel.

L'*arsénicisme subaigu* est plutôt d'origine alimentaire ou médi-

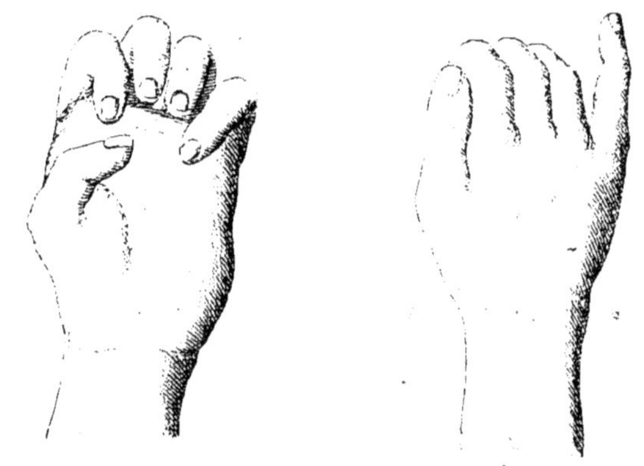

Fig. 96.
Paralysies arsenicales (d'après RAYMOND).

camenteuse : à ce dernier point de vue l'intoxication a été surtout
signalée dans le traitement du cancer (PARSONS, de Dublin), de
la chorée, de la lymphadénie, du psoriasis, de l'eczéma, etc.

[1] G. BROUARDEL. *Étude sur l'arsenicisme*. Thèse de Paris, 1897.

L'arsenicisme chronique peut reconnaitre la même origine
médicamenteuse, ou bien il s'opère par l'intermédiaire de tapis-
series au vert de Scheele, de vin additionné d'acide arsénieux,
etc. Dans certaines régions de l'Autriche, et surtout en Styrie,
on absorbe par la voie buccale de grandes quantités d'arsenic.

2° Symptômes. — L'arsenicisme aigu débute par des nausées,
des vomissements, des douleurs épigastriques et abdominales

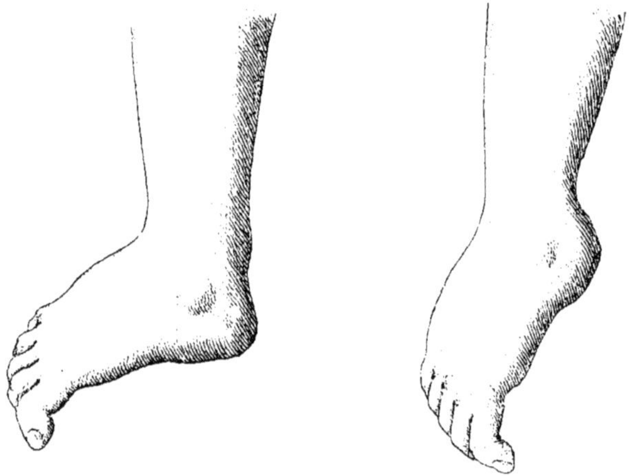

Fig. 97.
Paralysies arsenicales (d'après Raymond).

intenses, des selles diarrhéiques et sanguinolentes ; il provoque
en somme une violente gastro-entérite qu'on a pu quelquefois
confondre avec le choléra. Après cette période aiguë, les accidents
s'amendent et l'intoxication se manifeste seulement par des rou-
geurs de la peau qui est desquamée et luisante, de l'œdème des
paupières et du scrotum, du catarrhe laryngo-bronchique, de
l'œdème des malléoles, de la sudation exagérée. Elle s'accompagne de troubles nerveux variés, délire, amnésie, céphalalgie,
douleurs des membres, engourdissements, fourmillements, anesthésies, etc. La paralysie intéresse de préférence les extrémités:
elle se localise surtout aux petits muscles des *mains* et des *pieds*
(paralysie *chiropodale*); elle est suivie d'atrophie musculaire et

de rétractions tendineuses. Cette paralysie peut se généraliser ; la mort est quelquefois due à la paralysie du cœur et survient au milieu de symptômes rappelant l'endocardite infectieuse (BROUAR-DEL et POUCHET).

Dans l'arsenicisme subaigu et chronique, les troubles gastro-intestinaux du début sont moins violents, la paralysie moins généralisée et l'atrophie musculaire moins prononcée. L'ataxie, le tremblement, l'épilepsie avec troubles intellectuels (IMBERT-GOURBEYRE) ont été observés.

3° Traitement. — Si l'arsenic est encore dans l'estomac, on doit s'efforcer de l'extraire par le lavage, par les vomitifs ; s'il a pénétré dans l'intestin on cherche à le neutraliser en administrant *larga manu*, de la magnésie hydratée, de l'hydrate de sesqui-oxyde de fer ou des liquides mucilagineux.

ARTICLE

HYDRARGYRISME

L'hydrargyrisme est l'intoxication par le mercure.

1° Étiologie. — L'intoxication mercurielle est souvent d'*origine professionnelle* (mineurs, chapeliers, doreurs, miroitiers), mais souvent aussi d'origine médicamenteuse ; elle est alors consécutive soit à des frictions mercurielles, soit à l'administration du calomel, du protoiodure ou du bichlorure de mercure (pilules de Dupuytren). Cette intoxication, autrefois recherchée, doit être évitée par le médecin, car elle n'est nullement nécessaire à la réussite du traitement spécifique.

2° Symptômes. — Les *principaux signes* de cette intoxication sont la stomatite mercurielle avec chute spontanée des dents (voy. t. I, p. 357), la fièvre, l'agitation, le tremblement mercuriel qui simule de très près celui de la sclérose en plaques, des contractures et enfin des paralysies par névrite (voy. t. I, p. 253). Prolongée, cette intoxication aboutit à la cachexie mercurielle.

3° Traitement. — Le traitement est surtout prophylactique. Il consiste dans l'aération des ateliers, dans l'emploi modéré des préparations mercurielles, dans la propreté de la bouche et des dents. On combattra la stomatite par les lavages antiseptiques de la bouche et par le chlorate de potasse (4 gr. par jour), et l'intoxication chronique par l'iodure de potassium.

ARTICLE V

MORPHINISME

Le morphinisme est l'intoxication chronique par les sels de morphine, presque uniquement par son chlorhydrate. Cette intoxication est quelquefois associée au cocaïnisme chronique.

1° Étiologie. — L'habitude de s'injecter du chlorhydrate de morphine sous la peau reconnaît pour causes principales, soit des affections douloureuses ayant nécessité pendant plus ou moins longtemps des piqûres de morphine (tabes, névralgies, coliques hépatiques), soit des chagrins qu'on s'efforce d'oublier ainsi, soit simplement le besoin de sensations nouvelles et agréables. On entre dans la morphinomanie, disait BALL par 3 portes, celle de la douleur, celle du chagrin ou celle de la volupté. Ces diverses causes trouvent un terrain tout préparé chez les névropathes et les déséquilibrés, qui sont ainsi plus spécialement voués au morphinisme.

2° Symptômes. — Le chlorhydrate de morphine injecté sous la peau à dose minime, un centigramme par exemple, pro-

duit une sensation de bien-être, d'euphorie, avec une légère
excitation intellectuelle, très agréable, une facilité plus grande
pour le travail et la pensée, une suppression rapide des douleurs
physiques et morales. Malheureusement, à cause de l'accoutu-
mance rapide de l'organisme à la morphine, on est obligé d'en
augmenter progressivement les doses pour obtenir les mêmes
effets, et la morphine finit par devenir *indispensable* sous peine
de voir survenir les phénomènes pénibles dont nous parlerons
plus loin : la *morphinomanie* est alors constituée. Certains
morphinomanes arrivent à des doses quotidiennes de plusieurs
grammes.

a. *Symptômes du morphinisme.* — La plupart de ces symptômes portent sur le *système nerveux* : à l'ivresse morphinique,
à l'expansion, à l'optimisme des premières semaines, succèdent
bientôt l'affaiblissement des facultés intellectuelles, une diminution progressive de la mémoire, l'aboulie ou perte de la
volonté, l'altération du caractère qui devient grognon et iras-
cible, l'irrégularité du sommeil. Les téguments sont hypéres-
thésiques, par contre les organes des sens émoussés. Les morphinomanes ont souvent des hallucinations nocturnes de la
vue et de l'ouïe ; leur sommeil est, comme celui des alcooliques,
troublé de rêves angoissants. La plupart de ces troubles, au
début de l'intoxication, s'atténuent beaucoup ou disparaissent
après une piqûre de morphine qui, pour quelques heures, dissipe
la nervosité et restitue l'énergie, mais ce n'est qu'un calme passager.

Les *fonctions de nutrition* sont plus tardivement atteintes ;
leurs troubles les plus communs sont l'anorexie, la constipation opiniâtre, un ralentissement habituel du pouls et des mouvements respiratoires, chez l'homme l'impuissance, chez la
femme la suppression des règles. A une période plus avancée la
maigreur, la pâleur de la face qui exprime une sénilité précoce,
sont les témoins de la *cachexie* morphinique ; elle finit par entraîner la mort soit par elle-même, soit en favorisant l'action
nocive de toutes les affections intercurrentes, de la tuberculose
notamment.

b. *Symptômes de l'abstinence morphinique. État de besoin.* —

Dès les premières semaines de l'intoxication (au bout d'un mois environ) la suppression de la morphine produit des symptômes excessivement graves au point qu'on ne peut se passer de ce toxique. Une sensation indéfinissable, de loin comparable à celle de la faim, appelle à heure fixe la piqûre et traduit ainsi l'habitude de l'organisme. Cet *état de besoin* s'annonce par des bâillements, par la somnolence, par une asthénie extrême. Les yeux sont éteints ; tout travail intellectuel est impossible. A ces prodromes succède une excitation très pénible, puis, chez les gens habitués à des doses élevées, un ensemble de symptômes alarmants : tremblement, diarrhée profuse, accompagnée parfois de vomissements, douleurs abdominales, hypothermie, ralentissement de la respiration et du pouls qui devient filiforme, sueurs froides, enfin le tableau complet du *collapsus* algide avec refroidissement du nez et cyanose des extrémités. Avec ces symptômes de dépression alternent des phénomènes d'excitation, hallucinations terrifiantes, impulsion au vol ou au suicide, hyperesthésie génitale, parfois délirium tremens. Tous ces troubles caractéristiques de *l'abstinence morphinique*, cessent comme par enchantement sous l'influence d'une piqûre de morphine.

3° Traitement. — Le traitement consiste dans la suppression de la morphine. La suppression lente (en plusieurs mois) ne réussit presque jamais car les malades se lassent ; la suppression brusque expose aux accidents parfois mortels de l'abstinence signalée plus haut et doit être réservée pour les doses quotidiennes de quelques centigrammes. La méthode de choix est la méthode rapide, mais non brusque, qui consiste à supprimer la morphine progressivement, en une semaine lorsque sa dose quotidienne atteignait 0,50 environ ; les cas où elle atteint un gramme ou davantage nécessitent quelques jours de plus. Ce traitement nécessite l'isolement absolu, pour éviter les supercheries des malades : on atténue les symptômes d'abstinence par l'adjonction des bromures, par l'emploi des bains tièdes ou des douches tièdes, et *surtout en soutenant le cœur* par des injections de 0,02 centigrammes de spartéine (JENNINGS) ;

en cas de symptômes tout à fait alarmants on ferait une piqûre de 0,02 grammes de morphine. Ce qu'il faut éviter sur toute chose c'est de vouloir supprimer la morphine en lui substituant un autre toxique, par exemple la cocaïne ; on ne fait ainsi que combiner deux intoxications, dont la seconde est infiniment plus grave.

TABLE DES MATIÈRES

LIVRE V

MALADIES DE L'APPAREIL CIRCULATOIRE

LIVRE VI

MALADIES DU SANG

LIVRE VII

MALADIES INFECTIEUSES ET PARASITAIRES

CHAPITRE III. — MALADIES INFECTIEUSES COMMUNES A L'HOMME ET AUX ANIMAUX. 560

CHAPITRE IV. — MALADIES PARASITAIRES. 595

LIVRE VIII

MALADIES GÉNÉRALES DE LA NUTRITION

LIVRE IX

SYNDROMES ATTRIBUÉS A DES TROUBLES DES SÉCRÉTIONS INTERNES

LIVRE X

INTOXICATIONS

INDEX ALPHABÉTIQUE

ÉVREUX, IMPRIMERIE DE CHARLES HÉRISSEY

www.ingramcontent.com/pod-product-compliance
Lightning Source LLC
LaVergne TN
LVHW021914170726
843501LV00001BA/32